U0397930

护理管理与护理技术规范

林绚丽　等 主编

上海科学普及出版社

图书在版编目（CIP）数据

护理管理与护理技术规范／林绚丽等主编. —上海：上海科学普及出版社，2023.8
ISBN 978-7-5427-8514-5

Ⅰ. ①护… Ⅱ. ①林… Ⅲ. ①护理学–管理学②护理学–技术规范 Ⅳ. ①R47

中国国家版本馆CIP数据核字（2023）第139493号

统　　筹　张善涛
责任编辑　黄　鑫
整体设计　宗　宁

护理管理与护理技术规范

主编　林绚丽　等

上海科学普及出版社出版发行

（上海中山北路832号　邮政编码200070）

http://www.pspsh.com

各地新华书店经销　　山东麦德森文化传媒有限公司印刷

开本　787×1092 1/16　印张 31.5　插页 2　字数 806 000

2023年8月第1版　　2023年8月第1次印刷

ISBN 978-7-5427-8514-5　定价：198.00元

本书如有缺页、错装或坏损等严重质量问题

请向工厂联系调换

联系电话：0531-82601513

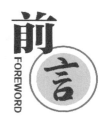

前言 FOREWORD

护理是以科学、整体、关怀和实务为中心的专业，服务对象是整体的人，需要护理人员具有良好的专业知识和技能，通过与护理对象的互动过程，体现护理专业的内涵和价值。随着医学科学技术的飞速发展，人民群众对医疗卫生工作的要求不断提高，带动了护理理念、护理业务及护理人员职业行为的重大变革，促进了护理学迅速向更广阔、更深入的多维领域发展。而医疗服务需求的日益多元化，使得护理工作内涵不断深化，护理管理的复杂程度和难度日益增加，护理管理者需要通过有效的管理来提高人、财、物的利用率，降低成本，保证医院的生存与发展。基于以上原因，我们特组织一批专家编写了《护理管理与护理技术规范》一书。

本书秉承整体护理的观念，将基础理论与临床实践相结合。首先介绍了护理管理、基础护理操作内容；然后对临床各科室常见病和多发病的护理进行了系统的讲解，针对每种疾病，简单介绍了其病因、发病机制、临床表现及实验室检查等，重点对各种疾病的护理要点、护理诊断、护理问题、护理评估等内容做了详细阐述；最后对手术室护理及社区护理做了简要介绍。本书系统总结了近年来护理领域发展的最新成果，涵盖了护理学领域的基础要求，内容丰富、翔实，具有科学性、前瞻性、指导性和可操作性，适合各级医疗机构护理人员在临床护理工作中参考使用。

临床护理涉及人文社会科学、医学基础、预防保健等，范围、内容和要求处于不断变化的状态，需要在实际工作中不断完善。但由于编者的经验和时间有限，书中难免存在疏漏之处，敬请广大读者批评指正。

《护理管理与护理技术规范》编委会

2023 年 5 月

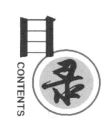

第一章

护理管理

第一节　管理理论引入护理管理

护理管理学是管理科学在护理事业中的具体应用,是一门系统而完整的管理分支学科。它结合护理工作的特点,研究护理的规律性,在实现护理学科目标中提供一种重要手段及根本保证。在大量的护理实践中,护理人员要运用科学管理方法,组织执行护理职责、完成护理任务,因此,它也是护理中基本的重要的工作内容。

一、概念

联合国世界卫生组织(WHO)护理专家委员会认为:"护理管理是发挥护士的潜在能力和有关人员及辅助人员的作用,或者运用设备和环境、社会活动等,在提高人类健康中有系统地发挥这些作用的过程。"我国台湾出版的《护理行政管理学》提出:"护理管理是促使护理人员提供良好护理质量之工作'过程'"。美国护理专家吉利斯(Gillies)认为护理管理过程应包括资料收集、规划、组织、人事管理、领导与控制的功能(Gillies,1994)。他认为卓越的护理管理者若能具备规划、组织、领导、控制的能力,对人力、财力、物力、时间能做最经济有效的运用,必能达到最高效率与收到最大效果。

护理管理是以提高护理质量和工作效率为主要目的的活动过程。管理中要对护理工作的诸输入要素,进行科学的计划、组织、领导、控制、协调,以便使护理系统达到最优运转,放大系统的效能,为服务对象提供最优的护理服务输出,并同时得到工作人员的提高发展和一定的研究成果。

二、护理管理的任务

护理管理是应用现代管理理论,紧密结合我国卫生改革的实际和护理学科的发展,研究护理工作的特点,找出其规律性,对护理工作中的人员、技术、设备及信息等进行科学的管理,以提高护理工作的效率和效果,提高护理质量。所以,护理管理的任务是:①向人们提供最良好的护理。②应用科学化的管理过程。

中国的护理管理学经过了前20多年的建立和发展阶段,已经有所成就,但距离国际先进管理理论和在实践中的应用仍有很大差距。目前,我国护理管理面临的任务仍很艰巨。今后应进一步加快步伐,加强科学研究,并将研究成果推广、应用到卫生改革和医院改革的实践中。主要研究方向可考虑:①我国卫生改革的发展形势和护理管理的环境特点。②我国护理管理实践中的成功经验和存在问题。③研究、学习现代护理管理的理论、经验和技能并加以运用。④结合我国实际,考虑护理管理发展战略和策略。⑤发展、完善具有中国特色的护理管理学科。

三、护理管理研究范围

根据管理学的研究内容和特点,凡护理学研究的领域或护理活动所涉及的范围都是护理管理学的研究范围。

美国护理专家 Barbara J Stevens 博士提出了一个护理管理模型(图 1-1),该模型表示护理管理作为一个过程所涉及的范围。护理实践、护理教育、护理科研、护理理论都是管理应研究的部分。人、物、空间、信息是管理的要素,主要的资源。人力资源包括工作人员的数量、智力和类型;物质资源包括仪器、设备、物资和工程应用技术;空间资源包括建筑设计布局和规模;信息资源将提供社会和环境对护理服务的影响及反映等。

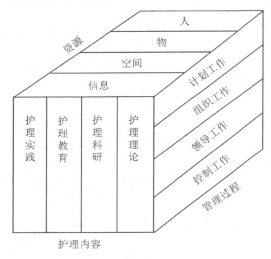

图 1-1　护理管理模型

四、护理管理的特征

现代护理学已经发展为一门独立学科,护理服务的模式也发生了很大变化。护理服务面对的是人的健康和生命,它不同于工业、农业、商业等其他专业,有自己的学科特点。护理管理需要结合护理工作的实际特点和适应其规律性,因此要研究护理学科的特点,注意在实践中与之相适应。护理管理除具有一般管理学的特点外,还有以下特征。

(一)护理管理要适应护理作为独立性学科的要求

现代护理学综合应用了自然科学、社会科学、行为科学方面的知识,帮助、指导、照顾人们保持或重新获得体内外环境的相对平衡,以达到身心健康、精力充沛。护理工作有与医师协作进行诊断、治疗的任务,但主要是要独立地进行护理诊断和治疗人们现存的和潜在的健康问题的反应,有区别于医疗实践,工作有相对独立性。由于医学模式的转变,促使护理工作发展得更具有独立性、规律性的特点,这就要求在管理中应加以适应。例如,对患者的分类与护理、工作人员的分工与培养教育以及质量管理,都应适应整体护理模式的需要与采取护理程序的方法,管理体制和管理方法均需要适应独立性的要求。

(二)护理管理要适应护理与多专业集体协作的协同性要求

医院工作是多种专科技术人员和医护、医技分工协作的单位。护理工作需要与各级医师协作对患者进行诊断、治疗,同时与手术、理疗、药房、放射、其他各种功能检查等医技科室及后勤服务部门工作有密切的联系。大量的护理质量问题与各方协同操作、协调服务有关,需要与各方面加强协同管理,以便更好地发挥整体协调与合作功能。

(三)护理管理要适应专业对护士素质修养的伦理性要求

由于护理职业主要工作对象是患者,面对的是人的健康与生命,是服务性很强的工作。因此对护士素质修养提出了特殊的要求。①安心本职,有良好的医学道德,树立革命的人道主义精神。②要有高度的责任感和认真细致的工作作风。③业务技术上要精益求精,严格操作规程和严谨的科学态度。④仪表整洁、举止大方,使患者感到亲切、信赖、安全并能充分合作。培养和保持护士的良好伦理道德和素质修养是护理管理建设的重要内容之一。

(四)护理管理要适应护理工作的科学性和技术性的要求

现代护理理论和实践的不断发展,新技术、新知识的引入,加强了护理的科学性、技术性。由于护理是为人类健康服务的工作,尤其是临床护理是以患者为中心,具有较强的科学性、技术性和脑力劳动特征,要求护理管理中重视护理业务技术管理;加强专业化、信息化建设;通过继续教育和建立学习型组织,提高人员业务水平和终身学习的自觉性与能力;并培养一批专业带头人才;还要注意培养护理人员工作的责任心、主动性及创造精神。

(五)护理管理要适应护理人员人际沟通广泛性的要求

护理工作在医院内需要与各方协作,因此,与各部门广泛交往,与医师、后勤人员、患者及家属和社区人员的人际关系及沟通技巧甚为重要。培养护理人员良好的人际沟通技巧、准确表达能力与符合专业要求的礼仪也是护理管理建设的重要内容。

(六)护理管理要适应护理工作的连续性、时间性和性别特点的要求

护理工作连续性强,夜班多,操作技术多,接触患者密切,精神紧张,工作劳累,生活很不规律。

时间性对护理工作也非常重要。患者较多时要分清轻重缓急,治疗时要分清药物的时间性,所有治疗、护理必须按时间进行。没有时间概念也就没有护理质量。

护理人员中妇女又占绝大多数,身心均有特殊性,且一般在家庭中负担较重。

护理管理者实施管理措施时,一方面必须十分重视保证临床工作的连续性、时间性、重视护理效果和质量,另一方面也要重视适当解决护理人员各种困难,保证愉快、安心工作。

(七)护理管理要适应护理工作的安全性的要求

患者到医院首先需要在安全的基础上进行诊疗,保证护理安全性是护理管理的重要特点。护理工作中危险因素很多,经常会遇到一些突发或危机事件,造成大量患者同时就诊或住院,需要紧急抢救及护理。护理操作多和工作环节多,也容易发生护理差错和事故,或出现医疗护理纠纷等。这些都需要管理中加强控制,时时处处把关,保证患者的治疗正确、及时、彻底、安全、有效。遇到危机情况,则需加强危机管理。

(八)护理管理综合性和实践性的特点

管理本身即有综合性和实践性,需综合利用有关的知识和理论。护理管理又是以管理学作为基础,在实践中还具有护理学科多种影响因素。例如基层护理管理者决策时,需综合考虑各方面影响因素:①医院内外环境因素,包括政策、法律、风俗习惯、地理位置、建筑条件、设备设施等。②组织机构因素,包括现行体制要求、自己的权限、成员编制数量及选择补充渠道、薪资和培训等管理措施、信息系统等。③组织目标宗旨,包括质量要求、工作效率、社会效益等。④人员状况,包括护理人员学历、经历、价值观、内聚力、工作动机及积极性等素质。⑤任务技术因素:包括医院任务的种类、计划、医疗护理技术水平、工作程序、要求的身体条件等。可见,实践中要综合考虑多方面因素,运用多方面业务和知识。

护理管理的实践性,即需要理论结合我国目前护理实践加以应用,积累自己的管理经验,增加对实际情况的切身体验。不断提高工作艺术性。

(九)护理管理广泛性的特点

护理管理涉及的范围广泛,包括行政管理、业务管理、教学管理、科研管理、信息管理等多方面广泛的内容。由于管理内容广泛,要求管理人员应具有相关的管理理论和较广泛的知识。

在医院内,几个层次护理管理人员各有自己的管理职责。护理副院长、护理部正副主任的职责主要是建立全院性的护理工作目标、任务和有关标准,组织和指导全院性护理工作,控制护理质量等;科护士长主要是组织贯彻执行上层管理部门提出的决策、任务,指导和管理本部门护理管理人员及所管辖的护理工作;基层护士长主要是管理和指导护士及患者工作;护士作为管理者也都有参与管理患者、管理病房、管理物品等职责,进行一定的管理活动。所以,护理中参加管理的人员较广泛。由于以上特点,要求护理管理知识的普及性及广泛性。

五、护理管理的重要性

(一)科学管理的重要性

随着社会发展和生产社会化程度的提高,人们越来越深刻认识到管理的重要性,因此对管理的要求越来越高。我国的现代化建设和改革、开放的实践给管理提出了很多新课题。

科学技术固然能决定社会生产力水平,但如果没有相应的管理科学的发展,则会限制科学技术成果作用的发挥。人们已经认识到管理学是促进社会和经济发展的一门重要学科。在社会生产中,管理的实质将起放大和增效作用,而放大的倍率主要是取决于管理功能的发挥。

实践证明,若管理有方、管理有效,可以使一个组织有崇高的目标、很强的凝聚力;人们可以在重大决策时坦诚讨论;充分发表意见;成员同舟共济,共同为集体成效负责;人们会坚持高标准,勇于承担责任,全力以赴为实现组织目标而奋斗;人人都会关心集体,对发生的问题主动予以解决;相互信任;坚持质量第一;成员间亲密无间,互相关心、互相帮助,不断进步;在实现组织目标、个人目标和社会责任等方面也会取得令人满意的成绩。若管理不利,组织则缺乏一个人们愿意为之努力奋斗的目标;不能鼓励人们同舟共济,有技术的人也不会充分发挥自己的聪明才智而努力工作;会缺乏追求卓越的精神;管理者与员工互不信任,人际关系紧张,甚至相互拆台;人员缺乏培训且素质差、业务水平低;不重视产品质量或服务质量低劣等。总之,管理在组织发挥社会功能、提高系统的社会效益和经济效益中起着非常重要的作用。

(二)科学管理在护理中的重要作用

在现代医学中,护理学作为一门独立的应用学科,是不可缺少的重要组成部分。卫生工作要完成为人民健康服务的任务,提高工作效率和质量,离不开加强护理管理;护理学本身要想获得飞跃发展,也离不开科学管理。近代护理学创始人南丁格尔在克里米亚战争中将伤病员死亡率从50%降到2.2%,就是综合运用护理技术和护理管理的结果。

在医院内,护理人员占卫生技术人员的50%,工作岗位涉及医院3/4的科室、部门,工作职责和任务关系到医疗、教学、科研、预防保健、经济效益、医院管理等很多重要方面。护理管理科学有效,通过护理人员辛勤工作,可以为医务人员和患者提供一个良好的工作、诊疗和修养环境;准备足够、合格的医疗物资、仪器设备、药品、被服等;可以使医疗、护理、医技人员、后勤之间的关系,以及医院工作人员与患者和亲属之间的关系协调,减少冲突;可以为完成治愈疾病、恢复健康的医疗任务提供保证,并使医护工作提高效率和质量;可以加强预防、保健工作、控制或减少医院感染的发生;可以为医学教学、科研的开展创造良好的条件;还通过护士参与记账和核算等经济工作,有利于医院经济效益等。在推进护理专业本身的建设和发展中,护理管理的重要作用也是十分明显的。我国护理学的建设任务也十分艰巨。例如,扩展护理工作领域,发挥护理独特优势,进一步加强社区护理、老年护理等任务就很急迫,深化专科护理业务建设的趋势也要求加强护理管理。护理管理水平还间接反映医院管理水平,因此,护理管理的科学化也有利于医院建设和推动医学科学的发展。

(林绚丽)

第二节　护理管理思想的形成与发展

护理管理作为专业领域的管理,是随着护理学科的发展而形成和发展的。护理事业的发展与护理管理的发展互相影响,互为因果。

护理管理的形成和发展,一方面是伴随着护理学科发展的需要,管理由简单到复杂;另一方面作为研究专业领域的管理规律,是管理学的分支学科,也受管理学发展的重要影响。护理学与管理学的理论、原则、技能方法不断交叉、融合,使护理管理由经验型到科学化,护理管理学逐渐形成和得到迅速发展。依发展的不同时期,大体可分为以下几个阶段。

一、管理学形成和发展的历史背景

管理学界普遍认为,科学管理理论和管理科学形成于19世纪末20世纪初。在这之前,人类为了分工发展,共同劳动,已经经历了几千年的管理实践活动,但并没有将管理作为一门学问来研究。

早期的管理活动比较简单,管理也不可能成为人们自觉地有意识地行为。例如,在古代早期家族式的护理中,在后来宗教的修女们以宗教意识对患者的照顾和精神安慰中,护理管理并不那么自觉和明确。但人们在管理实践中积累了丰富的经验,并有许多重要的管理思想形成,大多数记载于当时的经济学、历史学、军事学、哲学著作中。例如,罗马天主教会今天的组织结构基本上是在公元2世纪建立的,说明组织管理实践已经存在几千年,并有成功的经验。护理方面,在公元400年,基督教会的Phoebe首先组织修女建立了护理团体,从事护理工作,这是护理管理的开始。

到 14 世纪时,意大利文艺复兴时期,随着管理实践的发展,管理思想有所深化,多包含在统治阶级思想家的政治主张之中。例如,当时的政治思想家、历史学家尼克罗·马基维利(Niccolo Machiavell,1469—1527 年),在著作《君主论》中提出的关于领导者素质的论述就是典型代表,对管理学中领导理论的形成有重要影响。

当时的护理在一般医疗机构和教会式医疗机构两种医疗环境中发展。教会式的医疗机构都遵循一定的护理管理原则,按照病情轻重对患者进行分类,将患者安排在不同的病房。当时护理管理的重点是改变医疗环境,包括改变采光、通风及空间的安排等。由于战争,使伤病员大量增加,因此需要大量随军救护人员并开始有男性从事护理工作。这一时期,护理管理除了重视医疗环境的改善外,也开始重视护理人员的训练、护理技术的发展、对患者的关怀、工作划分及其他的方面。

文艺复兴后,慈善事业的发展,使护理逐渐脱离教会控制,成为一种独立事业。公元 1517 年发生的宗教改革,使许多基督教团体独立,原修道院医护功能遭到破坏。护理进入长达 200 年的"黑暗时期",护理管理也陷入瘫痪。

1576 年,法国天主教神父,St.Vincent De Paul 在巴黎成立慈善姊妹会,她们经过一定培训后,深入群众为病弱者提供护理服务,深受人们的欢迎。

在资本主义早期,英国古典政治经济学体系的重要创立者亚当·斯密(Adam Smith,1723—1790 年),提出了劳动专业化分工,即将工作分解成一些单一的和重复性的作业,工人的技巧和熟练程度得到了提高,从而提高了劳动生产率。从 18 世纪的英国开始的产业革命,又使机械力迅速取代了人力,使得大型、高效生产成为可能,则更需要管理来计划、组织、领导和控制工作,这是 20 世纪前促进管理发展的重要背景。

历史背景时期的管理实践和管理思想,为系统的管理理论的形成做了充分的准备。同时,管理思想和方法的形成过程均对护理事业的管理有重要影响。

二、南丁格尔对护理管理的贡献

近代护理管理的发展是从 19 世纪中叶,英国的南丁格尔开创科学的护理开始。1853 年,南丁格尔曾受聘担任伦敦一家看护所的管理者,1854 年 10 月,被任命为"驻土耳其英国总医院妇女护士团团长"。她不论是在当时的看护所里,还是在 1854—1856 年克里米亚战争救护伤员中,都不仅用先进的技术加强护理,而且注意加强管理,在疾病恢复中发挥了巨大作用。

南丁格尔对护理管理的主要贡献表现在以下几个方面。

(一)设立了一套护理管理制度

她提出护理管理要采用系统化方式,强调设立医院必须先确定相应的政策,使护理人员担负起护理患者的责任,适当授权,以充分发挥每位护理人员的潜能。在护理组织的设置上,要求每个医院必须设立护理部并由护理部主任来管理护理工作;各病区设有护士长,管理病房的护理行政及业务。

(二)设立医院设备及环境方面的管理要求

要求重视改善病房环境,包括采光、通风、照明、墙壁的颜色等,使患者有一个舒适的康复环境。强调医院设备要满足护理的需要。

(三)努力提高护理工作效率及质量

要求护理人员做好患者的护理记录,及时认真地对患者护理情况进行统计。强调护理人员除了照顾患者的身体之外,必须重视心理问题。研究改善护理人员的工作环境及节省人力、物力资源的方法。要求病房护理用品有条理的存放,并注意库存量,以保证正常供应。

(四)注重了护理人员的训练及资历要求

她探询一些社会改革者和医师的意见,他们都一致认为对护士素质的要求是必要的,南丁格尔建立世界第一所护校,要求护理人员经过专门培训,护理管理者必须接受一定的管理训练。

南丁格尔的努力使护理学在向科学化、正规化的方向发展的同时,又使护理管理也走上了独立发展的道路,她对近代护理和护理管理的发展产生的影响是深远的。

三、管理学发展的多样化时期及其对护理管理的影响

20世纪的前半期是管理思想发展的多样化时期。不同的管理学家从不同背景和角度出发,对管理加以研究,形成了不同的管理理论和学说,为我们理解管理规律做出了重要贡献,也对现代护理科学管理的形成和发展有重要影响。下面简要介绍4个方面的管理理论及其对护理管理的影响。

(一)科学管理

科学管理理论的创始人是弗雷德里克·温斯洛·泰勒(Frederick Winslow Taylor,1865—1915年),美国人。开始时他在钢铁厂做工人,当体会到工人在生产中有很大潜力时,他开始研究,当工人用铁锹向货车铲料及搬运铁块时,他测定每次活动与停止的时间以及观察如何动作效率最高,经过研究设计出有效的标准化动作、标准化工具,使生产中使用最短时间和最精练的动作,并予以推广,提高了劳动生产率。从科学管理的3个基本出发点:①谋求最高工作效率。科学管理的中心问题是提高劳动生产率。②谋求取得最高效率的重要手段。使生产工具、机器、操作方法、作业环境等均标准化,动作精简化和工作专门化,即合理化三原则(或3S化)。③要求劳资双方实行重大精神变革,在工作中互相协作,共同努力,并把管理职能与执行职能分开。同时泰勒提出实行刺激性的报酬制度。他的著作《科学管理原理》1911年出版,标志着现代管理理论的诞生。

科学管理思想在当时被誉为第二次产业革命,对资本主义社会的影响是划时代的,对管理理论的形成起着里程碑的作用。

科学管理理论在发展过程中,不断应用到护理中,对现代护理管理理论的形成与发展也产生着深远的影响。例如:①使用科学方法改进护理人员在病房工作的分工方式。在以前主要采用个案护理方法,即护士每天当班时负责一位或两位患者的全部护理任务。科学管理提出了专业化分工,护士开始实行功能制护理方式。是按照工作内容分配护理人员。如同工厂的专业化分工-流水作业一样,将相同或相似的工作内容相对集中,划分成一些单一的和重复性的作业。例如,治疗性工作、临床生活护理、处理医嘱和文字书写、临床带教工作等,分别由治疗班、护理班、主班、教学护士等专门护士承担特定任务,一个岗位的1~2位护士面对全体患者,对患者的护理由各班护理人员的相互协作共同完成。由于经常从事一种性质的工作,提高了技术操作的技巧性和熟练程度,也免去了不断更换护理用具的麻烦,因此提高了劳动生产率。这种护理方式较原来的宗教的自然哲学模式前进了一大步,是护理管理发展中有意义的重要阶段。②部分护理工作标准化,并加强对护士的训练。受科学管理加强作业操作管理和实现精简化、标准化管理思想的影响,注意制订标准统一、动作精练的护理技术操作规程和各项护理工作标准,并以此训练护士减少操作中不必要的多余动作和提高效率,并用时间作为衡量技术熟练与否的手段。③改善

工作条件和环境。使护理用物、仪器设备、药品等规格化,放置位置均标准、统一、固定,从而方便使用,提高工作效率和质量。④同时,对护理管理重要性的认识得到加强。

(二)一般行政管理理论

与科学管理同时代的另一批思想家是从整个组织上层管理问题入手关注管理,称为一般行政管理理论家。

1.法约尔的管理职能学说

法约尔(Henri Fayol 1841—1925 年),法国人。担任采矿冶金公司经理,曾将濒临破产的公司改变为成功的企业。他提出在公司管理中有 14 项组织经营原则:合理分工;权责相适应;严格纪律;统一命令;统一领导;个人服从集体,领导人调协关系;个人报酬公平合理;集中权力;有等级制;事物均有秩序;公平;对下属亲切、友好、公正;人事稳定;有创新精神;保持集体团结合作。法约尔研究企业活动,并将管理职能分为计划、组织、指挥、协调和控制。

2.韦伯的行政组织理论

马克斯·韦伯(Max Weber 1864—1920 年),德国人。在管理思想上提出了"理想的行政组织体系理论"。主要内容是:①理想的行政组织是通过职务和职位按等级来进行管理的。并提出了一系列实施原则和方法。②权力有各种不同的类别。任何一种组织都是以某种形式的权力为基础,才能实现组织的目标。③理想的行政组织的管理制度,意味着以规则为依据来进行控制。在组织体系中,为实现目标,要把全部活动划分为各种基本作业分配给组织中的每个成员,有一定的规章、规定和程序、奖惩制度等。管理制度要适应各种管理工作,有利于提高管理效率。

这些古典组织理论对管理摆脱传统经验方法变成科学方法是一个重大转变。

在护理方面,19 世纪时医院护理组织体系尚未形成,护理部主任和总护士长主要是协助医院干事完成一些具体管理工作。进入 20 世纪以后,在南丁格尔使护理组织管理开始走向正规化的基础上,受一般行政管理理论影响,医院护理组织管理得到迅速发展。主要表现在:①护理组织系统逐渐完善。例如大多数医院采用层级结构,建立护理部;形成护理部正副主任-科护士长-护士长-护士等直线指挥系统,明确沟通路线和权力关系,每一层职位均授予相应职权。②各级管理人员和护士职能不断明确。护理管理中各种岗位、各级职责、各班护士角色与功能划分开始明确。③建立制度和进行考核。奖惩、绩效考核和各部门工作相应的规章制度均建立起来,依章处理问题;建立护理操作规程手册,并成为正式的工作说明单,使技术一致化。④强调各级护理管理者负起部门的计划、组织、指挥、协调、控制等责任。⑤建立一套固定的员工薪资办法,使酬劳公平化。⑥人员晋升考虑个人学历、经历,也考虑工作表现和奖惩记录。以上均是在一般行政管理理论的影响下形成和完善的结果。

(三)人际关系和行为科学理论

行为科学理论产生于 20 世纪 20～30 年代。早期被称为"人群关系"学说,20 世纪 40～50 年代被称为"行为科学理论",60 年代中叶发展成"组织行为学"。

行为科学管理阶段应用了心理学、社会学、人类学及其他相关科学,着重研究组织中的人的行为规律,发现人类行为产生的原因及人的行为动机的发展变化。研究改善组织中人与人的关系和激励人的积极性,以提高劳动生产率。现将有代表性的理论学说简介如下。

1.梅奥及人群关系学说

乔治·埃尔顿·梅奥(George Elton Mayo,1880—1949 年),曾担任美国哈佛大学工商管理研究室副教授,领导了著名的"霍桑试验"。

"霍桑试验"是 1924—1932 年在美国芝加哥的霍桑工厂进行的,主要是寻求提高劳动生产率的途径。大体经过 4 个阶段,即研究照明度与工作效率之间的关系;研究工作条件变换对生产率的影响;对工人进行广泛的访谈和试验计件奖金的作用。

经过试验,梅奥等人发现决定工人工作效率最重要的不是工作条件和奖励性计件工资,而是职工在集体中的融洽性(人际关系)和安全感。研究结果表明,"人"不只是"经济人"(即认为工人工作的动机只是经济原因),而且是"社会人"。管理当局和工人之间以及工人相互之间的社会关系是影响劳动生产率最重要的条件,群体的社会准则或标准是决定工人个人行为的关键要素。于 1935 年,梅奥出版了《工业文明中人的问题》,提出了人群关系学说。

梅奥认为,作为管理者须同时具有专业技术、经济管理技能和搞好人际关系的技巧,这样可以提高领导能力,有利于缓和和解决领导者与被领导者之间的矛盾,提高劳动生产率。

2.马斯洛的人类需要层次理论

在人际关系学说提出后,更多的社会、心理和人类学专家对管理进行研究。

美国心理学家和行为科学家亚伯拉罕·马斯洛(Abraham H·Maslow,1908—1970 年),提出了人类需要层次理论。认为人有 5 种需要,是依次要求、依次满足、递级上升的五个层次。主要是:①生理的需要。②安全的需要。③社会交往(爱和所属)的需要。④自尊和受人尊重的需要。⑤自我实现的需要。当需要未被满足时,可以成为激励的起点。

人类需要层次论为研究人类行为的产生与发展规律奠定了基础,在国内外管理中得到了广泛的应用。并在该理论的基础上,以后又产生了很多学说。

3.麦格雷戈的 X-Y 理论(Theory X and theory Y)

道格拉斯·麦格雷戈(Douglas.Mc.Gregor,1906—1964 年),是美国行为科学家。在1960 年提出了 X-Y 理论,是关于人的特性的两套系统性假设;他把传统的管理假设概括为"X 理论",把与 X 相对立的理论统称为"Y 理论"。两种观点决定了管理者的管理行为和方式。

简要地说,X 理论基本上是一种关于人性的消极观点,它假设人们缺乏雄心壮志,不喜欢工作,总想回避责任,以及需要在严密地监督下才能有效地工作;另一方面,Y 理论提出了一种积极观点,它假设人们能够自我管理,愿意承担责任,以及把工作看作像休息和娱乐一样自然。麦格雷戈相信 Y 理论假设最恰当地抓住了工人的本质,相信成员能自我激励,强调管理中要启发内因,发挥人的主观能动性和自我控制能力。

4.卢因的群体力学理论

库尔特·卢因(Kurt Lewin,1890—1947 年),德国心理学家,于 1944 年提出"群体力学"概念。重点研究组织中的群体行为。

其主要观点:群体是一种非正式组织,是处于相对平衡状态的一种"力场"。群体行为就是各种相互影响的力的结合,这些力也修正个人行为。并提出了群体目标、群体内聚力、群体活动规范、群体的结构、群体领导方式等概念。此外,卢因对群体内聚力的测定、影响内聚力的因素、内聚力与群体士气和生产率的关系等,都进行了有成效的试验研究。

5.关于领导理论的研究

组织行为学中关于领导理论的研究成果非常丰富,主要有关于领导者和被领导者相比较具有哪些特质的特质理论;有总结领导者工作作风和方式的领导行为理论;有重视具体情境对领导有效性影响的权变理论;还有综合各种领导理论,寻找共同点的最新的领导学说等。

行为科学理论的发展对护理管理也有巨大影响。表现在:①小组制护理产生。小组制护理形成于20世纪50年代初期,管理的人际关系学说和行为科学形成以后。该护理方式是由一位有经验的护士任组长,领导一组护士(一般3~4人)对一组患者(10~20位)提供护理,各小组有较大权责。小组可由不同等级护理人员组成,由所有成员共同参与护理,对患者做护理计划并评估效果,成员间彼此合作、协调、分享成就,可形成良好的工作氛围。小组制护理产生的另一个背景,是二战后正规护校毕业的合格护士数量不足,一些专业训练不足的人员进入护理队伍。小组制可由合格护士任组长,其他人为组员,既可满足护理人员的心理需要(例如,可减少功能制护理时护士单独上一种班的孤独感,新护士也不会因业务不熟练而紧张);又可使不同水平成员各自发挥特长,进行传帮带,容易沟通协调;还因为一组护士仅负责一组患者,比功能制护理时护士面对全病房患者更有利于对患者全面了解,加强沟通,有利于提高护理质量。②在日常管理中关心和尊重护理人员、满足心理需要。例如,医院提供护士宿舍,开办托儿所、幼儿园,提供必要的劳动保护措施,搞好食堂等生活服务,改善环境等。③建立双向沟通渠道。例如,有的医院采用小本子;有的护理部主任开放办公室时间;或用意见箱;或召开护理人员生活检查会等。④改变管理者的领导方式。主张采用参与式管理,贯彻人性化原则。护理人员可参与单位决策,同时也可对全院问题提出建议等。⑤重视人的因素。例如,重视培训;重视对护理人员的激励与奖励;加强人力资源的开发及合理应用,调动护理人员的工作积极性;建立护理人力库等。

(四)定量方法

定量方法还被称为运筹学和管理科学。包括统计学的应用、最优化决策数学模型、信息处理模型和计算机的应用等。此理论应用的目的是降低不确定性,寻找管理的定量化。例如,通过成本-效益分析寻求资源分配决策的定量化。

定量方法对护理管理的影响是使护理管理业务量化和电脑化。例如,使用统计抽样方法检查、监测护理质量问题,应用数学方法计算合格率等;开展了应用计算机排班、计算护理人力编制、统计出勤率、物资管理、质量考核及评估护理单位的劳动生产率等工作。

(林绚丽)

第二章

基础护理操作

第一节 无 菌 技 术

无菌技术是医疗护理操作中防止发生感染和交叉感染的一项重要的基本操作,执行无菌技术可以减少以至杜绝患者因诊断、治疗和护理所引起的意外感染。因此,医务人员必须加强无菌操作的观念,正确熟练地掌握无菌技术,严密遵守操作规程,以保证患者的安全,防止医源性感染。

一、相关概念

(一)无菌技术

无菌技术指在医疗、护理操作过程中防止一切微生物侵入人体和防止无菌物品、无菌区域被污染的操作技术。

(二)无菌物品

无菌物品指经过物理或化学方法灭菌后保持无菌状态的物品。

(三)非无菌区

非无菌区指未经过灭菌处理或虽经过灭菌处理但又被污染的区域。

二、无菌技术操作原则

(一)环境清洁

操作区域要宽敞,无菌操作前30分钟通风,停止清扫工作,减少走动,防止尘埃飞扬。

(二)工作人员准备

修剪指甲,洗手,戴好帽子、口罩(4~8小时更换,一次性的少于4小时更换),必要时穿无菌衣,戴无菌手套。

(三)物品妥善保管

(1)无菌物品与非无菌物品应分别放置。

(2)无菌物品须存放在无菌容器或无菌包内。

(3)无菌包外注明品名、时间,按有效期先后安放。

（4）未被污染下保存期 7～14 天。

（5）过期或受潮均应重新灭菌。

（四）取无菌物注意事项

（1）面向无菌区域，用无菌钳钳取，手臂须保持在腰部水平以上，注意不可跨越无菌区。

（2）无菌物品一经取出，即使未使用，也不可放回。

（3）未经消毒的用物不可触及无菌物品。

（五）操作时要保持无菌

不可面对无菌区讲话、咳嗽、打喷嚏，疑有无菌物品被污染，不可使用。

（六）一人一物

一套无菌物品，仅供一人使用，防止交叉感染。

三、无菌技术基本操作

无菌技术及操作规程是根据科学原则制定的，任何一个环节都不可违反，每个医务人员都必须遵守，以保证患者的安全。

（一）取用无菌物持钳法

使用无菌持钳取用和传递无菌物品，以维持无菌物品及无菌区的无菌状态。

1.类别

（1）三叉钳：夹取较重物品，如盆、盒、瓶、罐等，不能夹取细的物品。

（2）卵圆钳：夹取镊、剪、刀、治疗碗及盘等，不能夹取较重物品。

（3）镊子：夹取棉球、棉签、针、注射器等。

2.无菌持物钳（镊）的使用法

（1）无菌持物钳（镊）应浸泡在盛有消毒溶液的无菌广口容器内，液面需超过轴节以上 2～3 cm或镊子1/2处。容器底部应垫无菌纱布，容器口上加盖。每个容器内只能放一把无菌持物钳（镊）（图 2-1）。

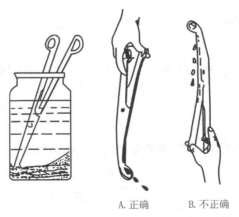

A. 正确　　B. 不正确

图 2-1　无菌持物钳（镊）的使用

（2）取放无菌持物钳（镊）时，尖端闭合，不可触及容器口缘及溶液面以上的容器内壁。手指不可触摸浸泡部位。使用时保持尖端向下，不可倒转向上，以免消毒液倒流污染尖端。用后立即放回容器内，并将轴节打开。如取远处无菌物品时，无菌持物钳（镊）应连同容器移至无菌物品旁使用。

（3）无菌持物钳（镊）不能触碰未经灭菌的物品，也不可用于换药或消毒皮肤。如被污染或可疑污染时，应重新消毒灭菌。

（4）无菌持物钳（镊）及其浸泡容器，每周消毒灭菌 1 次，并更换消毒溶液及纱布。外科病室每周 2 次，手术室、门诊换药室或其他使用较多的部门，应每天灭菌 1 次。

（5）不能用无菌持物钳夹取油纱布，因黏于钳端的油污可形成保护层，影响消毒液渗透而降低消毒效果。

（二）无菌容器的使用法

无菌容器用以保存无菌物品，使其处于无菌状态以备使用（图 2-2）。

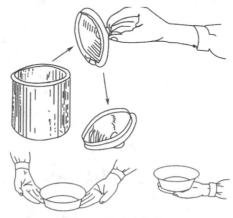

图 2-2　无菌容器使用

（1）取无菌容器内的物品，打开时将盖内面（无菌面）向上置于稳妥处或内面向下拿在手中，手不可触及容器壁的内面，取后即将容器盖盖严，避免容器内无菌物品在空气中暴露过久。

（2）无菌容器应托住容器底部，手指不可触及容器边缘及内面。

（三）取用无菌溶液法

目的是维持无菌溶液在无菌状态下使用。

1.核对

药名、剂量、浓度、有效期。

2.检查

有无裂缝、瓶盖有无松动、溶液的澄清度、质量。

3.倒用密封瓶溶液法

擦净瓶外灰尘，用启瓶器撬开铝盖，用双手拇指将橡胶塞边缘向上翻起，再用示指和中指套住橡胶塞拉出，先倒出少量溶液冲洗瓶口，倒液时标签朝上，倒后立即将橡胶塞塞好，常规消毒后将塞翻下，记录开瓶日期、时间，有效期 24 小时，不可将无菌物品或非无菌物品伸入无菌溶液内蘸取或直接接触瓶口倒液，以免污染瓶内的溶液，已倒出的溶液不可再倒回瓶内（图 2-3）。

4.倒用烧瓶液法

先检查后解系带，倒液同密封法。

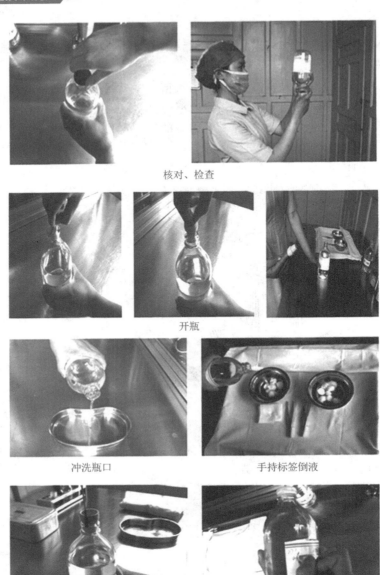

核对、检查

开瓶

冲洗瓶口

手持标签倒液

消毒瓶口

注明开瓶时间

图 2-3 无菌溶液的取用

(四)无菌包使用法

目的是保持无菌包内无菌物品处于无菌状态,以备使用。

1.包扎法

将物品放在包布中央,最后一角折盖后用化学指示胶带粘贴,封包胶带上可书写记录,或用带包扎"＋"。

2.开包法

(1)三查:名称、日期、化学指示胶带。

（2）撕开粘贴或解开系带，系带卷放在包布边下，先外角再两角，后内角，注意手不可触及内面，放在事先备好的无菌区域内，将包布按原折痕包起，将带以"一"字形包扎，记录，24 小时有效（图 2-4）。

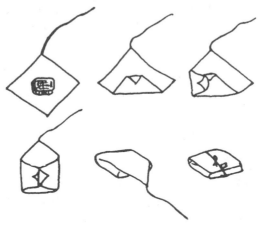

图 2-4　无菌包的使用

3.小包打开法

托在手上打开，另一手将包布四角抓住，稳妥地将包内物品放入无菌区域内。

4.一次性无菌物品

注射器或输液条，敷料或导管。

（五）铺无菌盘法

目的是维持无菌物品处于无菌状态，以备使用。

将无菌治疗巾铺在清洁、干燥的治疗盘内，使其内面为无菌区，可放置无菌物品，以供治疗和护理操作使用。有效期限不超过 4 小时。

（1）无菌治疗巾的折叠法：将双层棉布治疗巾横折 2 次，再向内对折，将开口边分别向外翻折对齐。

（2）无菌治疗巾的铺法：手持治疗巾两开口外角呈双层展开，由远端向近端铺于治疗盘内。两手捏住治疗巾上层下边两外角向上呈扇形折叠三层，内面向外。

（3）取所需无菌物品放入无菌区内，覆盖上层无菌巾，使上、下层边缘对齐，多余部分向上反折。

（六）戴、脱无菌手套法

目的是防止患者在手术与治疗过程中受到感染，处理无菌物品过程中确保物品无菌（图 2-5）。

（1）洗净擦干双手，核对号码及日期。

（2）打开手套袋，取出滑石粉擦双手。

（3）掀起手套袋开口处，取出手套，对准戴上。

（4）双手调手套位置，扣套在工作衣袖外面。

（5）脱手套，外面翻转脱下。

（6）注意：①未戴手套的手不可触及手套的外面；②已戴手套的手不可触及未戴手套的手或另一手套内面；③发现手套有破洞立即更换。

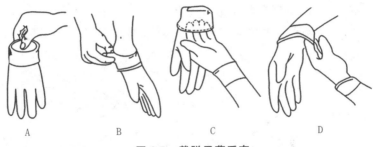

图 2-5 戴脱无菌手套

（七）取用消毒棉签法

目的是保持无菌棉签处于无菌状态下使用。

1.无菌棉签使用法

（1）检查棉签有效作用期及包装的完整程度，有破损时不能使用。

（2）左手握棉签棍端，右手捏住塑料包装袋上部，依靠棉棍的支撑向后稍用力撕开前面的包装袋。

（3）将包装袋抽后折盖左手示指，以中指压住。

（4）右手拇指顶出所用棉签并取出。

2.复合碘医用消毒棉签使用法

（1）取复合碘医用消毒棉签1包，检查有效期，注明开启时间。

（2）将包内消毒棉签推至包的右下端，并分离1根留置包内左侧。

（3）左手拇、示指持复合碘医用消毒棉签包的窗口缘，右手拇指、示指捏住窗翼，揭开窗口。

（4）将窗翼拉向右下方，以左手拇指按压窗翼，固定窗盖。

（5）右手从包的后方将包左上角向后反折，夹于左手示指与中指之间，露出棉签手柄部。

（6）以右手取出棉签。

（7）松开左手拇指和中指，拇指顺势将窗口封好，放回盘内备用。

（渠惠清）

第二节　休息与睡眠护理

休息与睡眠是人类最基本的生理需要。良好的休息和睡眠如同充分的营养和适度的运动一样，对保持和促进健康起着重要作用。作为护士，必须了解睡眠的分期、影响睡眠的因素及患者的睡眠习惯，切实解决患者的睡眠问题，帮助患者达到可能的最佳睡眠状态。

一、休息

休息是指在一段时间内，通过相对地减少机体活动，使身心放松，处于一种没有紧张和焦虑的松弛状态。休息包括身体和心理两方面的放松，通过休息，可以减轻疲劳和缓解精神紧张。

（一）休息的意义和方式

1.休息的意义

对健康人来说，充足的休息是维持机体身心健康的必要条件；对患者来说，充足的休息是促进疾病康复的重要措施。休息对维护健康具有重要的意义，具体表现为：①休息可以减轻或消除疲劳，缓解精神紧张和压力。②休息可以维持机体生理调节的规律性。③休息可以促进机体正常的生长发育。④休息可以减少能量的消耗。⑤休息可以促进蛋白质的合成及组织修复。

2.休息的方式

休息的方式是因人而异的，取决于个体的年龄、健康状况、工作性质和生活方式等因素。对不同的人而言，休息有着不同的含义。例如，对从事脑力劳动的人而言，他的休息方式可以是散步、打球、游泳等；而对于从事这些活动的运动员来讲，他的休息反而是读书、看报、听音乐。无论采取何种方式，只要达到缓解疲劳、减轻压力、促进身心舒适和精力恢复的目的，就是有效的休息。在休息的各种形式中，睡眠是最常见也是最重要的一种。

（二）休息的条件

要想得到充足的休息，应满足以下三个条件，即充足的睡眠、生理上的舒适和心理上的放松。

1.充足的睡眠

休息的最基本的先决条件是充足的睡眠。充足的睡眠可以促进个体精力和体力的恢复。虽然每个人所需要的睡眠时间有较大的区别，但都有最低限度的睡眠时数，满足了一定的睡眠时数，才能得到充足的休息。护理人员要尽量使患者有足够的睡眠时间和建立良好的睡眠习惯。

2.生理上的舒适

生理上的舒适也就是身体放松，是保证有效休息的前提。因此，在休息之前必须将身体上的不适降至最低程度。护理人员应为患者提供各种舒适服务，包括祛除或控制疼痛、提供舒适的体位或姿势、协助患者搞好个人卫生、保持适宜的温湿度、调节睡眠时所需要的光线等。

3.心理上的放松

要得到良好的休息，必须有效地控制和减少紧张和焦虑，心理上才能得到放松。患者由于生病、住院时个体无法满足社会上、职业上或个人角色在义务上的需要，加之住院时对医院环境及医护人员感到陌生，对自身疾病的担忧等，患者常常会出现紧张和焦虑。因此，护理人员应耐心与患者沟通，恰当地运用其知识和技能，提供及时、准确的服务，尽量满足患者的各种需要，才能帮助患者减少紧张和焦虑。

二、睡眠

睡眠是各种休息中最自然、最重要的方式。人的一生中有1/3的时间要用在睡眠上。任何人都需要睡眠，通过睡眠可以使人的精力和体力得到恢复，可以保持良好的觉醒状态，这样人才能精力充沛地从事劳动或其他活动。睡眠对于维持人的健康，尤其是促进疾病的康复，具有重要的意义。

（一）睡眠的定义

现代医学界普遍认为睡眠是一种主动过程，是一种知觉的特殊状态。睡眠时，人脑并没有停止工作，只是换了模式，虽然对周围环境的反应能力降低，但并未完全消失。通过睡眠，人的精力和体力得到恢复，睡眠后可保持良好的觉醒状态。

由此，可将睡眠定义为周期性发生的持续一定时间的知觉的特殊状态，具有不同的时相，睡眠时可相对地不做出反应。

（二）睡眠原理

睡眠是与较长时间的觉醒交替循环的生理过程。目前认为，睡眠由睡眠中枢控制。睡眠中枢位于脑干尾端，它向上传导冲动，作用于大脑皮质（也称上行抑制系统），与控制觉醒状态的脑干网状结构上行激动系统的作用相拮抗，引起睡眠和脑电波同步化，从而调节睡眠与觉醒的相互转化。

（三）睡眠分期

通过脑电图（EEG）测量大脑皮质的电活动、眼电图（EOG）测量眼睛的运动、肌电图（EMG）测量肌肉的状况，发现睡眠的不同阶段脑、眼睛、肌肉的活动处于不同的水平。正常的睡眠周期可分为两个相互交替的不同时相状态，即慢波睡眠和快波睡眠。成人进入睡眠后，首先是慢波睡眠，持续 80～120 分钟后转入快波睡眠，维持 20～30 分钟后，又转入慢波睡眠。整个睡眠过程中有四或五次交替，越近睡眠的后期，快波睡眠持续时间越长。两种睡眠时相状态均可直接转为觉醒状态，但在觉醒状态下，一般只能进入慢波睡眠，而不能进入快波睡眠。

1.慢波睡眠

脑电波呈现同步化慢波时相，伴有慢眼球运动，肌肉松弛但仍有一定张力，亦称正相睡眠或非快速眼球运动睡眠。在这段睡眠期间，大脑的活动下降到最低，使得人体能够得到完全的舒缓。此阶段又可分为四期。

（1）第Ⅰ期：入睡期，是所有睡眠时相中睡得最浅的一期，常被认为是清醒与睡眠的过渡阶段，仅维持几分钟，很容易被唤醒。此期眼球有着缓慢的运动，生理活动开始减少，同时生命体征和新陈代谢逐渐减缓，在此阶段的人们仍然认为自己是清醒的。

（2）第Ⅱ期：浅睡期。此阶段的人们已经进入无意识阶段，不过仍可听到声音，仍然容易被唤醒。此期持续 10～20 分钟，眼球不再运动，机体功能继续变慢，肌肉逐渐放松，脑电图偶尔会产生较快的宽大的梭状波。

（3）第Ⅲ期：中度睡眠期。持续 15～30 分钟。此期肌肉完全放松，心搏缓慢，血压下降，但仍保持正常，难以唤醒并且身体很少移动，脑电图显示梭状波与 δ 波（大而低频的慢波）交替出现。

（4）第Ⅳ期：深度睡眠期。持续 15～30 分钟。全身松弛，无任何活动，极难唤醒，生命体征比觉醒时明显下降，体内生长激素大量分泌，人体组织愈合加快，遗尿和梦游可能发生，脑电波为慢而高的 δ 波。

2.快波睡眠

快波睡眠亦称异相睡眠或快速眼球运动睡眠（rapid eye movement sleep，REM sleep）。此期的睡眠特点是眼球转动很快，脑电波活跃，与觉醒时很难区分。其表现与慢波睡眠相比，是各种感觉功能进一步减退，唤醒阈值提高，极难唤醒，同时骨骼肌张力消失，肌肉几乎完全松弛。此外，这一阶段还会有间断的阵发性表现，如眼球快速运动、部分躯体抽动，同时有心排血量增加、血压上升、心率加快、呼吸加快而不规则等交感神经兴奋的表现。多数在醒来后能够回忆的生动、逼真的梦境都是在此期发生的。

睡眠中的一些时相对人体具有特殊的意义，如在 NREM 第Ⅳ期的睡眠中，机体会释放大量的生长激素来修复和更新上皮细胞和某些特殊细胞，如脑细胞，故慢波睡眠有利于促进生长和体力的恢复。而 REM 睡眠则对于学习记忆和精力恢复似乎很重要。因为在快波睡眠中，脑耗氧量增加，脑血流量增多，且脑内蛋白质合成加快，有利于建立新的突触联系，可加快幼儿神经系统成熟。同时快波睡眠对保持精神和情绪上的平衡最为重要。因为这一时期的梦境都是生动的、充满感情色彩的,此梦境可减轻、缓解精神压力,使人将忧虑的事情从记忆中消除。非快速眼球运动睡眠与快速眼球运动睡眠的比较见表 2-1。

表 2-1　非快速眼球运动睡眠与快速眼球运动睡眠的比较

项目	非快速眼球运动睡眠	快速眼球运动睡眠
脑电图	第 I 期:低电压 α 节律 8～12 次/秒 第 II 期:宽大的梭状波 14～16 次/秒 第 III 期:梭状波与 δ 波交替 第 IV 期:慢而高的 δ 波 1～2 次/秒	去同步化快波
眼球运动	慢的眼球转动或没有	阵发性的眼球快速运动
生理变化	呼吸、心率减慢且规则 血压、体温下降 肌肉渐松弛 感觉功能减退	感觉功能进一步减退 肌张力进一步减弱 有间断的阵发性表现:心排血量增加,血压升高,呼吸加快且不规则,心率加快
合成代谢	人体组织愈合加快	脑内蛋白质合成加快
生长激素	分泌增加	分泌减少
其他	第 IV 期发生夜尿和梦游	做梦且多为充满感情色彩、稀奇古怪的梦
优点	有利于个体体力的恢复	有利于个体精力的恢复

(四)睡眠周期

对大多数成人而言,睡眠是每 24 小时循环一次的周期性程序。一旦入睡,成人平均每晚经历 4～6 个完整的睡眠周期,每个睡眠周期由不同的睡眠时相构成,分别是 NREM 睡眠的四个时相和 REM 睡眠,持续 60～120 分钟,平均为 90 分钟。睡眠周期各时相按一定的顺序重复出现。这一模式总是从 NREM 第 I 期开始,依次经过第 II 期、第 III 期、第 IV 期之后,返回 NREM 的第 III 期然后到第 II 期,再进入 REM 期,当 REM 期完成后,再回到 NREM 的第 II 期(图 2-6),如此周而复始。在睡眠时相周期的任一阶段醒而复睡时,都需要从头开始依次经过各期。

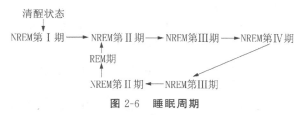

图 2-6　睡眠周期

在睡眠周期中,每一时相所占的时间比例随睡眠的进行而有所改变。一般刚入睡时,个体进入睡眠周期约 90 分钟后才进入 REM 睡眠,随睡眠周期的进展,NREM 第 III、IV 时相缩短,REM 阶段时间延长。在最后一个睡眠周期中,REM 睡眠可达到 60 分钟。因此,大部分 NREM 睡眠发生在上半夜,REM 睡眠则多在下半夜。

(五)影响睡眠的因素

1.生理因素

(1)年龄:通常人睡眠的需要量与其年龄成反比,但有个体差异。新生儿期每天睡眠时间最长,可达 16～20 小时,成人 7～8 小时。

（2）疲劳：适度的疲劳，有助于入睡，但过度的精力耗竭反而会使入睡发生困难。

（3）昼夜节律："睡眠-觉醒"周期具有生物钟式的节律性，如果长时间频繁地夜间工作或航空时差，就会造成该节律失调，从而影响入睡及睡眠质量。

（4）内分泌变化：妇女月经前期和月经期常出现嗜睡现象，绝经期妇女常失眠，与内分泌变化有关。

（5）寝前习惯：睡前的一些行为习惯，如看报纸杂志、听音乐、喝牛奶、洗热水澡或泡脚等，当这些习惯突然改变或被阻碍进行时，可能使睡眠发生障碍。

（6）食物因素：含有较多 L-色氨酸的食物，如肉类、乳制品和豆类都能促进入睡、缩短入睡时间，是天然的催眠剂；少量饮酒能促进放松和睡眠，但大量饮酒会干扰睡眠，使睡眠变浅；含有咖啡因的浓茶、咖啡及可乐饮用后使人兴奋，即使入睡也容易中途醒来，且总睡眠时间缩短。

2.病理因素

（1）疾病影响：几乎所有疾病都会影响睡眠。例如，各种原因引起的疼痛未能及时缓解时严重影响睡眠，精神分裂症、强迫性神经症等患者常处于过度觉醒状态。生病的人需要更多时间的睡眠来促进机体康复，却往往因为多种症状困扰或特殊的治疗限制而无法获得正常的睡眠。

（2）身体不适：身体的舒适是获得休息与安睡的先决条件，饥饿、腹胀、呼吸困难、憋闷、身体不洁、皮肤瘙痒、体位不适等都是常见的影响睡眠的原因。

3.环境因素

睡眠环境影响睡眠状况，适宜的温湿度，安静、整洁、舒适、空气清新的环境常可增进睡眠，反之则会对睡眠产生干扰。

4.心理因素

焦虑不安、强烈的情绪反应（如恐惧、悲哀、激动、喜悦）、家庭或人际关系紧张等常常影响患者的睡眠。

5.其他

食物摄入多少、体育锻炼情况、某些药物等也会影响睡眠形态。

（六）促进睡眠的护理措施

1.增进舒适

人们在感觉舒适和放松时才能入睡。为了使患者放松，对于一些遭受病痛折磨的患者采用有效镇痛的方法；做好就寝前的晚间护理，如协助患者洗漱、排便；帮助患者处于正确的睡眠姿势，妥善安置身体各部位的导管、引流管，以及牵引、固定等特殊治疗措施。

2.环境控制

人们睡眠时需要的环境条件包括适宜的室温和通风、最低限度的声音、舒适的床和适当的照明。一般冬季室温18～22 ℃、夏季25 ℃左右、相对湿度以50%～60%为宜；根据患者需要，睡前开窗通风，清除病房内异味，使空气清新；保持病区安静，尽量减少晚间交谈；提供清洁、干燥的卧具和舒适的枕头、被服；夜间调节住院单元的灯光。

3.重视心理护理

多与患者沟通交流，找出影响患者休息与睡眠的心理-社会因素，通过鼓励倾诉、正确指导，消除患者紧张和焦虑情绪，恢复平静、稳定的状态，提高休息和睡眠质量。

4.建立休息和睡眠周期

针对患者的不同情况，帮助患者建立适宜的休息和睡眠周期。患者入院后，原有的休息和睡眠规律被打乱,护士应在患者醒时进行评估、治疗和常规护理工作,避免因一些非必需任务而唤醒患者,同时鼓励患者合理安排日间活动,适当锻炼。

5.尊重患者的睡眠习惯

病情允许的情况下,护理人员应尽可能根据患者就寝前的一些个人习惯,选择如提供温热饮料,允许短时间的阅读、听音乐,协助沐浴或泡脚等方式促进睡眠。

6.健康教育

使患者了解睡眠对健康与康复的重要作用,身心放松的重要意义和一些促进睡眠的常用技巧。与患者一起讨论有关休息和睡眠的知识,分析困扰患者睡眠的因素,针对具体情况给予相应指导,帮助患者建立有规律的生活方式,养成良好的睡眠习惯。

（于　青）

第三节　清洁护理

清洁是患者的基本需求之一,是维持和获得健康的重要保证,清洁可以清除微生物及污垢,防止细菌繁殖,促进血液循环,有利于体内废物排泄,同时清洁使人感到愉快、舒适。

一、口腔护理

口腔护理的目的有以下几方面。①保持口腔的清洁、湿润,使患者舒适,预防口腔感染等并发症。②防止口臭、口垢,促进食欲,保持口腔的正常功能。③观察口腔黏膜和舌苔的变化、特殊的口腔气味,可提供病情的动态信息,如肝功能不全患者,出现肝臭,常是肝昏迷的先兆。

常用的漱口液有生理盐水、朵贝尔溶液(复方硼酸溶液)、1%～3%过氧化氢溶液、2%～3%硼酸溶液、1%～4%碳酸氢钠溶液、0.02%呋喃西林溶液、0.1%醋酸溶液。

(一)协助口腔冲洗

1.目的

协助口腔手术后使用固定器,或对有口腔病变的患者清洁口腔。

2.用物准备

治疗碗、治疗巾、弯盘、生理盐水、朵贝尔溶液、口镜、抽吸设备、压舌板、手电筒、20 mL 空针及冲洗针头。

3.操作步骤

(1)洗手。

(2)准备用物携至患者床旁。

(3)向患者解释。

(4)协助患者采取半坐位式,并于胸前铺治疗巾及放置弯盘。

(5)装生理盐水及朵贝尔溶液于溶液盘内,并接上,用 20 mL 注射器抽吸并连接针头。

(6)协助医师冲洗。

(7)冲洗毕,擦干患者嘴巴。

(8)整理用物后洗手。

(9)记录。

4.注意事项

为了避免冲洗中弄湿患者,必要时给予手电筒照光,冲洗时需特别注意齿缝、前庭外,若有舌苔,可用压舌板外包纱布予以机械性刮除,冲洗中予以持续性的低压抽吸,必要时协助更换湿衣服。

(二)特殊口腔冲洗

1.用物准备

(1)治疗盘:治疗碗(内盛含有漱口液的棉球 12～16 个,棉球湿度以不能挤出液体为宜;弯血管钳、镊子)、压舌板、弯盘、吸水管、杯子、治疗巾、手电筒,需要时备张口器。

(2)外用药:按需准备,如液状石蜡、冰硼散、西瓜霜、金霉素甘油等,酌情使用。

2.操作步骤

(1)将用物携至床旁,向患者解释以取得合作。

(2)协助患者侧卧,面向护士,取治疗巾,围于颌下,置弯盘于口角边。

(3)先湿润口唇、口角,观察口腔黏膜有无出血、溃疡等现象。对长期应用抗生素、激素者应注意观察有无真菌感染。有活动义齿者,应取下。一般先取上面义齿,后取下面义齿,并放置容器内,用冷开水冲洗刷净,待患者漱口后戴上或浸入清水中备用(昏迷的患者的义齿应浸于清水中保存)。浸义齿的清水应每天更换。义齿不可浸在乙醇或热水中,以免变色、变形和老化。

(4)协助患者用温开水漱口后,嘱患者咬合上下齿,用压舌板轻轻撑开一侧颊部,以弯血管钳夹有漱口液的棉球由内向门齿纵向擦洗。同法擦洗对侧。

(5)嘱患者张口,依次擦洗一侧牙齿上内侧面、上颌面、下内侧面、下颌面,再弧形擦洗一侧颊部。同法擦洗另一侧。洗舌面及硬腭部(勿触及咽部,以免引起恶心)。

(6)擦洗完毕,帮助患者用洗水管以漱口水漱口,漱口后用治疗巾拭去患者口角处水。

(7)口腔黏膜如有溃疡,酌情涂药于溃疡处。口唇干裂可涂擦液状石蜡。

(8)撤去治疗巾,清理用物,整理床单。

3.注意事项

(1)擦洗时动作要轻,特别是对凝血功能差的患者要防止碰伤黏膜及牙龈。

(2)昏迷患者禁忌漱口,需用张口器时,应从臼齿放入(牙关紧闭者不可用暴力张口),擦洗时须用血管钳夹紧棉球,每次一个,防止棉球遗留在口腔内,棉球蘸漱口水不可过湿,以防患者将溶液吸入呼吸道。

(3)传染病患者的用物按隔离消毒原则处理。

二、头发护理

(一)床上梳发

1.目的

梳发、按摩头皮,可促进血液循环,除去污垢和脱落的头发、头屑,使患者清洁舒适和美观。

2.用物准备

治疗巾、梳子、30%乙醇溶液、纸袋(放脱落头发)。

3.操作步骤

(1)铺治疗巾于枕头上,协助患者把头转向一侧。

（2）将头发从中间梳向两边,左手握住一股头发,由发梢逐渐梳到发根。长发或遇有打结时,可将头发绕在示指上慢慢梳理。避免强行梳拉,造成患者疼痛。如头发成团,可用 30％乙醇湿润后,再小心梳理,同法梳理另一边。

（3）长发酌情编辫或扎成束,发型尽可能符合患者所好。

（4）将脱落头发置于纸袋中,撤下治疗巾。

（5）整理床单,清理用物。

（二）床上洗发（橡胶马蹄形垫法）

1.目的

同床上梳发、预防头虱及头皮感染。

2.用物准备

治疗车上备一只橡胶马蹄形垫,治疗盘内放小橡胶单,大、中毛巾各一条,眼罩或纱布,别针,棉球两只（以不吸水棉花为宜）,纸袋,洗发液或肥皂,梳子,小镜子,护肤霜,水壶内盛 40～45 ℃热水,水桶（接污水）。必要时备电吹风。

3.操作步骤

（1）备齐用物携至床旁,向患者解释,以取得合作,根据季节关窗或开窗,室温以 24 ℃为宜。按需要给予便盆。移开床旁桌椅。

（2）垫小橡胶单及大毛巾于枕上,松开患者衣领向内反折,将中毛巾围于颈部,以别针固定。

（3）协助患者斜角仰卧,移枕于肩下,患者屈膝,可垫膝枕于两膝下,使患者体位安全舒适。

（4）置马蹄形垫垫于患者后颈部,使患者颈部枕于突起处,头在槽中,槽形下部接污水桶。

（5）用棉球塞两耳,用眼罩或纱布遮盖双眼或嘱患者闭上眼。

（6）洗发时先用两手掬少许水于患者头部试温,询问患者感觉,以确定水温是否合适,然后用水壶倒热水充分湿润头发,倒洗发液于手掌上,涂遍头发,用指尖揉搓头皮和头发,用力要适中,揉搓方向由发际向头顶部,使用梳子除去落发,置于纸袋中,用热水冲洗头发,直到冲净为止。观察患者的一般情况,注意保暖,洗发完毕,解下颈部毛巾,包住头发,一手托头,一手撤去橡胶马蹄垫。除去耳内棉球及眼罩,用患者自备的毛巾擦干脸部,酌情使用护肤霜。

（7）帮助患者卧于床正中,将枕、橡胶单、浴巾一起自肩下移至头部,用包头的毛巾揉搓头发,再用大毛巾擦干或电风吹干。梳理成患者习惯的发型,撤去上述用物。

（8）整理床单,清理用物。

4.注意事项

（1）要随时观察患者的病情变化,如脉搏、呼吸、血压有异常时应立即停止操作。

（2）注意室温和水温,及时擦干头发,防止患者受凉。

（3）防止水流入眼及耳内,避免沾湿衣服和床单。

（4）虚弱患者不宜洗发。

三、皮肤清洁与护理

（一）床上擦浴

1.用物准备

治疗车上备:面盆两只、水桶两只（一桶盛热水,水温在 50～52 ℃,并按年龄、季节、习惯,增减水温,另一桶接污水）、治疗盘（内置小毛巾两条、大毛巾、浴皂、梳子、小剪刀、50％乙醇、爽身粉）、清洁衣裤、被服。另备便盆、便盆布和屏风。

2.操作步骤

（1）推治疗车至床边，向患者解释，以取得合作。

（2）将用物放在便于操作处，关好门窗调节室温，用屏风或拉布遮挡患者，按需给予便盆。

（3）将脸盆放于床边桌上，倒入热水2/3满，测试水温，根据病情放平床头及床尾支架，松开床尾盖被。

（4）将微湿小毛巾包在右手上，为患者洗脸及颈部，左手扶患者头顶部，先擦眼，然后像写"3"字样，依次擦洗一侧额部、颊部、鼻翼部、人中、耳后下颌，直至颈部。另一侧同法操作。用较干毛巾依次擦洗一遍，注意擦净耳郭，耳后及颈部皮肤。

（5）为患者脱下衣服，在擦洗部位下面铺上浴巾，按顺序擦洗两上肢、胸腹部。协助患者侧卧，背向护士依次擦洗后颈部、背臀部，为患者换上清洁裤子。擦洗中，根据情况更换热水，注意擦净腋窝及腹股沟等处。

（6）擦洗的方法为先用涂肥皂的小毛巾擦洗，再用湿毛巾擦去皂液，清洗毛巾后再擦洗，最后用浴巾边按摩边擦干。动作要敏捷，为取得按摩效果，可适当用力。

（7）擦洗过程中，如患者出现寒战、面色苍白等病情变化时，应立即停止擦浴，给予适当的处理，同时注意观察皮肤有无异常。擦洗毕，可在骨突处用50％乙醇做按摩，扑上爽身粉。

（8）整理床单，必要时梳发、剪指甲及更换床单。

（9）如有特殊情况，需做记录。

3.注意事项

护士操作时，要站在擦浴的一边，擦洗完一边后再转至另一边，站立时两脚要分开，重心应在身体中央或稍低处，拿水盆时，盆要靠近身边，减少体力消耗；操作时要体贴患者，保护患者自尊，动作要敏捷、轻柔，减少翻动和暴露，防止受凉。

（二）压疮的预防及护理

压疮是指机体局部组织由于长期受压，血液循环障碍，造成组织缺氧、缺血、营养不良而致的溃烂和坏死。导致活动受限的因素一般都会增加压疮的发生。常见的因素有压力、剪力、摩擦力、潮湿等。好发部位为枕部、耳郭、肩胛部、肘部、骶尾部、髋部、膝关节内外侧、外踝、足跟。

1.预防措施

预防压疮在于消除其发生的原因。因此，要求做到勤翻身、勤按摩、勤整理、勤更换。交班时要严格细致的交接局部皮肤情况及护理措施。

（1）避免局部长期受压：①鼓励和协助卧床患者经常更换卧位，使骨骼突出部位交替地受压，翻身间隔时间应根据病情及局部受压情况而定。一般2小时翻身1次，必要时1小时翻身1次，建立床头翻身记录卡。②保护骨隆突处和支持身体空隙处，将患者体位安置妥当后，可在身体空隙处垫软枕、海绵垫。需要时可垫海绵垫、气垫褥、水褥等，使支持体重的面积宽而均匀，作用于患者身上的正压及作用力分布在一个较大的面积上，从而降低在隆突部位皮肤上所受的压强。③对使用石膏、夹板、牵引的患者，衬垫应平整、松软适度，尤其要注意骨骼突起部位的衬垫，要仔细观察局部皮肤和肢端皮肤颜色改变的情况，认真听取患者反映，适当给予调节，如发现石膏绷带凹凸不平，应立即报告医师，及时修正。

（2）避免潮湿、摩擦及排泄物的刺激：①保持皮肤清洁干燥。大小便失禁、出汗及分泌物多的患者应及时擦干，以保护皮肤免受刺激。床铺要经常保持清洁干燥，平整无碎屑，被服污染要随时更换。不可让患者直接卧于橡胶单上。小儿要勤换尿布。②不可使用破损的便盆，以防擦伤皮肤。

（3）增进局部血液循环：对易发生压疮的患者，要常检查，用温水擦澡、擦背或用湿毛巾行局部按摩。

手法按摩：①全背按摩，协助患者俯卧或侧卧，露出背部，先以热水进行擦洗，再以两手或一手沾上少许50％乙醇按摩。按摩者斜站在患者右侧，左腿弯曲在前，右腿伸直在后，从患者骶尾部开始，沿脊柱两侧边缘向上按摩（力量要能够刺激肌肉组织）至肩部时用环状动作。按摩后，手再轻轻滑至尾骨处。此时，左腿伸直，右腿弯曲，如此有节奏按摩数次，再用拇指指腹由骶尾部开始沿脊柱按摩至第7颈椎。②受压处局部按摩：沾少许50％乙醇，以手掌大、小鱼际紧贴皮肤，压力均匀向心方向按摩，由轻至重，由重至轻，每次3～5分钟。

电动按摩器按摩：电动按摩器是依靠电磁作用，引导治疗器头震动，以代替各种手法按摩，操作者持按摩器根据不同部位选择合适的按摩头，紧贴皮肤，进行按摩。

（4）增进营养的摄入：营养不良是导致压疮的内因之一，又可影响压疮的愈合。蛋白质是身体修补组织所必需的物质，维生素也可促进伤口愈合，因此在病情允许时可给予高蛋白、高维生素膳食，以增进机体抵抗力和组织修复能力。此外，适当补充矿物质，可促进慢性溃疡的愈合。

2.压疮的分期及护理

（1）淤血红润期：为压疮初期，局部皮肤受压或受到潮湿刺激后，开始出现红、肿、热、麻木或有触痛。此期要及时除去致病原因，加强预防措施，如增加翻身次数以及防止局部继续受压、受潮。

（2）炎性浸润期：红肿部位如果继续受压，血液循环仍得不到改善，静脉回流受阻，局部静脉淤血，受压表面呈紫红色，皮下产生硬结，表面有水疱形成，对未破小水疱要减少摩擦，防破裂感染，让其自行吸收，大水疱用无菌注射器抽出疱内液体，涂以消毒液，用无菌敷料包扎。

（3）溃疡期：静脉血液回流受到严重障碍，局部淤血致血栓形成，组织缺血、缺氧。轻者，浅层组织感染，脓液流出，溃疡形成；重者，坏死组织发黑，脓性分泌物增多，有臭味，感染向周围及深部扩展，可达骨骼，甚至可引起败血症。

四、会阴部清洁卫生的实施

（一）目的

保持清洁，清除异味，预防或减轻感染、增进舒适、促进伤口愈合。

（二）用物准备

便盆、屏风、橡胶单、中单、清洁棉球、大量杯、镊子、浴巾、毛巾、水壶（内盛50～52 ℃的温水）、清洁剂或呋喃西林棉球。

（三）操作方法

1.男患者会阴的护理

（1）携用物至患者床旁，核对后解释。

（2）患者取仰卧位。为遮挡患者可将浴巾折成扇形盖在患者的会阴部及腿部。

（3）带上清洁手套，一手提起阴茎，一手取毛巾或用呋喃西林棉球擦洗阴茎头部、下部和阴囊。擦洗肛门时，患者可取侧卧位，护士一手将臀部分开，一手用浴巾将肛门擦洗干净。

（4）为患者穿好衣裤，根据情况更换衣、裤、床单。整理床单，患者取舒适卧位。

（5）整理用物，清洁整齐，记录。

2.女患者会阴部护理

(1)用物至患者床旁,核对后解释。

(2)患者取仰卧位。为遮挡患者可将浴巾折成扇形盖在患者的会阴部及腿部。

(3)先将橡胶单及中单置于患者臀下,再置便盆于患者臀下。

(4)护士一手持装有温水的量杯,一手持夹有棉球的大镊子,边冲水边用棉球擦洗。

(5)冲洗后擦干各部位。撤去便盆及橡胶单和中单。

(6)为患者穿好衣裤,根据情况更换衣、裤、床单。整理床单,患者取舒适卧位。

(7)整理用物,清洁整齐,记录。

(四)注意事项

(1)操作前应向患者说明目的,以取得患者的合作。

(2)在执行操作的原则上,尽可能尊重患者习惯。

(3)注意遮挡患者,保护患者隐私。

(4)冲洗时从上至下。

(5)操作完毕应及时记录所观察到的情况。

(于　青)

第四节　铺　床　法

病床是病室的主要设备,是患者睡眠与休息的必须用具。患者,尤其是卧床患者与病床朝夕相伴,因此,床铺的清洁、平整和舒适,可使患者心情舒畅,增强治愈疾病的自信心,并可预防并发症的发生。

铺床总的要求为舒适、平整、安全、实用、节时、节力。常用的病床有以下几种。①钢丝床:有的可通过支起床头、床尾(二截或三截摇床)而调节体位,有的床脚下装有小轮,便于移动。②木板床:为骨科患者所用。③电动控制多功能床:患者可自己控制升降或改变体位。

病床及被服类规格要求如下。①一般病床:高 60 cm,长 200 cm,宽 90 cm。②床垫:长宽与床规格相同,厚 9 cm。以棕丝制作垫芯为好,也可用橡胶泡沫,塑料泡沫制作垫芯,垫面选帆布制作。③床褥:长宽同床垫,一般用棉花制作褥芯,棉布制作褥面。④棉胎:长 210 cm,宽160 cm。⑤大单:长 250 cm,宽 180 cm。⑥被套:长 230 cm,宽 170 cm,尾端开口缝四对带。⑦枕芯:长 60 cm,宽 40 cm,内装木棉或高弹棉、锦纶丝棉,用棉布制作枕面。⑧枕套:长 65 cm,宽 45 cm。⑨橡胶单:长 85 cm,宽 65 cm,两端各加白布 40 cm。⑩中单:长 85 cm,宽 170 cm。以上各类被服均以棉布制作。

一、备用床

(一)目的

铺备用床是为了准备接受新患者和保持病室整洁美观。

(二)用物准备

床、床垫、床褥、枕芯、棉胎或毛毯、大单、被套或衬单及罩单、枕套。

（三）操作方法

1.被套法

（1）将上述物品置于护理车上,推至床前。

（2）移开床旁桌,距床 20 cm,并移开床旁椅置床尾正中,距床 15 cm。

（3）将用物按铺床操作的顺序放于椅上。

（4）翻床垫,自床尾翻向床头或反之,上缘紧靠床头。床褥铺于床垫上。

（5）铺大单,取折叠好的大单放于床褥上,使中线与床的中线对齐,并展开拉平,先铺床头后铺床尾。①铺床头:一手托起床头的床垫,一手伸过床的中线将大单塞于床垫下,将大单边缘向上提起呈等边三角形,下半三角平整塞于床垫下,再将上半三角翻下塞于床垫下。②铺床尾:至床尾拉紧大单,一手托起床垫,一手握住大单,同法铺好床角。③铺中段:沿床沿边拉紧大单中部边沿,然后,双手掌心向上,将大单塞于床垫下。④至对侧:同法铺大单。

（6）套被套。①S形式套被套法(图 2-7):被套正面向外使被套中线与床中线对齐,平铺于床上,开口端的被套上层倒转向上约 1/3。棉胎或毛毯竖向三折,再按 S 形横向三折。将折好的棉胎置于被套开口处,底边与被套开口边平齐。拉棉胎上边至被套封口处,并将竖折的棉胎两边展开与被套平齐(先近侧后对侧)。盖被上缘距床头 15 cm,至床尾逐层拉平盖被,系好带子。边缘向内折叠与床沿平齐,尾端掖于床垫下。同上法将另一侧盖被整理好。②卷筒式套被套法(图 2-8):被套正面向内平铺于床上,开口端向床尾,棉胎或毛毯平铺在被套上,上缘与被套封口边齐,将棉胎与被套上层一并由床尾卷至床头(也可由床头卷向床尾),自开口处翻转,拉平各层,系带,余同 S 形式。

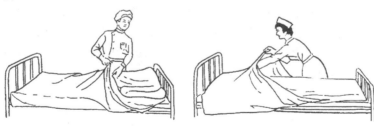

图 2-7 S形套被法

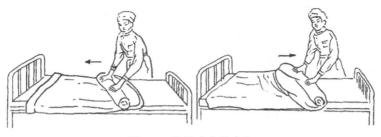

图 2-8 卷筒式套被套法

（7）套枕套,于椅上套枕套,使四角充实,系带子,平放于床头,开口背门。

（8）移回桌椅,检查床单,保持整洁。

2.被单法

（1）移开床旁桌、椅,翻转床垫、铺大单,同被套法。

（2）将反折的大单(衬单)铺于床上,上端反折 10 cm,与床头齐,床尾按铺大单法铺好床尾。

(3)棉胎或毛毯平铺于衬单上,上端距床头 15 cm,将床头衬单反折于棉胎或毛毯上,床尾同大单铺法。

(4)铺罩单,正面向上对准床中线,上端与床头齐,床尾处则折成斜 45°,沿床边垂下。转至对侧,先后将衬单、棉胎及罩单同上法铺好。

(5)余同被套法。

(四)注意事项

(1)铺床前先了解病室情况,若患者进餐或做无菌治疗时暂不铺床。

(2)铺床前要检查床各部分有无损坏,若有则修理后再用。

(3)操作中要使身体靠近床边,上身保持直立,两腿前后分开稍屈膝以扩大支持面增加身体稳定性,既省力又能适应不同方向操作。同时手和臂的动作要协调配合,尽量用连续动作,以节省体力消耗,并缩短铺床时间。

(4)铺床后应整理床单位及周围环境,以保持病室整齐。

二、暂空床

(一)目的

铺暂空床是为了供新入院的患者或暂离床活动的患者使用和保持病室整洁美观。

(二)用物准备

同备用床,必要时备橡胶中单、中单。

(三)操作方法

(1)将备用床的盖被四折叠于床尾。若被单式,在床头将罩单向下包过棉胎上端,再翻上衬单做25 cm的反折,包在棉胎及罩单外面。然后将罩单、棉胎、衬单一并四折,叠于床尾。

(2)根据病情需要铺橡胶中单、中单。中单上缘距床头 50 cm,中线与床中线对齐,床沿的下垂部分一并塞床垫下。至对侧同上法铺好。

三、麻醉床

(一)目的

(1)铺麻醉床便于接受和护理手术后患者。

(2)使患者安全、舒适和预防并发症。

(3)防止被褥被污染,并便于更换。

(二)用物准备

1.被服类

同备用床,另加橡胶中单、中单两条,弯盘,纱布数块,血压计,听诊器,护理记录单,笔。根据手术情况备麻醉护理盘或急救车上备麻醉护理用物。

2.麻醉护理盘用物

治疗巾内置张口器、压舌板、舌钳、牙垫、通气导管、治疗碗、镊子、输氧导管、吸痰导管、纱布数块。治疗巾外放电筒、胶布等。必要时备输液架、吸痰器、氧气筒、胃肠减压器等。天冷时无空调设备应备热水袋及布套各 2 只、毯子。

(三)操作方法

(1)拆去原有枕套、被套、大单等。

(2)按使用顺序备齐用物至床边,放于床尾。

(3)移开床旁桌椅等同备用床。

(4)同暂空床铺好一侧大单、中段橡胶中单、中单及上段橡胶中单、中单,上段中单与床头齐。转至对侧,按上法铺大单、橡胶中单、中单。

(5)铺盖被。①被套式:盖被头端两侧同备用床,尾端系带后向内或向上折叠与床尾齐,将向门口一侧的盖被三折叠于对侧床边。②被单式:头端铺法同暂空床,下端向上反折和床尾齐,两侧边缘向上反折同床沿齐,然后将盖被折叠于一侧床边。

(6)套枕套后将枕头横立于床头,以防患者躁动时头部碰撞床栏而受伤(图2-9)。

(7)移回床旁桌,椅子放于接受患者对侧床尾。

(8)麻醉护理盘置于床旁桌上,其他用物放于妥善处。

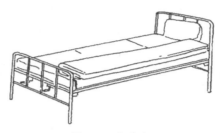

图 2-9　麻醉床

(四)注意事项

(1)铺麻醉床时,必须更换各类清洁被服。

(2)床头一块橡胶中单、中单可根据病情和手术部位需要铺于床头或床尾。若为下肢手术者将单铺于床尾,头胸部手术者铺于床头。若为全麻手术者则单铺于床头。而一般手术者,可只铺床中部中单即可。

(3)患者的盖被根据医院条件增减。冬季必要时可置热水袋两只加布套,分别放于床中部及床尾的盖被内。

(4)输液架、胃肠减压器等物放于妥善处。

四、卧有患者床

(一)扫床法

1.目的

(1)使病床平整无皱褶,患者睡卧舒适,保持病室整洁美观。

(2)随扫床操作协助患者变换卧位,又可预防压疮及坠积性肺炎。

2.用物准备

护理车上置浸有消毒液的半湿扫床巾的盆,扫床巾每床一块。

3.操作方法

(1)备齐用物,推护理车至患者床旁,向患者解释,以取得合作。

(2)移开床旁桌椅,半卧位患者,若病情许可,暂将床头、床尾支架放平,以便操作。若床垫已下滑,需上移与床头齐。

(3)松开床尾盖被,助患者翻身侧卧背向护士,枕头随患者翻身移向对侧。松开近侧各层被单,取扫床巾分别扫净中单、橡胶中单后搭在患者身上。然后自床头至床尾扫净大单上碎屑,注意枕下及患者身下部分各层应彻底扫净,最后将各单逐层拉平铺好。

(4)协助患者翻身侧卧于扫净一侧,枕头也随之移向近侧。转至对侧,以上法逐层扫净拉平铺好。

(5)协助患者平卧,整理盖被,将棉胎与被套拉平,掖成被筒,为患者盖好。

(6)取出枕头,揉松,放于患者头下,支起床上支架。

(7)移回床旁桌椅,整理床单位,保持病室整洁美观,向患者致谢意。

(8)清理用物,归回原处。

(二)更换床单法

1.目的

(1)使病床平整无皱褶,患者睡卧舒适,保持病室整洁美观。

(2)随扫床操作协助患者变换卧位,又可预防压疮及坠积性肺炎。

2.用物准备

清洁的大单、中单、被套、枕套,需要时备患者衣裤。护理车上置浸有消毒液的半湿扫床巾的盆,扫床巾每床一块。

3.操作方法

(1)适用于卧床不起,病情允许翻身者(图2-10)。①备齐用物推护理车至患者床旁,向患者解释,以取得合作。移开床旁桌椅,半卧位患者,若病情许可,暂将床头、床尾支架放平,以便操作。若床垫已下滑,需上移与床头齐。清洁的被服按更换顺序放于床尾椅上。②松开床尾盖被,助患者侧卧,背向护士,枕头随之移向对侧。③松开近侧各单,将中单卷入患者身下,用扫床巾扫净橡胶中单上的碎屑,搭在患者身上再将大单卷入患者身下,扫净床上碎屑。④取清洁大单,使中线与床中线对齐。将对侧半幅卷紧塞于患者身近侧,半幅自床头、床尾、中部先后展平拉紧铺好,放下橡胶中单,铺上中单(另一半卷紧塞于患者身下),两层一并塞入床垫下铺平。移枕头并助患者翻身面向护士。转至对侧,松开各单,将中单卷至床尾大单上,扫净橡胶中单上的碎屑后搭于患者身上,然后将污大单从床头卷至床尾与污中单一并丢入护理车污衣袋或护理车下层。⑤扫净床上碎屑,依次将清洁大单、橡胶中单、中单逐层拉平,同上法铺好。助患者平卧。⑥解开污被套尾端带子,取出棉胎盖在污被套上,并展平。将清洁被套铺于棉胎上(反面在外),两手伸入清洁套内,抓住棉胎上端两角,翻转清洁被套,整理床头棉被,一手抓棉被下端,一手将清洁被套往下拉平,同时顺手将污棉套撤出放入护理车污衣袋或护理车下层。棉被上端可压在枕下或请患者抓住,然后至床尾逐层拉平后系好带子,掖成被筒为患者盖好。⑦一手托起头颈部,一手迅速取出枕头,更换枕套,助患者枕好枕头。⑧清理用物,归回原处。

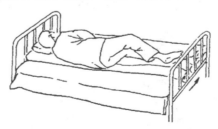

图2-10　卧有允许翻身患者床换单法

（2）适用于病情不允许翻身的侧卧患者(图2-11)。①备齐用物推护理车至患者床旁,向患者解释,以取得合作。移开床旁桌椅,半卧位患者,若病情许可,暂将床头、床尾支架放平,以便操作。若床垫已下滑,需上移与床头齐。清洁的被服按更换顺序放于床尾椅上。②2人操作。一人一手托起患者头颈部,另一人一手迅速取出枕头,放于床尾椅上。松开床尾盖被,大单、中单及橡胶中单。从床头将大单横卷成筒式至肩部。③将清洁大单横卷成筒式铺于床头,大单中线与床中线对齐,铺好床头大单。一人抬起患者上半身(骨科患者可利用牵引架上拉手,自己抬起身躯),将污大单、橡胶中单、中单一起从床头卷至患者臀下,同时另一人将清洁大单也随着污单拉至臀部。④放下上半身,一人托起臀部,一人迅速撤出污单,同时将清洁大单拉至床尾,橡胶中单放在床尾椅背上,污单丢入护理车污衣袋或护理车下层,展平大单铺好。⑤一人套枕套为患者枕好。一人备橡胶中单、中单,并先铺好一侧,余半幅塞患者身下至对侧,另一人展平铺好。⑥更换被套、枕套同方法一,两人合作更换。

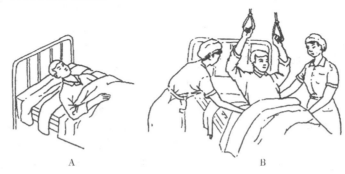

A　　　　　　　　　　　B

图2-11　卧有不允许翻身患者床换单法

（3）盖被为被单式更换衬单和罩单的方法:①将床头污衬单反折部分翻至被下,取下污罩单丢入污衣袋或护理车下层。②铺大单(衬单)于棉胎上,反面向上,上端反折10 cm,与床头齐。③将棉胎在衬单下由床尾退出,铺于衬单上,上端距床头15 cm。④铺罩单,正面向上,对准中线,上端和床头齐。⑤在床头将罩单向下包过棉胎上端,再翻上衬单做25 cm的反折,包在棉胎和罩单的外面。⑥盖被上缘压于枕下或请患者抓住,在床尾撤出衬单,并逐层拉平铺好床尾,注意松紧,以防压迫足趾。

4.注意事项

（1）更换床单或扫床前,应先评估患者及病室环境是否适宜操作。需要时应关闭门窗。

（2）更换床单时注意保暖,动作敏捷,勿过多翻动和暴露患者,以免患者过劳和受凉。

（3）操作时要随时注意观察病情。

（4）患者若有输液管或引流管,更换床单时可从无管一侧开始,操作较为方便。

（5）撤下的污单切勿丢在地上或他人床上。

（于　青）

第五节　口服给药法

口服是一种最常用的给药方法,它既方便又经济且较安全,药物经口服后,通过胃肠黏膜吸收进入血液循环,起到局部或全身的治疗作用。口服法的缺点是吸收慢而不规则;有些药物到达全身循环前要经过肝脏,使药效受到破坏;有的药物在肠内不吸收或具有刺激性而不能口服。病危、昏迷或呕吐不止的患者不宜应用口服法。因此,护士应根据病情、用药目的及药物吸收的快慢,掌握用药的时间。

一、摆药

(一)病区摆药

1.用物

药柜(内有各种药物、量杯、滴管、乳体、药匙、纱布或小毛巾),发药盘或发药车,药杯,小药牌,服药单(本),小水壶内备温开水。

2.操作方法

(1)操作前应洗手、戴口罩,打开药柜将用物备齐。

(2)按服药时间挑选小药牌,核对小药牌及服药单,无误后依床号顺序将小药牌插入发药盘内配药,注意用药的起止时间,先配固体药,后配水剂及油剂。

(3)摆固体药片、药粉、胶囊时应用药匙分发,同一患者的数种药片可放入同一个杯内,药粉或含化药须用纸包。

(4)摆水剂用量杯计量,左手持量杯,拇指置于所需刻度,右手持药瓶先将药液摇匀,标签朝上,举量杯使所需刻度与视线平行,缓缓倒入所需药量(图2-12),倒毕,以湿纱布擦净瓶口放回原处。同时服用几种水剂时,须分别倒入几个杯内。更换药液品种应洗净量杯。

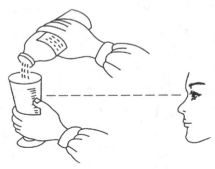

图 2-12 倒药液法

(5)药液不足1 mL,须用滴管测量,1 mL=15滴,滴时须稍倾斜。为使患者得到准确的药量,避免药液蘸在杯内,应滴入已盛好冷开水的药杯。

(6)药摆毕,应将药物、小药牌与服药单全部核对一遍;发药前由别人再查对一次,无误后方可发药。

(二)中心药站

有的医院设有中心药站,为住院患者集中摆药。中心药站具有全院宏观调控药品的作用,避免积压浪费,减少病区摆药、取药、退药、保管等烦琐工作。

病区护士每天查房后,将药盘及小药牌一起送到中心药站,由药站专人负责摆药、核对。摆药一次备一天量(三次用量),尔后由病区护士核对取回,按时发给患者。

各病区可另设一小药柜,存放少量的常用药、抢救药、针剂和极少量毒、麻、限制药品等,以备夜间及临时急用。

二、发药

(1)备好温开水,携带发药车或发药盘,服药单进病室。

(2)按规定时间送药至床前,核对床号、姓名,并呼唤患者无误后再发药物,待患者服下后方可离开。

(3)对危重患者护士应予喂服,鼻饲患者应由胃管注入。若患者不在或因故不能当时服药者,将药品带回保管。换药或停药应及时告诉患者,如患者提出疑问,应耐心解释。

(4)抗生素及磺胺类药物需在血液内保持有效浓度,必须准时给药。

三、注意事项

(1)某些刺激食欲的健胃药宜在饭前服,因为刺激舌的味觉感受器,使胃液大量分泌。

(2)某些磺胺类药物经肾脏排出,尿少时即析出结晶引起肾小管堵塞,服药后指导患者多饮水,而对呼吸道黏膜起保护性作用的止咳合剂,服后则不宜立即饮水,以免冲淡药物降低药效。

(3)服用强心苷类药物如洋地黄、地高辛等,应先测脉率、心率,并注意其节律变化,脉率低于60次/分或节律不齐时则不可继续服用。

(4)某些药物对牙齿有腐蚀作用或使牙齿染色的药物如酸类或铁剂,服用时避免与牙齿接触,可将药液由饮水管吸入,服后再漱口。

四、发药后处理

药杯用肥皂水和清水洗净,消毒擦干后,放回原处备用。油剂药杯应先用纸擦净后清洗再消毒,同时清洁药盘或发药车。

(渠惠清)

第三章

糖尿病专科护理

第一节　血　糖　监　测

一、血糖监测的概念及重要性

血糖监测是糖尿病管理中的重要组成部分,其结果有助于评估糖尿病患者糖代谢紊乱的程度,制订合理的降糖方案,同时反映降糖治疗的效果并指导治疗方案的调整。目前临床上检测血糖途径有:毛细血管血糖、静脉血糖和组织间液血糖检测。其监测方式包括便携式血糖仪监测、动态血糖监测(continuous glucose monitoring,CGM)、糖化血清蛋白(glycated albumin,GA)和HbA1c的测定。便携式血糖仪监测反映的是即刻的血糖水平,它与动态血糖监测还可以反映血糖的波动情况和监测低血糖的发生,是"点";GA和HbA1c是判定糖尿病长期控制血糖总体水平的重要指标,是"线"。只有通过"点"与"线"的结合,才能既了解某些特定时间的血糖情况,又了解其在某一时期的总体水平。

二、血糖监测的方法及频率

(一)血糖监测的方法

1.便携式血糖仪监测血糖

便携式血糖仪进行的毛细血管血糖检测,是最基本的评价血糖控制水平的方式,能反映实时血糖,评估餐前和餐后高血糖及生活事件(锻炼、用餐、运动及情绪应激等)和降糖药物对血糖的影响,发现低血糖,有助于为患者制订个体化生活方式干预和有效的药物治疗方案。不同血糖仪血糖测定范围不同,血糖超过或低于测定范围时,仪器会显示"Hi"或"Low",应抽静脉血测定静脉血浆葡萄糖。

2.CGM

CGM是通过葡萄糖感应器连续监测皮下组织间液的葡萄糖浓度而反映血糖水平的监测技术,可提供连续、全面、可靠的全天血糖信息,了解血糖波动的趋势,发现不易被传统监测方法所探测的高血糖和低血糖,测定范围 $2.2\sim22.2$ mmol/L。因此,CGM可成为传统血糖监测方法的一种有效补充。

(1)原理:CGM 系统(continuous glucose monitoring system,CGMS)由葡萄糖感应器、线缆、血糖记录器、信息提取器和分析软件 5 部分组成。感应器由半透膜、葡萄糖氧化酶和微电极组成,借助助针器植入受检者腹部皮下,并与皮下组织间液中的葡萄糖发生化学反应产生电信号。记录器通过线缆每 10 秒接受 1 次电信号,每 5 分钟将获得的平均值转换成血糖值储存起来,每天可储存 288 个血糖值。CGM 的仪器有 2 种:分别是回顾式 CGM 和实时 CGM。受检者佩戴记录器期间每天至少输入 4 个指尖血糖值进行校正,并输入可能影响血糖波动的事件,如进食、运动、使用降糖药和低血糖反应等。佩戴完毕后通过信息提取器将数据下载到计算机,用专门的软件进行数据分析,可获得连续的动态血糖变化信息。

(2)临床应用及适应证:CGM 能发现不易被传统监测方法所探测到的高血糖和低血糖,尤其是餐后高血糖和夜间的无症状性低血糖。因此临床常应用于以发现与下列因素有关的血糖变化,如食物种类、运动类型、药物品种、精神因素、生活方式等;了解传统血糖监测方法难以发现的餐后高血糖、夜间低血糖、黎明现象、Somogyi 现象等;帮助制订个体化的治疗方案;提高治疗依从性;提供一种用于糖尿病教育的可视化手段。

适用于:①1 型糖尿病。②需要胰岛素强化治疗的 2 型糖尿病患者。③在 SMBG 指导下使用降糖治疗的 2 型糖尿病患者,仍出现无法解释的严重低血糖或反复低血糖,无症状性低血糖、夜间低血糖,无法解释的高血糖,特别是空腹高血糖、血糖波动大,出于对低血糖的恐惧,刻意保持高血糖状态的患者,SMBG 结果良好但 HbA1c 始终不达标者。④妊娠期糖尿病或糖尿病合并妊娠。⑤患者教育:进行 CGM 可以促使患者选择健康的生活方式,提高患者依从性,促进医患双方更有效的沟通。⑥其他糖尿病患者如病情需要也可进行 CGM,以了解其血糖谱的特点及变化规律。⑦其他伴有血糖变化的内分泌代谢疾病,如胰岛素瘤等,也可应用 CGM 了解血糖变化的特征。其中 1 型糖尿病、胰岛素强化治疗的 2 型糖尿病以及血糖波动大的患者首选推荐CGM 监测血糖。

3.静脉血糖

静脉血糖是通过静脉血测定的血浆葡萄糖,是糖尿病的临床诊断依据,通常以空腹血浆葡萄糖或葡萄糖耐量试验进行糖尿病筛查和诊断。

4.GA

GA 是用血清糖化清蛋白与血清蛋白的百分比来表示的,反映 2～3 周平均血糖水平。

5.HbA1c

HbA1c 也是通过静脉血测定的。HbA1c 是反映 2～3 个月平均血糖水平,是评估长期血糖控制状况的金标准,也是临床决定是否调整治疗的重要依据。GA 和 HbA1c 联合测定有助于判断高血糖的持续时间,可作为既往是否患糖尿病的辅助检测方法,客观评估代谢紊乱发生的时间和严重程度。根据《中国 2 型糖尿病防治指南》的建议,HbA1c 在治疗之初至少每 3 个月检测1 次,达到治疗目标可每 6 个月检查 1 次。

(二)血糖监测的频率及方案

血糖监测的各种方法中,最基本最常用的方法就是患者利用血糖仪进行的 SMBG,SMBG作为糖尿病自我管理的一部分,可以帮助糖尿病患者更好地了解自己的疾病状态,并提供一种积极参与糖尿病管理、按需调整行为及药物干预、及时向医务工作者咨询的手段,从而提高治疗的依从性。但我国临床上对血糖监测的重视仍然不够,糖尿病患者仍缺乏针对血糖监测的系统的指导和教育。下面重点介绍不同情况下 SMBG 的监测频率、监测时间和监测方案。

1.SMBG 频率和时间

SMBG 的监测频率和时间要根据患者病情的实际需要来决定。

（1）SMBG 的频率：中国 2 型糖尿病防治指南（CDS）推荐：①使用胰岛素治疗的患者，在治疗开始阶段每天至少自我监测血糖 5 次，达到治疗目标后可每天监测血糖 2～4 次。②非胰岛素治疗的患者，在治疗开始阶段每周 3 天，5～7 次/天，达到治疗目标后可每周监测 3 天，2 次/天。③若患者的血糖控制较差或病情危重时，则应每天监测 4～7 次，直到病情稳定、血糖得到控制为止；当患者的病情稳定或已达血糖控制目标时，则可每周监测 3 天，2 次/天。不同指南对 SMBG 的推荐频率详见表 3-1。

表 3-1　各类指南对 SMBG 频率的建议

治疗方案	指南	未达标或治疗开始时	已达标
胰岛素治疗	CDS（2010 年）	≥5 次/天	2～4 次/天
	ADA（2010 年）	多次注射或胰岛素泵治疗≥3 次/天 1～2 次注射；SMBG 有助于血糖达标，为使餐后血糖达标应进行餐后血糖监测	
非胰岛素治疗	IDF（2009 年）	每周 1～3 天，5～7 次/天（适用于短期强化监测）	每周监测 2～3 次餐前和餐后血糖
	CDS（2010 年）	每周 3 天，5～7 次/天	每周 3 天，2 次/天
	ADA（2010 年）	（包括）医学营养治疗者 SMBG 有助于血糖达标，为使餐后血糖达标应进行餐后血糖监测	

CDS：Chinese diabetes society，中华医学会糖尿病学分会；ADA：American diabetes association，美国糖尿病学会；IDF：international diabetes federation，国际糖尿病联盟。

（2）SMGB 监测时间：可选择一天中不同的时间点，包括餐前、餐后 2 小时、睡前及夜间（一般为凌晨2～3 时）。各时间点血糖的适用范围见表 3-2。

表 3-2　各时间点血糖的适用范围

时间	适用范围
餐前血糖	血糖水平很高或有低血糖风险时（老年人、血糖控制较好者）
餐后 2 小时血糖	空腹血糖已获良好控制，但 HbA1c 仍不能达标者；需要了解饮食和运动对血糖影响者
睡前血糖	注射胰岛素患者，特别是晚餐前注射胰岛素者
夜间血糖	胰岛素治疗已接近达标，但空腹血糖仍高者；或疑行有夜间低血糖者
其他	出现低血糖症状时应及时监测血糖 剧烈运动前后宜监测血糖

2.SMBG 方案

（1）胰岛素强化治疗患者的 SMBG 方案：胰岛素强化治疗（多次胰岛素注射或胰岛素泵治疗）的患者在治疗开始阶段应每天监测血糖 5～7 次，建议涵盖空腹、三餐前后、睡前。如有低血糖表现需随时测血糖。如出现不可解释的空腹高血糖或夜间低血糖，应监测夜间血糖。达到治疗目标后每天监测血糖 2～4 次。多次胰岛素注射治疗的血糖监测方案举例见表 3-3。

表 3-3　多次胰岛素注射治疗的血糖监测方案举例

血糖监测	空腹	早餐后	午餐前	午餐后	晚餐前	晚餐后	睡前
未达标	√	√	×	√	×	√	√
已达标	√				√	√	√

注:√表示需测血糖的时间;×表示可以省去测血糖的时间。

(2)基础胰岛素治疗患者的 SMBG 方案:使用基础胰岛素的患者在血糖达标前每周监测 3 天空腹血糖,每 2 周复诊 1 次,复诊前 1 天加测 5 个时间点血糖谱;在血糖达标后每周监测 3 次血糖,即:空腹、早餐后和晚餐后,每月复诊 1 次,复诊前 1 天加测 5 个时间点血糖谱。具体监测方案举例见表 3-4。

表 3-4　基础胰岛素治疗的血糖监测方案举例

血糖监测	空腹	早餐后	午餐前	午餐后	晚餐前	晚餐后	睡前
未达标 每周 3 天	√						
复诊前 1 天	√	√		√		√	√
已达标 每周 3 次	√	√				√	
复诊前 1 天	√	√		√		√	√

注:√表示需测血糖的时间。

(3)每天 2 次预混胰岛素治疗患者的 SMBG 方案:使用预混胰岛素者在血糖达标前每周监测 3 天空腹血糖和 3 次晚餐前血糖,每 2 周复诊 1 次,复诊前 1 天加测 5 个时间点血糖谱;在血糖达标后每周监测 3 次血糖,即:空腹、晚餐前和晚餐后,每月复诊 1 次,复诊前 1 天加测 5 个时间点血糖谱。具体血糖监测方案举例见表 3-5。

表 3-5　每天 2 次预混胰岛素注射患者的血糖监测方案举例

血糖监测	空腹	早餐后	午餐前	午餐后	晚餐前	晚餐后	睡前
未达标每周 3 天	√				√		
复诊前 1 天	√	√		√		√	√
已达标每周 3 次	√				√	√	
复诊前 1 天	√			√		√	√

注:√表示需测血糖的时间。

(4)未使用胰岛素治疗者的强化血糖监测方案:每周 3 天每天 5～7 点血糖监测,主要在药物调整期间使用。

(5)未使用胰岛素治疗的低强度血糖监测方案:每周 3 天每天一餐前后的血糖监测,以此既掌握血糖控制趋势又能了解进餐对血糖的影响,如疑有无症状低血糖则应重点监测餐前血糖。

(三)尿糖的自我监测

SMBG 是最理想的血糖监测方法,有时条件受限时无法测血糖,也可采用尿糖来测定。尿糖控制目标是任何时间尿糖均为阴性,但尿糖对发现低血糖没有帮助。在肾糖阈增高(如老年人)或降低(妊娠)等特殊情况时,尿糖监测对治疗的指导作用意义不大。

三、血糖监测的注意事项及影响因素

（一）血糖监测的注意事项

（1）血糖仪第一次使用时要调整时间和日期，开启新试纸时应注明开启时间。

（2）取试纸前要确保双手皮肤干燥，不要触碰试纸条的反应区，避免试纸发生污染。取试纸后一定要盖紧瓶盖。

（3）测血糖前，确认血糖仪上的号码与试纸号码一致，血糖试纸在效期内且干燥保存。

（4）消毒液干透后实施采血。根据手指表皮的厚度选择采血针，让血液自然流出。在取血过程中勿过分按摩和用力挤血。

（5）一次吸血量要足够，检测时不挪动试纸条或倾斜血糖仪。

（6）采血部位要交替轮换，不要长期刺扎一个地方，以免形成瘢痕。

（7）采血针一次性使用。

（二）影响血糖准确性的因素

（1）贫血患者用血糖仪测定血糖结果偏高；红细胞增多症、脱水或高原地区则会偏低。

（2）消毒液未待干就进行测量，残余消毒液影响测定值。

（3）患者过度紧张会使血糖升高。

（4）患者静脉滴注葡萄糖，血液中存在大量干扰物，如非葡萄糖的其他糖类物质、维生素 C、高胆红素会使结果偏高，谷胱甘肽高尿酸会使结果偏低。

（5）末梢循环良好，血糖监测结果更准确、可靠；末梢循环差，使血糖结果偏低。

四、糖尿病患者居家自我血糖监测

SMBG 适用于所有糖尿病患者，但是在实际生活中大多数患者只注重药物治疗而忽略血糖监测，影响糖尿病患者 SMBG 的主要因素是患者自身原因，如知识缺乏且对血糖监测的重要性认识不足，对治疗的态度和信念缺乏，经济的原因等。因此，在患者开始进行 SMBG 之前，医护人员应加强有关血糖监测相关知识的健康教育，根据个体情况提供合理有效的血糖监测方案，并进行检测技术和检测方法的指导，包括自我监测血糖的步骤、何时进行监测、监测频率、如何记录和简单分析检测结果等。

（一）血糖控制目标

1.中国 2 型糖尿病患者

血糖控制目标，空腹 $3.9 \sim 7.2$ mmol/L，非空腹 $\leqslant 10$ mmol/L，HbA1c$<7.0\%$。

2.60 岁以下的患者

理想血糖控制目标是"2、4、6、8"，2、4 即两个 4（4.4），指空腹血糖控制在 $4.4 \sim 6.0$ mmol/L，餐后血糖控制在 $4.4 \sim 8.0$ mmol/L。

3.60 岁以上且合并心血管疾病患者

空腹血糖<7.0 mmol/L，餐后血糖<10.0 mmol/L，平稳降血糖，不可过猛。

4.妊娠糖尿病患者和儿童、青少年 1 型糖尿病控制目标

（1）妊娠糖尿病患者：①妊娠前血糖控制目标，空腹或餐前血糖控制在 $3.9 \sim 5.6$ mmol/L，餐后血糖控制在 $5.0 \sim 7.8$ mmol/L，HbA1c 尽量控制在 6.0%。②妊娠期间血糖控制目标，空腹或餐前血糖<5.6 mmol/L，餐后 2 小时血糖$\leqslant 6.7$ mmol/L，HbA1c 尽量控制在 6.0% 以下。

（2）青少年 1 型糖尿病控制目标：由于 0～12 岁的患儿血糖波动幅度较大，为生长发育和特殊的生理情况，控制血糖范围不宜过低，空腹或餐前血糖尽量控制在 5.0～10.0 mmol/L，HbA1c 控制在 7.5％～8.5％；13～19 岁的青少年患者空腹或餐前血糖控制在 5.0～7.2 mmol/L，HbA1c 尽量控制在 7.7％以下，若无明显低血糖发生 HbA1c 控制在 7.0％以下更好。

（二）SMBG 的管理

（1）根据自己经济情况选择准确性高、操作简便的血糖仪，并定期使用标准液进行校正。试纸不能过期，不同品牌试纸保质期不同，购买试纸时看清楚保质期，试纸开封后必须在 3 个月内用完，并密封干燥保存。

（2）测血糖时应轮换采血部位，为减轻疼痛程度，等消毒液待干后在手指侧面采血，而不是在指尖或指腹采血，采血量要足，勿使劲挤压。冬天时，手指温度太冷血供受影响，等手指暖和后再采血。

（3）采血针丢弃在指定的专用容器或加盖的硬壳容器等不会被针头刺穿的容器中，防止扎伤，容器装满 2/3 后，盖上盖，密封后贴好标签，放到指定地点。

（4）准备一个血糖记录本，每次检测血糖后正确记录血糖值，测血糖的日期、时间，是餐前还是餐后。必要时可记录血糖值与注射胰岛素或口服降糖药的时间、种类、剂量；影响血糖的因素，如进食种类、数量、运动量、生病情况；低血糖症状出现的时间、症状等，方便就医时为医师诊断病情提供参考。

（5）如要外出旅行，应在旅行前 4 周做体检，并征求医师意见，加强 SMBG 了解血糖控制水平，如有高血糖倾向或血糖波动较大、发生感染、眼部、肾脏、足溃疡等病变时应禁止外出旅行。随身携带病情卡，出发前仔细检查血糖仪功能和电量，试纸的有效期和用量等，旅行期间坚持监测血糖，并做好记录。

（张　密）

第二节　胰岛素注射

胰岛素是临床最常用的治疗糖尿病的药物之一，胰岛素注射方式主要包括静脉注射和皮下注射。除非抢救或特殊情况（如糖尿病患者输注葡萄糖）胰岛素需静脉注射外，胰岛素一般应皮下注射。胰岛素注射技术与治疗效果息息相关，内容涉及注射装置和注射部位的选择、注射部位的轮换、针头的选择和注射角度、注射时机、注射流程及技巧等多个方面。

一、注射装置的选择

胰岛素皮下注射时，应避免将胰岛素注射到肌肉层。传统的胰岛素注射为有针注射，注射装置含注射器和针头。目前常使用的有胰岛素专用注射器、胰岛素笔和胰岛素泵，具有注射灵活、允许混合不同类型胰岛素制剂而减少每天注射次数的优点，但有患者因恐惧针头和疼痛而拒绝使用胰岛素。无针注射器（又称无针注射系统）是一种通过压力注射的设备，使用强大压力使胰岛素等小剂量药液通过安瓿前端的微孔，以"液体针"的形式瞬间透过表皮细胞，渗入皮下组织，消除了患者对针头的恐惧，从心理上减轻了患者的疼痛。在为患者选用胰岛素注射装置时要综合考虑患者的个人喜好和需要、视力状况、手的灵活性和混合胰岛素有无困难、各种注射装置的优缺点等因素。临床常用胰岛素注射装置的优缺点见表3-6。

表3-6 临床常用胰岛素注射装置

注射装置	优点	缺点
胰岛素专用注射器	无效腔小,剂量准确;可按需混合胰岛素;注射时药液浪费少、痛感小;注射后不需在皮下停留;价格便宜	使用时需抽取胰岛素,携带和注射较为不便;不能直接抽吸胰岛素笔芯
胰岛素笔	设置剂量时的声响提示利于视力不佳者使用;药笔一体、不需抽吸胰岛素,携带和使用方便;针头细小,减轻注射疼痛	不能自由配比不同类型胰岛素,除非使用预混胰岛素,否则需分次注射
胰岛素泵	模拟人体胰岛素的生理性分泌,兼顾存效降低血糖和减少发生夜间低血糖;操作简便,生活自由度大,尤其 适合生活不规律者	价格较昂贵;需24小时佩戴,影响患者生活自由度;对使用者的SMBG、生活自理能力和经济能力等要求较高
无针注射器	消除患者对针头的恐惧和疼痛感;药液分布广,扩散吸收快且均匀	价格较高;拆洗安装过程较复杂,可造成注射部位水肿、血肿及疼痛

二、皮下注射部位的选择和轮换

(一)注射部位的选择

(1)胰岛素皮下注射时宜选取皮下脂肪丰富的部位,常用部位包括腹部脐周2.5 cm外、大腿上端外侧、上臂外上侧、臀部外上侧(图3-1)。不同注射部位吸收胰岛素速度快慢不一,腹部最高,其次依次为上臂、大腿和臀部。

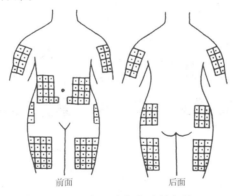

图 3-1 常用胰岛素注射部位

(2)由于不同胰岛素制剂的起效和作用时间不同,临床常用于控制不同时间的血糖,适当的部位选择可以更好保证这一治疗目的。短效胰岛素和速效胰岛素最好选择腹部注射,尤其是用于紧急降低高血糖时;中效胰岛素或者长效胰岛素最好选择臀部或大腿注射。

(3)妊娠期末三个月应避免在脐周注射;有剖宫产手术风险者,妊娠后期应避免在前腹部注射,可在侧腹部捏皮注射。

(4)运动前,不要在运动的部位注射胰岛素。

（二）注射部位的轮换

注射部位的轮换可以有效预防注射胰岛素后产生的局部硬结和皮下脂肪增生，包括不同注射部位之间的轮换和同一注射部位内的轮换。

（1）不同部位之间的轮换：将注射部位（图 3-2）等分为四个区域（大腿或臀部可等分为两个区域），每周使用一个等分区域并始终按顺时针方向进行轮换。

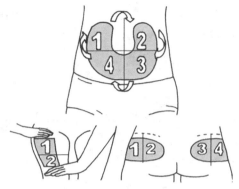

图 3-2　胰岛素注射部位轮换

（2）同一注射部位的轮换：为避免短时间内重复的组织损伤，在任何一个等分区域内注射时，注射点间应至少间隔 1 cm。

（3）注射前检查注射部位，做好注射部位的清洁和消毒，不在发生皮下脂肪增生、炎症或感染的部位注射胰岛素。一旦注射部位出现疼痛、凹陷或硬结等现象，应立即停止在该部位注射，直至症状消失。

三、注射针头和进针角度的选择

（一）胰岛素注射笔针头和进针角度的选择

临床有多种规格胰岛素注射笔针头可供选择（图 3-3），应根据患者的身体状况、药理学和心理学等因素，选择适宜的胰岛素注射笔针头，保证皮下注射，避免注射到肌肉，减轻患者疼痛。

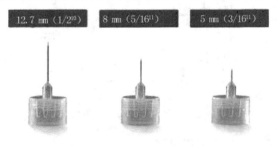

图 3-3　胰岛素注射笔针头

1.儿童及青少年

（1）不推荐使用长度超过 6 mm 的针头。4 mm 和 5 mm 针头垂直皮肤进针时大多数儿童和青少年不需捏皮，但身材瘦小或选择四肢部位注射者需捏皮形成皮褶后再注射；6 mm 针头需45°角进针，可以不捏皮。

（2）尽量避免使用 8 mm 针头，如果只有 8 mm 针头可供使用，应捏皮并 45°角进针。

（3）在上臂注射胰岛素时需捏皮注射,患者最好不要自行在上臂注射,除非使用 4 mm 或 5 mm 的短针头。

（4）注射时不要按压皮肤出现凹陷,以避免注射到肌肉。

2.成人

（1）大部分成人患者在使用 4 mm、5 mm 和 6 mm 针头时,宜垂直进针且无须捏起皮肤,但极度消瘦患者需捏皮注射或 45°角注射。

（2）使用长度≥8 mm 针头注射的患者,应捏皮注射或以 45°角注射以避免注射到肌肉。

（二）胰岛素泵输注管路的选择

胰岛素泵输注管路按材质分为钢针和软针。按植入角度分为直插式（90°）和斜插式（30°～45°）。不同种类的输注管路具不同规格的针头,适用于不同的人群。

1.钢针

（1）优点:锐利,不需借助助针器而手工扎针完成注射,几乎无痛;不易弯折和堵管,能确保胰岛素输注通畅和稳定;创口小,愈合快,减少感染和皮下瘢痕产生;与胰岛素相容性好,不易引起过敏。

（2）缺点:偶尔在非进针部位感到疼痛,个别患者可能对不锈针钢材中的镍过敏,对恐针的患者有不良的心理刺激。

（3）适用人群:对软管有变态反应或偏爱硬针的患者;追求操作简单,输注可靠的患者;容易发生皮肤过敏和堵管的患者。建议使用时尽量选择腹部等不易活动的部位。

2.软针

（1）优点:软针埋置患者心理上更易于接受;舒适性高,活动时无针感。

（2）缺点:易脱出、打折和堵管,影响血糖控制;进针处针眼较大,可能出现瘢痕。

（3）适用人群:喜爱软针的患者;容易晕针的患者（助针器隐蔽注射）;追求佩戴达到最大舒适度和方便性的患者。

3.直插式针头

（1）优点:舒适、美观;进针速度快,几乎无疼痛;皮下留置针管短,不易堵管。

（2）缺点:易脱出;针眼处不透明,不方便观察;不适用于经常运动的部位。

（3）适用人群:6 mm 针长适合婴儿、儿童、第二阶段孕周期（孕 28 周前）前的孕妇、偏瘦的成人、BMI 正常或偏低的人群;8～10 mm 针长适合 BMI 正常或偏高的人群。

4.斜插式针头

（1）优点:舒适性高;皮下留置软管长,不易脱落,特别适合运动佩戴;透明窗口可观察置针部位是否有红肿;30°～45°角斜插植入,深度可控,特别适合体形偏瘦的人群。

（2）适用人群:喜爱软针患者;体形偏瘦或肌肉型患者;运动型患者（软针容易脱出）;孕妇（从第二阶段孕周期开始）;输注部位反复感染患者（透明窗口可观察置针部位是否红肿）;13 mm 适合婴儿、儿童、BMI 偏低或正常人群;17 mm 适合 BMI 正常或偏高的人群。

四、捏皮方法

注射前,仔细检查注射部位,推测注射部位皮下组织的厚度,根据患者的体形、注射部位以及针头的长度,确定是否需要捏皮注射及注射角度。

（一）作用

捏起皮肤可以加深局部皮下组织的深度，避免肌内注射，有效提升注射的安全性。

（二）捏皮注射的方法

（1）用拇指、示指和中指提起皮肤（图 3-4）形成皮褶。

（2）使用 4 mm 或 5 mm 针头时，大部分患者可使针头和皮褶表面呈 90°角进针且无须捏起皮肤，但消瘦者除外；使用≥8 mm 针头时，需要捏皮和/或 45°角进针以避免注射到肌内（图 3-5）。

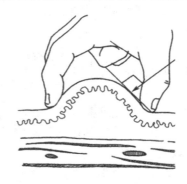

图 3-4　正确的捏皮方式

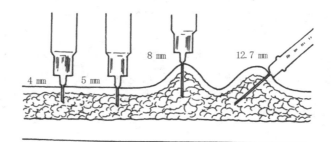

图 3-5　捏皮注射时正确的注射角度

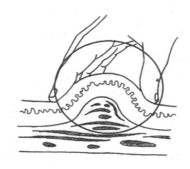

图 3-6　错误的捏皮方式

（3）缓慢推注胰岛素，至活塞完全推压到底后，针头在皮肤内停留至少 10 秒钟后拔出（胰岛素笔）或立即拔出（胰岛素专用注射器）。

（4）松开皮褶。

(三)注意事项

(1)注意控制捏皮时的力度,过大可导致皮肤发白或疼痛。

(2)不要用整只手捏皮(图3-6),以免将肌肉及皮下组织一同提起。

(3)糖尿病伴有妊娠患者需在腹部注射时应捏皮注射。

五、胰岛素专用注射器注射胰岛素的护理

胰岛素专用注射器是将传统的1 mL空针进行改良。将1 mL的体积等分为40个刻度,匹配U40(40 IU/mL)的胰岛素制剂,每小格1 IU胰岛素,刻度标记清晰可见,并标志数字,使用更加方便和准确;将可拆式针头改为固定针头减少了注射器的死腔体积(图3-7)。现以BD胰岛素专用注射器为例介绍操作规范。

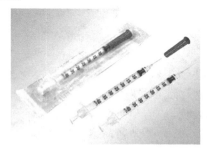

图3-7 胰岛素专用注射器

(一)操作规范

1.操作前准备

(1)评估:①患者注射部位皮肤的颜色、温度、污染及感染等情况。②患者的合作程度。③必要时评估患者食物是否准备妥当,能否按时进餐。

(2)准备。①护士:洗手,戴口罩。②环境:清洁、安静,必要时遮挡保护隐私。③用物:U40胰岛素制剂、胰岛素专用注射器、皮肤消毒液、消毒棉签、注射单、笔、表、速干洗手液、锐器盒、污物桶等。

2.操作流程

(1)备齐用物,携至床旁。

(2)呼叫患者床号、询问患者姓名,解释操作目的,取得同意。核对腕带。

(3)协助患者取合适的体位,选择注射部位。

(4)消毒手。

(5)核对医嘱,检查胰岛素制剂的种类、有效日期、瓶口是否密封无损。速效胰岛素和短效胰岛素外观澄清,若浑浊或有异物则不能使用;中效胰岛素及预混胰岛素外观浑浊为正常情况。检查耗材的有效期和包装是否完好。

(6)取下胰岛素药瓶上的保护盖,用消毒棉签蘸消毒液消毒胰岛素药瓶的橡皮盖和患者注射部位皮肤。若是中效或预混胰岛素,消毒前要将胰岛素充分混匀(将胰岛素水平滚动和上下翻动各10次,直至胰岛素转变成均匀的云雾状白色液体)。

(7)检查胰岛素专用注射器的有效期和包装是否完好。

(8)再次消毒胰岛素瓶盖和患者注射部位皮肤。

(9)打开注射器包装,取下胰岛素专用注射器的针帽,对照治疗单将注射剂量空气抽入注射器内。

(10)再次查对胰岛素无误后,针尖向下刺入药瓶橡皮盖,将空气推送入药瓶,倒转药瓶,使瓶底向上,针筒在下,针尖没入药液,缓缓拉动活塞,将足量胰岛素吸入注射器,尽量保证无气泡进入针筒。

(11)将针头从瓶内抽出,再次核对医嘱。

(12)左手拇指、示指和中指捏起注射部位皮肤形成皮褶,右手持注射器将针头垂直或 45°角快速插入患者皮肤,确定针头进入皮下组织后,缓缓推动针柄,将胰岛素注入皮下组织。

(13)快速拔出针头,用干棉签轻压注射部位,切勿用力挤压与揉搓。

(14)将注射器弃于锐器盒,整理床单位,交代注意事项。

(15)消毒手,再次核对医嘱后在治疗单上签全名和时间。

(16)整理用物,离开病房。

3.操作后护理

(1)指导患者勿用力挤压与揉搓注射部位。

(2)告知患者注射胰岛素后勿运动,要按时进餐。

(3)告知患者低血糖的临床表现,如何预防和正确处理。

(4)对长期注射胰岛素的患者,要教会其胰岛素注射技术。

(二)操作注意事项

(1)确保胰岛素的种类、剂量及注射时间准确:胰岛素注射器只能用于 U40(40 IU/mL)胰岛素的注射;一般速效胰岛素餐前 5~10 分钟注射;短效胰岛素和预混胰岛素餐前 15~30 分钟注射;长效胰岛素类似物可于一天中任何时间注射,但时间应固定。

(2)混合使用长(中)、短效胰岛素时,应先抽短效胰岛素,再抽长(中)效胰岛素,顺序不能颠倒。

(3)注射胰岛素后避免过度活动接受注射的肢体,避免短时间内洗热水浴或过度搓压和热敷注射部位。

(4)正确储藏胰岛素,避免日晒或冷冻,避免剧烈晃动;没有开封的胰岛素最好储存在 2~8 ℃的冰箱冷藏室,在有效期内使用;已开封的胰岛素在有效期内,在 25 ℃以下室温可使用 28 天。

(5)注射器只能一次性使用。

六、胰岛素笔注射胰岛素的护理

胰岛素注射笔又名胰岛素笔式注射器(图 3-8),包括笔身、笔芯(胰岛素)和针头,笔身上的显示窗口可清晰显示胰岛素的剂量,胰岛素注射笔使用的针头非常细小,能较好地保证注射的准确性和减少患者注射时的痛苦和精神负担。胰岛素注射笔分为可更换笔芯的胰岛素注射笔和不可更换笔芯的胰岛素特充注射笔。可更换笔芯的胰岛素注射笔可重复使用,但笔芯一旦用完需更换新的笔芯;胰岛素特充注射笔是一种预置胰岛素笔芯的一次性注射装置,无须更换笔芯,用完后废弃。目前,临床常用的胰岛素注射笔有诺和笔、优伴笔、来得时预填充笔、甘舒霖笔、万邦笔、联邦笔等系列。同一品牌的胰岛素注射笔只能与同一品牌的胰岛素笔芯匹配,使用方法也存在一定差异。现以诺和笔为例介绍胰岛素注射笔的操作。

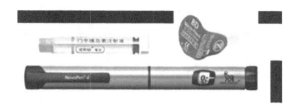

图 3-8 胰岛素注射笔系统

(一)操作规范

1.操作前准备

准备。①护士:洗手,戴口罩。②环境:清洁、安静。③用物:U100 胰岛素制剂(100 IU/mL)胰岛素笔、针头、皮肤消毒液、速干洗手液、消毒棉签、注射单、笔、表、锐器盒、污物桶等。

2.操作流程

(1)安装胰岛素笔(图 3-9):①核对医嘱,检查胰岛素制剂。②检查胰岛素笔的旋钮和推杆是否正常。③扭开笔芯架,将推杆归位,装入笔芯,旋回笔芯架。④将笔放入治疗盘待用。

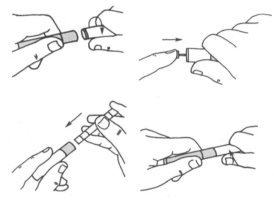

图 3-9　安装胰岛素笔芯

(2)注射胰岛素:①备齐用物,携至床旁。②呼叫患者床号、询问患者姓名,核对腕带,向患者解释操作的目的,取得同意。③协助患者取合适的体位,选择注射部位。④消毒手。⑤消毒笔芯前端橡皮膜和注射部位皮肤。⑥核对医嘱,检查针头包装和有效期。⑦再次消毒笔芯前端橡皮膜和注射部位皮肤。⑧取出针头,打开包装,顺时针旋紧针头。⑨摘去针头保护帽,排气后将旋钮调至所需单位数。如为中效或预混胰岛素,应在排气前充分混匀。⑩左手拇指、示指和中指捏起注射部位的皮肤,右手握笔按 45°角(瘦人)或垂直(胖人)快速进针,右拇指按压旋钮缓慢匀速推注药液,注射完毕后针头在皮下停留至少 10 秒钟后再顺着进针方向快速拔出针头,剂量较大时需超过 10 秒。⑪取下针头弃于锐器盒,整理床单元,交代注意事项。⑫消毒手,再次核对医嘱后在注射单上签时间和全名。⑬收拾用物,离开病房。

(3)操作后护理:①胰岛素笔一人一支,在笔杆上清楚标记床号、姓名、笔芯种类和装笔时间,在有效期内使用。②保持胰岛素笔身清洁,及时消毒。

(二)操作注意事项

(1)胰岛素笔只能注射 U100 胰岛素。胰岛素笔与胰岛素笔芯要相互匹配。

(2)每次注射前要确认笔内有足够剂量的胰岛素。

（3）每套胰岛素笔和笔芯只能用于一个患者,患者间绝不能共用。

（4）针头一次性使用,注射前安装,排气后使用,使用后即取下弃于锐器盒。

七、胰岛素泵注射胰岛素的护理

胰岛素泵是一种人工智能控制的胰岛素输入装置,可以通过持续皮下注射基础率和餐前注射大剂量模拟人体胰岛素的生理性分泌,精细调节血糖。目前,国内使用的胰岛素泵主要有MiniMed(美国)、ACCU-CHEK Spirit(瑞士)、丹纳(韩国)、微创火凤凰(中国)等系列。现以MiniMed 712泵为例进行介绍。

（一）操作规范

1.操作前准备

准备。①护士:洗手,戴口罩。②环境:清洁、安静。③用物:U100速效或短效胰岛素制剂、胰岛素泵、储药器、输注导管、电池、助针器、配件、消毒液、消毒棉签、治疗单、笔、锐器盒、污物桶等。

2.操作流程

（1）安装耗材和设置胰岛素泵:①装电池,泵自检。②设置时间和马达复位。③核对医嘱,检查胰岛素和耗材的有效期和包装。将胰岛素灌装入储药器,接上输注导管。④将储药器放入胰岛素泵的储药室,轻轻旋紧,注意使刻度朝外。⑤按住ACT键不放,进行排气,至针头处见一小液滴变化,确认输注导管内无气泡后放松按键。⑥设置胰岛素类型(速效/短效)和基础率等参数。⑦将胰岛素泵装上配件,备用。

（2）安装胰岛素泵:①备齐用物,携至床旁。②呼叫患者的床号、询问患者姓名,查对腕带,向患者解释操作目的。③协助患者平卧或半卧,暴露穿刺部位,选择穿刺点。④消毒手。⑤消毒皮肤,待干。⑥核对医嘱和泵设置。⑦再次消毒皮肤。⑧将针头装入助针器,压下弹簧,取下保护膜和针套。⑨再次核对医嘱。⑩右手持助针器压住进针点皮肤,摁下按钮,将针头插入皮下;左手压住针翼,右手轻轻取下助针器;贴上透明贴,固定针头。取出针芯,定量充盈0.3～0.5 IU胰岛素。固定软管,标注时间。⑪消毒手,整理床单元,交代注意事项。⑫再次核对医嘱后,在注射单上签全名和时间。⑬整理用物,离开病房。

3.操作后护理

（1）胰岛素泵的保管:胰岛素泵可放于衣服的口袋中或佩在腰带上。洗澡时使用快速分离器将泵脱开,最好不超过1小时,沐浴完毕立即装上。特殊检查如X线检查、CT、MRI等应使用快速分离器将泵取下,检查完后再接上,充盈0.5 IU。防止管道过度扭曲、折叠。

（2）严密监测血糖:刚开始使用胰岛素泵时,每天监测血糖7～8次(三餐前、三餐后2小时、22：00、3：00),后根据血糖控制情况改为每天监测3～4次。注意观察患者的低血糖反应,尤其是置泵后1周内为胰岛素剂量调整期,容易发生低血糖。要做好患者教育,告知患者低血糖的症状。护士密切观察,及时指导患者适量加餐,并让患者掌握自救方法,确保安全。

（3）正确追加大剂量和调整泵的设置。

（4）皮肤护理:每天检查置针处皮肤有无红肿、水泡、硬结及贴膜过敏等现象。为防止输注部位出现免疫反应,3～7天更换一次管路,如输注部位有发红、发痒或皮下硬结应立即更换,新置针部位与原部位相隔2～3 cm。在更换管路前和更换管路后1～3小时监测血糖,以防止操作不当引起的胰岛素吸收不完全造成高血糖。更换管路的时间一般选择早晨和白天,尽量避免睡前更换管路。更换管路后给予大剂量有助于清除软针中可能存在的血液或组织液。

(5)报警的预防和处理:每天检查胰岛素泵运转是否正常,电池电量是否充足,观察胰岛素剩余液量,核对泵设置,及时更换耗材。熟悉泵常见报警原因和处理方法。

(6)健康指导:①坚持饮食和运动治疗。②根据身体情况适当运动。携带胰岛素泵时不宜做剧烈、幅度较大的运动,防止输液导管脱出。③沐浴、剧烈运动和特殊检查,如 X 线检查、CT、MRI 时应将泵取下,检查完后再接上。④防止管道的过度扭曲、折叠。⑤避免日光直接照射。⑥使用手机时必须与泵保持10 cm以上距离。⑦泵在使用中避免接触尖锐或坚硬的物品,避免被撞击、滑落,以免损坏仪器。⑧出院后长期带泵的患者,还要做好相关知识和操作培训,包括血糖监测、常见故障的处理、定期门诊随访等。

(7)心理护理:胰岛素泵治疗糖尿病在国内尚未得到广泛应用,大多数患者对于这种治疗方法缺乏了解,容易产生紧张、焦虑和疑虑心理。主要表现为怀疑胰岛素泵治疗的效果,带泵会给生活带来不便以及害怕胰岛素泵发生故障会出现危险,惧怕每天多次测指血糖带来的疼痛等。护士要向患者详细介绍胰岛素的生理分泌及作用特点,胰岛素泵的工作原理和基本操作过程,安泵后的注意事项和机器发生报警的应急处理,必要时介绍以前接受胰岛素泵治疗成功的病例。指导患者测血糖时根据手指皮肤正确调节采血针的深度,避开指尖、指腹等神经敏感部位,以减轻患者疼痛和紧张情绪,愉快接受胰岛素泵治疗。

(8)胰岛素泵的保养和维护:不要将泵置于过冷或过热的地方,以免胰岛素变性;胰岛素泵的马达和螺杆要用专用的润滑剂,避免使用其他润滑剂;停用的胰岛素泵不必取下电池,但须将基础率归零。

(二)操作注意事项

(1)胰岛素泵只能使用短效胰岛素和速效胰岛素。

(2)正确设置胰岛素泵的各种参数,胰岛素泵时间设置为当前时间,最好使用 24 小时制。

(3)胰岛素应提前2～3 小时从冷藏箱中取出使与室温相近,避免抽吸胰岛素时因胰岛素受热在储药器中产生气泡。

(4)输注导管内不能有气泡。

(张　密)

第三节　踝肱指数的测量

一、操作规范

(一)操作前准备

(1)评估:①患者四肢有无水肿、皮肤破溃等情况。②患者的合作程度。

(2)准备。①护士:洗手,戴口罩。②患者:情绪稳定,安静休息 15～20 分钟,测量前数小时内不要吸烟、饮酒、喝茶或咖啡,测量前还应排空膀胱。③环境:安静、光线充足,温度适宜。④用物:多普勒血流探测仪、多普勒超声探头、测压计、医用超声耦合剂、速干洗手液、纸巾等。

(二)操作流程

(1)备齐用物,携至床旁。

(2)呼叫患者床号、姓名,核对腕带。向患者解释检查目的及注意事项,取得配合。

(3)松解上下肢体衣裤,协助患者取仰卧位,双手掌面朝上,双足稍外旋。

(4)将血压袖带缚于患者上臂,袖带下沿在肘窝上部 2～3 cm(2 横指),松紧以能插入一手指为宜。将医用超声耦合剂涂在多普勒超声探头顶端或肘前区,成 1～2 cm 的带状。

(5)打开多普勒超声探头,置于肘前区,探查动脉。与表面皮肤成 45°～60°,沿动脉走行区域缓慢移动,直至获得最强信号,把探头保持在该位置。

(6)对血压袖带充气,待动脉搏动声消失后,继续充气使压力再升高 2.7～4.0 kPa(20～30 mmHg)。缓慢平稳放气,压力下降速度为 2～4 mmHg/s,伴心律失常者 2 mmHg/s 或更慢。直到听到第一个搏动声,确定此时的血压读数后,迅速放气至 0 并记录此读数,用纸巾把耦合剂擦净。

(7)用相同的血压袖套适度的绑缚于同侧的踝关节上,袖带的下缘应位于踝骨上方。触诊内踝以确定胫后动脉位置,如果不能触及搏动,则把耦合剂涂在整个区域,然后按照步骤(5)、步骤(6)操作。

(8)触诊同侧的足背寻找足背动脉。然后按照步骤(5)、步骤(6)操作。

(9)同法测量另一足的胫后和足背动脉收缩压。

(10)同法测量另一侧上肢动脉收缩压。

(11)测压一般遵循右侧肱动脉→右侧胫后动脉→右侧足背动脉→左侧胫后动脉→左侧足背动脉→左侧肱动脉的顺序,也可从左侧肱动脉开始。对所有的患者最好采用相同的测量顺序。

(12)检查结束后用柔软、潮湿的布擦拭探头的顶部,清除耦合剂,盖好探头帽,放入支架内,妥善保存。

(13)整理用物及床单元。

(14)消毒手,再次核对患者信息后在治疗单上签全名和时间。

二、操作注意事项

(1)测量中,患者应保持平和心态,四肢放松,不宜握拳和大声说话、咳嗽或用力屏气。

(2)测压放气过程中如果指针在两个刻度之间,读数应取较高者。

(3)为减少操作者读数误差,可对同一动脉测量两次取平均值,前后两次间隔至少 30 秒以使静脉充血恢复。

(4)少部分患者踝部某一血压检测不到时,使用能检测到的结果进行计算。

(5)测量踝动脉压过程中,如果压力升至 40.0 kPa(300 mmHg)仍不能使动脉搏动音消失,这是动脉中层钙化的明确证据,这种情况下测量值不是动脉压力的真实反映,应选择其他诊断检查,如趾肱指数(toe-brachial index,TBI)检测。

(6)勿对主机使用气体消毒、高压灭菌,以免发生任何的损坏,可用柔软的干布蘸一点水擦拭主机,再进行照射消毒。

(7)勿使用乙醇、稀释剂清洁探头,以免损坏探头。

(8)影响 ABI 的因素有动脉硬化、心律不齐、下肢局部皮肤水肿明显、患者准备不足、超声耦合剂不足、探头位置不正确、检测经验不足等。

三、结果解释

根据 2010 年中国 2 型糖尿病防治指南的规定,ABI 正常值范围是 0.91~1.30;≤0.90 通常提示周围动脉病变;0.40~0.90,提示轻度至中度周围动脉疾病;≤0.40 提示严重周围动脉疾病;＞1.3,高度怀疑患者有下肢动脉硬化,可测定足趾血压,通常认为足趾动脉是不会钙化的。测得的足趾收缩压和上肢动脉收缩压之比,得出 TBI 即趾动脉压/肱动脉压比值,正常值为≥0.7。如 TBI＜0.7,强烈提示周围动脉疾病。

（张　密）

第四节　糖尿病患者的饮食治疗及护理

一、概述

糖尿病饮食治疗是糖尿病综合治疗管理的基石,也是糖尿病疾病发展各阶段预防与控制必不可少的措施。2010 年中华医学会糖尿病学分会颁布的《中国糖尿病医学营养治疗指南》中指出:糖尿病医学营养治疗(medical nutrition therapy,MNT)的意义在于有效降低血糖、降低血脂及低密度脂蛋白(low density lipoprotein,LDL)等风险因素;减轻体重和降低血压、预防糖尿病的发生、治疗糖尿病、预防或延缓糖尿病并发症的发生。

二、饮食治疗的原则及意义

(一)饮食治疗的原则

1.合理控制总能量

它是糖尿病饮食治疗的首要原则。总能量的多少根据年龄、性别、身高、体重、活动量大小、病情、血糖、尿糖以及有无并发症确定。每周测量体重一次,并根据体重的变化及时调整能量供给量。能量摄入的标准,在成人以能够达到或维持理想体重为标准;儿童青少年则保持正常生长发育为标准;妊娠期糖尿病则需要同时保证胎儿与母体的营养需求。

2.保证碳水化合物的摄入

碳水化合物是能量的主要来源。在其充足的状态下,可减少体内脂肪和蛋白质的分解,预防酮症发生。碳水化合物供给量占总能量的 50%~60% 为宜。碳水化合物过多会使血糖升高,增加胰岛负担。食物血糖指数(glycemic index,GI)可用于比较不同碳水化合物对人体餐后血糖反应的影响。

$$血糖指数 = \frac{食物餐后 2 小时血浆葡糖糖曲线下总面积}{等量葡萄糖餐后 2 小时血浆葡萄糖曲线下总面积} \times 100\%$$

欧洲糖尿病营养研究专家组以及 WHO 均推荐低 GI 食物。低 GI 食物包括燕麦、大麦、谷麦、大豆、小扁豆、豆类、裸麦粗(粗黑麦)面包、苹果、柑橘、牛奶、酸奶等。低 GI 饮食可降低糖尿病患者的血糖。另外,碳水化合物中红薯、土豆、山药、芋头、藕等根茎类蔬菜的淀粉含量很高,不能随意进食,需与粮食交换。糖尿病患者应严格限制白糖、红糖、蜂蜜、果酱、巧克力、各种糖果、含糖饮料、冰激凌以及各种甜点心的摄入。

3.限制脂肪和胆固醇

有研究表明,过高的脂肪摄入量可导致远期的心血管病发病风险增加,并导致不良临床结局。因此,膳食脂肪摄入量应适当限制,占总能量的 $20\%\sim30\%$,饱和脂肪酸和反式脂肪酸占每天总能量比不超过 10%。对于超重或肥胖的患者,脂肪摄入占总能量比还可进一步降低。富含饱和脂肪酸的食物主要是动物油脂,如猪油、牛油、奶油,但鱼油除外;富含单不饱和脂肪酸的油脂有橄榄油、茶籽油、花生油、各种坚果油等;而植物油一般富含多不饱和脂肪酸,如豆油、玉米油、葵花子油等,但椰子油和棕榈油除外。胆固醇摄入量应少于每天 300 mg,合并高脂血症者,应低于每天 200 mg。因此,糖尿病患者应避免进食富含胆固醇的食物,如动物内脏,鱼子、虾籽、蛋黄等食物。

4.适量的蛋白质

糖尿病患者蛋白质供给量与正常人接近,为 $0.8\sim1.2$ g/(kg·d),占总能量的 $15\%\sim20\%$。膳食中的蛋白质分为植物蛋白质和动物蛋白质,应有 1/3 以上的蛋白质为优质动物蛋白质,如瘦肉、鱼、乳、蛋、豆制品等。对于有肾功能损害者,蛋白质的摄入为 $0.6\sim0.8$ g/(kg·d),并以优质动物蛋白为主,限制主食、豆类及豆制品中植物蛋白。有研究表明大豆蛋白质对于血脂的控制较动物蛋白质更有优势。乳清蛋白具有降低超重者餐后糖负荷的作用,可有效减少肥胖相关性疾病发生的风险。

5.充足的维生素

流行病学研究显示,接受饮食治疗的糖尿病患者常存在多种维生素的缺乏。1 型糖尿病患者常存在维生素 A、维生素 B_1、维生素 B_2、维生素 B_6、维生素 C、维生素 D、维生素 E 等缺乏;2 型糖尿病患者则以 B 族维生素、β-胡萝卜素及维生素 C 缺乏最为常见。因此,供给足够的维生素也是糖尿病营养治疗的原则之一。补充 B 族维生素(包括维生素 B_1、维生素 B_2、维生素 PP、维生素 B_{12} 等)可改善患者的神经系统并发症;补充维生素 C 可防止微血管病变,供给足够的维生素 A 可以弥补患者难以将胡萝卜素转化为维生素 A 的缺陷;充足的维生素 E、维生素 C 和 β-胡萝卜素能加强患者体内已减弱的抗氧化能力。

6.合适的矿物质

调查研究发现,锌、铬、硒、镁、钙、磷、钠与糖尿病的发生、并发症的发展之间有密切关联。比如血镁低的糖尿病患者容易并发视网膜病变;钙不足易并发骨质疏松症;锌与胰岛素的分泌和活性有关,并帮助人体利用维生素 A;三价铬是葡萄糖耐量因子的成分;锰可改善机体对葡萄糖的耐受性;锂能促进胰岛素的合成和分泌。因此,糖尿病患者应均衡饮食,在日常生活中可适当补充含多种微量元素的营养制剂,保证矿物质的供给量满足机体的需要。但应限制钠盐摄入,以防止和减轻高血压、高脂血症、动脉硬化和肾功能不全等并发症。

7.丰富的膳食纤维

膳食纤维能有效地改善糖代谢,降血压、降血脂和防止便秘等。膳食纤维又可根据其水溶性分为不溶性膳食纤维和可溶性膳食纤维。前者包括纤维素、木质素和半纤维素等,存在于谷类和豆类的外皮及植物的茎叶部,可在肠道吸附水分,形成网络状,使食物与消化液不能充分接触,减慢淀粉类的消化吸收,可降低餐后血糖、血脂,增加饱腹感并软化粪便;后者包括果胶、豆胶、藻胶、树胶等,在豆类、水果、海带等食品中较多,在胃肠道遇水后与葡萄糖形成黏胶,从而减慢糖的吸收,使餐后血糖和胰岛素的水平降低,并具有降低胆固醇的作用。膳食纤维不宜摄入过多,否则影响矿物质的吸收,建议膳食纤维供给量每天20～30 g。

(二)饮食治疗的意义

(1)纠正代谢紊乱:糖尿病患者由于体内葡萄糖难以进入组织细胞被利用,使机体分解自身的蛋白质、脂肪来提供人体所需的能量;同时胰岛素不足使体内蛋白质和脂肪合成减少,机体出现负氮平衡、血脂增高。通过合理的平衡膳食,可以纠正糖、脂代谢紊乱,补充优质蛋白质及预防其他必需的营养素缺乏。

(2)减轻胰岛 β 细胞的负荷:糖尿病患者长期稳定的高血糖状态导致胰岛 β 细胞不可逆受损,通过合理的饮食可减少胰岛 β 细胞的负担并帮助恢复部分功能。

(3)防治并发症:个体化的糖尿病饮食治疗,并在疾病各阶段提供适当、充足的营养素,能有效防治糖尿病并发症的发生与发展。

(4)提高生活质量,改善患者整体健康水平。

(5)为 1 型糖尿病或 2 型糖尿病的儿童青少年患者、妊娠期或哺乳期妇女及老年糖尿病患者制订合理膳食,满足其在特定时期的营养需求。

(6)对于无法经口进食或进食不足超过 7 天的高血糖患者(包含应激性高血糖)提供合理的肠外营养或肠内营养治疗,改善临床结局。

三、制订饮食计划

有研究提示,短期坚持糖尿病饮食治疗,可使 2 型糖尿病患者 HbA1c 在治疗 3～6 个月后出现显著下降(0.25%～2.90%)。1 型糖尿病患者的 HbA1c 可降低约 1%。由于患者的饮食受年龄、性别、病程、文化风俗、地域差异等因素的影响,制订个体化、符合病情及风俗、尊重个人喜好的饮食计划尤为重要。制订饮食计划步骤包括营养评估、计算总热量、营养分配。

(一)营养评估

通过对糖尿病患者进行营养状况评估,初步判断营养状况,从而为确定营养治疗方案提供依据。营养状况评估一般包括膳食调查、体格检查、临床检查和实验室检查四个部分。

1.膳食调查

膳食调查是基础的营养评估方法,其内容包括调查期间被调查者每天摄入食物的品种、数量;分析其摄入营养素的数量、来源,比例是否合理,能量是否充足,供能营养素比例是否合理;分析饮食结构和餐次分配是否合理等。膳食调查的方法有定量和定性两大类。定量调查包括询问法、记录法、化学分析法等,其中询问法主要包括24 小时膳食回顾法和饮食史法,记录法包括称重法、记账法等,另外还有食物频率法。

2.体格检查

体格检查可以反映患者的营养状况,发现营养不良,尤其是蛋白质-能量营养不良,并评价营养治疗的效果。身高、体重是临床常用的营养状况评估指标,而体质指数(body mass index,BMI)是目前最常用的方法,是评价肥胖和消瘦的良好指标。BMI 的计算公式如下。

$$BMI = \frac{体重(kg)}{[身高(m)]^2}$$

BMI 正常或处于边缘值的患者,这种情况下可以用腰/臀比(waist-hip ratio,WHR),即腰围与臀围的比值。与 BMI 等指标结合,判断患者营养状况和疾病风险。我国的 WHR 参考值是男性<0.9,女性<0.8。超过此值者称为中央性(内脏型、腹内型)肥胖。

3.临床检查

临床检查包括询问病史、主诉、症状及寻找与营养状况改变有关的体征。检查时通常要注意头发、面色、眼、唇、舌、齿、龈、面(水肿)、皮肤、指甲、心血管、消化、神经等系统。

4.实验室检查

实验室检查是借助生理、生化实验手段评价营养状况的临床常用方法。通过对血液、尿液中营养素、营养素代谢产物、其标志物含量、与营养素有关的血液成分或酶活性的测定可及时发现患者的生理、生化改变,并制订合理的治疗方案,预防营养不良的发生。

(二)计算总热量

(1)理想体重的计算:目前常用的公式:理想体重(kg)=身高(cm)-105。在理想体重±10%以内均属正常范围,小于-20%为消瘦,大于20%为肥胖。国际上多采用BMI来评估患者的体型,以鉴别患者属于肥胖、消瘦或正常。中国成年人BMI:18.5~24为正常;少于18.5为体重过轻;超过28为肥胖。

(2)根据理想体重和劳动强度热量级别,计算出每天摄入总热量:每天所需要的总热量=理想体重×每千克体重需要的热量。

(三)营养分配

1.营养分配原则

糖尿病患者至少一天3餐,将主食、蛋白质等均匀分配,并定时定量。可按早、午、晚各占1/3、1/3、1/3或1/5、2/5、2/5的能量比例分配。注射胰岛素或口服降糖药易出现低血糖的患者,可在三顿正餐之间加餐。加餐时间可选择为上午9~10点,下午3~4点和睡前1小时。加餐食物的选择方法:①可从正餐中匀出25g主食作为加餐或选用100g苹果等水果,但上一餐要扣除主食25g;②选择一些低糖蔬菜,如150~200g黄瓜或西红柿;③睡前加餐除扣除主食外,还可选择125mL牛奶或50g鸡蛋、100mL豆浆等蛋白质食物,以延缓葡萄糖的吸收,有效预防夜间低血糖。

2.食物交换份法

为达到均衡合理膳食,方便糖尿病患者进行日常食品的替换,目前多采用食物交换份法。食品交换份法是将食物按照来源、性质分成四大类(谷薯类、菜果类、肉蛋类及油脂类),八小类(谷薯、蔬菜、水果、肉蛋、豆类、奶制品、坚果及油脂类)。同类食物在一定重量内所含的蛋白质、脂肪、碳水化合物和热量相似,不同类食物间所提供的热量也是相同的,即每份食物供能90kcal。但需注意,同类食物之间可以互换,非同类食物之间不得交换。部分蔬菜、水果可与谷薯类互换。

3.举例

张女士,49岁,身高160cm,体重53kg,银行职员(轻体力劳动),糖尿病2年,目前采用口服降糖药治疗。

(1)计算张女士的理想体重:理想体重=身高(cm)-105=160-105=55kg

(2)体型评价:理想体重55kg,实际体重53kg,(53-55)/55×100%=-3.6%,属正常体型。

(3)计算每天所需要的总热量:轻体力活动者每天每千克标准体重需30kcal。55kg×30kcal=1650kcal。

(4)确定碳水化合物、蛋白质、脂肪供给量:碳水化合物、蛋白质和脂肪分别占总能量的50%~60%、15%~20%、20%~30%。每克碳水化合物、蛋白质和脂肪分别产生4kcal、4kcal、

9 kcal 的热量。①碳水化合物供给量：$(1\ 650×50\%\sim60\%)÷4＝206\sim247$ g。②蛋白质供给量：$(1\ 650×15\%\sim20\%)÷4＝61\sim82$ g。③脂肪供给量：$(1\ 650×20\%\sim30\%)÷9＝36\sim55$ g。

（5）餐次分配：根据本例患者的饮食习惯，主食量三餐分配比例为 1/5、2/5、2/5。

四、饮食治疗的注意事项

（一）饮酒

（1）乙醇可使血糖控制不稳定，饮酒初期可引起使用磺胺类降糖药或胰岛素治疗的患者出现低血糖，随后血糖又会升高。大量饮酒，尤其是空腹饮酒时，可使低血糖不能及时纠正。一个乙醇单位可提供 377 kJ 的热量，饮酒的同时摄入碳水化合物更容易使血糖明显增高，因此在饮酒时应减少碳水化合物的摄入。

（2）有研究报道，持续过量饮酒（每天 3 个或 3 个以上乙醇单位）可引起高血糖。乙醇的摄入量与 2 型糖尿病、冠心病和卒中的发病风险有显著相关性，为此不推荐糖尿病合并肥胖、高三酰甘油血症、肾病及糖尿病妊娠患者饮酒。

（3）如要饮酒，《中国糖尿病医学营养指南》推荐的饮酒量为：女性每天不超过 1 个乙醇单位，男性每天不超过 2 个乙醇单位。1 个乙醇单位大约相当于 350 mL 啤酒、150 mL 葡萄酒或45 mL蒸馏酒。建议每周不超过 2 次饮酒。

（二）水果

水果中富含膳食纤维和维生素，糖尿病患者在血糖平稳情况下，如空腹≤7 mmol/L，餐后2 小时血糖≤10 mmol/L，HbA1c≤7.5%，可适量摄入水果。一般在两餐之间加水果，血糖波动大的患者可暂不食用水果。水果中的碳水化合物含量为 6%～20%，因此进食水果要减少主食的摄入量。

（三）特殊情况下的饮食治疗

1.糖尿病合并肾病

出现显性蛋白尿起即需适量限制蛋白质，推荐蛋白质摄入量为 0.8 g/(kg·d)。从肾小球滤过率下降起，即应实施低蛋白饮食，推荐蛋白质摄入量 0.6 g/(kg·d)，并可同时补充复方 α-酮酸制剂0.12 g/(kg·d)。

2.糖尿病视网膜病变

忌吃辛辣食品，如生姜、生蒜等。另有研究报道牛磺酸具有较强的抗氧化活性，适量补充可以提高视神经传导及改善视觉功能。

3.糖尿病合并肝功损害

已有非乙醇性脂肪肝的患者应在营养评估下制订个体化饮食计划进行减重；合并肝功能不全的患者应供应热量 35～40 kcal/(kg·d)，蛋白质 0.8～1.0 g/(kg·d)；肝硬化或肝性脑病的患者，可给予适量的直链氨基酸。

4.糖尿病合并高血压

平衡饮食、适量运动有益于血压的控制，每天盐摄入量<3 g，钠<1 700 mg。

5.糖尿病合并神经病变

维生素是治疗糖尿病神经病变最基本、应用最早的药物，糖尿病合并神经病变时可运用维生素 B_{12} 改善糖尿病患者自发性肢体疼痛、麻木、神经反射及传导障碍。

6.糖尿病合并高尿酸血症

由于嘌呤摄入量与血尿酸水平呈正相关,因此糖尿病合并高尿酸血症的患者应限制高嘌呤类食物,如海鲜、动物内脏、肉汤、酵母等。

(四)烹调方式

糖尿病患者少吃煎炸食物,宜多采用清蒸、白灼、烩、炖、凉拌等烹调方式。

(张 密)

第五节 糖尿病患者的运动治疗及护理

一、运动治疗的意义

(一)改善糖、脂代谢

(1)运动可减轻胰岛素抵抗,提高胰岛素的敏感性,可通过改善胰岛素受体前、胰岛素受体、胰岛素受体后作用机制改善胰岛素抵抗。

(2)单次运动能够降低运动时和运动后的血糖,长期规律的运动则能改善糖尿病患者的葡萄糖耐量、降低 HbAlc 的水平。

(3)长期规律运动使肾上腺激素诱导的脂解作用降低,提高卵磷脂-胆固醇转酰基酶的活性,减少胆固醇在动脉内膜的沉积,还可降低 TG、LDL 并增加高密度脂蛋白(high-density lipoprotein,HDL)的水平,从而减少心血管疾病的发生。

(二)改善糖尿病机体内分泌紊乱状态、炎症状态及氧化应激状态

(1)糖尿病患者胰岛素及脂肪细胞因子都处于内分泌紊乱状态,造成机体高胰岛素血症或胰岛素分泌功能障碍,规律的运动可以改善其紊乱状态。

(2)2 型糖尿病表现为慢性低度炎症,规律运动能有效改善炎症状态。

(3)氧化应激在糖尿病并发症发生中的作用十分重要,而规律的运动是重要的防治方法之一。

(三)改善治疗效果

(1)病情较轻的 2 型糖尿病患者在饮食控制的基础上进行运动治疗可使血糖控制在正常水平。

(2)运动治疗同样也能减少需要胰岛素和口服降糖药治疗的糖尿病患者用药的剂量。

(四)改善心理健康

(1)患者因"糖尿病治疗疲竭",使心理负担沉重,抑郁、焦虑发病率明显高于普通人群。

(2)参加运动能增加人与人之间交流的机会,使其减轻对疾病的焦虑和担心,保持心情愉快,从而增强战胜疾病的信心。

(五)预防骨质疏松、增强心肺功能

(1)糖尿病患者骨质疏松发生风险较高,规律的运动可以增加骨密度,外出日照可增加维生素 D_3 的合成,促进钙吸收。

(2)有氧耐力锻炼可以增强患者的心肺负荷能力,加强心肌收缩力,促进血液循环,改善心肌

代谢状况,增加呼吸肌的力度及肺活量,改善肺的通气功能。

二、运动治疗的原则及目标

(一)运动治疗的原则

1.安全性

安全性指合理运动治疗,改善代谢紊乱的同时应避免发生运动不当导致的心血管事件、代谢紊乱以及外伤等。

2.科学性、有效性

运动治疗切忌急功近利,应循序渐进、量力而行、持之以恒。高强度的运动有可能使血糖进一步升高,并加重原有脏器的损伤,提倡进行中等强度以下的运动,以有氧耐力训练为主,适当辅以轻度的抗阻力运动。运动方式应在患者病情、治疗方案以及自身实际情况的基础上,尽量选择喜好的运动方式,并维持终身。

3.个体化

在指导患者运动治疗前,应了解患者年龄、体重指数 BMI、腰臀比、病程、足背动脉搏动及骨关节运动器官情况、有无并发症,以及患者工作生活特点、文化背景、喜好、以往运动能力和习惯、社会支持系统、目前对运动的积极性及主要障碍等,根据他们的情况进行个体化的运动指导。

4.专业人员指导

患者运动治疗应在专业人员指导下进行,包括内分泌医师、糖尿病教育护士、运动康复师等,并定期接受其他专业人员指导,如心血管医师、眼科医师、营养师等,建立糖尿病团队治疗。

(二)运动治疗目标

(1)改善糖尿病状态,降低糖尿病发病率。

(2)改善身心状态,消除应激紧张状态,扩大患者的日常生活和社交网络。

(3)改善对代谢指标,如胰岛素水平、血糖、血脂、HbAlc 等。

(4)阻止和减轻并发症,改善生活质量。

三、运动治疗的适应证和禁忌证

(一)运动治疗的适应证

(1)2 型糖尿病患者,特别是肥胖型患者。

(2)处于稳定期的 1 型糖尿病患者。

(3)无早产、先兆流产等异常情况的妊娠糖尿病患者。

(4)IGT 及糖尿病高危人群。

(二)运动治疗的禁忌证

(1)血糖明显升高,超过 16 mmol/L,尤其有明显酮症倾向的患者。

(2)血糖波动大或频发低血糖患者。

(3)各种急性感染。

(4)合并严重心、肾功能不全。

(5)合并新近发生的血栓。

(6)合并未控制高血压,血压>24.0/16.0 kPa(180/120 mmHg)。

(7)合并糖尿病肾病、糖尿病血管病变、糖尿病眼病等并发症,应咨询医师,在专业人士指导下进行运动治疗。

四、运动治疗的方法

(一)运动方式的选择

运动方式要选择能改善和维持心肺功能、增进心血管健康的运动,应以等张、持续时间长、有节律、并有大肌肉群参与的有氧运动为主,辅以轻度抗阻力运动,并且运动间隔时间不宜超过3天。

1.散步

运动强度小,适合于体质较差的老年糖尿病患者和消瘦且体力不足的1型糖尿病患者。行走时应全身放松,眼观前方,自然而有节律地摆动上肢,每次10～30分钟。

2.医疗步行

医疗步行是在平地或适当的坡上做定距离、定速的步行,中途做必要的休息。按计划逐渐延长步行距离(如从1 500 m至4 000 m)提高步行速度(由50 m/min至100 m/min),以后可加入一定距离的爬坡或登阶梯运动。例如,每次来回各步行400～800 m,每3～5分钟走200 m,中间休息3分钟;或来回各步行1 000 m,用18分钟走完1 000 m,中间休息3～5分钟;或来回各步行1 000 m,其中要走一段斜坡,用25分钟走完1 000 m,中间休息8～10分钟。可根据环境条件设计具有不同运动量的几条路线方案,根据患者的功能情况选用,每天或隔天进行1次。

3.慢跑

慢跑属中等偏高的运动强度,适合于身体条件较好、无心血管疾病的2型糖尿病患者,慢跑时要求全身放松。

此外,还可选择骑自行车、游泳、登山、打太极拳、跳健身操、跳交谊舞等运动方式。对糖尿病患者来说,应选择适量的、全身性的、有节奏的锻炼项目为宜,也可结合自己的兴趣爱好,因地制宜地选择适合自己的运动方式。

(二)运动强度

(1)运动量:一般人运动量的计算公式为:运动量＝运动强度×运动时间。但对于肥胖的2型糖尿病患者,为了减轻体重,每天消耗的热量应大于摄入的热量,计算公式:X＝(Q＋S)－R。X:所需施加的运动量。Q:摄入的热量。S:需要增加机体消耗的热量。R:日常生活活动所消耗的热量(如吃饭、工作、梳洗、睡觉等)。

(2)根据自身情况选择运动方式。

(3)按所选择的运动方式每分钟的热量消耗计算运动所需持续的时间。

适当的运动强度为运动时患者的心率(heart rate,HR)达到个体60%的最大耗氧量。个体60%最大耗氧时心率的简易计算公式为:HR＝170或180－年龄(岁)。其中常数170适用于病后恢复时间较短者或病情复发、体质较弱者;180适用于已有一定锻炼基础、体质较好的康复患者和老年人。

(三)运动时间

(1)中国的糖尿病患者多为餐后血糖增高,故运动的最佳时间应该在餐后1～3小时进行。

(2)运动前首先做5～10分钟的准备活动或热身运动,活动一下肌肉、关节,同时可使心跳、呼吸的频率逐渐加快,以适应下一步将要进行的运动。达到运动强度后持续时间为20～30分钟,可根据患者的具体情况逐渐延长,每天1次,运动应缓慢活动5～10分钟,不宜立即停止运动。

(3)口服降糖药或使用胰岛素的患者最好每天定时运动,注意不要在胰岛素或口服降糖药作用最强的时候运动,否则有可能导致低血糖。

(4)肥胖患者可适当增加运动次数。

(5)合理运动频率通常为每周 3～4 次,并平均分配在 1 周中(对体力不佳的患者每周 1～2 次的运动亦可)。

(四)运动治疗计划调整原则

运动效果与运动强度、运动量密切相关,个体疾病状况及运动能力的差异不同,运动治疗的计划应循序渐进、量力而行、因人而异,并根据患者的病情及运动能力的变化等情况调整治疗计划。

1.由少至多

运动治疗起始期,时间可控制在 10～15 分钟,待机体适应后,将时间提高至每次至少 30 分钟。抗阻力运动训练每周 2～3 次。

2.由轻到重

在运动治疗起始阶段,运动强度可从最大耗氧量的 50% 开始,慢慢增加,至 6 周后逐渐增加到最大耗氧量的 70%～80%。

3.由稀至繁

运动的频率,需要结合患者的身体情况,参考运动的强度和持续时间,如果达到了中到较大强度的运动量持续时间至少 30 分钟,推荐刚开始每周至少 3 次,逐步增加到每周 5 次或每天 1 次。

4.适度恢复

如患者经过强度较大,时间过长的耐力训练后产生疲劳、肌肉酸痛,不建议天天运动,应给予适当休息。如为抗阻力训练推荐间隔 1～2 天。

5.周期性原则

运动治疗后,患者会对同样的运动强度产生适应,需重新调整运动方案,逐渐增加患者负荷。

(五)合并不同疾病糖尿病患者的运动治疗

1.冠心病

对糖尿病患者每年应评估一次心血管危险因素,冠心病并不是运动的绝对禁忌证,运动强度取决于病情及心功能,必须个体化,一般选择较低运动强度,每次 20～45 分钟,每周 3～4 次为宜,适当的规律运动比单纯药物治疗有更好的疗效。

2.高血压

运动强度应为低中度,避免憋气动作或高强度运动,建议血压控制稳定后,在专业人员的监控下进行中等强度的运动。

3.糖尿病外周血管病变以及周围神经病变

可进行监督下的平板训练和下肢抗阻训练,有周围神经病变而没有急性溃疡的患者可参加中等强度的负重运动,有足部损伤或溃疡的患者建议进行非负重的上肢运动训练(如肢体等长收缩训练或渐进抗阻训练)。若保护性感觉丧失,可选择骑单车、划船、坐式运动及手臂锻炼等非负重运动。运动时穿合适的鞋子,运动前后检查足部皮肤,穿鞋前检查鞋子。

4.糖尿病肾病

微量蛋白尿的出现本身不是运动受限的指征,体力活动会急剧增加尿蛋白分泌,但没有证据证明高强度锻炼会增加糖尿病肾病的进展。研究表明,适当的运动对降低糖尿病肾病微量蛋白尿有积极作用,即使是透析期间也可以适当进行运动训练。运动方式的选择应根据肾脏受损的程度及全身情况而定,避免高强度的运动。

5.视网膜病变

因存在玻璃体积血和视网膜脱落的风险,禁忌做大强度有氧运动和抗阻运动。应注意避免可能冲撞或头低于腰部的运动,切忌潜水和剧烈运动,以免加速视网膜脱落。不鼓励进行的运动有举重、慢跑、冲撞剧烈的球类运动、用力吹的运动,可进行的运动有散步、蹬车等。

6.血糖反应异常

对于偶发血糖反应异常者,临床观察,暂不做特别处理,对频发血糖异常者,帮助寻找及消除血糖反应异常的原因(如胰岛功能丧失、消化功能障碍、胰岛素降解和利用障碍等),及时与医师联系。强化合理的饮食运动治疗,加强运动前的个体评估,密切监测血糖,及时调整用药。

(六)运动治疗的注意事项

(1)参加运动前要对所有接受运动疗法的糖尿病患者都要进行全面的病史询问和体格检查,尤其对年龄在 35 岁以上或病程较长的患者。检查内容包括肝、肾功能,血糖变化、尿常规等,心电图检查,眼底检查,足部及关节检查,下肢血管检查等。

运动前筛查:对患者进行危险因素的系统评估,如心理状况、心电图或运动负荷试验,检查神经系统、足部、关节等,查眼底、尿常规或尿微量蛋白,35 岁以上以及病程 10 年以上患者进行冠状动脉疾病筛查。

运动前各项代谢指标应控制良好:①未出现酮体的患者,血糖控制应<16.7 mmol/L;出现酮体的患者,血糖控制应≤14 mmol/L。②收缩压<24.0 kPa(180 mmHg)。③运动前血糖<5.6 mmol/L,应摄入额外的碳水化合物后运动。

(2)运动前要准备足够的水,便于携带的含糖食物,如水果、糖等。

(3)运动时选择合适、宽松的衣物,严禁赤脚,选择鞋底厚软、透气、不露脚趾的鞋子。

(4)低血糖的防范:文献报道,超过 70% 患者有运动后低血糖经历,因此运动前血糖值<5.5 mmol/L时应补充含糖的食物;不宜在空腹和注射胰岛素后立即运动;胰岛素注射液皮下注射患者,不宜在血流丰富的运动部位注射胰岛素;每餐定时定量,运动时间和强度相对固定;必要时随身携带便携式血糖仪在运动前后监测血糖。

(5)心血管事件及意外创伤的防范:选择舒适的鞋袜及衣裤;选择安全舒适的运动场所,避免过冷过热天气;糖尿病伴心脏病变或潜在冠状动脉病变患者应在医师评估下做适量运动。

(6)防寒防暑,注意添减衣服,天气较冷或较热时最好选择室内运动。

(7)运动周围环境应安静、空气清新,暮练好过晨练。

(8)选择患者喜欢及能坚持的运动方式,制订切实可行的运动计划,帮助患者长期坚持运动治疗。

(9)指导患者做好运动记录、血糖监测记录,分析运动治疗失败的原因,寻找影响因素,及时予以解决,确保运动治疗有效、安全地进行。

(10)最好结伴运动,准备个人急救卡,防止意外。

(张 密)

第六节 围术期糖尿病患者的护理

糖尿病是一种代谢性疾病,血糖控制差可增加手术创口感染的可能,影响患者的伤口愈合,延长住院时间;反之,手术作为身体的一种应激,可增加代谢控制的难度,甚至成为患者出现糖尿病酮症酸中毒等急性并发症的诱因。因此,围术期患者的护理十分重要。

一、饮食护理

(一)营养目标
(1)为患者提供生理所需的营养和能量。
(2)纠正代谢紊乱,维持正常血糖水平。
(3)均衡营养,做好术前准备。

(二)营养原则
(1)平衡膳食,提供患者均衡营养物质的摄入。
(2)正确计算每天所需热能,合理分配营养素。

(三)饮食计划
1.制定饮食计划
术前应根据患者的进食能力、疾病特点等制订科学的饮食计划,烹调时注意食品应清淡易消化。适当增加食物中蛋白质的比例、进食软流质饮食。

2.术前禁食、禁饮
手术当天根据手术类型禁食、禁饮 6~8 小时。

3.术后营养支持
术后早期进行营养支持,建议进食蛋白质高的食物(如肉类、蛋类、豆类、奶类等),因为蛋白质是参与组织修复、细胞更新极为重要的部分,具体饮食方案取决于手术类型;又因为术后患者机体处于饥饿状态,容易分解体内脂肪和蛋白质,导致产生过多的酮体易诱发饥饿性酮症酸中毒。

二、运动护理

(一)运动的目的
1.增加对胰岛素敏感性
增加组织对胰岛素的敏感性,利于血糖的控制。

2.增加身体灵活度
增加身体灵活度,改善不良情绪。

(二)运动护理
1.术前
术前身体和心理要求足够的舒适、充足的休息,最好选择低强度的运动。例如,散步、太极拳、做操、气功等。

2.术后

根据手术后身体恢复情况进行指导。需严格卧床休息的患者可进行握拳、抬腿、伸展四肢关节等活动;注意翻身,按摩受压处皮肤,预防褥疮和血栓形成。随着身体康复,循序渐进地增加活动量,直至恢复术前状态。

3.注意事项

术前运动应该特别注意避免加重身体原来的疾病。术后运动必须评估患者承受力,避免过度运动影响伤口的恢复。

三、药物护理

(一)护理目的

1.服药

指导患者服药,确保正确用药。

2.血糖

保持血糖稳定。

3.遵医嘱用药

遵医嘱用药,确保手术顺利进行。

(二)用药指导

1.单纯饮食治疗或口服小剂量降糖药物者

对于仅需单纯饮食治疗或口服小剂量降糖药物即可使血糖达标的 2 型糖尿病患者,在接受小手术时,术中不需要使用胰岛素;如果服用二甲双胍类药物应复查肾功能,以防乳酸酸中毒等情况发生。

2.口服降糖药患者

口服降糖药患者手术前晚或手术当天停用口服降糖药;术后监测血糖,待恢复进食后可继续口服原降糖药物控制血糖。

3.围手术期的糖尿病患者

对于围术期的糖尿病患者应尽量早期将血糖控制在正常范围以内,口服降糖药效果不佳的患者尽量提早使用胰岛素控制血糖。大、中型手术应在术前 3 天停用口服降糖药,改为皮下注射胰岛素治疗。

4.大、中型手术者

在大、中型手术中,根据患者血糖水平,术中均应输入葡萄糖和胰岛素,并及时根据血糖变化调节葡萄糖和胰岛素的比例,预防术中低血糖发生。术后继续静脉滴入葡萄糖胰岛素液,待患者恢复正常饮食后可改为皮下注射胰岛素控制血糖。

四、血糖监测

(一)目的和意义

(1)观察血糖变化,预防高血糖和低血糖的发生。

(2)了解血糖情况,根据血糖及时调节治疗方案。

（二）血糖监测的护理

1.择期手术术前

择期手术术前空腹血糖应控制在 7.8 mmol/L 以下。如果患者空腹血糖＞10.0 mmol/L 或餐后 2 小时血糖＞13.0 mmol/L；HbA1c＞9％,如非急诊手术应推迟手术。

2.手术日血糖控制

手术日血糖控制目标在 5.0～11.0 mmol/L。因为术中应激反应会导致血糖增高,同时患者术中由于不能进食可发生低血糖,两者都会对人体造成危害,甚至诱发和加重术后并发症的发生发展(如感染、水电解质失调、伤口愈合障碍等)。

3.术后严格监测血糖变化

术后需要重症监护或机械通气的患者,随机血糖控制在 4.5～6.0 mmol/L;中、小手术患者术后血糖应控制在 5.0～11.0 mmol/L。血糖＞11.1 mmol/L 会影响手术伤口愈合,血糖控制在适当范围可改善术后伤口预后效果。在控制血糖的同时,还应注意预防低血糖的发生。

五、健康教育

（一）教育的目的和意义

1.纠正患者对待疾病的态度

改变患者对待疾病消极或错误的态度,提高患者对糖尿病综合治疗的依从性。

2.加强对监护人的教育和指导

加强对监护人的教育和指导,协助患者早日恢复健康。密切观察病情,按不同手术方式和术后患者恢复程度指导患者的生活、饮食、药物和运动,协助患者尽早恢复健康,回归社会。

（二）围术期患者的分期教育

1.术前

术前进行患者饮食指导,训练术后卧床体位;向患者和家属讲解手术相关信息,积极为手术做好准备。

2.术后

鼓励家属参与,教会家属如何观察病情、伤口情况。进行饮食、运动、药物和血糖监测的指导。

六、心理护理

（一）患者常见心理问题

1.恐惧和焦虑

糖尿病患者机体组织修复能力减弱,加上高血糖会使机体白细胞吞噬能力下降,导致伤口愈合延迟,可造成感染发生率增加。这一系列的因素会导致患者产生焦虑、恐惧、悲观、烦躁等不良心理情绪,且比一般手术患者更加明显。

2.其他心理问题

由于缺乏手术信息导致出现相应的心理问题。

（二）护理对策

对患者进行术前访视,开展"亲情护理"可明显缓解术前紧张、恐惧和焦虑的情绪。

1.详细解释注意事项

细心、耐心地向患者讲解术中、术后相关注意事项,消除患者紧张不安情绪,让患者保持良好的身心状态积极配合手术。

2.护士做好术前准备

护士应该仔细做好术前准备,包括患者生活、身体和心理的准备,详细介绍手术治疗成功的案例,消除恐惧和紧张心理,增强手术信心。

3.建立家庭支持系统

建立家庭支持系统,得到家属的支持更易消除患者术前的紧张情绪,让患者重拾信心接受手术,提高手术成功率。

（张　密）

第七节　妊娠糖尿病患者的护理

妊娠糖尿病(gestational diabetes mellitus,GDM)是指妊娠过程中初次发现的任何程度的糖耐量异常,不管是否需用胰岛素或单用饮食治疗,还是分娩后这一情况是否继续。糖尿病合并妊娠是指妊娠前已经确诊为糖尿病的患者发生妊娠。由于两者病情控制不佳均可导致一系列母婴并发症,如妊高症、酮症酸中毒、新生儿畸形、巨大儿等,胎儿易出现呼吸窘迫综合征、高胆红素血症、智力障碍等。因此,对此类患者进行规范化管理和提供个性化护理尤为重要。

一、饮食护理

(一)营养目标

(1)通过提供适宜的热量和营养,保证母体和胎儿的健康。

(2)要求患者体重在孕期增加 10～12 kg,但每月增长不超过 1.5 kg。

(3)保证碳水化合物的摄入,避免因热量摄入过低发生糖尿病酮症或低血糖。孕期切忌减肥。

(二)营养原则

(1)平衡膳食,均衡营养。

(2)饮食注意荤素搭配、粗细结合、饥饱适度,不挑食、偏食,提倡少食多餐,有助于血糖的控制,并减少低血糖的风险。

(3)保证用餐定时、定量。

(三)食谱设计

1.热量计算方法

根据孕妇标准体重或孕前体重及运动强度来计算热量。

(1)妊娠前 3 个月,热量与平时相同,蛋白质增加 5 g/kg 体重。

(2)4～6 个月,热量增加 836 kJ(200 kcal),蛋白质增加 15 g/kg 体重。

(3)7～9 个月,热量增加 836 kJ(200 kcal),蛋白质增加 20 g/kg 体重。

(4)针对体质指数＞30 的肥胖孕妇,每天热量控制在 104.6 kJ/kg 体重(25 kcal/kg)。中度能量限制(减少估计能量需求量的 30％)可在不引起酮血症的同时改善血糖控制,降低母体体重增加的幅度。

2.营养分配

(1)碳水化合物占 50%～55%、蛋白质约占 20%、脂肪占 20%～30%。

(2)体质指数＞30 的肥胖孕妇,碳水化合物占每天总热量的 35%～40%。

3.食物的选择

根据食物的血糖指数(GI)指导患者合理选择食物。低 GI 的食物有粗粮、非淀粉类蔬菜、豆类等,尽量选择富含叶酸和含铁丰富的食物,蔬菜每天不少于 500 g,其中绿色蔬菜不少于 50%。部分孕妇早期多有妊娠反应,选择食物应该清淡、合口,可少食多餐。

4.胰岛素治疗的患者注意事项

进行胰岛素治疗的患者为预防夜间低血糖的发生,睡前可适量加餐,食物主要以碳水化合物为主。

二、运动护理

(一)运动的目的

(1)增加组织对胰岛素的敏感性,便于控制血糖。

(2)控制体重,维持正常体重。

(3)改善不良情绪,增进和外界的交流。

(4)改善心肺功能,利于后期分娩。

(二)制订运动方案

1.运动前的准备

对患者进行全面、系统的体检,监测血糖、血压、心率和记录胎心音,保证患者处于舒适状态并协助其制订一套合适的运动方案;进行运动相关知识的教育,包括选择合适的鞋袜和安全、合适的场所,运动时必须有人陪伴,自备适量的糖果,运动宜适量、持续,运动时注意安全等。

2.运动方式的选择

选择运动量适中、节奏舒缓的运动项目,避免紧张剧烈的体育运动。建议选择散步、孕妇体操等。

3.运动中注意事项

(1)监测心率应控制在 130 次/分以内;患者无心累、气紧、疲倦、腹痛等不适;运动一般持续20～30 分钟/次。

(2)有先兆流产、糖尿病急性并发症、妊高症等情况时不宜进行运动。

三、药物护理

(一)护理目的

(1)控制血糖,保证正常血糖。

(2)保证胎儿顺利生长。

(二)用药指导

妊娠时首选胰岛素治疗,要教会患者胰岛素相关知识及正确注射胰岛素的方法,包括胰岛素类型、注射部位的选择和轮换、注射时间、胰岛素的保存、低血糖的症状和急救等。指导患者严格遵医嘱用药,避免私自用药或调整药物剂量。

同时建议在孕前和妊娠早期补充含 0.4～1.0 mg 叶酸的多种维生素补充剂,血糖的控制和叶酸的补充可以降低 1 型糖尿病和 2 型糖尿病母亲后代中发生神经管缺陷和先天性畸形的风险。

四、血糖监测

(一)目的和意义

(1)观察血糖变化,预防高血糖和低血糖的发生。

(2)了解血糖情况,根据血糖及时调节治疗方案。

(二)血糖监测的护理

选择一天中不同的时间点监测,包括餐前、餐后 2 小时、睡前及夜间(一般为凌晨 2～3 点血糖)。目前中国 2 型糖尿病防治指南推荐接受胰岛素治疗的患者需要每天至少监测 3 次血糖,根据不同的治疗方案制订个体化的监测方案。

(三)血糖控制目标

1.妊娠前血糖控制目标

空腹或餐前血糖控制在 3.9～5.6 mmol/L,餐后血糖控制在 5.0～7.8 mmol/L,HbA1c 尽量控制在 6.0%。

2.妊娠期间血糖控制目标

空腹或餐前血糖<5.6 mmol/L,餐后 2 小时血糖≤6.7 mmol/L,HbA1c 尽量控制在 6.0%以下。

五、健康教育

(一)教育的目的和意义

(1)改变患者对待疾病消极或错误的态度,提高患者对糖尿病综合治疗的依从性。

(2)使患者掌握控制疾病的知识和技巧,尽量提高患者自我照顾能力。

(3)保证患者顺利妊娠和分娩。

(二)妊娠糖尿病患者教育的特点

1.教育形式多样化

应根据孕妇的心理特点,采取针对性的教育,形式应为孕妇乐于接受,避免单一信息传递方式,另外还应根据孕妇年龄、学习能力、文化程度、身心状态等来选择教育方式,做到形式的多样性与个体化相结合,提高教育效果。

2.教育内容针对性

指导孕妇掌握血糖监测的方法,并做好记录;注意测量体重、血压;妊娠 30 周后,教会孕妇自行胎动计数,一旦胎动减少,小于每小时 4 次或小于每 12 小时 30 次,应考虑胎儿宫内窘迫,须立即就医。

3.教育对象广泛性

鼓励家属和陪伴人员参与教学活动,帮助孕妇建立良好的社会支持系统,同时加强随访,了解孕妇健康行为的建立和维持,坚持长期教育支持。

4.教育效果可评价

定期门诊复查,复查内容包括糖尿病相关的检查指标,如血糖、血脂、血压、HbA1c、甲功等,还应定期进行产检,了解胎儿生长的情况。

六、心理护理

(一)患者常见心理问题

中国传统要求孕妇多食少动和糖尿病治疗要求发生矛盾易使患者产生紧张、焦虑的心理问题。孕妇不仅担心自己的身体状况,还要担心胎儿的发育和健康,甚至是糖尿病遗传对胎儿的影响,多重压力加重孕妇心理负担,甚至产生多疑、抑郁等心理。

因为孕期需使用胰岛素治疗且进行长期血糖监测,部分孕妇对孕期使用胰岛素治疗有排斥心理,加上针刺的疼痛感,影响患者依从性,甚至产生拒绝用药等不良健康行为。

(二)护理对策

1.心理护理

妊娠糖尿病患者常因担忧血糖异常影响胎儿的发育与健康及自身的健康和安全,情绪更易出现波动,有研究表明妊娠糖尿病患者的焦虑和抑郁状态发病率约为 25.6%。此期应增加和患者的沟通,及时发现存在和潜在的心理矛盾,向其讲解有关血糖与妊娠的知识,帮助孕妇树立战胜疾病,顺利分娩的信心。

2.针对原因教育

使用胰岛素的患者充分评估和分析排斥胰岛素的原因,针对原因进行教育,帮助患者正确认识胰岛素、积极接受胰岛素治疗。

3.鼓励家属参与

鼓励家属参与,建立良好社会支持系统,纠正妊娠期多食少动的错误观念,和家属共同制订饮食计划,保证正常的血糖和胎儿顺利地成长。

4.跨学科合作

跨学科合作,提倡团队精神,教育涵盖内科、产科、儿科、营养科、运动和心理治疗,内科医师和护士、患者和家属共同参与。

(张 密)

第八节 儿童青少年糖尿病患者的护理

儿童青少年糖尿病患者由于发病年龄早,相对成年患者而言,病程会更长,各种急、慢性并发症发生率会更高,同时会面临更多的家庭和社会问题,如求学、就业、结婚、生子等。我国儿童青少年 1 型糖尿病的发病率约为 0.6/10(万·年),属低发病区,但是由于我国人口基数大故患者绝对数字并不小。针对此类人群护理应特别注意以下几方面。

一、饮食护理

(一)营养目标

(1)合理营养,保证正常生长发育需要,避免低血糖。

(2)维持儿童标准体重,帮助肥胖儿童减肥,改善糖脂代谢紊乱,减轻胰岛 β 细胞的负担。

(二)营养原则

(1)均衡饮食,保证足够的营养。

(2)饮食宜多样化,因患儿处于生长发育期,不必严格控制饮食。

(三)食谱设计

1.热量计算方法

(1)根据年龄段计算:①3 岁以下为 90～100 kcal/(kg·d)。②4～6 岁为 85～90 kcal/(kg·d)。③7～10 岁为 80～85 kcal/(kg·d)。④10 岁以上 70～80 kcal/(kg·d)。

(2)根据体形计算:体形较瘦的患儿每天摄入总能量≈1 000+(年龄-1)×100,体形较胖的患儿每天所需能量≈1 000+(年龄-1)×80 或者全天总热卡=1 000+年龄×(70～100)。

2.营养分配

影响营养分配的因素很多,包括患儿的年龄、体重、基础率(BMI)、活动量、饮食习惯、用药等情况。

(1)蛋白质的摄入:多食禽、鱼肉及牛奶,保证每天摄入优质蛋白 2～3 g/kg。

(2)碳水化合物摄入占总能量的 50%～60%,不必过分限制,以多糖类淀粉为主,适当限制单糖和双糖等精制糖的摄入,粗粮(如糙米、玉米)一般占总主食量的 30%左右。

(3)脂肪摄入占总能量的 25%,不宜超过 30%。其中,饱和脂肪酸(动物油)不宜高于 10%,不饱和脂肪酸(植物油)为 10%,每天总胆固醇(total cholesterol,TC)的摄入量应控制在 300 mg以内,肥胖患儿不超过 200 mg。

3.食物的选择

(1)食物宜清淡,避免煎、炸等烹调方式;克服吃零食的不良习惯。

(2)蔬菜宜用含糖量少的白菜、菠菜、油菜、西红柿、芹菜、黄瓜等。适当增加富含纤维素的食品(如玉米、豆皮、麦麸等),以延缓食物的消化与吸收。

(3)碳水化合物应主要食用多糖类,如谷类、根茎、核桃、莲子等含淀粉多的食物。因这些食物消化吸收较慢,利于维持血糖稳定。在外源性胰岛素作用高峰时期,可允许进食少量含糖低的水果。

(4)进食宜定时定量,少量多餐,甚至每天可安排 5～6 餐。还应注意正餐和加餐时间与胰岛素治疗相匹配,必要时可睡前加餐。

二、运动护理

(一)运动的目的

(1)增加组织对胰岛素的敏感性,利于血糖的控制。

(2)控制体重,利于生长发育。

(3)丰富日常生活,改善不良情绪。

(二)制订运动方案

根据患儿性别、年龄、体力、体形、运动习惯和爱好等帮助患儿制订个体化的运动方式和运动量,运动应循序渐进、强度适当、量力而行。

1.运动前的准备

(1)运动前应进行全面的筛查潜在的并发症,确保运动的安全。

(2)在运动前后监测血糖,运动过程中携带食物和水。

(3)选择合适的服装和鞋袜,选择合适的运动设施,保证运动场地安全。

2.运动方式的选择

一般选择快跑、跳操、打球等患儿喜欢的运动方式,每次不少于 1 小时。为长期维持肥胖儿童减肥效果,推荐增加其运动量(每周进行 7 个小时中等强度有氧运动)。中等强度的运动包括慢跑、游泳、登山、骑自行车、健美操、跳绳等。

3.运动注意事项

(1)有视网膜病变者应避免剧烈运动,运动时保护头部,预防跌倒。出现发热、感冒、呕吐或血糖过低(<4.4 mmol/L)、过高(>16.7 mmol/L)以及较严重慢性并发症时不宜运动,避免意外发生。

(2)避免空腹运动,胰岛素避免注射在肌肉活动的部位;运动中和运动后注意监测血糖,预防低血糖发生。

(3)鼓励家属共同参与既可增加患儿信心和毅力,增进亲子感情,还可避免患儿运动中发生意外情况(如低血糖)时无法自救。

(4)运动中携带糖尿病自救卡片,利于不适时寻求他人帮助。

三、药物护理

(一)护理目的

(1)指导患儿服药,确保正确用药。

(2)指导患儿服药,改善服药依从性。

(3)确保坚持用药,利于血糖控制。

(二)用药指导

1.胰岛素使用指导

儿童糖尿病多为 1 型糖尿病,多需采用胰岛素治疗。要教会患儿和家属胰岛素相关知识及正确注射胰岛素的方法,包括胰岛素类型、注射部位的选择和轮换、注射时间、胰岛素的保存、低血糖的症状和急救等。遵医嘱正确、坚持用药。

2.合理选择治疗方案

帮助患儿选择最合适的治疗方案。如减少注射胰岛素次数或建议接受胰岛素泵治疗,减少对日常生活和学习的影响。

四、血糖监测

(一)目的和意义

(1)观察血糖变化,预防高血糖和低血糖的发生。

(2)了解血糖情况,根据血糖及时调节治疗方案。

(二)血糖监测的护理

1.非胰岛素治疗患儿

根据治疗方案和血糖控制水平决定血糖监测的频率和方案,一般可每周监测 3 天,在特殊情况下进行短期强化监测,每天监测 5～7 个时间点血糖,包括餐前、餐后及睡前。

2.单纯生活方式治疗患儿

建议每周监测 5～7 点血糖,便于指导营养和运动方案,并在血糖持续不达标时及时调节治疗方案。

(三)血糖控制目标

由于 0～12 岁的患儿血糖波动幅度较大,为生长发育和特殊的生理情况,控制血糖范围不宜过低,空腹或餐前血糖尽量控制在 5.0～10.0 mmol/L,HbA1c 控制在 7.5％～8.5％;13～19 岁的青少年患者空腹或餐前血糖控制在 5.0～7.2 mmol/L,HbA1c 尽量控制在 7.7％以下,若无明显低血糖发生 HbA1c 控制在 7.0％以下更好。

五、健康教育

(一)教育的目的和意义

(1)改变患儿对待疾病消极或错误的态度,提高患儿对糖尿病综合治疗的依从性。

(2)使患儿掌握控制疾病的知识和技巧,尽量提高患儿自我照顾能力。

(3)加强对监护人的教育和指导,增进对患儿的管理和教育。

(二)儿童糖尿病患者教育的特点

儿童糖尿病患者智力发育还未成熟,认知理解能力相对较低,行为控制能力欠佳。对这一群体应给予更多关怀以及更多有关糖尿病知识的教育。不仅要关注患儿的心理问题,也应同时关注家长心理问题,与家属共同解决心理矛盾后帮助患儿建立良好的社会支持系统,更好地应对各种不良刺激。

1.教育形式多样化

教育方式可选择:影视教材、集体讲义、夏令营、书面讲座或现场演练等方式。还应根据患儿年龄、学习能力、文化程度、身心状态等因素来选择,做到形式的多样性与个体化相结合,从而提高教育效果。

2.教育时间和内容合理性

教育时间不固定,选择合适时间进行讲解;应根据患儿的心理特点,采取针对性的教育,根据患儿年龄和喜好,选择乐于接受的教育方式。同一教育内容(如糖尿病饮食)可分段讲解,避免大量内容灌输导致患儿吸收困难。

3.教育对象广泛性

鼓励家属和监护人员参与教学活动,帮助患儿建立良好的社会支持系统,同时加强随访,了解患儿健康行为的建立和维持,坚持长期教育支持。

六、心理护理

(一)患者常见心理问题

青春期糖尿病患者心理问题较为多见,心理问题发生可能性更大,女性患者比男性患者更容易发生心理问题。常见的心理问题有焦虑和抑郁;青春期特有叛逆心理增加,甚至产生愤怒、自卑、厌世等情绪;药物性相关心理问题等。

部分患儿对使用胰岛素治疗有排斥心理,加上针刺的疼痛感,影响患者依从性,甚至拒绝或中断用药。

(二)护理对策

1.心理治疗

糖尿病患者抑郁症的发病率是正常人的 3 倍,而儿童糖尿病患儿的焦虑、抑郁等心理障碍的发生与家长的心理健康状况密切相关。心理治疗是糖尿病患儿综合治疗的一部分,还应该呼吁社会、学校、家庭给予糖尿病儿童更多的关心和爱护,使他们能与正常儿童一样健康成长,同时鼓励其融入学校和日常生活当中。其次,对患儿家属进行教育,让家属了解治疗过程,参与其中一部分心理护理。

2.正确面对疾病

儿童、青少年糖尿病患者处于青春发育的美好时期,患病后恋爱、学习、交友常受到很大影响,很容易出现愤怒、自卑、厌世抗拒等极端心理,甚至认为前途渺茫,自暴自弃,拒绝任何治疗。所以应多关怀、倾听、疏导、沟通,尤其对于青春期儿童避免使用命令式和强迫式的口吻,鼓励正确面对心理问题,帮助患儿重拾信心,树立正确的人生观、社会观。

3.患儿、家长需配合治疗

儿童糖尿病患者需终生用药和进行饮食、运动干预,患儿及家长能否坚持并正确执行是治疗和护理成败的关键。部分青少年患者对本身的疾病持怀疑态度,怀疑治疗方案和医师的诊断,长期治疗上的不配合导致血糖控制不良,出现一系列并发症。针对这类患者首先要让其了解自己真实病情,给予适当尊重,还应耐心向患者讲解糖尿病诊断标准,介绍糖尿病基础知识、高血糖的危害性、饮食治疗的重要性等,使患者消除否认、怀疑、拒绝的不良心理,并积极主动配合治疗。

4.社会支持

建立社会支持系统,鼓励病友之间的交流。让病情控制较好的患者以自己亲身经历鼓励其他患儿积极面对疾病,还可采取同伴教育的方式来促进患者的自我管理。

（张　密）

第九节　老年糖尿病患者的护理

老年人糖尿病是指60岁以后发生的糖尿病或者是60岁以前发病而延续到60岁以后的老年患者。特点:多为2型糖尿病,患病率高、起病隐匿,症状不典型,易漏诊,并发症多且严重,血糖控制不满意等。许多老年糖尿病患者病程较长,慢性并发症也较严重,在护理方面应该特别注意。

一、饮食护理

(一)营养目标

(1)通过提供适宜的热量和营养,保证老年糖尿病患者身体健康。

(2)协助老年糖尿病患者建立良好的饮食习惯。

(3)避免老年糖尿病患者营养过剩或营养不足。

(二)营养原则

(1)平衡膳食,均衡营养。

(2)饮食注意荤素搭配、粗细结合、饥饱适度,提倡少食多餐,避免血糖反复波动。

(三)食谱设计

1.老年患者饮食特点

随着生理、心理和社会经济情况的改变,老年糖尿病患者随着年龄增长出现体力活动减少、味觉减弱、牙齿等相关问题。再加上身体可能合并各种疾病,导致饮食个体差异很大,营养不足与营养过剩等两种极端现象同时存在。所以针对此类人群不提倡减肥饮食。应根据其胃肠功能的改变、认知和情绪等提出合理化的饮食食谱。

2.营养的分配

(1)首先对患者进行饮食评估,固定其碳水化合物的摄入量,固定进餐时间,避免血糖大幅度波动。

(2)其次适当限制脂肪摄入,保证富含维生素、蛋白质和纤维素的食物。食物要粗细搭配,松软,利于消化吸收。

(3)还应适当补充微量元素,因老年人口渴神经中枢敏感性降低,还应适当补充一定量的水分。鼓励家属共同进餐,制造一个欢乐进餐的环境改善进食情况。

3.合并多种疾病时

合并多种疾病时还需满足其他疾病治疗需要,如发生 DF 时就需适当增加蛋白质类食物比例。

二、运动护理

(一)运动的目的

(1)控制体重,提高组织对胰岛素的敏感性。

(2)改善血糖和血脂紊乱,延缓慢性并发症的发生和发展。

(3)促进新陈代谢,改善不良情绪,预防骨质疏松。

(二)制订运动方案

1.运动前的准备

运动前充分评估患者身体和心理状况,对老年患者还应检查肝、肾功能,空腹和餐后 2 小时的血糖、血压、心率,必要时进行心电图的检查。全面了解患者病情,根据患者身体情况决定运动方式、时间,预计运动时发生低血糖或发生其他疾病的可能性及发生后的处理措施。鼓励家属陪同参与,随身携带糖尿病急救卡片。

2.运动方式的选择

运动宜选择有节律、等张、持续时间长,尽量有大肌肉群参与的有氧运动为主。

老年患者适合选择散步、太极、瑜伽、平地慢跑和交谊舞等舒缓的有氧运动,运动时注意循序渐进、量力而行、持之以恒。活动宜选择室外为主,多接受紫外线照射促进维生素 D 的合成,预防或推迟骨质疏松的发生。

3.运动强度和运动量评估

(1)运动时心跳加快,但呼吸不急促,运动后心率＝[(170－年龄)次/分]±10%。

(2)持续运动 10～30 分钟后,微微出汗,稍感累但仍能坚持运动。

(3)第 2 天起床后无疲劳感。

4.运动中的注意事项

(1)运动必须在血脂、血压、血糖稳定或身体情况允许的条件下进行。

(2)有下列情况应禁止运动:①血压高,收缩压≥24.0 kPa(180 mmHg)。②血糖不稳定。③有严重心脏病和视网膜病变。④下肢有坏疽。⑤大量蛋白尿。⑥急性感染、发热等。

(3)家属陪同,学会预防和处理运动中出现的不良反应。

三、药物护理

(一)护理目的

(1)指导老年患者服药,确保正确用药。

(2)遵医嘱坚持用药,预防并发症的发生。

(二)用药指导

1.老年人口服降糖药物时

老年患者多为2型糖尿病,选择口服降糖药物应特别注意以下几点。

(1)避免选择除格列喹酮以外的磺胺类降糖药物,因此药半衰期长,容易诱发低血糖。

(2)不建议使用双胍类降糖药,尤其是患有影响气体交换的心肺疾病,避免诱发乳酸性酸中毒。

(3)治疗时间长,口服降糖药物疗效降低伴有明显并发症的患者应尽早使用胰岛素治疗。

2.小剂量开始

接受胰岛素治疗者,胰岛素应从小剂量开始,不是紧急情况下应缓慢调整剂量,可间隔4～5天调整一次,避免胰岛素用量过大导致的低血糖。

3.联合治疗

降糖、降脂和降压应同时进行。

四、血糖监测

(一)目的和意义

(1)观察血糖,预防低血糖。

(2)了解血糖波动,及时调节用药方案。

(3)良好控制血糖,预防和延缓并发症。

(二)血糖监测的护理

因老年患者身体各种器官功能逐渐衰退,对低血糖的敏感性降低,所以血糖控制范围应适当放宽,监测血糖频率根据患者病情变化和治疗方案决定。

(三)血糖控制目标

1.控制目标

老年患者血糖控制标准应略高于一般人,空腹血糖<7.8 mmol/L,餐后2小时血糖<11.1 mmol/L。不发生低血糖的情况下 HbA1c<7％或接近正常。

2.病情危重、出现严重并发症和预期寿命<5年时

患者病情危重、出现严重并发症(如持续低血糖)和预期寿命<5年,此类患者不必严格控制血糖和 HbA1c。

五、健康教育

(一)教育的目的和意义

1.改变态度

改变患者对待疾病消极或错误的态度,提高对糖尿病综合治疗的依从性。

2.掌握技巧

使患者掌握控制疾病的知识和技巧,尽量提高其自我照顾能力。

3.改善情绪

改善患者不良情绪,促进其恢复身心健康。

(二)老年糖尿病患者的教育特点

1.协助老年人记忆与理解

老年患者理解及接受能力差、记忆力下降,交流时注意放慢语速,不断重复,运用记忆辅助措施,必要时安排家访。

2.建立良好的护患关系

还应建立良好的护患关系,获得患者的信任是取得健康教育成功的关键。

3.社会支持

老年患者容易产生孤独感,鼓励家属或陪护接受教育及相关培训,协助其建立良好的社会支持系统。

4.重点突出血糖监测、饮食、运动和药物指导

教育重点突出血糖监测、饮食、运动和药物指导。

(1)教会血糖监测的方法,和患者一起讨论制订血糖监测的目标,告知患者不必强求血糖必须正常,制定目标时要因人而异。教会患者如何预防、识别和处理低血糖,如何识别无症状性低血糖。

(2)与患者共同设定饮食食谱和运动方案,同时鼓励配偶和家庭成员共同参与。

(3)遵医嘱用药,避免老年患者私用或滥用药物。定期举行健康教育讲座,避免患者出现"病急乱投医",盲目相信不良广告,购买假冒伪劣药物上当受骗。

六、心理护理

(一)患者常见心理问题

老年糖尿病患者心理问题反应轻重不同,大部分的老年患者因病程较长,并发症多,其所存在的衰老感和生活质量的下降。这一系列的因素均会导致老年患者出现厌世抗拒等心理,主要表现在对疾病冷漠心理和对治疗不关心等行为。

还有部分老年患者性格固执、盲目自信或害怕成为孩子的负担,害怕被孩子抛弃,会出现过度焦虑和不信任感。

(二)护理对策

(1)老年患者突出的表现为要求被重视、受尊敬。因此,对老年患者一定要用尊敬的语言及称呼,和患者建立良好的护患关系。

(2)因年龄关系,老年患者的理解和记忆能力下降,容易产生自卑心理。日常生活中多用肯定、赞扬和鼓励的语气,耐心解释患者的疑难问题,消除思想顾虑,多多讲解励志的病例,增强战胜疾病的信心。

(3)大部分老年糖尿病病程较长、并发症多,多器官功能逐渐衰竭,生活质量差,种种因素均可以导致患者出现厌世抗拒的心理,还常常表现出冷漠、对治疗不关心等行为。帮助患者学会自我调节情绪,鼓励倾诉和面对情绪问题,遇到不良刺激时要通过自我安慰的方式转移注意力,达到一个新的心理平衡。

(4)组织与其他糖尿病病友进行交谈,同类人群更能激发患者对不良情绪的诉说,让其正视自己病情,了解不良情绪,增加面对疾病的信心。

(5)鼓励家属陪同和参与相关培训,为患者建立良好的社会支持系统。

(张 密)

第十节 糖尿病酮症酸中毒的护理

一、糖尿病酮症酸中毒的概念

糖尿病酮症酸中毒(diabetic ketoacidosis,DKA)是由于胰岛素不足和升糖激素不适当升高引起的糖、脂肪和蛋白质代谢严重紊乱综合征,临床以高血糖、高血酮和代谢性酸中毒为主要表现,是糖尿病患者最常见的急性并发症。严重者出现不同程度的意识障碍直至昏迷,延误诊断或治疗可导致死亡。1 型糖尿病有发生 DKA 的倾向,2 型糖尿病在一定诱因下亦可发生。

二、糖尿病酮症酸中毒的诱因

DKA 发病的基本环节是由于胰岛素缺乏和胰岛素拮抗激素增加,导致糖代谢障碍,血糖不能正常利用,结果血糖增高,脂肪的动员和分解加速,脂肪酸在肝脏经 β 氧化,生成大量乙酰乙酸、β-羟丁酸和丙酮,三者统称为酮体,当酮体生成超过组织利用和排泄的速度时,发展成酮症,同时酮症大量消耗体内储备碱,出现代谢性酸中毒,称为酮症酸中毒。因此,任何可以引起或加重胰岛素分泌绝对或相对不足的因素均可成为 DKA 诱因。多数患者的发病诱因不是单一的,但也有的患者无明显诱因。常见的诱因有急性感染、胰岛素不适当减量或突然中断治疗、饮食不当、胃肠疾病、脑卒中、心肌梗死、创伤、手术、妊娠、分娩、精神刺激等。

三、糖尿病酮症酸中毒的临床表现

DKA 分为轻度、中度和重度。轻度仅有酮症而无酸中毒(糖尿病酮症);中度除酮症外,还有轻至中度酸中毒(糖尿病酮症酸中毒);重度是指酸中毒伴意识障碍(糖尿病酮症酸中毒昏迷)或虽无意识障碍,但二氧化碳结合力低于 10 mmol/L。

(一)临床症状

早期主要表现为多尿、烦渴多饮和乏力症状加重;失代偿阶段出现食欲减退、恶心、呕吐,常伴头痛、烦躁、嗜睡等症状,呼吸深快,呼气中有烂苹果味(丙酮气味);病情进一步发展,出现严重失水,尿量减少、皮肤黏膜干燥、眼球下陷,脉快而弱,血压下降、四肢厥冷;到晚期,各种反射迟钝甚至消失,终至昏迷。少数患者表现为腹痛等急腹症表现。

(二)实验室检查

尿糖、尿酮阳性或强阳性,血酮体增高,多在 4.8 mmol/L 以上;血糖升高,一般在 16.7～33.3 mmol/L;血钾在治疗前高低不定;血尿素氮和肌酐轻中度升高。

四、糖尿病酮症酸中毒的治疗与护理

(一)DKA 的治疗

对单有酮症者,仅需补充液体和胰岛素治疗,持续到酮体消失。对失代偿或昏迷的 DKA 应按以下方法积极治疗。

1.补液

补液治疗是抢救 DKA 的首要和关键措施,能纠正失水,恢复肾灌注,有助于降低血糖和清除酮体,并保证随后的胰岛素治疗发挥作用。补液速度应先快后慢,并根据血压、心率、每小时尿量及周围循环状况决定输液量和输液速度。一般先立即静脉输入生理盐水,1 小时内滴入 1 000 mL,以后 6 小时内每 1~2 小时滴入 500~1 000 mL。治疗过程中必须避免血糖下降过快、过低,以免发生脑水肿,当血糖降至13.9 mmol/L以下,改用 5% 葡萄糖加胰岛素继续输注(按每 2~4 g 葡萄糖加 1 IU 胰岛素计算)。第一个 24 小时输液总量为 4 000~5 000 mL,严重失水者可达 6 000~8 000 mL,对老年、心血管疾病患者,输液尤应注意不宜太多、太快,以免发生肺水肿。患者清醒后鼓励饮水补液。

2.胰岛素

一般采用生理盐水加小剂量胰岛素治疗方案,即以 0.1 IU/(kg·h)胰岛素治疗,以达到血糖快速、稳定下降,而又不易发生低血糖反应的疗效。如在第 1 小时内血糖下降不明显且脱水已基本纠正,胰岛素剂量可加倍。每 1~2 小时测定血糖,根据血糖下降情况调整胰岛素用量。当血糖降至 11.1 mmol/L 时,胰岛素剂量减至 0.02~0.05 IU/(kg·h)。

3.纠正电解质紊乱和酸中毒

酸中毒时细胞内缺钾,治疗前血钾水平不能真实反映体内缺钾程度,在开始胰岛素及补液治疗后,患者的尿量正常,血钾低于 5.2 mmol/L 即可静脉补钾。治疗前已有低钾血症,尿量 ≥40 mL/h时,在胰岛素及补液治疗同时必须补钾。严重低钾血症(<3.3 mmol/L)应立即补钾,当血钾升至 3.5 mmol/L 时,再开始胰岛素治疗,以免发生心律失常、心脏骤停和呼吸肌麻痹。如患者有肾功能不全、血钾过高(≥6.0 mmol/L)或无尿时则暂缓补钾。补钾最好在心电监护下,结合尿量和血钾水平,调整补钾量和速度。

轻症患者经补液及胰岛素治疗后,酸中毒可逐渐得到纠正,不必补碱;重症酸中毒,二氧化碳结合力<8.92 mmol/L,pH<6.9 时,应考虑适当补碱,给予适量等渗碳酸氢钠溶液静脉输入,但不宜过多、过快以免诱发或加重脑水肿,补碱后还需监测动脉血气,直到 pH 上升至 7.0 以上。

4.去除诱因和治疗并发症

如休克、心力衰竭和心律失常、脑水肿和肾衰竭等。

(二)DKA 的护理

1.严密观察病情

(1)严密观察体温、脉搏、呼吸、血压及意识变化,低血钾患者应作心电图监测,为病情判断和观察治疗效果提供客观依据。

(2)及时采血、留尿,定期测血糖,血、尿酮体,注意电解质和血气变化并做肝肾功能检查,以便及时调整治疗方案。

(3)准确记录 24 小时出入量。

2.一般护理

立即开放两条静脉通路;昏迷患者按昏迷常规护理;卧床休息,注意保暖,保持呼吸道通畅,

给予氧气吸入;加强生活护理,特别注意皮肤、口腔护理。

五、糖尿病酮症酸中毒的预防

(一)掌握知识,提高认识

糖尿病患者及相关人员要掌握糖尿病的基本知识,提高对糖尿病酮症酸中毒的认识,一旦怀疑本病应尽早到医院就诊。

(二)密切监测,合理治疗

1型糖尿病患者要坚持合理地应用胰岛素,不得随意减量,更不能中断治疗,以保证血糖处于良好的控制状态。2型糖尿病患者在合并危重疾病、感染、大手术及外伤等应激情况时,要密切监测血糖、尿酮体,血糖明显增高时要使用胰岛素治疗。

(三)控制饮食,加强护理

严格控制饮食、多饮水,定期监测血糖,按时复诊,加强口腔、皮肤护理,预防感染。

(张 密)

第十一节 糖尿病乳酸性酸中毒的护理

一、乳酸性酸中毒的概念

主要是体内无氧酵解的糖代谢产物乳酸大量堆积,导致高乳酸血症,进一步出现血 pH 降低,即为乳酸性酸中毒。糖尿病合并乳酸性酸中毒的发生率较低,但病死率很高。大多发生在伴有肝、肾功能不全,慢性心肺功能不全等缺氧性疾病患者,尤其见于服用苯乙双胍者。

二、乳酸性酸中毒的诱因

主要见于乳酸产生过多、清除减少。乳酸产生过多见于休克和左心功能不全等病理状态造成组织低灌注;呼吸衰竭和严重贫血等导致动脉血氧和降低,组织缺氧;某些与糖代谢有关的酶系(葡萄糖-6-磷酸脱氢酶、丙酮酸羧化酶和丙酮酸脱氢酶等)的先天性缺陷等。乳酸清除减少主要见于肝肾功能不全。

三、乳酸性酸中毒的临床表现

主要为疲乏无力、恶心、厌食或呕吐,呼吸深大,嗜睡等。大多数有服用双胍类药物史。实验室检查有明显酸中毒,但血、尿酮体不升高,血乳酸水平升高。

四、乳酸性酸中毒的治疗与护理

(一)乳酸性酸中毒的治疗

除有明显心功能不全和肾功能不全外,应尽快纠正脱水,包括补液、扩容。一般补充生理盐水,血糖无明显升高者可补充葡萄糖液,并可补充新鲜血液,改善循环。补碱应尽早且充分,常用 $NaHCO_3$,每2小时监测动脉血 pH,当 pH 达到7.2时暂停补碱治疗并观察病情,避免过量引起代谢性碱中毒。注意补钾和纠正其他电解质紊乱。积极对伴发病进行治疗,消除诱因,由药物(二甲双胍、苯乙双胍等)引起者立即停用该药物,改用胰岛素。疗效不明显者可做透析治疗以清除乳酸。

(二)乳酸性酸中毒的护理

严密观察体温、脉搏、呼吸、血压及意识变化,低血钾患者应作心电图监测;定期测血糖,测定血乳酸浓度,注意电解质和血气变化并做肝肾功能检查;准确记录 24 小时出入量及病情变化。其他一般护理同本章第二节"DKA 的护理"。

五、乳酸性酸中毒的预防

严格掌握双胍类药物的适应证,尤其是苯乙双胍,对伴有肝、肾功能不全,慢性缺氧性心肺疾病,食欲不佳,一般情况差的患者忌用双胍类降糖药。二甲双胍引起乳酸性酸中毒的发生率大大低于苯乙双胍,因此建议需用双胍类药物治疗的患者尽可能选用二甲双胍。使用双胍类药物患者在遇到急性危重疾病时,应暂停本药,改用胰岛素治疗。长期使用双胍类药物者要定期检查肝、肾功能,如有不适宜用双胍类药物的情况时应及时停用。

（张　密）

第十二节　糖尿病高渗性高血糖状态的护理

一、高渗性高血糖状态的概念

高渗性高血糖状态(hyperosmolar hyperglycemic state,HHS)是糖尿病的严重急性并发症之一,临床以严重高血糖,血浆渗透压显著升高、失水和意识障碍为特征,无明显酮症酸中毒。HHS 的发生率低于 DKA 且多见于老年 2 型糖尿病患者。HHS 的预后不良,病死率为 DKA 的10 倍以上,抢救失败的主要原因是高龄、严重感染、重度心脏衰竭、肾衰竭、急性心肌梗死和脑梗死等。

二、高渗性高血糖状态的诱因

患者原有不同程度的糖代谢障碍,再加上某种诱因,引起严重的高血糖,但由于患者的胰岛还能分泌一定量的胰岛素,而机体抑制脂肪分解所需的胰岛素远比糖代谢所需的胰岛素量小,HHS 患者自身的胰岛素量虽不能满足应激状态下对糖代谢的需要,却足以抑制脂肪的分解,因而表现出严重的高血糖,而血酮增加不明显。常见的诱因有以下三方面。

(一)引起血糖增高的因素

各种感染并发症和应激因素,如手术、外伤、脑血管意外等;各种能引起血糖增高的药物,如糖皮质激素、苯妥英钠、普萘洛尔等;糖摄入过多,如静脉大量输入葡萄糖,静脉高营养;合并影响糖代谢的内分泌疾病,如甲亢、肢端肥大症、皮质醇增多症等。

(二)引起失水、脱水的因素

使用利尿药、水入量不足(如饥饿、限制饮水或呕吐、腹泻等)、透析治疗(包括血液透析和腹膜透析)、大面积烧伤。

(三)肾功能不全

如急、慢性肾衰竭,糖尿病肾病等,由于肾小球滤过率下降,对血糖的清除亦下降。

三、高渗性高血糖状态的临床表现

HHS起病常常比较隐匿。典型的HHS主要有严重失水和神经系统两组症状体征。

(一)临床症状

患者来诊时常已存在显著失水甚至休克。起病时患者常先有多尿、多饮,多食不明显,有的伴发热症状;随着失水逐渐加重,出现尿少甚至尿闭,同时出现神经精神症状,表现为嗜睡、幻觉、淡漠、迟钝,最后陷入昏迷。

(二)实验室检查

尿比重较高。尿糖呈强阳性。尿酮阴性或弱阳性,常伴有蛋白尿和管型尿;血糖明显增高,多为33.3~66.6 mmol/L;血钠多升高,可达155 mmol/L以上。血浆渗透压显著增高,一般在350 mOsm/L以上。血尿素氮、肌酐和酮体常增高,多为肾前性;血酮正常或略高;血清碳酸氢根≥15 mmol/L或动脉血pH>7.3。

四、高渗性高血糖状态的治疗与护理

(一)HHS的治疗

治疗方法与DKA基本一致,主要包括积极补液,纠正脱水,小剂量胰岛素静脉输注控制血糖,纠正水电解质和酸碱失衡以及去除诱因治疗并发症等。因脱水较重,24小时补液量为6 000~10 000 mL,建议配合管喂或口服温开水,每2小时1次,一次200 mL,总补液量占体重10%~12%。另外,与DKA不同的是,当血糖下降到16.7 mmol/L时可改为5%葡萄糖液加胰岛素静脉输入。

(二)HHS的护理

同DKA的护理。应注意观察患者的呼吸、脉搏、血压和意识变化,观察尿色和尿量。如发现患者咳嗽、呼吸困难、烦躁不安、脉搏加快,特别是在昏迷好转过程中出现上述表现,提示输液过量的可能,应立即减慢输液速度并及时报告医师。

五、高渗性高血糖状态的预防

(一)定期监测血糖

定期监测血糖,保持良好的血糖控制状态。

(二)保证水分摄入

保证充足的水分摄入,鼓励主动饮水;对有中枢神经系统功能障碍不能主动饮水者要记录每天出入量;保证水、电解质平衡;鼻饲饮食者要计划好每天的水摄入量,每天观察尿量。

(三)伴其他疾病时

糖尿病患者因其他疾病需使用脱水治疗时要监测血糖、血钠和渗透压。发生呕吐、腹泻、烧伤、严重感染等疾病时要保证供给足够的水分。

(四)控制饮食,加强护理

遵医嘱用药,严格控制饮食,多饮水,按时复诊,加强口腔、皮肤护理,预防感染。

(张 密)

第十三节　糖尿病伴心血管疾病的护理

心血管疾病是糖尿病患者致残、致死，并造成经济损失的主要原因，其年发病率比年龄及性别相同的非糖尿病患者群高 2～3 倍。2 型糖尿病是冠心病的独立危险因素，明显增加了心血管疾病的发病率、患病率及病死率。中华医学会糖尿病学分会 2001 年对京、津、沪、渝 4 城市 10 家医院住院糖尿病患者并发症患病率进行调查，结果显示合并各种心血管并发症者高达 93%，其中高血压占 41.8%。冠心病占 25.1%。

一、糖尿病冠心病

即糖尿病合并心脏冠状动脉粥样硬化（coronary heart disease，CHD），是糖尿病的主要大血管合并症。其中男性糖尿病患者并发 CHD 的危险是正常人的 2 倍，而女性则高于正常人的 5 倍。另据报道糖尿病并发 CHD 者高达 72.3%，约 50% 的 2 型糖尿病患者在诊断时已有 CHD，约 80% 的糖尿病患者死于心血管并发症，其中 75% 死于冠心病，为非糖尿病的 2～4 倍。而糖尿病本身又加速冠心病的发展，因此从某种意义上讲对糖尿病的防治，自始至终其主要目的就是尽可能地预防和延缓冠心病的发生，从而降低糖尿病冠心病病死率。

（一）病因与发病机制

高血糖损伤血管内膜，内膜上内皮细胞损伤以后，血液当中的血脂等就容易沉积在血管内壁上，导致管腔狭窄，动脉硬化。另外，糖尿病患者血小板凝血功能增强，血小板因子增多，血液黏稠，容易导致血栓，堵塞血管。同时肥胖、脂肪代谢异常、高胰岛素血症、吸烟等几种因素综合起来，会导致心肌缺血缺氧，甚至坏死而引起心脏病。

（二）临床表现

1.慢性稳定型心绞痛

一种以胸、颈、肩或臂部不适为特征的综合征。常表现为胸部绞痛、紧缩、压迫或沉重感，部位在胸骨后但可以放射到颈、上腹或左肩臂，常持续几分钟，以劳累或情绪激动为诱因，休息或舌下含化硝酸甘油后常在 30 秒至数分钟内缓解。

2.无痛性心绞痛

可表现为恶心、呕吐、头晕、四肢乏力、心律失常、短暂性的胸闷气紧不适、突发心源性休克、24 小时动态心电图显示 ST 段偏移等，且有发病年龄较早、起病快、预后差。

3.急性冠状动脉综合征

急性冠状动脉综合征是一组由急性心肌缺血引起的临床综合征，包括急性心肌梗死及不稳定型心绞痛。不稳定型心绞痛和急性心肌梗死的共同表现特点为心前区痛，但是疼痛表现形式多样，发作诱因可有可无，可以劳力性诱发，也可以自发性疼痛。发作时间一般比稳定性心绞痛长，可达到 30 分钟，疼痛部位和放射部位与稳定性心绞痛类似，服用硝酸甘油后多数能缓解。但是也经常有发作不典型者，表现为胸闷、气短、周身乏力、恶心、呕吐等，尤其是老年女性和糖尿病患者。

（三）治疗及护理

1.疼痛的护理

（1）绝对卧床休息，采取舒适卧位。

（2）心理护理，安慰患者，解除紧张不安的情绪，减少心肌耗氧量。

（3）必要时给予氧气吸入。

（4）评估疼痛的部位、性质、程度、持续时间，严密观察血压、心率、心律变化，有无面色改变、大汗、恶心、呕吐等。

（5）给予硝酸甘油（心绞痛发作时使用）舌下含服。对于心绞痛频繁发作或含服硝酸甘油无效的，可遵医嘱静脉滴注硝酸甘油，监测血压、心率变化，但应注意输入速度，防止低血压的发生。部分患者用药后可出现面部潮红、头部胀痛、头昏、心动过速、心悸等不适，应告诉患者是由于药物导致血管扩张所致，以解除顾虑。第一次用药时，患者应平卧。青光眼，低血压禁用。

（6）患者疼痛缓解后与其讨论发作的诱因，总结预防方法。

2.活动与休息

评估活动受限的程度，制订活动原则，解释合理活动的意义，指导病员活动及活动中不良反应的监测。

3.介入治疗及外科治疗

介入治疗包括经皮冠状动脉腔内成形术、冠状动脉斑块旋切术、经皮冠状动脉腔内斑块旋磨术、经皮冠状动脉激光成形术、冠状动脉内支架及激光心肌血运重建术等。外科治疗包括冠脉搭桥术。

4.急性心肌梗死的护理

绝对卧床休息，保持环境安静，限制探视，减少陪护，间断或持续吸氧，安置心电监护，遵医嘱给予吗啡或哌替啶止痛，烦躁者可给予地西泮，迅速建立静脉通道溶栓治疗并观察有无寒战、发热、过敏等不良反应，补充血容量纠正酸中毒，控制休克，给予患者适当心理安慰及解释工作。

5.健康指导

（1）加强冠心病的筛查，心电图是最基本、最常用的方法，对于心电图正常且无心肌缺血症状者，应注意其是否有危险因素存在，建议定期随访监测与筛查心电图，及时捕捉有症状的心电图，对诊断更有价值。

（2）指导患者提高自我监测及自我护理的能力，定期进行心电图、血糖、血压、血脂等检查，讲解心血管并发症基本知识及处理原则。

（3）指导患者生活规律、减肥、戒烟酒；调整日常生活与工作量，适当参加体力劳动和身体锻炼；不宜在过饱或饥饿时洗澡，水温勿过冷过热，时间不宜过长；保持平和乐观的情绪，避免焦虑、急躁等。

（4）摄入低热量、低脂、低胆固醇、低盐、高纤维素饮食，保持大便通畅，限制单糖类食物（如水果和蜂蜜），鼓励多吃粗粮，少吃多餐。

（5）坚持按医嘱服药，自我监测药物不良反应，外出时随身携带硝酸甘油应急。

（6）控制高血糖。

（7）定期门诊随访。

二、糖尿病合并高血压

高血压是导致糖尿病大血管和微血管病变的重要危险因素。高血压能使血管进一步收缩变窄,很容易发生阻塞或出血,还能使尿蛋白增多,肾脏功能恶化;它也是导致糖尿病患者心脑血管系统功能紊乱而致死的主要原因,还会加重视网膜病变。1 型糖尿病多在并发肾脏病变后出现高血压,2 型糖尿病往往合并原发性高血压,可以在 2 型糖尿病发病之前、同时或之后出现。对糖尿病合并高血压人群根据心血管危险性评估进行积极的干预和治疗,对预防糖尿病大血管并发症和微血管并发症,预防心血管事件的发生和提高生存质量、延长患者寿命具有十分重要的意义。

(一)病因与发病机制

糖尿病患者血糖升高,机体为了使血糖能保持正常,就代偿性的释放更多的胰岛素。胰岛素是一种促合成的激素,不仅能够促进蛋白质、脂肪等合成,而且能够使水钠潴留和体重增加,促进或加重高血压的发生和发展。同时糖尿病产生的动脉粥样硬化也是加重高血压发生的重要因素。

(二)诊断标准

对于糖尿病患者来说,定期监测血压非常重要,当发现自己的血压升高,就应当采取相应的治疗措施。血压测量必须成为糖尿病日常门诊不可缺少的内容,必要时要进行不同体位的测量,以发现自主神经病变对血压的影响;门诊发现血压异常,应改天进行重复测量,以证实血压是否升高;凡糖尿病患者应当每 3 个月测量一次血压,对血压升高和接受降压治疗者,宜鼓励患者自测血压或增加血压检测频度,至少每周测量一次。高血压的诊断分类标准见表3-7。

表 3-7　高血压的诊断分类标准

类别	收缩压(mmHg)	舒张压(mmHg)
正常血压	<120	<80
正常高值	120～139	80～89
高血压	≥140	≥90
1 级高血压(轻度)	140～159	90～99
亚组:临界高血压	140～149	90～94
2 级高血压(中度)	160～179	100～109
3 级高血(重度)	≥180	≥110
单纯收缩期高血压	≥140	<90
亚组:临界收缩期高血压	140～149	<90

(三)治疗与护理

1.一般护理

(1)行为治疗:纠正不良生活方式尤为重要,包括加强锻炼、生活规律、戒烟、戒酒等。3 个月合理的行为治疗可以使收缩压下降 1.33～2 kPa(10～15 mmHg)。男性每天乙醇摄入应≤20 g,女性≤10 g。

(2)控制体重:体重每减轻 1 kg,可使平均动脉压降低 0.13 kPa(1 mmHg),对轻、中度高血压有效。超重 10% 以上者至少减肥 5 kg。

（3）量化饮食治疗，限制钠盐：每天摄入钠盐不应超过 6 g。多进食低脂、少盐、高纤维饮食。

（4）量化运动治疗：每天快走或游泳 45 分钟，每周坚持 5 天。

（5）缓解心理压力，保持乐观心态。

2.药物治疗与护理

在血压≥18.67/12 kPa(140/90 mmHg)的患者，直接加用药物治疗，对于已经出现微量清蛋白尿的患者，也应该直接使用药物治疗。遵医嘱合理用药，尽早用药，定期监测病情，尽快稳定控制病情。

（1）药物治疗首先考虑使用血管紧张素转换酶抑制剂(angiotensin converting enzyme inhibitors, ACEI)或血管紧张素受体阻滞剂(angiotensin receptor blockers, ARBs)，二者为治疗糖尿病高血压的一线药物。前者抑制血管紧张素的产生，降低肾小球内压，阻止肾小球肥大，减少尿蛋白，减慢肾小球滤过率，对糖、脂肪及其他代谢方面没有不良作用，主要不良反应是咳嗽，升高血肌酐、血钾、过敏、皮疹、白细胞(white blood cell, WBC)降低等。当使用 ACEI 出现咳嗽不耐受的可以选择 ARBs，但血肌酐＞3 mg/dL 者慎用，因其主要不良反应是高钾血症、肾功能恶化等。当需要联合用药时，也应以其中一种为基础。

（2）利尿剂、β 受体阻滞剂、钙拮抗剂(CCB)作为二级药物或者联合用药。血压达标通常需要 2 个或 2 个以上的药物联合治疗。但利尿药氢氯噻嗪可升高血糖，β 受体阻滞剂会掩盖低血糖早期症状，故使用过程中需注意。

（3）辅助药物：阿司匹林或其他抗血小板药物可减少脑卒中和心血管病死亡的危险。

（4）用药后的护理：服药后注意体位变化宜慢，防直立性低血压；也可以穿弹力袜促进下肢血液循环；洗澡水温度不能太高，时间不能超过 15 分钟，禁止洗桑拿；坚持锻炼，但运动时禁止突然转身、下蹲、起立、弯腰等动作，运动后要注意盐和水的补充；保证充足睡眠；坚持长期用药，不随便停药；定期监测血压，定期随访。

（张　密）

第十四节　糖尿病伴骨关节病变的护理

糖尿病骨关节病变是指糖尿病性神经病变引起的神经性关节病，是夏科(Charcot)关节病中的一类，是进行性的关节破坏，可以涉及一个或多个关节，其病理特点是关节脱位、病理性骨折、严重的足弓塌陷。而骨关节病变的结果是严重的畸形，足掌压力增加和溃疡，如不能得到有效治疗及护理，最终可能导致截肢。糖尿病患者中约 1‰ 可能发生夏科关节病，主要系神经病变所致，感染可加重其损伤，可致关节脱位、畸形，严重影响关节功能，使患者生活质量降低。

一、病因

由于糖尿病感觉神经和自主神经病变，肩、肘、颈椎、髋、膝、踝、趾等关节没有痛觉的保护机制，导致关节过度使用、撞击发生破坏，可发生无痛性肿胀等。

二、临床表现

关节逐渐肿大、不稳、积液,可穿出血样液体。肿胀关节多无疼痛或仅轻微胀痛,关节功能受限不明显。关节疼痛和功能受限与关节肿胀破坏不一致为本病之特点。晚期关节破坏进一步发展,可导致病理性骨折或病理性关节脱位。

三、辅助检查

主要通过 X 线检查,早期见软组织肿胀、骨端致密、晚期关节显示不同程度的破坏、间隙狭窄、骨端致密、病理骨折、关节内游离体、骨质吸收、退变骨赘和新骨形成以及关节脱位与畸形。

四、治疗及护理

目前无特异性治疗手段,以保护防治措施为主。

(1)病变关节、上肢避免用力工作,下肢尽量减轻负重;破坏较重关节(如膝、肘和脊柱部位)可用支架保护。

(2)部畸形的患者可选择特殊治疗鞋或减压鞋垫,不易长时间行走,避免局部持续受压而发生足部溃疡。

(3)足部病重且溃疡不愈者可做截肢术,青壮年患者膝、踝关节破坏严重者可做关节融合术,不过邻近关节可再发生此病。

(4)卧床休息,将痛肢用被褥等垫起,采取舒适体位,以减轻疼痛,但需变换体位,以免局部皮肤受压,日久可造成肌肉失用性萎缩及关节功能不良。

(5)避免所有诱发因素,加强自我管理意识,防止关节过度活动,注意关节保暖。

(6)痛风是导致骨与关节病变的常见原因之一,对有痛风的患者饮食上应注意避免进食含嘌呤高的食物。

(张　密)

第十五节　糖尿病足的护理

1999 年世界卫生组织(WHO)对糖尿病足(diabetes foot,DF)的定义是:发生于糖尿病患者踝关节或踝关节以下的部位,由于合并神经病变及各种不同程度的末梢血管病变而导致下肢感染、溃疡形成和/或深层组织的破坏。患者从皮肤到骨与关节的各层组织均可受害,其主要临床表现为足溃疡和坏疽。糖尿病患者中有 4%～10% 并发 DF,糖尿病患者一生中并发 DF 的风险高达 25%。DF 是糖尿病患者尤其是老年糖尿病患者最严重的慢性并发症之一,也是患者致残、致死的主要原因之一。

一、诱因

常见诱因有鞋创伤、切割伤、温度创伤、重复性应激、压疮、医源性创伤、血管堵塞、甲沟炎及其他皮肤病、皮肤水肿等。

二、溃疡的高危因素

DF 溃疡的高危因素包括合并有周围神经病变、周围血管病变、视网膜病变、肾脏病变(特别是肾衰竭)、老年人(特别是男性)、独居、既往曾有足溃疡史或截肢史、足畸形、足底压力增加、足部皮肤异常、关节活动受限、胼胝、糖尿病知识缺乏、糖尿病病程超过 10 年、糖尿病控制差、职业危害、不能进行有效足部保护、吸烟、酗酒等。对于这些高危人群应定期随访,加强足部相关知识教育,预防足溃疡的发生。

三、分类和分级

(一)分类

按照病因,DF 溃疡可分为神经性、缺血性和神经-缺血性溃疡,不同溃疡的区别见表 3-8。

表 3-8　糖尿病神经性和缺血性溃疡的比较

症状	缺血性溃疡	神经性溃疡
皮肤颜色	苍白	正常
皮肤温度	凉(怕冷)	温暖
皮肤状况	有汗	干燥,皲裂
记背/踝动脉	无或减弱	正常
创面	有黑痂,湿,有渗出	洞,边缘清晰,渗出少
感觉	疼痛	无/迟钝
胼胝体	无	常见
跛行	有	无
静息痛	有	无
血管 B 超	串珠样改变	改变不严重
伤口部位	足表面	足底,足边缘

(二)分级

DF 的分级方法有很多,国内临床常用的分级方法为 Wagner 分级法,分为 0~5 级。

(1)0 级:有发生足溃疡危险因素,目前无溃疡。

(2)1 级:浅表溃疡,临床上无感染。

(3)2 级:较深的溃疡,影响到肌肉,无脓肿或骨的感染。

(4)3 级:深度感染,伴有骨组织病变或脓肿。

(5)4 级:局限性坏疽(趾、足跟或前足)。

(6)5 级:全足坏疽。

四、护理评估

(一)整体评估

年龄、血糖、血脂、血压、营养状况;肝肾功能;心理状况;全身用药;过敏史;既往住院史及手术史;糖尿病病史;有无心血管、肾脏、视网膜病变;是否吸烟、饮酒;是否存在 DF 的其他高危因素等。

(二)局部评估

足部是否畸形、肿胀;是否肌肉萎缩;有无胼胝及鸡眼;足部皮肤温度、颜色;趾甲、汗毛生长情况;有无化学品暴露史;既往足部外伤及手术史;神经病变和血管病变的临床症状;溃疡的诱因、位置、大小、深度、颜色、分类分级;渗液的量、色、性;有无异味、感染;肉芽生长情况;鞋袜是否合适等。

(三)周围神经病变的筛查

主要是了解患者是否存在保护性感觉,包括 10 g 尼龙丝压力觉检查、痛觉检查、温度觉检查、利用音叉或震动感觉阈值测量仪测量震动觉、肌腱反射五项检查和神经传导功能检查(NCS)等。做检查前先让患者体验正常的感觉作为参照,不要让患者看到或听到筛查仪器,注意避开胼胝、溃疡、瘢痕和坏死组织等部位,双侧都要检查。临床常以神经传导功能检查作为诊断周围神经病变的金标准,但该检查为有创检查,不易被患者接受。在周围神经病变筛查中,目前推荐多种方法联合使用,而非单一检查,更有助于早期诊断,早期治疗,同时更好地预防 DF 的发生。

(四)下肢血管检查

周围动脉疾病是重要的预测糖尿病患者足溃疡结局的因素,对糖尿病患者下肢血供的评估,有助于下肢血管病变的早期诊断和预后。检查的方法有很多,包括触诊足背动脉、胫后动脉、动脉搏动,如果动脉搏动减弱或消失,则提示可能存在糖尿病性周围动脉疾病,容易发生足溃疡,且有更高的心血管病变发生率。但动脉搏动受检查者主观因素影响太多,缺乏统一的标准。ABI可以反映下肢血压和血管状态,具有无创、操作简单、价廉、省时、患者容易接受等优点,有较好的特异性和敏感性,是诊断外周动脉疾病的有效手段,也是心脑血管事件和病死率的强烈预测因子,其临床价值在国外早已被广泛认可。跨皮氧分压(transcutaneous oxygen tension,$TcPO_2$)反映微循环状态,因此也反映了周围动脉的供血。测定方法为采用热敏感探头置于足背皮肤,正常值为 >5.33 kPa(40 mmHg);$TcPO_2 < 4$ kPa(30 mmHg),提示周围血液供应不足,足部易发生溃疡,或已有的溃疡难以愈合;$TcPO_2 < 2.67$ kPa(20 mmHg),足溃疡几乎没有愈合的可能,需要进行血管重建手术以改善周围血供;如吸入 100% 氧气后,$TcPO_2$ 提高 1.33 kPa(10 mmHg),则说明溃疡预后良好。此外,血管彩色多普勒超声检查可发现动脉的形态和血流动力学异常,常作为下肢血管病变的筛查。利用多源多排 CT 血管造影(MDCTA)、增强磁共振血管造影(CE-MRA),对于有肾功能损害的患者是较理想的检查方法。动脉内数字剪影血管造影(DSA)长期作为血管检查的"金标准",能准确反映血管病变情况,但为有创检查且费用昂贵,有一定并发症。

(五)骨、关节检查

对临床上可疑的骨与关节病变但 X 线检查中没有看到异常征象时,可选择 CT 或 MRI 等检查。

(六)足底压力测定

国外已经研制出多种方法测定足部不同部位的压力,如 MatScan 系统、FootScan 系统,这些系统通过测定足部压力,筛查高危人群,了解患者足部压力是否异常,发现溃疡高风险区域,有助于 DF 的诊断,同时为订做矫形辅具(鞋或鞋垫)作指导。

五、糖尿病足的治疗

DF 的治疗强调多学科协作,防治相结合,治疗目标是预防足溃疡的发生和避免截肢。首先是全身治疗,即控制高血糖、血脂异常、高血压,戒烟,改善全身营养不良状态和纠正水肿等,只有在全身治疗基础上局部换药才会有效。对糖尿病患者足的评估应该作为整个糖尿病治疗的一部分。

(一)缺血性病变的处理

对于血管阻塞不是非常严重或没有手术指征者,可以采取内科治疗,使用扩张血管和改善微循环的药物,如川芎嗪、丹参、培达、前列腺素 E 等。如果血管病变严重,应行血管重建手术,如血管成形术或血管旁路术。坏疽患者在休息时,有疼痛并有广泛病变但又不能保守治疗者,应给予截肢。截肢前最好做血管造影,以决定截肢平面。血管完全闭塞且没有流出道的患者,尤其是不能行血管外科手术者,可采用干细胞移植法,以促使侧支循环的形成。也可采用超声消融的方法,使已经狭窄或闭塞的血管再通。另外,还有血管腔内介入治疗如支架植入术、球囊扩张,也可使闭塞的血管再通,改善局部供血,降低截肢率。

(二)神经性足溃疡的处理

关键是减轻原发病变所造成的压力,可通过矫形鞋或矫形器等改变足的压力。同时根据溃疡的深度、大小、渗出量以及是否合并感染再决定换药的次数和局部敷料的选用。

(三)足溃疡合并感染的处理

足溃疡合并感染的是糖尿病患者截肢的重要原因。2012 美国感染病学会(IDSA)临床指南所列出的可能感染证据如下:非脓性渗出、松散或变色粗糙组织、未局限的伤口边缘和恶臭、骨探测试验阳性;溃疡形成时间超过 30 天;有足部溃疡复发的病史;足部外伤、患肢周围血管疾病;既往下肢截肢史;感觉丧失、肾功能不全和/或赤脚走路的病史,这些都会增加 DF 感染的风险。应从深部组织采集标本进行培养,采取活检或者剪除的方法,要在创面清洁和清创之后进行。避免拭子法和不合适的清创处理,以免出现不良后果。可先经验性的选择广谱抗生素治疗,待细菌培养结果出来后,再根据药物敏感试验,选用合适的抗生素。轻度软组织感染用抗生素治疗的疗程为 1~2 周,中度感染和严重感染需要抗生素治疗 2~3 周。除了抗感染治疗外,对感染性伤口的治疗还包括外科去除坏死组织、适当的伤口换药、解除对伤口的压迫和改善感染部位的血供。

(四)足溃疡的创面处理

原则为清创、引流、保湿、减轻压力、控制感染、改善血供,促进肉芽组织生长及上皮爬行。

1.清创

在清创之前必须全面考虑病情,进行创面评估包括血管评估及溃疡的分类分级,采用"蚕食法"清除坏死组织。有严重血管病变时,清创不要太积极,视血供情况及时进行血管重建等治疗。趾端干性坏疽,暂不进行清创,可待其自行脱落。胼胝可能掩盖深部的溃疡,应及时去除。当有危及肢体和生命的感染时,即使是缺血的患者也应该立即清创。

2.减轻压力

对于由敷料、鞋袜、行走时造成的压力而导致的溃疡,减轻负重足部的压力以促进溃疡愈合是十分重要的,减压措施应贯穿于创面愈合的全过程。

3.敷料选择

敷料的选择要保证湿性修复环境和渗出液的吸收,根据溃疡的面积、深度和性质(干性伤口、渗出多的伤口和红肿的伤口)来选择敷料,选择原则如下:

(1)对于有焦痂、不易清创的溃疡,有暴露的肌腱、骨骼需要保护者,可选用水凝胶敷料。

(2)对于有感染的溃疡,可选用含银、含碘敷料局部抗感染,并取标本作培养,尤其是有骨髓炎和深部脓肿者,应根据药敏试验选用抗生素静脉滴注,并及时切开引流。严重溃疡合并感染者,特别是有坏疽者,可能同时需要截肢。

(3)有窦道或腔隙者,可选用藻酸盐敷料等填充,松紧应适宜。无感染者,亦可采用含生长因子类敷料填充,但一定要有充足的血供。

(4)对于渗液过多者,可利用泡沫敷料的高效吸收能力管理渗液。

(5)处于肉芽组织生长及上皮爬行阶段者,可选用水胶体类、泡沫类等敷料。

4.创面评估

每次换药时应对创面充分评估,以便及时调整治疗方案。

(五)DF 治疗护理新进展

1.自体富血小板凝胶在糖尿病难治性皮肤溃疡中的应用

自体富血小板凝胶(autologous platelet-rich gel,APG)系取自患者自身外周静脉血,经离心、分离、浓缩制得的富含血小板血浆(platelet-rich plasma,PRP)按一定的比例与凝血酶-钙剂混合凝固形成。具有减少创面疼痛,减少分泌物渗出,加速止血、且含有丰富的生长因子的特点,能加速创面的愈合。

根据溃疡发生的位置,术前需要做好体位训练,防止术中凝胶流失。尽量清除坏死组织、炎性肉芽和过度角化的组织,对于较深的窦道或常规清除困难的部位,可采用超声清创刀辅助清创。创面凝胶凝固后予油纱覆盖,无菌纱布包扎。术后指导患者保持正确的体位,以免凝胶受压,降低效果。

2.负压封闭引流技术

负压封闭引流(vacuum sealing drainage,VSD)对 DF 溃疡的治疗作用主要表现在及时、有效地清除创面或窦道内的渗液、脓液及坏死组织;减少创面的细菌菌落数,降低伤口感染率;促进创面血供的恢复,增加血管通透性,促进水肿消退及肉芽组织生成等。

根据创面大小裁剪 VSD 敷料并覆盖于创面,每根引流管周围的 VSD 敷料不超过 2 cm,半透膜封闭整个创面,用"系膜法"封闭引流管出创面边缘,调节负压在 $-16.7\sim60.0$ kPa($-125\sim-450$ mmHg),以看到敷料收缩,手触变硬并有液体引流出为度,每天用无菌生理盐水冲管 $1\sim2$ 次,$4\sim7$ 天后拆除 VSD 敷料。注意引流管质地软硬适中、透明,长度以 $90\sim120$ cm 为宜,负压吸引瓶的位置应低于创面。如果瘪陷的海绵恢复原状,贴膜下出现积液,提示负压失效,应立即查找原因,检查管道是否堵塞、松脱,封闭膜是否漏气,必要时重新封闭被引流区或更换引流装置,以维持有效负压。

六、糖尿病足的筛查

筛查并识别出有 DF 危险因素的患者是成功处理 DF 的关键。所有患者应在诊断为糖尿病后至少每年检查一次足部情况,有足溃疡危险因素的患者检查应该更加频繁,建议根据实际情况每 $1\sim6$ 个月 1 次。DF 病变的有关检查见表3-9。

七、预防和护理

DF 重在预防,尽管 DF 的治疗困难,但 DF 的预防却十分有效。对于有发生足溃疡危险因素的患者,应该及时地对患者和其家属提出防治措施并予具体指导。足部损伤的预防包括定期观察和检查足以及鞋袜;识别高危患者;教育患者及其亲属和有关医务人员;合适的足部保护措施；对非溃疡性病变进行治疗。

表 3-9　DF 病变的有关检查

	临床检查	客观实验
皮肤	颜色、出汗、干燥、干裂、是否感染	望诊、触诊
形态和畸形	足趾的畸形 跖骨头的突起 Charcot 畸形 胼胝	足的 X 线检查 足的压力检查
感觉功能	针刺痛觉 振动觉 温度觉 压力觉检查	细针 音叉、Biothesiometer 温度阈值测试 尼龙丝触觉检查 足压力测定仪
运动功能	肌萎缩、肌无力 踝反射	电生理检查
自主功能	出汗减少，胼胝 足温暖，足背静脉膨胀	定量发汗试验 皮温，皮肤表面温度测定
血管状态	足背动脉搏动，皮肤颜色 足凉、水肿	非创伤性多普勒超声检查 TcPO₂

（一）全身状况检查

全面控制血糖、血脂、血压、戒烟、限酒，还应强调营养神经、抗凝、改善微循环。每年至少进行一次足部的专科检查，以确定足溃疡和截肢的危险因素。如足部结构、生物力学、足部供血状况、皮肤完整性、保护性感觉的评估等。

（二）足部自我检查

做好足部的自我检查，在光线充分的情况下，眼睛不好者戴上眼镜，看不清的地方，请家人帮忙，看不到的地方，可借助镜子。重点检查足趾、足底、足变形部位，是否有损伤、水泡、皮肤温度、颜色、是否干燥、皲裂、趾甲有无异常、鸡眼、足癣、足部动脉搏动等。

（三）足部的日常护理

（1）每天用温水洗脚，洗的时间不要太长，10 分钟左右，不要用脚试水温，可用手或请家人代试水温，洗完后用柔软的浅色毛巾擦干，尤其脚趾间。

（2）双脚涂上润肤霜，保持皮肤柔润，不要太油，不要涂在趾间和溃疡处；有皮肤皲裂者，可擦含有尿素成分的皲裂霜；脚出汗较多者，可用滑石粉置于鞋中或脚趾间擦乙醇，再以纱布隔开，以保持足部的干爽。

（3）进行下肢、足部的按摩，动作轻柔，避免搓、捏等损伤性动作。

（4）适当运动，改善肢端血液循环。

（5）冬天要防止冻伤、烫伤，不要用热水袋或电热毯直接取暖，不要烤火及热水烫脚。夏天要防止蚊虫叮咬。

(6)不要自行处理伤口,不要用鸡眼膏等化学药物处理鸡眼或胼胝。

(7)避免足部针灸,防止意外感染。

(8)不要盘腿坐、不要跷二郎腿。

(9)不要吸烟。

(10)穿鞋前,检查鞋内是否有异物,防止足部损伤。

(11)确保在看得清楚的情况下修剪趾甲,平着修剪,不要修剪得过短,挫圆边角尖锐的部分。

(12)选择适合的袜子,如吸水性、透气性好的浅色棉袜、羊毛袜,不宜太小或太大,袜口不要太紧,内部接缝不要太粗糙、无破洞。

(13)选择适合的鞋子,如面料柔软、透气性好、圆头、厚底、鞋内部平整光滑最好能放下预防足病的个性化鞋垫。禁穿尖头鞋、高跟鞋、露趾凉鞋。最好下午买鞋,双脚需穿着袜子同时试穿;新鞋穿20~30分钟后应脱下,检查双脚皮肤是否有异常,每天逐渐增加穿鞋时间以便及时发现潜在问题。

(14)出现任何症状应及时就医,如水泡、陷甲、足癣、甲沟炎、鸡眼、胼胝、皮肤破损等。

（张　密）

第十六节　糖尿病合并感染的护理

糖尿病患者由于代谢紊乱及各种并发症,使机体抵抗力下降,容易发生各种感染,在血糖控制差的患者中更常见且严重;同时感染也可能加重糖尿病的发展或产生其他并发症,故控制感染也是糖尿病治疗的任务之一。

一、病因与发病机制

高血糖使患者抵抗力下降,白细胞吞噬作用受到抑制。同时,由于组织的糖原含量增高,给细菌、真菌、结核等病菌繁殖创造了良好的环境,使糖尿病患者容易发生各种感染。

二、常见感染部位

皮肤、口腔、呼吸道、泌尿生殖系统。

三、临床特点

(一)皮肤感染

糖尿病患者中有1/3患有与糖尿病相关的皮肤病变,如皮肤瘙痒症、湿疹、皮肤化脓性感染、皮肤真菌感染等,可形成败血症或脓毒血症。同时皮肤病变可加重糖尿病,应给予重视并积极治疗和预防。

(二)口腔感染

由于糖尿病患者身体大部分微血管都有病变,供血不足,若发生在牙周组织血管,产生牙周病和龋齿,再加上高血糖状态,使糖尿病患者的口腔易发生感染。如果不予治疗,又会使糖尿病恶化,严重者导致酮症酸中毒。因此,要及时地处理和预防口腔疾病。

(三)呼吸道感染

易导致肺炎,老年卧床患者更常见,是糖尿病猝死的常见诱因。肺结核发生率也高,进展快,易形成空洞。

(四)泌尿生殖系统感染

由于尿糖刺激,女性易反复发作发生阴道炎、女性外阴瘙痒、肾盂肾炎、膀胱炎等,男性也可发生龟头炎。

四、治疗及护理

(1)严密观察,包括体温、白细胞及局部表现。

(2)控制血糖,积极治疗糖尿病。

(3)合理使用抗生素。

(4)对症处理。

(5)日常护理。①做好个人卫生,勤洗澡、勤换衣,保持皮肤清洁;洗澡时,水温不宜过热,应轻轻搓揉,防止皮肤破损引起感染;应使用刺激小的中性香皂、浴液,切勿使用刺激大的碱性洗涤剂;老年患者每次洗澡时间不宜过长,最好采用淋浴。②卧床患者应勤翻身,减少局部组织受压,预防压疮发生。③女性患者勤换内裤,内裤不宜过小过紧,选用通气性能好的天然织物内衣,并消毒晾晒;月经期应使用消毒卫生纸或符合卫生要求的卫生巾。④对有反复真菌感染、化脓性皮肤病、顽固性皮肤瘙痒的中老年人,应重视血糖测定,应做伤口细菌培养以选用敏感抗生素,伤口局部不可随意用药,尤其是刺激性药物。⑤每天至少早晚各刷牙一次,使用软毛牙刷,每 3 个月更换牙刷一次;饭后要漱口,注意预防口腔疾病;每天仔细检查牙龈,有无发炎组织;重患者给予特殊口腔护理。⑥预防感冒等上呼吸道传染疾病,避免与感冒、肺炎、肺结核等感染者接触。

(张　密)

第四章

肝病专科护理

第一节　细菌性肝脓肿

一、概述

(一)病因

因化脓性细菌侵入肝脏形成的肝化脓性病灶,称为细菌性肝脓肿。细菌性肝脓肿的主要病因是继发于胆管结石、胆管感染,尤其是肝内胆管结石并引发化脓性胆管炎时,在肝内胆管结石梗阻的近端部位可引起散在多发小脓肿。此外,在肝外任何部位或器官的细菌性感染病灶,均可因脓毒血症的血行播散而发生本病。总之,不论何种病因引起细菌性肝脓肿,绝大多数都为多发性,其中可能有一个较大的脓肿,单个细菌性脓肿很少见。

(二)病理

化脓性细菌侵入肝脏后,正常肝脏在巨噬细胞作用下不发生脓肿。当机体抵抗力下降时,细菌在组织中发生炎症,形成脓肿。血源性感染通常为多发性,胆源性感染脓肿也为多发性,且与胆管相通。肝脓肿形成发展过程中,大量细菌毒素被吸收而引起败血症、中毒性休克、多器官功能衰竭或形成膈下脓肿、腹膜炎等。

二、护理评估

(一)健康史

了解患者的饮食、活动等一般情况,是否有胆管病史及胆管感染病史,体内部位有无化脓性病变,是否有肝外伤史。

(二)临床表现

(1)寒战和高热:是最常见的症状。往往寒热交替,反复发作,多呈一天数次的弛张热,体温38～41℃,伴有大量出汗,脉率增快。

(2)腹痛:为右上腹肝区持续性胀痛,如位于肝右叶膈顶部的脓肿,则可引起右肩部放射痛。

(3)肝大:肝大而有压痛,如脓肿在肝脏面的下缘,则在右肋缘下可扪到肿大的肝或波动性肿块,有明显触痛及腹肌紧张;如脓肿浅表,则可见右上腹隆起;如脓肿在膈面,则横膈抬高,肝浊音界上升。

（4）乏力、食欲缺乏、恶心和呕吐，少数患者还出现腹泻、腹胀以及难以忍受的呃逆等症状。

（5）黄疸：可有轻度黄疸；若继发于胆管结石胆管炎，可有中度或重度黄疸。

（三）辅助检查

1.实验室检查

血常规检查提示白细胞计数明显升高，中性粒细胞在 0.90 以上，有核左移现象或中毒颗粒。肝功能、血清转氨酶、碱性磷酸酶升高。

2.影像学检查

X 线检查能分辨肝内直径 2 cm 的液性病灶，并明确部位与大小，CT、磁共振检查有助于诊断肝脓肿。

3.诊断性穿刺

B 超可以测定脓肿部位、大小及距体表深度，为确定脓肿穿刺点或手术引流提供了方便，可作为首选的检查方法。

（四）治疗原则

非手术治疗，应在治疗原发病灶的同时，使用大剂量有效抗生素和全身支持疗法。手术治疗，可进行脓肿切开引流术和肝切除术。

三、护理问题

（一）疼痛

疼痛与腹腔内感染、手术切口、引流管摩擦牵拉有关。

（二）体温过高

这与感染、手术损伤有关。

（三）焦虑

其与环境改变及不清楚疾病的预后、病情危重有关。

（四）口腔黏膜改变

这与高热、进食、进水量少有关。

（五）体液不足

体液不足与高热后大汗、液体摄入不足、引流液过多有关。

（六）潜在并发症

并发症如腹腔感染。

四、护理目标

（一）患者疼痛减轻或缓解

其表现为能识别并避免疼痛的诱发因素，能运用减轻疼痛的方法自我调节，不再应用止痛药。

（二）患者体温降低

这表现为体温恢复至正常范围或不超过 38.5 ℃，发热引起的身心反应减轻或消失，舒适感增加。

（三）患者焦虑减轻

其表现为能说出焦虑的原因及自我表现；能有效运用应对焦虑的方法；焦虑感减轻，生理和心理上舒适感有所增加；能客观地正视存在的健康问题，对生活充满信心。

（四）患者口腔黏膜无改变

这主要表现为患者能配合口腔护理；口腔清洁卫生，无不适感；口腔黏膜完好。

（五）患者组织灌注良好

组织灌注良好表现为患者循环血容量正常，皮肤黏膜颜色、弹性正常；生命体征平稳，体液平衡，无脱水现象。

（六）患者不发生并发症

不发生并发症或并发症能及时被发现和处理。

五、护理措施

（一）减轻或缓解疼痛

（1）观察、记录疼痛的性质、程度、伴随症状，评估诱发因素。

（2）加强心理护理，给予精神安慰。

（3）咳嗽、深呼吸时用手按压腹部，以保护伤口，减轻疼痛。

（4）妥善固定引流管，防止引流管来回移动所引起的疼痛。

（5）严重时注意生命体征的改变及疼痛的演变。

（6）指导患者使用松弛术、分散注意力等方法，如听音乐、相声或默数，以减轻患者对疼痛的敏感性，减少止痛药物的用量。

（7）在疼痛加重前，遵医嘱给予镇痛药，并观察、记录用药后的效果。

（8）向患者讲解用药知识，如药物的主要作用、用法，用药间隔时间，疼痛时及时应用止痛药。

（二）降低体温，妥善保暖

（1）评估体温升高程度及变化规律，观察生命体征、意识状态变化及食欲情况，以便及时处理。

（2）调节病室温度、湿度，保持室温在 18 ～20 ℃，湿度在 50%～70%，保证室内通风良好。

（3）给予清淡、易消化的高热量、高蛋白、高维生素的流质或半流质饮食，鼓励患者多饮水或饮料。

（4）嘱患者卧床休息，保持舒适体位，保持病室安静，以免增加烦躁情绪。

（5）有寒战者，增加盖被或用热水袋、电热毯保暖，并做好安全护理，防止坠床。

（6）保持衣着及盖被适中，大量出汗后要及时更换内衣、床单，可在皮肤与内衣之间放入毛巾，以便更换。

（7）物理降温。体温超过 38.5 ℃，根据病情选择不同的降温方法，如冰袋外敷、温水或酒精擦浴、冰水灌肠等，降温半小时后测量体温 1 次，若降温时出现颤抖等不良反应，立即停用。

（8）药物降温。经物理降温无效后，可遵医嘱给予药物降温，并注意用药后反应，防止因大汗致使虚脱发生。

（9）高热患者应给予吸氧，氧浓度不超过 40%，流量 2～4 L/min，可保证各重要脏器有足够的氧供应，减轻组织缺氧。

（10）保持口腔、皮肤清洁，口唇干燥应涂抹液状石蜡或护唇油，预防口腔、皮肤感染。

（11）定时测量并记录体温,观察、记录降温效果。

（12）向患者及家属介绍简单物理降温方法及发热时的饮食、饮水要求。

(三)减轻焦虑

（1）评估患者焦虑表现,协助患者寻找焦虑原因。

（2）向患者讲解情绪与疾病的关系,以及保持乐观情绪的重要性;总结以往对付挫折的经验,探讨正确的应对方式。

（3）为患者创造安全、舒适的环境:①多与患者交谈,但应避免自己的情绪反应与患者情绪反应相互起反作用。②帮助患者尽快熟悉环境。③用科学、熟练、安全的技术护理患者,取得患者信任。④减少对患者的不良刺激,如限制患者与其他焦虑情绪的患者或家属接触。

（4）帮助患者减轻情绪反应:①鼓励患者诉说自己的感觉,让其发泄愤怒、焦虑情绪。②理解、同情患者,耐心倾听,帮助其树立战胜疾病的信心。③分散患者注意力,如听音乐、与人交谈等。④消除对患者产生干扰的因素,如解决失眠等问题。

（5）帮助患者正确估计目前病情,配合治疗及护理。

(四)做好口腔护理

（1）评估口腔黏膜完好程度;讲解保持口腔清洁的重要性,使患者接受。

（2）向患者及家属讲解引起口腔黏膜改变的危险因素,介绍消除危险因素的有效措施,让其了解预防口腔感染的目的和方法。

（3）保持口腔清洁、湿润,鼓励进食后漱口,早、晚刷牙,必要时进行口腔护理。

（4）鼓励患者进食、饮水,温度要适宜,避免过烫、过冷饮食以损伤黏膜。

（5）经常观察口腔黏膜情况,倾听患者主诉,及早发现异常情况。

(五)纠正体液不足

（1）评估出血量、出汗量、引流量、摄入量等与体液有关的指标。

（2）准确记录出入水量,及时了解每小时尿量。若尿量<30 mL/h,表示体液或血容量不足,应及时报告医师给予早期治疗。

（3）鼓励患者进食、进水,提供可口、营养丰富的饮食,增加机体摄入量。

（4）若有恶心、呕吐,应对症处理,防止体液丧失严重而引起代谢失衡。

（5）抽血监测生化值,以及时纠正失衡。

（6）密切观察生命体征变化及末梢循环情况。

（7）告诉患者体液不足的症状及诱因,使之能及时反映情况并配合治疗、护理。

(六)腹腔感染的防治

（1）严密监测患者体温、外周血白细胞计数、腹部体征,定期做引流液或血液的培养、抗生素敏感试验,以指导用药。

（2）指导患者妥善固定引流管的方法,活动时勿拉扯引流管,保持适当的松度,防止滑脱而使管内脓液流入腹腔。

（3）保持引流管通畅,避免扭曲受压,如有堵塞,可用少量等渗盐水低压冲洗及抽吸。

（4）观察引流液的量、性质,并做好记录。

（5）注意保护引流管周围皮肤,及时更换潮湿的敷料,保持其干燥,必要时涂以氧化锌软膏。

（6）在换药及更换引流袋时,严格执行无菌操作,避免逆行感染。

（7）告诉患者腹部感染时的腹痛变化情况,并应及时报告。

六、健康教育

(1)合理休息,注意劳逸结合,保持心情舒畅,增加患者适应性反应,减少心理应激,从而促进疾病康复。

(2)合理用药,有效使用抗生素,并给予全身性支持治疗,改善机体状态。

(3)保持引流有效性,注意观察引流的量、颜色,防止引流管脱落。

(4)当出现高热、腹痛等症状时,应及时有效处理,控制疾病进展。

(5)向患者讲解疾病相关知识,了解疾病病因、症状及注意事项,指导患者做好口腔护理,多饮水,预防并发症发生。

（于　青）

第二节　脂肪性肝病

一、非酒精性脂肪性肝病

非酒精性脂肪性肝病(NAFLD)是指除外酒精和其他明确的损肝因素所致的肝细胞内脂肪过度沉积为主要特征的临床病理综合征,与胰岛素抵抗和遗传易感性密切相关的获得性代谢应激性肝损伤,包括单纯性脂肪肝(SFL)、非酒精脂肪性肝炎(NASH)及其相关肝硬化。随着肥胖及其相关代谢综合征全球化的流行趋势,非酒精性脂肪性肝病现已成为欧美等发达国家和我国富裕地区慢性肝病的重要病因,普通成人 NAFLD 患病率 10％～30％,其中 10％～20％ 为 NASH,后者 10 年内肝硬化发生率高达 25％。

非酒精性脂肪性肝病除可直接导致失代偿期肝硬化、肝细胞癌和移植肝复发外,还可影响其他慢性肝病的进展,并参与 2 型糖尿病和动脉粥样硬化的发病。代谢综合征相关恶性肿瘤、动脉硬化性心脑血管疾病以及肝硬化是影响非酒精性脂肪性肝病患者生活质量和预期寿命的重要因素。

(一)临床表现

(1)脂肪肝的患者多无自觉症状,部分患者可有乏力、消化不良、肝区隐痛、肝脾肿大等非特异性症状及体征。

(2)可有体重超重和/或内脏性肥胖、空腹血糖增高、血脂紊乱、高血压等代谢综合征相关症状。

(二)并发症

肝纤维化、肝硬化、肝癌。

(三)治疗

(1)基础治疗:制订合理的能量摄入以及饮食结构、中等量有氧运动、纠正不良生活方式和行为。

(2)避免加重肝脏损害、体重急剧下降、滥用药物及其他可能诱发肝病恶化的因素。

(3)减肥:所有体重超重、内脏性肥胖以及短期内体重增长迅速的非酒精性脂肪性肝病患者,都需通过改变生活方式、控制体重、减小腰围。

(4)胰岛素增敏剂:合并 2 型糖尿病、糖耐量损害、空腹血糖增高以及内脏性肥胖者,可考虑应用二甲双胍和噻唑烷二酮类药物,以期改善胰岛素抵抗和控制血糖。

(5)降血脂药:血脂紊乱经基础治疗、减肥和应用降糖药物 3～6 个月,仍呈混合性高脂血症或高脂血症合并 2 个以上危险因素者,需考虑加用贝特类、他汀类或普罗布考等降血脂药物。

(6)针对肝病的药物:非酒精性脂肪性肝病伴肝功能异常、代谢综合征、经基础治疗 3～6 个月仍无效,以及肝活体组织检查证实为 NASH 和病程呈慢性进展性者,可采用针对肝病的药物辅助治疗,但不宜同时应用多种药物。

(四)健康教育与管理

(1)树立信心,相信通过长期合理用药、控制生活习惯,可以有效地治疗脂肪性肝病。

(2)了解脂肪性肝病的发病因素及危险因素。

(3)掌握脂肪性肝病的治疗要点。

(4)矫正不良饮食习惯,少食高脂饮食,戒烟酒。

(5)建立合理的运动计划,控制体重,监测体重的变化。

(6)定期随访,与医师一起制定合理的健康计划。

(五)预后

绝大多数非酒精性脂肪性肝病预后良好,肝组织学进展缓慢甚至呈静止状态,预后相对良好。部分患者即使已并发脂肪性肝炎和肝纤维化,如能得到及时诊治,肝组织学改变仍可逆转,罕见脂肪囊肿破裂并发脂肪栓塞而死亡。少数脂肪性肝炎患者进展至肝硬化,一旦发生肝硬化则其预后不佳。对于大多数脂肪肝患者,有时通过节制饮食、坚持中等量的有氧运动等非药物治疗措施就可达到控制体重、血糖、降低血脂和促进肝组织学逆转的目的。

(六)护理

见表 4-1。

表 4-1 非酒精性脂肪性肝病的护理

日期	项目	护理内容
入院当天	评估	1.一般评估:生命体征、体重、皮肤等
		2.专科评估:脂肪厚度、有无胃肠道反应、出血点等
	治疗	根据病情避免诱因,调整饮食,根据情况使用保肝药
	检查	按医嘱行相关检查,如血常规、肝功能、B 超、CT、肝穿刺等
	药物	按医嘱正确使用保肝药物,注意用药后的观察
	活动	嘱患者卧床休息为主,避免过度劳累
	饮食	1.低脂、高纤维、高维生素、少盐饮食
		2.禁止进食高脂肪、高胆固醇、高热量食物,如动物内脏、油炸食物
		3.戒烟酒,嘱多饮水
	护理	1.做好入院介绍,主管护士自我介绍
		2.制定相关的护理措施,如饮食护理、药物护理、皮肤护理、心理护理
		3.视病情做好各项监测记录
		4.密切观察病情,防止并发症的发生

续表

日期	项目	护理内容
		5.做好健康宣教
		6.根据病情留陪员,上床挡,确保安全
	健康宣教	向患者讲解疾病相关知识、安全知识、服药知识等,教会患者观察用药效果,指导各种检查的注意事项
第2天	评估	神志、生命体征及患者的心理状态,对疾病相关知识的了解等情况
	治疗	按医嘱执行治疗
	检查	继续完善检查
	药物	密切观察各种药物作用和不良反应
	活动	卧床休息,进行适当的有氧运动
	饮食	同前
	护理	1.进一步做好基础护理,如导管护理、饮食护理、药物护理、皮肤护理等
		2.视病情做好各项监测记录
		3.密切观察病情,防止并发症的发生
		4.做好健康宣教
第3～9天	健康宣教	讲解药物的使用方法及注意事项,各项检查前后注意事项
	活动	进行有氧运动,如打太极拳、散步、慢跑等
	健康宣教	讲解有氧运动的作用、运动的时间及如何根据自身情况调整运动量,派发健康教育宣传单
	其他	同前
出院前1天	健康宣教	出院宣教
		1.服药指导
		2.疾病相关知识指导
		3.调节饮食,控制体重
		4.保持良好的生活习惯和心理状态
		5.定时专科门诊复诊
出院随访		出院1周内电话随访第1次,3个月内随访第2次,6个月内随访第3次,以后1年随访1次

二、酒精性肝病

酒精性肝病是由于长期大量饮酒导致的肝脏疾病。初期通常表现为脂肪肝,进而可发展成酒精性肝炎、肝纤维化和肝硬化。其主要临床特征是恶心、呕吐、黄疸,可有肝大和压痛,并可并发肝功能衰竭和上消化道出血等。严重酗酒时可诱发广泛肝细胞坏死,甚至肝功能衰竭。酒精性肝病是我国常见的肝脏疾病之一,严重危害人民健康。

(一)临床表现

临床症状为非特异性,可无症状,或有右上腹胀痛、食欲缺乏、乏力、体质减轻、黄疸等;随着病情加重,可有神经精神症状和蜘蛛痣、肝掌等表现。

(二)并发症

肝性脑病、肝衰竭、上消化道出血。

(三)治疗

治疗酒精性肝病的原则是戒酒和营养支持,减轻酒精性肝病的严重程度,改善已存在的继发性营养不良和对症治疗酒精性肝硬化及其并发症。

1.戒酒

戒酒是治疗酒精性肝病的最重要的措施,戒酒过程中应注意防治戒断综合征。

2.营养支持

酒精性肝病患者需良好的营养支持,应在戒酒的基础上提供高蛋白、低脂饮食,并注意补充 B 族维生素、维生素 C、维生素 K 及叶酸。

3.药物治疗

糖皮质激素、保肝药等。

4.手术治疗

肝移植。

(四)健康教育与管理

(1)树立信心,坚持长期合理用药并严格控制生活习惯。

(2)了解酒精性肝病的发病因素及危险因素。

(3)掌握酒精性肝病的治疗要点。

(4)矫正不良饮食习惯,戒烟酒,合理饮食。

(5)遵医嘱服药,学会观察用药效果及注意事项。

(6)定期随访,与医师一起制定合理的健康计划。

(五)预后

一般预后良好,戒酒后可完全恢复。酒精性肝炎如能及时戒酒和治疗,大多可以恢复,主要死亡原因为肝衰竭。若不戒酒,酒精性脂肪肝可直接或经酒精性肝炎阶段发展为酒精性肝硬化。

(六)护理

见表 4-2。

表 4-2　酒精性脂肪性肝病的护理

日期	项目	护理内容
入院当天	评估	1.一般评估:神志、生命体征等
		2.专科评估:饮酒的量、有无胃肠道反应、出血点等
	治疗	根据医嘱使用保肝药
	检查	按医嘱行相关检查,如血常规、肝功能、B 超、CT、肝穿刺等
	药物	按医嘱正确使用保肝药物,注意用药后的观察
	活动	嘱患者卧床休息为主,避免过度劳累
	饮食	1.低脂、高纤维、高维生素、少盐饮食
		2.禁食高脂肪、高胆固醇、高热量食物,如动物内脏、油炸食物
		3.戒烟酒,嘱多饮水
	护理	1.做好入院介绍,主管护士自我介绍

日期	项目	护理内容
		2.制定相关的护理措施,如饮食护理、药物护理、皮肤护理、心理护理
		3.视病情做好各项监测记录
		4.密切观察病情,防止并发症的发生
		5.做好健康宣教
		6.根据病情留陪员,上床挡,确保安全
	健康宣教	向患者讲解疾病相关知识、安全知识、服药知识等,教会患者观察用药效果,指导各种检查的注意事项
第2天	评估	神志、生命体征及患者的心理状态,对疾病相关知识的了解等情况
	治疗	按医嘱执行治疗
	检查	继续完善检查
	药物	密切观察各种药物作用和不良反应
	活动	卧床休息,可进行散步等活动
	饮食	同前
	护理	1.做好基础护理,如皮肤护理、导管护理等
		2.按照医嘱正确给药,并观察药物疗效及不良反应
		3.视病情做好各项监测记录
		4.密切观察病情,防止并发症的发生
		5.做好健康宣教
	健康宣教	讲解药物的使用方法及注意事项、各项检查前后注意事项
第3~10天	活动	同前
	健康宣教	讲解有氧运动的作用、运动的时间及如何根据自身情况调整运动量,派发健康教育宣传单
	其他	同前
出院前1天	健康宣教	出院宣教
		1.服药指导
		2.疾病相关知识指导
		3.戒酒,调整饮食
		4.保持良好的生活习惯和心理状态
		5.定时专科门诊复诊
	出院随访	出院1周内电话随访第1次,3个月内随访第2次,6个月内随访第3次,以后1年随访1次

（于　青）

第三节　病毒性肝炎

一、甲型病毒性肝炎

甲型病毒性肝炎旧称流行性黄疸或传染性肝炎,早在 8 世纪就有记载。目前全世界有 40 亿人口受到该病的威胁。近年对其病原学和诊断技术等方面的研究进展较大,并已成功研制出甲型肝炎病毒减毒活疫苗和灭活疫苗,可有效控制甲型肝炎的流行。

(一)病因

甲型肝炎传染源是患者和亚临床感染者。潜伏期后期及黄疸出现前数天传染性最强,黄疸出现后2 周粪便仍可能排出病毒,但传染性已明显减弱。本病无慢性甲肝病毒(HAV)携带者。

(二)诊断要点

甲型病毒性肝炎主要依据流行病学资料、临床特点、常规实验室检查和特异性血清学诊断。流行病学资料应参考当地甲型肝炎流行疫情,病前有无肝炎患者密切接触史及个人、集体饮食卫生状况。急性黄疸型病例黄疸期诊断不难。在黄疸前期获得诊断称为早期诊断,此期表现似"感冒"或"急性胃肠炎",如尿色变为深黄色应疑及本病。急性无黄疸型及亚临床型病例不易早期发现,诊断主要依赖肝功能检查。根据特异性血清学检查可做出病因学诊断。凡慢性肝炎和重型肝炎,一般不考虑甲型肝炎的诊断。

1.分型

甲型肝炎潜伏期为 2~6 周,平均 4 周,临床分为急性黄疸型(AIH)、急性无黄疸型和亚临床型。

(1)急性黄疸型:①黄疸前期,急性起病,多有畏寒发热,体温 38 ℃左右,全身乏力,食欲缺乏,厌油、恶心、呕吐,上腹部饱胀不适或腹泻。少数病例以上呼吸道感染症状为主要表现,偶见荨麻疹,继之尿色加深。本期一般持续 5~7 天。②黄疸期,热退后出现黄疸,可见皮肤巩膜不同程度黄染。肝区隐痛,肝大,触之有充实感,伴有叩痛和压痛,尿色进一步加深。黄疸出现后全身及消化道症状减轻,否则可能发生重症化,但重症化者罕见。本期持续 2~6 周。③恢复期,黄疸逐渐消退,症状逐渐消失,肝脏逐渐回缩至正常,肝功能逐渐恢复。本期持续 2~4 周。

(2)急性无黄疸型:起病较缓慢,除无黄疸外,其他临床表现与黄疸型相似,症状一般较轻。多在 3 个月内恢复。

(3)亚临床型:部分患者无明显临床症状,但肝功能有轻度异常。

(4)急性淤胆型:本型实为黄疸型肝炎的一种特殊形式,特点是肝内胆汁淤积性黄疸持续较久,消化道症状轻,肝实质损害不明显。而黄疸很深,多有皮肤瘙痒及粪色变浅,预后良好。

2.实验室检查

(1)常规检查:外周血白细胞总数正常或偏低,淋巴细胞相对增多,偶见异型淋巴细胞,一般不超过 10%,这可能是淋巴细胞受病毒抗原刺激后发生的母细胞转化现象。黄疸前期末尿胆原及尿胆红素开始呈阳性反应,是早期诊断的重要依据。血清丙氨酸氨基转移酶(ALT)于黄疸前期早期开始升高,血清胆红素在黄疸前期末开始升高。血清 ALT 高峰在血清胆红素高峰之前,一般在黄疸消退后一至数周恢复正常。急性黄疸型血浆球蛋白常见轻度升高,但随病情恢复而逐渐恢复。急性无黄疸型和亚临床型病例肝功能改变以单项 ALT 轻中度升高为特点。急性淤胆型病例血清胆红素显著升高而 ALT 仅轻度升高,两者形成明显反差,同时伴有血清 ALP 及 GGT 明显升高。

(2)特异性血清学检查:特异性血清学检查是确诊甲型肝炎的主要指标。血清 IgM 型甲型肝炎病毒抗体(抗-HAV-IgM)于发病数天即可检出,黄疸期达到高峰,一般持续 2～4 个月,以后逐渐下降乃至消失。目前临床上主要用酶联免疫吸附法(ELISA)检查血清抗-HAV-IgM,以作为早期诊断甲型肝炎的特异性指标。血清抗-HAV-IgM 出现于病程恢复期,较持久,甚至终生阳性,是获得免疫力的标志,一般用于流行病学调查。新近报道应用线性多抗原肽包被进行 ELISA 检测 HAV 感染,其敏感性和特异性分别高于 90% 和 95%。

(三)鉴别要点

本病需与药物性肝炎、传染性单核细胞增多症、钩端螺旋体病、急性结石性胆管炎、原发胆汁性肝硬化、妊娠期肝内胆汁淤积症、胆总管梗阻、妊娠急性脂肪肝等鉴别。其他如血吸虫病、肝吸虫病、肝结核、脂肪肝、肝淤血及原发性肝癌等均可有肝大或 ALT 升高,鉴别诊断时应加以考虑。与乙型、丙型、丁型及戊型病毒型肝炎急性期鉴别除参考流行病学特点及输血史等资料外,主要依据血清抗-HAV-IgM 的检测。

(四)规范化治疗

急性期应强调卧床休息,给予清淡而营养丰富的饮食,外加充足的 B 族维生素及维生素 C。进食过少及呕吐者,应每天静脉滴注 10% 的葡萄糖液 1 000～1 500 mL,酌情加入能量合剂及 10% 氯化钾。热重者可服用茵陈蒿汤、栀子柏皮汤加减;湿重者可服用茵陈胃苓汤加减;湿热并重者宜用茵陈蒿汤和胃苓汤合方加减;肝气郁结者可用逍遥散;脾虚湿困者可用平胃散。

二、乙型病毒性肝炎

慢性乙型病毒性肝炎是由乙型肝炎病毒感染致肝脏发生炎症及肝细胞坏死,持续 6 个月以上而病毒仍未被清除的疾病。我国是慢性乙型病毒性肝炎的高发区,人群中约有 9.09% 为乙型肝炎病毒携带者。该疾病呈慢性进行性发展,间有反复急性发作,可演变为肝硬化、肝癌或肝功能衰竭等,严重危害人民健康,故对该疾病的早发现、早诊断、早治疗很重要。

(一)病因

1.传染源

传染源主要是有 HBV DNA 复制的急、慢性患者和无症状慢性 HBV 携带者。

2.传播途径

主要通过血清及日常密切接触而传播。血液传播途径除输血及血制品外,可通过注射,刺伤,共用牙刷、剃刀及外科器械等方式传播,经微量血液也可传播。由于患者唾液、精液、初乳、汗液、血性分泌物均可检出 HBsAg,故密切的生活接触可能是重要传播途径。所谓"密切生活接触"可能是由于微小创伤所致的一种特殊经血传播形式,而非消化道或呼吸道传播。另一种重要的传播方式是母-婴传播(垂直传播)。生于 HBsAg/HBeAg 阳性母亲的婴儿,HBV 感染率高达95%,大部分在分娩过程中感染,低于20% 可能为宫内感染。因此,医源性或非医源性经血液传播,是本病的传播途径。

3.易感人群

感染后患者对同一 HBsAg 亚型 HBV 可获得持久免疫力。但对其他亚型免疫力不完全,偶可再感染其他亚型,故极少数患者血清抗-HBs(某一亚型感染后)和 HBsAg(另一亚型再感染)可同时阳性。

(二)诊断要点

急性肝炎病程超过半年,或原有乙型病毒性肝炎或 HBsAg 携带史,本次又因同一病原再次出现肝炎症状、体征及肝功能异常者可以诊断为慢性乙型病毒性肝炎。发病日期不明或虽无肝炎病史,但肝组织病理学检查符合慢性乙型病毒性肝炎,或根据症状、体征、化验及 B 超检查综合分析,亦可做出相应诊断。

1.分型

据 HBeAg 可分为 2 型。

(1)HBeAg 阳性慢性乙型病毒性肝炎:血清 HBsAg、HBV DNA 和 HBeAg 阳性,抗-HBe 阴性,血清 ALT 持续或反复升高,或肝组织学检查有肝炎病变。

(2)HBeAg 阴性慢性乙型病毒性肝炎:血清 HBsAg 和 HBV DNA 阳性,HBeAg 持续阴性,抗-HBe 阳性或阴性,血清 ALT 持续或反复异常,或肝组织学检查有肝炎病变。

2.分度

根据生化学试验及其他临床和辅助检查结果,可进一步分 3 度。

(1)轻度:临床症状、体征轻微或缺如,肝功能指标仅 1 或 2 项轻度异常。

(2)中度:症状、体征、实验室检查居于轻度和重度之间。

(3)重度:有明显或持续的肝炎症状,如乏力、食欲缺乏、尿黄、便溏等,伴有肝病面容、肝掌、蜘蛛痣、脾大,并排除其他原因,且无门静脉高压症者。实验室检查血清 ALT 和/或 AST 反复或持续升高,清蛋白降低或 A/G 比值异常,球蛋白明显升高。除前述条件外,凡清蛋白不超过 32 g/L,胆红素大于 5 倍正常值上限,凝血酶原活动度为 40%~60%,胆碱酯酶低于 2 500 U/L,4 项检测中有 1 项达上述程度者即可诊断为重度慢性肝炎。

3.B 超检查结果可供慢性乙型病毒性肝炎诊断参考

(1)轻度:B 超检查肝脾无明显异常改变。

(2)中度:B 超检查可见肝内回声增粗,肝和/或脾轻度大,肝内管道(主要指肝静脉)走行多清晰,门静脉和脾静脉内径无增宽。

(3)重度:B 超检查可见肝内回声明显增粗,分布不均匀;肝表面欠光滑,边缘变钝;肝内管道走行欠清晰或轻度狭窄、扭曲;门静脉和脾静脉内径增宽;脾大;胆囊有时可见"双层征"。

4.组织病理学诊断

包括病因(根据血清或肝组织的肝炎病毒学检测结果确定病因)、病变程度及分级分期结果。

(三)鉴别要点

本病应与慢性丙型病毒性肝炎、嗜肝病毒感染所致肝损害、酒精性及非酒精性肝炎、药物性肝炎、自身免疫性肝炎、肝硬化、肝癌等鉴别。

(四)规范化治疗

1.治疗的总体目标

最大限度地长期抑制或消除乙肝病毒,减轻肝细胞炎症坏死及肝纤维化,延缓和阻止疾病进展,减少和防止肝脏失代偿、肝硬化、肝癌及其并发症的发生,从而改善生活质量和延长存活时间。主要包括抗病毒、免疫调节、抗炎保肝、抗纤维化和对症治疗,其中抗病毒治疗是关键,只要有适应证,且条件允许。就应进行规范的抗病毒治疗。

2.抗病毒治疗的一般适应证

如下:①HBV DNA$\geqslant 2\times 10^4$ U/mL(HBeAg 阴性者为不低于 2×10^3 U/mL)。②ALT$\geqslant 2\times$ULN;如用干扰素治疗,ALT 应不高于 $10\times$ULN,血总胆红素水平应低于 $2\times$ULN。③如 ALT$<2\times$ULN,但肝组织学显示 Knodell HAI$\geqslant 4$,或$\geqslant G_2$。

具有①并有②或③的患者应进行抗病毒治疗;对达不到上述治疗标准者,应监测病情变化,如持续 HBV DNA 阳性,且 ALT 异常,也应考虑抗病毒治疗。ULN 为正常参考值上限。

3.HBeAg 阳性慢性乙型肝炎患者

对于 HBV DNA 定量不低于 2×10^4 U/mL,ALT 水平不低于 $2\times$ULN 者,或 ALT$<2\times$ULN,但肝组织学显示 Knodell HAI$\geqslant 4$,或$\geqslant G_2$ 炎症坏死者,应进行抗病毒治疗。可根据具体情况和患者的意愿,选用IFN-α,ALT 水平应低于 $10\times$ULN,或核苷(酸)类似物治疗。对 HBV DNA 阳性但低于2×10^4 U/mL者,经监测病情 3 个月,HBV DNA 仍未转阴,且 ALT 异常,则应抗病毒治疗。

(1)普通 IFN-α:5 MU(可根据患者的耐受情况适当调整剂量),每周 3 次或隔天 1 次,皮下或肌内注射,一般疗程为 6 个月。如有应答,为提高疗效亦可延长疗程至 1 年或更长。应注意剂量及疗程的个体化。如治疗 6 个月无应答者,可改用其他抗病毒药物。

(2)聚乙二醇干扰素 α-2a:180 μg,每周 1 次,皮下注射,疗程 1 年。剂量应根据患者耐受性等因素决定。

(3)拉米夫定:100 mg,每天 1 次,口服。治疗 1 年时,如 HBV DNA 检测不到(PCR 法)或低于检测下限、ALT 复常、HBeAg 转阴但未出现抗-HBe 者,建议继续用药直至 HBeAg 血清学转归,经监测 2 次(每次至少间隔 6 个月)仍保持不变者可以停药,但停药后需密切监测肝脏生化学和病毒学指标。

(4)阿德福韦酯:10 mg,每天 1 次,口服。疗程可参照拉米夫定。

(5)恩替卡韦:0.5 mg(对拉米夫定耐药患者 1 mg),每天 1 次,口服。疗程可参照拉米夫定。

4.HBeAg 阴性慢性乙型肝炎患者

HBV DNA 定量不低于 2×10^3 U/mL,ALT 水平不低于 $2\times$ULN 者,或 ALT<2 ULN,但肝组织学检查显示 Knodell HAI$\geqslant 4$,或 G_2 炎症坏死者,应进行抗病毒治疗。由于难以确定治疗终点,因此,应治疗至检测不出 HBVDNA(PCR 法),ALT 复常。此类患者复发率高,疗程宜长,至少为 1 年。

因需要较长期治疗,最好选用 IFN-α(ALT 水平应低于 $10\times$ULN)或阿德福韦酯或恩替卡韦等耐药发生率低的核苷(酸)类似物治疗。对达不到上述推荐治疗标准者,则应监测病情变化,如持续 HBV DNA 阳性,且 ALT 异常,也应考虑抗病毒治疗。

(1)普通 IFN-α:5 MU,每周 3 次或隔天 1 次,皮下或肌内注射,疗程至少 1 年。

(2)聚乙二醇干扰素 α-2a:180 μg,每周 1 次,皮下注射,疗程至少 1 年。

(3)阿德福韦酯:10 mg,每天 1 次,口服,疗程至少 1 年。当监测 3 次(每次至少间隔 6 个月)HBV DNA检测不到(PCR 法)或低于检测下限和 ALT 正常时可以停药。

(4)拉米夫定:100 mg,每天 1 次,口服,疗程至少 1 年。治疗终点同阿德福韦酯。

(5)恩替卡韦:0.5 mg(对拉米夫定耐药患者 1 mg),每天 1 次,口服。疗程可参照阿德福韦酯。

5.应用化疗和免疫抑制剂治疗的患者

对于因其他疾病而接受化疗、免疫抑制剂(特别是肾上腺糖皮质激素)治疗的 HBsAg 阳性者,即使 HBV DNA 阴性和 ALT 正常,也应在治疗前 1 周开始服用拉米夫定,每天 100 mg,化疗和免疫抑制剂治疗停止后,应根据患者病情决定拉米夫定停药时间。对拉米夫定耐药者,可改用其他已批准的能治疗耐药变异的核苷(酸)类似物。核苷(酸)类似物停用后可出现复发,甚至病情恶化,应十分注意。

6.其他特殊情况的处理

(1)经过规范的普通 IFN-α 治疗无应答患者,再次应用普通 IFN-α 治疗的疗效很低。可试用聚乙二醇干扰素 α-2a 或核苷(酸)类似物治疗。

(2)强化治疗指在治疗初始阶段每天应用普通 IFN-α,连续 2~3 周后改为隔天 1 次或每周 3 次的治疗。目前对此疗法意见不一,因此不予推荐。

(3)应用核苷(酸)类似物发生耐药突变后的治疗,拉米夫定治疗期间可发生耐药突变,出现"反弹",建议加用其他已批准的能治疗耐药变异的核苷(酸)类似物,并重叠 1~3 个月或根据 HBV DNA 检测阴性后撤换拉米夫定,也可使用 IFN-α(建议重叠用药 1~3 个月)。

(4)停用核苷(酸)类似物后复发者的治疗,如停药前无拉米夫定耐药,可再用拉米夫定治疗,或其他核苷(酸)类似物治疗。如无禁忌证,亦可用 IFN-α 治疗。

7.儿童患者间隔

12 岁以上慢性乙型病毒性肝炎患儿,其普通 IFN-α 治疗的适应证、疗效及安全性与成人相似,剂量为 3~6 μU/m²,最大剂量不超过 10 μU/m²。在知情同意的基础上,也可按成人的剂量和疗程用拉米夫定治疗。

三、丙型病毒性肝炎

慢性丙型病毒性肝炎是一种主要经血液传播的疾病,是由丙型肝炎病毒(HCV)感染导致的慢性传染病。慢性 HCV 感染可导致肝脏慢性炎症坏死,部分患者可发展为肝硬化甚至肝细胞癌(HCC),严重危害人民健康,已成为严重的社会和公共卫生问题。

(一)病因

1.传染源

主要为急、慢性患者和慢性 HCV 携带者。

2.传播途径

与乙型肝炎相同,主要有以下 3 种。

(1)通过输血或血制品传播:由于 HCV 感染者病毒血症水平低,所以输血和血制品(输 HCV 数量较多)是最主要的传播途径。经初步调查,输血后非甲非乙型肝炎患者血清丙型肝炎抗体(抗-HCV)阳性率高达 80% 以上,已成为大多数(80%~90%)输血后肝炎的原因。但供血员血清抗-HCV 阳性率较低,欧美各国为 0.35%~1.4%,故目前公认,反复输入多个供血员血液或血制品者更易发生丙型肝炎,输血 3 次以上者感染 HCV 的危险性增高 2~6 倍。国内曾因单采血浆回输血细胞时污染,造成丙型肝炎暴发流行,经 2 年以上随访,血清抗-HCV 阳性率达到 100%。1989 年国外综合资料表明,抗-HCV 阳性率在输血后非甲非乙型肝炎患者为 85%,血源性凝血因子治疗的血友病患者为 60%~70%,静脉药瘾患者为 50%~70%。

(2)通过非输血途径传播:丙型肝炎亦多见于非输血人群,主要通过反复注射、针刺、含 HCV

血液反复污染皮肤黏膜隐性伤口及性接触等其他密切接触方式而传播。这是世界各国广泛存在的散发性丙型肝炎的传播途径。

(3)母婴传播:要准确评估 HCV 垂直传播很困难,因为在新生儿中所检测到的抗-HCV 实际可能来源于母体(被动传递)。检测 HCV RNA 提示,HGV 有可能由母体传播给新生儿。

3.易感人群

对 HCV 无免疫力者普遍易感。在西方国家,除反复输血者外,静脉药瘾者、同性恋等混乱性接触者及血液透析患者丙型肝炎发病率较高。本病可发生于任何年龄,一般儿童和青少年 HCV 感染率较低,中青年次之。男性 HCV 感染率大于女性。HCV 多见于 16 岁以上人群。HCV 感染恢复后血清抗体水平低,免疫保护能力弱,有再次感染 HCV 的可能性。

(二)诊断要点

1.诊断依据

HCV 感染超过 6 个月,或发病日期不明、无肝炎史,但肝脏组织病理学检查符合慢性肝炎,或根据症状、体征、实验室及影像学检查结果综合分析,做出诊断。

2.病变程度判定

慢性肝炎按炎症活动度(G)可分为轻、中、重 3 度,并应标明分期(S)。

(1)轻度慢性肝炎(包括原慢性迁延性肝炎及轻型慢性活动性肝炎):$G_{1\sim2}$,$S_{0\sim2}$。①肝细胞变性,点、灶状坏死或凋亡小体。②汇管区有(无)炎症细胞浸润、扩大,有或无局限性碎屑坏死(界面肝炎)。③小叶结构完整。

(2)中度慢性肝炎(相当于原中型慢性活动性肝炎):G_3,$S_{1\sim3}$。①汇管区炎症明显,伴中度碎屑坏死。②小叶内炎症严重,融合坏死或伴少数桥接坏死。③纤维间隔形成,小叶结构大部分保存。

(3)重度慢性肝炎(相当于原重型慢性活动性肝炎):G_4,$S_{2\sim4}$。①汇管区炎症严重或伴重度碎屑坏死。②桥接坏死累及多数小叶。③大量纤维间隔,小叶结构紊乱,或形成早期肝硬化。

3.组织病理学诊断

组织病理学诊断包括病因(根据血清或肝组织的肝炎病毒学检测结果确定病因)、病变程度及分级分期结果,如病毒性肝炎,丙型,慢性,中度,G_3/S_4。

(三)鉴别要点

本病应与慢性乙型病毒性肝炎、药物性肝炎、酒精性肝炎、非酒精性肝炎、自身免疫性肝炎、病毒感染所致肝损害、肝硬化、肝癌等鉴别。

(四)规范化治疗

1.抗病毒治疗的目的

清除或持续抑制体内的 HCV,以改善或减轻肝损害,阻止进展为肝硬化、肝衰竭或 HCC,并提高患者的生活质量。治疗前应进行 HCV RNA 基因分型(1 型和非 1 型)和血中 HCV RNA 定量,以决定抗病毒治疗的疗程和利巴韦林的剂量。

2.HCV RNA 基因为 1 型和/或 HCV RNA 定量不低于 4×10^5 U/mL 者

可选用下列方案之一。

(1)聚乙二醇干扰素-α 联合利巴韦林治疗方案:聚乙二醇干扰素 α-2a 180 μg,每周 1 次,皮下注射,联合口服利巴韦林 1 000 mg/d,至 12 周时检测 HCV RNA。①如 HCV RNA 下降幅度少于 2 个对数级,则考虑停药。②如 HCV RNA 定性检测为阴转,或低于定量法的最低检测限。

继续治疗至 48 周。③如 HCV RNA 未转阴,但下降超过 2 个对数级,则继续治疗到 24 周。如 24 周时 HCV RNA 转阴,可继续治疗到 48 周;如果 24 周时仍未转阴,则停药观察。

(2)普通 IFN-α 联合利巴韦林治疗方案:IFN-α 3~5 MU,隔天 1 次,肌内或皮下注射,联合口服利巴韦林 1 000 mg/d,建议治疗 48 周。

(3)不能耐受利巴韦林不良反应者的治疗方案:可单用普通 IFN-α 复合 IFN 或 PEG-IFN,方法同上。

3.HCV RNA 基因为非 1 型和/或 HCV RNA 定量小于 4×10^5 U/mL 者

可采用以下治疗方案之一。

(1)聚乙二醇干扰素-α 联合利巴韦林治疗方案:聚乙二醇干扰素 α-2a 180 μg,每周 1 次,皮下注射,联合应用利巴韦林 800 mg/d,治疗 24 周。

(2)普通 IFN-α 联合利巴韦林治疗方案:IFN-α 3 mU,每周 3 次,肌内或皮下注射,联合应用利巴韦林 800~1 000 mg/d,治疗 24~48 周。

(3)不能耐受利巴韦林不良反应者的治疗方案:可单用普通 IFN-α 或聚乙二醇干扰素-α。

四、丁型病毒性肝炎

丁型病毒型肝炎是由于丁型肝炎病毒(HDV)与 HBV 共同感染引起的以肝细胞损害为主的传染病,呈世界性分布,易使肝炎慢性化和重型化。

(一)病因

HDV 感染呈全球性分布。意大利是 HDV 感染的发现地。地中海沿岸、中东地区、非洲和南美洲亚马孙河流域是 HDV 感染的高流行区。HDV 感染在地方性高发区的持久流行,是由 HDV 在 HBsAg 携带者之间不断传播所致。除南欧为地方性高流行区之外,其他发达国家 HDV 感染率一般只占 HBsAg 携带者的 5% 以下。发展中国家 HBsAg 携带者较高,有引起 HDV 感染传播的基础。我国各地 HBsAg 阳性者中 HDV 感染率为 0~32%,北方偏低,南方较高。活动性乙型慢性肝炎和重型肝炎患者 HDV 感染率明显高于无症状慢性 HBsAg 携带者。

1.传染源

主要是急、慢性丁型肝炎患者和 HDV 携带者。

2.传播途径

输血或血制品是传播 HDV 的最重要途径之一。其他包括经注射和针刺传播,日常生活密切接触传播,以及围生期传播等。我国 HDV 传播方式以生活密切接触为主。

3.易感人群

HDV 感染分两种类型:①HDV/HBV 同时感染,感染对象是正常人群或未接受 HBV 感染的人群。②HDV/HBV 重叠感染,感染对象是已受 HBV 感染的人群,包括无症状慢性 HBsAg 携带者和乙型肝炎患者,他们体内含有 HBV 及 HBsAg,一旦感染 HDV,极有利于 HDV 的复制,所以这一类人群对 HDV 的易感性更强。

(二)诊断要点

我国是 HBV 感染高发区,应随时警惕 HDV 感染。HDV 与 HBV 同时感染所致急性丁型肝炎,仅凭临床资料不能确定病因。凡无症状慢性 HBsAg 携带者突然出现急性肝炎样症状、重型肝炎样表现或迅速向慢性肝炎发展者,以及慢性乙型肝炎病情突然恶化而陷入肝衰竭者,均应想到 HDV 重叠感染,及时进行特异性检查,以明确病因。

1.临床表现

HDV 感染一般只与 HBV 感染同时发生或继发于 HBV 感染者中,故其临床表现部分取决于 HBV 感染状态。

(1)HDV 与 HBV 同时感染(急性丁型肝炎):潜伏期为 6～12 周,其临床表现与急性自限性乙型肝炎类似,多数为急性黄疸型肝炎。在病程中可先后发生两次肝功能损害,即血清胆红素和转氨酶出现两个高峰。整个病程较短,HDV 感染常随 HBV 感染终止而终止,预后良好,很少向重型肝炎、慢性肝炎或无症状慢性 HDV 携带者发展。

(2)HDV 与 HBV 重叠感染:潜伏期为 3～4 周。其临床表现轻重悬殊,复杂多样。①急性肝炎样丁型肝炎:在无症状慢性 HBsAg 携带者基础上重叠感染 HDV 后,最常见的临床表现形式是急性肝炎样发作,有时病情较重,血清转氨酶持续升高达数月之久,或血清胆红素及转氨酶升高呈双峰曲线。在 HDV 感染期间,血清 HBsAg 水平常下降,甚至转阴,有时可使 HBsAg 携带状态结束。②慢性丁型肝炎:无症状慢性 HBsAg 携带者重叠感染 HDV 后,更容易发展成慢性肝炎。慢性化后发展为肝硬化的进程较快。早期认为丁型肝炎不易转化为肝癌,近年来在病理诊断为原发性肝癌的患者中,HDV 标志阳性者可达 11％～22％,故丁型肝炎与原发性肝癌的关系不容忽视。

(3)重型丁型肝炎:在无症状慢性 HBsAg 携带者基础上重叠感染 HDV 时,颇易发展成急性或亚急性重型肝炎。在"暴发性肝炎"中,HDV 感染标志阳性率高达 21％～60％,认为 HDV 感染是促成大块肝坏死的一个重要因素。按国内诊断标准,这些"暴发性肝炎"应包括急性和亚急性重型肝炎。HDV 重叠感染易使原有慢性乙型肝炎病情加重。如有些慢性乙型肝炎患者,病情本来相对稳定或进展缓慢,血清 HDV 标志转阳,临床状况可突然恶化,继而发生肝衰竭,甚至死亡,颇似慢性重型肝炎,这种情况国内相当多见。

2.实验室检查

近年丁型肝炎的特异诊断方法日臻完善,从受检者血清中检测到 HDAg 或 HDV RNA,或从血清中检测抗-HDV,均为确诊依据。

(三)鉴别要点

应注意与慢性重型乙型病毒型肝炎相鉴别。

(四)规范化治疗

丁型病毒性肝炎以护肝对症治疗为主。近年研究表明,IFN-α 可能抑制 HDV RNA 复制,经治疗后,可使部分病例血清 DHV RNA 转阴,所用剂量宜大,疗程宜长。目前 IFN-α 是唯一可供选择的治疗慢性丁型肝炎的药物,但其疗效有限。IFN-α 900 万单位。每周 3 次,或者每天 500 万单位,疗程 1 年,能使 40％～70％的患者血清中 HDV RNA 消失,但是抑制 HDV 复制的作用很短暂,停止治疗后 60％～97％的患者复发。

五、戊型病毒性肝炎

戊型病毒型肝炎原称肠道传播的非甲非乙型肝炎或流行性非甲非乙型肝炎,其流行病学特点及临床表现颇像甲型肝炎,但两者的病因完全不同。

(一)病因

戊型肝炎流行最早发现于印度,开始疑为甲型肝炎,但回顾性血清学分析,证明既非甲型肝炎,也非乙型肝炎。本病流行地域广泛,在发展中国家以流行为主,发达国家以散发为主。其流行特点与甲型肝炎相似,传染源是戊型肝炎患者和阴性感染患者,经粪-口传播。潜伏期末和急性期初传染性最强。流行规律大体分两种:一种为长期流行,常持续数月,可长达 20 个月,多由水源不断污染所致;另一种为短期流行,约 1 周即止,多为水源一次性污染引起。与甲型肝炎相比,本病发病年龄偏大,16～35 岁者占 75％,平均 27 岁。孕妇易感性较高。

(二)诊断要点

流行病学资料、临床特点和常规实验室检查仅做临床诊断参考,特异血清病原学检查是确诊依据,同时排除 HAV、HBV、HCV 感染。

1.临床表现

本病潜伏期 15～75 天,平均约 6 周。绝大多数为急性病例,包括急性黄疸型和急性无黄疸型肝炎,两者比例约为 1∶13。临床表现与甲型肝炎相似,但其黄疸前期较长,症状较重。除淤胆型病例外,黄疸常于一周内消退。戊型肝炎胆汁淤积症状(如灰浅色大便、全身瘙痒等)较甲型肝炎为重,大约 20％的急性戊型肝炎患者会发展成淤胆型肝炎。部分患者有关节疼痛。

2.实验室检查

用戊型肝炎患者急性期血清 IgM 型抗体建立 ELISA 法,可用于检测拟诊患者粪便内的 HEAg,此抗原在黄疸出现第 14～18 天的粪便中较易检出,但阳性率不高。用荧光素标记戊型肝炎恢复期血清 IgG,以实验动物 HEAg 阳性肝组织作抗原片,进行荧光抗体阻断实验,可用于检测血清戊型肝炎抗体(抗-HEV),阳性率 50％～100％。但本法不适用于临床常规检查。

用重组抗原或合成肽原建立 ELISA 法检测血清抗-HEV,已在国内普遍开展,敏感性和特异性均较满意。用本法检测血清抗-HEV-IgM,对诊断现症戊型肝炎更有价值。

(三)鉴别要点

应注意与 HAV、HBV、HCV 相鉴别。

(四)规范化治疗

急性期应强调卧床休息,给予清淡而营养丰富的饮食,外加充足的 B 族维生素及维生素 C。

HEV ORF2 结构蛋白可用于研制有效疫苗,并能对 HEV 株提供交叉保护。HEV ORF2 蛋白具有较好的免疫原性,用其免疫猕猴能避免动物发生戊型肝炎和 HEV 感染。该疫苗正在研制,安全性和有效性正在评估。

六、护理措施

(1)甲、戊型肝炎进行消化道隔离;急性乙型肝炎进行血液(体液)隔离至 HBsAg 转阴;慢性乙型和丙型肝炎患者应分别按病毒携带者管理。

(2)向患者及家属说明休息是肝炎治疗的重要措施。重型肝炎、急性肝炎、慢性活动期应卧床休息;慢性肝炎病情好转后,体力活动以不感疲劳为度。

(3)急性期患者宜进食清淡、易消化的饮食,蛋白质以营养价值高的动物蛋白为主 1.0～1.5 g/(kg·d);慢性肝炎患者宜高蛋白、高热量、高维生素易消化饮食,蛋白质 1.5～2.0 g/(kg·d);重症肝炎患者宜低脂、低盐、易消化饮食,有肝性脑病先兆者应限制蛋白质摄入,蛋白质摄入小于0.5 g/(kg·d);合并腹水、少尿者,钠摄入限制在 0.5 g/d。

(4)各型肝炎患者均应戒烟和禁饮酒。

（5）皮肤瘙痒者及时修剪指甲,避免搔抓,防止皮肤破损。

（6）应向患者解释注射干扰素后可出现发热、头痛、全身酸痛等"流感样综合征",体温常随药物剂量增大而增高,不良反应随治疗次数增加而逐渐减轻。发热时多饮水、休息,必要时按医嘱对症处理。

（7）密切观察有无皮肤瘀点瘀斑、牙龈出血、便血等出血倾向;观察有无性格改变、计算力减退、嗜睡、烦躁等肝性脑病的早期表现。如有异常及时报告医师。

（8）让患者家属了解肝病患者易生气、易急躁的特点,对患者要多加宽容理解;护理人员多与患者热情、友好交谈沟通,缓解患者焦虑、悲观、抑郁等心理问题;向患者说明保持豁达、乐观的心情对于肝脏疾病的重要性。

七、应急措施

（一）消化道出血

（1）立即取平卧位,头偏向一侧,保持呼吸道通畅,防止窒息。

（2）通知医师,建立静脉液路。

（3）输血、吸氧、备好急救药品及器械,准确记录出血量。

（4）监测生命体征的变化,观察有无四肢湿冷、面色苍白等休克体征的出现,如有异常,及时报告医师并配合抢救。

（二）肝性脑病

（1）如有烦躁,做好保护性措施,必要时给予约束,防止患者自伤或伤及他人。

（2）昏迷者,平卧位,头偏向一侧,保持呼吸道通畅。

（3）吸氧,密切观察神志和生命体征的变化,定时翻身。

（4）遵医嘱给予准确及时的治疗。

八、健康教育

（1）宣传各类型病毒性肝炎的发病及传播知识,重视预防接种的重要性。

（2）对于急性肝炎患者要强调彻底治疗的重要性及早期隔离的必要性。

（3）慢性患者、病毒携带者及家属采取适当的家庭隔离措施,对家中密切接触者鼓励尽早进行预防接种。

（4）应用抗病毒药物者必须在医师的指导、监督下进行,不得擅自加量或停药,并定期检查肝功能和血常规。

（5）慢性肝炎患者出院后避免过度劳累、酗酒、不合理用药等,避免反复发作,并定期监测肝功能。

（6）对于乙肝病毒携带者禁止献血和从事饮食、水管、托幼等工作。

（于　青）

第四节　肝　硬　化

一、疾病概述

(一)概念和特点

肝硬化是各种慢性肝病发展的晚期阶段。病理上以肝脏弥漫性纤维化、再生结节和假小叶形成为特征。临床上,起病隐匿,病程发展缓慢,晚期以肝功能减退和门静脉高压为主要表现,常出现多种并发症。

肝硬化是常见病,世界范围内的年发病率为(25～400)/10 万,发病高峰年龄在 35～50 岁,男性多见,出现并发症时病死率高。

(二)相关病理、生理

肝硬化的病理改变主要是正常肝小叶结构被假小叶所替代后,在大体形态上:肝脏早期肿大、晚期明显缩小,质地变硬。

肝硬化的病理、生理改变主要是肝功能减退(失代偿)和门静脉高压,临床上表现为由此而引起的多系统、多器官受累所产生的症状和体征,进一步发展可产生一系列并发症。

(三)肝硬化的病因

引起肝硬化的病因很多,在我国以病毒性肝炎为主,欧美国家以慢性酒精中毒多见。

(1)病毒性肝炎:主要为乙型、丙型和丁型肝炎病毒的感染,通常经过慢性肝炎阶段演变而来,急性或亚急性肝炎如有大量肝细胞坏死和肝纤维化可以直接演变为肝硬化,乙型和丙型或丁型肝炎病毒的重叠感染可加速发展至肝硬化。

(2)慢性酒精中毒:长期大量饮酒(一般为每天摄入酒精 80 g 达 10 年以上),酒精及其代谢产物(乙醛)的毒性作用,引起酒精性肝炎,继而可发展为肝硬化。

(3)非酒精性脂肪性肝炎:非酒精性脂肪性肝炎可发展成肝硬化。

(4)胆汁淤积:持续肝内胆汁淤积或肝外胆管阻塞时,高浓度胆酸和胆红素对肝细胞有损害作用,引起原发性胆汁性肝硬化或继发性胆汁性肝硬化。

(5)肝静脉回流受阻:慢性充血性心力衰竭、缩窄性心包炎、肝静脉阻塞综合征、肝小静脉闭塞等引起肝脏长期淤血缺氧,引起肝细胞坏死和纤维化。

(6)遗传代谢性疾病:先天性酶缺陷疾病,致使某些物质不能被正常代谢而沉积在肝脏,如豆状核变性(铜沉积)、血色病(铁沉积)、α_1-抗胰蛋白酶缺乏症等。

(7)工业毒物或药物:长期接触四氯化碳、磷、砷等或服用双醋酚汀、甲基多巴、异烟肼等可引起中毒性或药物性肝炎而演变为肝硬化;长期服用甲氨蝶呤可引起肝纤维化而发展为肝硬化。

(8)自身免疫性肝炎可演变为肝硬化。

(9)血吸虫病:虫卵沉积于汇管区,引起肝纤维化组织增生,导致窦前性门静脉高压,亦称为血吸虫病性肝硬化。

(10)隐源性肝硬化:部分原因不明的肝硬化。

（四）临床表现

1.代偿期肝硬化

代偿期肝硬化症状轻且无特异性。可有乏力、食欲减退、腹胀不适等。患者营养状况一般，可触及肿大的肝脏、质偏硬，脾可大。肝功能检查正常或仅有轻度酶学异常。常在体检或手术中被偶然发现。

2.失代偿期肝硬化

临床表现明显，可发生多种并发症。

（1）症状：①全身症状，乏力为早期症状，其程度可自轻度疲倦至严重乏力。体重下降往往随病情进展而逐渐明显。少数患者有不规则低热，与肝细胞坏死有关，但注意与合并感染、肝癌鉴别。②消化道症状，食欲缺乏为常见症状，可有恶心、偶伴呕吐。腹胀亦常见，与胃肠积气、腹水和肝脾大等有关，腹水量大时，腹胀成为患者最难忍受的症状。腹泻往往表现为对脂肪和蛋白质耐受差，稍进油腻肉食即易发生腹泻。部分患者有腹痛，多为肝区隐痛，当出现明显腹痛时要注意合并肝癌、原发性腹膜炎、胆道感染、消化性溃疡等情况。③出血倾向，可有牙龈、鼻腔出血、皮肤紫癜，女性月经过多等。④与内分泌紊乱有关的症状，男性可有性功能减退、男性乳房发育，女性可发生闭经、不孕。部分患者有低血糖的表现。⑤门脉高压症状，如食管胃底静脉曲张破裂而致上消化道出血时，表现为呕血及黑粪，脾功能亢进可致血细胞减少，贫血而出现皮肤黏膜苍白。

（2）体征：①患者呈肝病容，面色黝黑而无光泽。晚期患者消瘦、肌肉萎缩。皮肤可见蜘蛛痣、肝掌、男性乳房发育。腹壁静脉以脐为中心显露至曲张，严重者脐周静脉突起呈水母状并可听见静脉杂音。黄疸提示肝功能储备已明显减退，黄疸呈持续性或进行性加深提示预后不良。腹水伴或不伴下肢水肿是失代偿期肝硬化最常见表现，部分患者可伴肝性胸腔积液，以右侧多见。②肝脏早期肿大可触及，质硬而边缘钝；后期缩小，肋下常触不到。半数患者可触及肿大的脾，常为中度，少数重度。③各型肝硬化起病方式与临床表现并不完全相同。如大结节性肝硬化起病较急进展较快，门静脉高压症相对较轻，但肝功能损害则较严重；血吸虫病性肝纤维化的临床表现则以门静脉高压症为主，巨脾多见，黄疸、蜘蛛痣、肝掌少见，肝功能损害较轻，肝功能试验多基本正常。

（五）辅助检查

1.实验室检查

血常规、尿、粪常规、血清免疫学、内镜、腹腔镜、腹水和门静脉压力生化检查（以了解其病因、诱因及潜在的护理问题）。

2.肝功能检查

代偿期大多正常或仅有轻度的酶学异常，失代偿期普遍异常，且异常程度往往与肝脏的储备功能减退程度相关。具体表现为转氨酶升高，血清蛋白下降、球蛋白升高、A/G 倒置，凝血酶原时间延长，结合胆红素升高等。

3.影像学检查

（1）X 线检查：食管静脉曲张时行食管吞钡 X 线检查显示虫蚀样或蚯蚓状充盈缺损，纵行黏膜皱襞增宽，胃底静脉曲张时胃肠钡餐可见菊花瓣样充盈缺损。

（2）腹部超声检查：B 超检查常示肝脏表面不光滑、肝叶比例失调、肝实质回声不均匀等，以及脾大、门静脉扩张和腹水等超声图像。

（3）CT 和 MRI 检查对肝硬化的诊断价值与 B 超检查相似。

(六)治疗原则

本病目前无特效治疗,关键在于早期诊断,针对病因给予相应处理,阻止肝硬化进一步发展,后期积极防治并发症,终末期则只能有赖于肝移植。

二、护理评估

(一)一般评估

1.生命体征

伴感染时可有发热、有心脏功能不全时可有呼吸、脉搏和血压的改变,余无明显特殊变化。

2.患病及治疗经过

询问本病的有关病因,例如,有无肝炎或输血史、心力衰竭、胆道疾病;有无长期接触化学毒物、使用损肝药物或嗜酒,其用量和持续时间。有无慢性肠道感染、消化不良、消瘦、黄疸、出血史。有关的检查、用药和其他治疗情况。

3.患者主诉及一般情况

饮食及消化情况,如食欲、进食量及食物种类、饮食习惯及爱好。有无食欲减退甚至畏食,有无恶心、呕吐、腹胀、腹痛,呕吐物和粪便的性质及颜色。日常休息及活动量、活动耐力、尿量及颜色等。

4.相关记录

体重、饮食、皮肤、肝脏大小、出入量、出血情况、意识等记录结果。

(二)身体评估

1.头颈部

(1)面部颜色,有无肝病面容,脱发。

(2)患者的精神状态,对人物、时间、地点的定向力(表情淡漠、性格改变或行为异常多为肝脏病的前驱表现)。

2.胸部

呼吸的频率和节律,有无呼吸浅速、呼吸困难和发绀,有无因呼吸困难、心悸而不能平卧,有无胸腔积液形成。

3.腹部

(1)测量腹围有无腹壁紧张度增加、脐疝、腹式呼吸减弱等腹水征象。

(2)腹部有无移动性浊音,大量腹水可有液波震颤。

(3)有无腹壁静脉显露,腹壁静脉曲张时在剑突下,脐周腹壁静脉曲张处可听见静脉连续性潺潺声(结合病例综合考虑)。

(4)肝脾大小、质地、表面情况及有无压痛(结合B超检查结果综合考虑)。

4.其他

是否消瘦,皮下脂肪消失、肌肉萎缩;皮肤是否干枯、有无黄染、出血点、蜘蛛痣、肝掌等。

(三)心理-社会评估

评估时应注意患者的心理状态,有无个性、行为的改变,有无焦虑、抑郁、易怒、悲观等情绪。并发肝性脑病时,患者可出现嗜睡、兴奋、昼夜颠倒等神经精神症状,应注意鉴别。评估患者及家属对疾病的认识及态度、家庭经济情况和社会支持等。

(四)辅助检查结果评估

1.血常规检查

有无红细胞减少或全血细胞减少。

2.血生化检查

肝功能有无异常,有无电解质和酸碱平衡紊乱,血氨是否增高,有无氮质血症。

3.腹水检查

腹水的性质是漏出液或渗出液,有无找到病原菌或恶性肿瘤细胞。

4.其他检查

钡餐造影检查有无食管胃底静脉曲张,B超检查有无静脉高压征象等。

(五)常用药物治疗效果的评估

1.准确记录患者出入量(尤其是 24 小时尿量)

大量利尿可引起血容量过度降低,心输血量下降,血尿素氮增高。患者皮肤弹性降低,出现直立性低血压和少尿。

2.血生化检查的结果

长期使用噻嗪类利尿剂有可能导致水、电解质紊乱,产生低钠、低氯和低钾血症。

三、主要护理诊断

(一)营养失调:低于机体需要量

低于机体需要量与肝功能减退、门静脉高压引起食欲减退、消化和吸收障碍有关。

(二)体液过多

体液过多与肝功能减退、门静脉高压引起钠水潴留有关。

(三)潜在并发症

1.上消化道出血

上消化道出血与食管胃底静脉曲张破裂有关。

2.肝性脑病

肝性脑病与肝功能障碍、代谢紊乱致神经系统功能失调有关。

四、护理措施

(一)休息与活动

睡眠应充足,生活起居有规律。代偿期患者无明显的精神、体力减退,可适当参加工作,避免过度疲劳;失代偿期患者以卧床休息为主,并视病情适量活动,活动量以不加重疲劳感和其他症状为度。腹水患者宜平卧位,可抬高下肢,以减轻水肿。阴囊水肿者可用拖带托起阴囊,大量腹水者卧床时可取半卧位,以减轻呼吸困难和心悸。

(二)合理饮食

既保证饮食营养又遵守必要的饮食限制是改善肝功能、延缓病情进展的基本措施。与患者共同制订符合治疗需要而又为其接受的饮食计划。饮食治疗原则:高热量、高蛋白质、高维生素、限制水钠、易消化饮食,并根据病情变化及时调整。

(三)用药护理

应严格按医嘱用药,并注意观察常用药的毒副作用,发现问题及时处理。如使用利尿药注意维持水电解质和酸碱平衡,利尿速度不宜过快,以每天体重减轻≤0.5 kg为宜。

(四)心理护理

多关心体贴患者,使患者保持愉快心情,树立治病的信心。

(五)健康教育

1.饮食指导

切实遵循饮食治疗原则和计划,禁酒。

2.用药原则

遵医嘱按时、正确服用相关药物,加用药物需征得医师同意,以免加重肝脏负担和肝功能损害。让患者了解常用药物不良反应及自我观察要点。

3.预防感染的措施

注意保暖和个人卫生保健。

4.适当活动计划

睡眠应充足,生活起居有规律。制订个体化的活动计划,避免过度疲劳。

5.皮肤的保护

沐浴时应注意避免水温过高,或使用有刺激性的皂类和沐浴液,沐浴后使用性质柔和的润肤品;皮肤瘙痒者给予止痒处理,嘱患者勿用手抓搔,以免皮肤破损。

6.及时就诊的指标

(1)患者出现性格、行为改变等可能为肝性脑病的前驱症状时。

(2)出现消化道出血等其他并发症时。

（于　青）

第五章

心内科护理

第一节 高 血 压

一、疾病概述

(一)概念和特点

高血压是一种常见病、多发病,是心、脑血管病的重要病因和危险因素。根据病因常分为原发性高血压和继续发性高血压,95%以上的高血压患者属于原发性高血压,通常将原发性高血压简称为高血压。原发性高血压是以血压升高为主要临床表现伴或不伴有多种心血管危险因素的综合征。

高血压的标准是根据临床及流行病学资料界定的,目前我国高血压定义为收缩压≥18.7 kPa(140 mmHg)和/或舒张压≥12.0 kPa(90 mmHg),根据血压升高水平,又进一步将高血压分为1~3级。

高血压在世界各国都是常见病,其患病率与工业化程度、地区和种族有关。根据我国4次大规模高血压患病率的人群抽样调查结果显示我国人群50年以来高血压患病率明显上升。2002年我国18岁以上成人高血压患病率为18.8%,按我国人口的数量和结构估算,目前我国约有2亿高血压患者,即每10个成年人中就有2个患高血压,约占全球高血压总人数的1/5。然而,我国高血压的总体情况是患病率高,知晓率、治疗率和控制率较低,其流行病学有两个显著特点,即从南方到北方高血压患病率递增,不同民族之间高血压患病率存在一些差异。

(二)相关病理生理

高血压的发病机制目前尚未形成统一认识,但其血流动力学特征主要是总外周血管阻力相对或绝对增高,从这一点考虑,高血压的发病机制主要存在于五个环节,即交感神经系统活性亢进、肾性水钠潴留、肾素-血管紧张素-醛固酮系统(RAAS)激活、细胞膜离子转运异常以及胰岛素抵抗。

相关病理改变主要集中在对心、脑、肾、视网膜的变化。

1.心

左心室肥厚和扩张。

117

2.脑

脑血管缺血与变性、粥样硬化,形成微动脉瘤或闭塞性病变,从而引发脑出血、脑血栓、腔隙性脑梗死。

3.肾

肾小球纤维化、萎缩、肾动脉硬化,引起肾实质缺血和肾单位不断减少,导致肾衰竭。

4.视网膜

视网膜小动脉痉挛、硬化,甚至可能引起视网膜渗血和出血。

(三)主要病因与诱因

高血压的病因为多因素,主要包括遗传和环境因素两个方面,两者互为结果。

1.遗传因素

高血压具有明显的家庭聚集性,基因对血压的控制是肯定的,这些与高血压产生有关的基因被称为原发性高血压相关基因。在遗传表型上,不仅血压升高发生率体现遗传性,在血压高度、并发症发生以及其他相关因素方面,如肥胖等也具有遗传性。

2.环境因素

(1)饮食:血压水平和高血压的患病率与钠盐平均摄入量显著相关,摄盐越多,血压水平和患病率越高。摄盐过多导致血压升高主要见于对盐敏感的人群。另外,膳食中充足的钾、钙、镁和优质蛋白可防止血压升高,素食为主者血压常低于肉食者。长期饮咖啡、大量饮酒、饮食中缺钙、饱和脂肪酸过多,不饱和脂肪酸与饱和脂肪酸比值降低等均可引起血压升高。

(2)精神心理:社会因素包括职业、经济、劳动种类、文化程度、人际关系等,对血压的影响主要是通过精神和心理因素起作用。因此脑力劳动者高血压发病率高于体力劳动者,从事精神紧张度高的职业和长期生活在噪音环境者高血压也较多。

3.其他因素

肥胖者高血压患病率是体重正常者 2~3 倍,超重是血压升高的重要独立危险因素。一般采用体重指数(BMI)来衡量肥胖程度,腰围反映向心性肥胖程度,血压与 BMI 呈显著正相关,腹型肥胖者容易发生高血压。服用避孕药的妇女血压升高发生率及程度与服用药物时间长短有关,但这种高血压一般较轻主,且停药后可逆转。睡眠呼吸暂停低通气综合征的患者 50% 有高血压,且血压的高度与睡眠呼吸暂停低通气综合征的病程有关。

(四)临床表现

大多数起病缓慢、渐进,缺乏特殊的临床表现。血压随着季节、昼夜、情绪等因素有较大波动。

1.一般表现

(1)症状:头痛是最常见的症状,较常见的还有头晕、头胀、耳鸣眼花、疲劳、注意力不集中、失眠等。这些症状在紧张或劳累后加重,典型的高血压头痛在血压下降后即可消失。

(2)体征:高血压的体征较少,血压升高时可闻及主动脉瓣区第二心音亢进及收缩期杂音。皮肤黏膜、四肢血压、周围血管搏动、血管杂音检查有助于继续性高血压的病因判断。

2.高血压急症和亚急症

高血压急症是指高血压患者在某些诱因作用下,血压急剧升高[一般超过 24.0/16.0 kPa (180/120 mmHg)],同时伴有进行性心、脑、肾等重要靶器官功能不全的表现。高血压急症的患者如不能及时降低血压,预后很差,常死于肾衰竭、脑卒中或心力衰竭。高血压亚急症是指血压显著升高但不伴靶器官损害,患者常有血压升高引起的症状。

(五)辅助检查

1.常规检查

尿常规、血糖、血脂、肾功能、血清电解质、心电图和 X 线胸片等检查,有助于发现相关危险因素和靶器官损害。必要时行超声心动图、眼底检查等。

2.特殊检查

为进一步了解患者血压节律和靶器官损害情况,可有选择地进行一些特殊检查。如 24 小时动态血压监测(ABPM),踝/臂血压比值,心率变异,颈动脉内膜中层厚度(IMT),动脉弹性功能测定,血浆肾素活性(PRA)等。

(六)治疗原则

1.治疗目标

高血压是一种以动脉血压持续升高为特征的进行性"心血管综合征",常伴有其他危险因素、靶器官损害或临床疾病,需要进行综合干预。常常采用药物治疗与非药物治疗,以及防治各种心血管病危险因素等相结合。因此,高血压的治疗目标是尽可能地降低心血管事件的发生率和病死率。

2.非药物治疗

(1)合理膳食:低盐饮食,限制钠盐摄入;限制乙醇摄入量。

(2)控制体重:体重指数如超过 24 则需要限制热量摄入和增加体力活动。

(3)适宜运动:增加有氧运动。

(4)其他:定期测量血压,规范治疗,改善治疗依从性,尽可能实现降压达标,坚持长期平稳有效地控制血压。保持健康心态,减少精神压力,戒烟等。

治疗时根据年龄、病程、血压水平、心血管病危险因素、靶器官损害程度、血流动力学状态以及并发症等来选择合适药物。

3.药物治疗

降压药物的选择一般应从一线药物、单一药物开始,疗效不佳时,才联合用药。若非血压较高,或高血压急症,降压时用药以小剂量开始,逐渐加量,使血压逐渐下降,老年患者更需如此。

(1)利尿剂:通过利钠排水、降低细胞外高血容量、减轻外周血管阻力发挥降压作用。作用较平稳、缓慢,持续时间相对较长,作用持久服药 2～3 周后作用达高峰,能增强其他降压的疗效,适用于轻、中度高血压。有噻嗪类、襻利尿剂和保钾利尿剂三类,以噻嗪类使用最多。

(2)β受体阻滞剂:通过抑制过度激活的交感神经活性、抑制心肌收缩力、减轻心率发挥降压作用。降压作用较迅速、强力,适用于不同严重程度的高血压,尤其是心率较快的中、青年患者或合并心绞痛的患者,对老年高血压疗效相对较差。二、三度心脏传导阻滞和哮喘患者禁用,慢性阻塞性肺病、运动员、周围血管病或糖耐量异常者慎用。有选择性(β_1)、非选择性(β_1 和 β_2)和兼有 α 受体阻滞三类,常用的有美托洛尔、阿替洛尔、比索洛尔、普萘洛尔等。

(3)钙通道阻滞剂:通过阻断血管平滑肌细胞上的钙离子通道,扩张血管降低血压。降压效果起效迅速,降压幅度相对较强,剂量和疗效呈正相关,除心力衰竭患者外较少有治疗禁忌证。分为二氢吡啶类和非二氢吡啶类,前者以硝苯地平为代表,后者有维拉帕米和地尔硫草。

(4)血管紧张素转换酶抑制剂:通过抑制血管紧张素转换酶阻断肾素血管紧张素系统,从而达到降压作用。降压起效缓慢,逐渐增强,在 3～4 周时达最大作用,限制摄入或联合使用利尿剂可使起效迅速和作用增强。常用的有卡托普利、依那普利、贝那普利等。

（5）血管紧张素Ⅱ受体阻滞剂：通过阻断血管紧张素Ⅱ受体发挥降压作用。起效缓慢，但持久而平稳，一般在6～8周达到最大作用，持续时间达24小时以上。常用的药物有氯沙坦、缬沙坦、厄贝沙坦、替米沙坦等。

（6）α受体阻滞剂：不作为一般高血压的首选药，适用于高血压伴前列腺增生患者，也用于难治性高血压的治疗。如哌唑嗪。

二、护理评估

（一）一般评估

1.生命体征

体温、脉搏、呼吸可正常，但血压测量值升高。必要时可测量立、卧位血压和四肢血压，监测24小时血压以判断血压节律变化情况。高血压诊断的主要依据是患者在静息状态下，坐位时上臂肱动脉部位血压的测量值。但必须是在未服用降压药的情况下，非同日3次测量血压，若收缩压≥18.7 kPa（140 mmHg）和/或舒张压≥12.0 kPa（90 mmHg）则诊断为高血压。患者既往有高血压史，目前正在使用降压药，血压虽然低于18.7/12.0 kPa（140/90 mmHg），也诊断为高血压。

2.病史和病程

询问患者有无高血压、糖尿病、血脂异常、冠心病、脑卒中或肾脏病的家庭史；患高血压的时间，血压最高水平，是否接受过降压治疗及其疗效与不良反应；有无合并其他相关疾病；是否服用引起血压升高的药物，如口服避孕药、甘珀酸、麻黄碱滴鼻药、可卡因、类固醇等。

3.生活方式

膳食脂肪、盐、酒摄入量，吸烟支数，体力活动量以及体重变化等情况。

4.患者的主诉

约1/5患者无症状，常见的主诉有头痛、头晕、疲劳、心悸、耳鸣等症状，疲劳、激动或紧张、失眠时可加剧，休息后多可缓解。也可出现视力模糊、鼻出血等较重症状，患者主诉症状严重程度与血压水平有一定关联。有脏器受累的患者还会有胸闷、气短、心绞痛、多尿等主诉。

5.相关记录

身高、体重、腰围、臀围、饮食（摄盐量和饮酒量）、活动量、血压等记录结果。评估超重和肥胖最简便和常用的指标是体重指数（BMI）和腰围。BMI反映全身肥胖程度，腰围反映中心型肥胖的程度。BMI的计算公式：BMI＝体重（kg）/身高的平方（m²），成年人正常BMI为18.5～23.9 kg/m²，超重者BMI为24～27.9 kg/m²，肥胖者BMI≥28 kg/m²。成年人正常腰围<90/84 cm（男/女），如腰围≥90/85 cm（男/女），提示需要控制体重。

（二）身体评估

1.头颈部

部分患者有甲亢突眼征，颈部可听诊到血管杂音提示颈部血管狭窄、不完全性阻塞或代偿性血流量增多、加快。

2.胸背部

结合X线结果综合考虑心界有无扩大，心脏听诊可在主动脉瓣区闻及第二心音亢进、收缩期杂音或收缩早期喀喇音。

3.腹部和腰背部

背部两侧肋脊角、上腹部脐两侧、腰部肋脊处有血管杂音,提示存在血管狭窄。肾动脉狭窄的血管杂音常向腹两侧传导,大多具有舒张期成分。

4.四肢和其他

观察有无神经纤维瘤性皮肤斑,库欣综合征时可有向心性肥胖、紫纹与多毛的现象,下肢可见凹陷性水肿,观察四肢动脉搏动情况。

(三)心理-社会评估

评估患者家庭情况、工作环境、文化程度及有无精神创伤史;患者在疾病治疗过程中的心理反应与需求,家庭及社会支持情况,引导患者正确配合疾病的治疗与护理。

(四)辅助检查结果评估

1.常规检查

有无血液生化(钾、空腹血糖、总胆固醇、甘油三酯、高密度脂蛋白胆固醇、低密度脂蛋白胆固醇和尿酸、肌酐)、全血细胞计数、血红蛋白和血细胞比容、尿蛋白、尿糖的异常;心电图检查有无异常;24小时动脉血压监测检查24小时血压情况及其节律变化。

2.推荐检查

超声心动图和颈动脉超声、餐后血糖、尿蛋白定量、眼底、胸部X线检查、脉搏波传导速度以及踝臂血压指数等可帮助判断是否存在脏器受累。

3.选择检查项目

对怀疑继续性高血压患者可根据需要选择进行相应的脑功能、心功能和肾功能检查。

(五)血压水平分类和心血管风险分层评估

1.按血压水平分类

据血压升高水平,可将血压分为正常血压、正常高值、高血压(分为1级、2级和3级)和单纯收缩期高血压(表5-1)。

表5-1 血压水平分类和定义

分类	收缩压(mmHg)		舒张压(mmHg)
正常血压	<120	和	<90
正常高值	120~139	和/或	89~90
高血压	≥140	和/或	≥90
1级高血压(轻度)	140~159	和/或	90~99
2级高血压(中度)	160~179	和/或	100~109
3级高血压(重度)	≥180	和/或	≥110
单纯收缩期高血压	≥140	和	<90

2.心血管风险分层评估

虽然高血压及血压水平是影响心血管事件发生和预后的独立危险因素,但是并非唯一决定因素。大部分高血压患者还有血压升高以外的心血管危险因素。因此要准确确定降压治疗的时机和方案,实施危险因素的综合管理就应当对患者进行心血管风险的评估并分层。根据2010版中国高血压防治指南的分层方法,根据血压水平、心血管危险因素、靶器官损害、伴临床疾病,高血压患者的心血管风险分为低危、中危、高危和很高危4个层次(表5-2)。

表 5-2　高血压患者心血管风险水平分层

其他危险因素和病史	1 级高血压	2 级高血压	3 级高血压
无	低危	中危	高危
1～2 个其他危险因素	中危	中危	很高危
≥3 个其他危险因素或靶器官损害	高危	高危	很高危
临床并发症或合并糖尿病	很高危	很高危	很高危

(六)常用药物疗效的评估

1.利尿剂

(1)准确记录患者出入量(尤其是 24 小时尿量):大量利尿可引起血容量过度降低,心排血量下降,血尿素氮增高。患者皮肤弹性降低,出现直立性低血压和少尿。

(2)血生化检查的结果:长期使用噻嗪类利尿剂有可能导致水、电解质紊乱,出现低钠、低氯和低钾血症。

2.β 受体阻滞剂

(1)患者自觉症状:疲乏、肢体冷感、激动不安、胃肠不适等症状。

(2)心动过缓或传导阻滞:因药物可抑制心肌收缩力、减慢心率,引起心动过缓或传导阻滞。

(3)反跳现象:长期服用该药患者突然停药可发生反跳现象,即原有的症状加重或出现新的表现,较常见的有血压反跳性升高,伴头痛、焦虑等,称之为撤药综合征。

(4)液体潴留:可表现为体重增加、凹陷性水肿。

3.钙通道阻滞剂

(1)监测心率和心律的变化:二氢吡啶类钙通道阻滞剂可反射性激活交感神经,导致心率增加,发生心动过速。而非二氢吡啶类钙通道阻滞剂具有抑制心脏收缩功能和传导功能,有导致传导阻滞的不良反应。

(2)其他体征:可引起面部潮红、脚踝部水肿、牙龈增生等。

4.血管紧张素转换酶抑制剂

(1)患者自觉症状:持续性干咳、头晕、皮疹、味觉障碍及血管神经性水肿等情况。

(2)高血钾:长期应用该类药物可能导致血钾升高,应定期监测血钾和血肌酐的水平。

(3)肾功能的损害:定期监测肾功能。

5.血管紧张素 Ⅱ 受体拮抗剂

(1)患者自觉症状:有无腹泻等症状。

(2)高血钾:长期应用该类药物可能导致血钾升高,应定期监测血钾和血肌酐的水平。

(3)肾功能的损害:定期监测肾功能。

6.α 受体阻滞剂

直立性低血压:服用该类药物的患者可出现直立性晕厥现象,测量坐、立位血压是否差异过大。

三、主要护理诊断/问题

(一)疼痛

头痛:与血压升高有关。

（二）有受伤的危险

危险与头晕、视力模糊、意识改变或发生直立性低血压有关。

（三）营养失调

高于机体需要量：与摄入过多，缺少运动有关。

（四）焦虑

焦虑与血压控制不满意、已发生并发症有关。

（五）知识缺乏

缺乏疾病预防、保健知识和高血压用药知识。

（六）潜在并发症

1.高血压急症

高血压急症与血压突然/显著升高并伴有靶器官损害有关。

2.电解质紊乱

电解质紊乱与长期应用降压药有关。

四、护理措施

（一）控制体重

超重和肥胖是导致血压升高的重要原因之一，而以腹部脂肪堆积为典型特征的中心性肥胖还会进一步增加高血压等心血管与代谢性疾病的风险，适当控制体重，减少脂肪含量，可显著降低血压。最有效的减重措施是控制能量摄入和增加运动。减重的速度因人而异，通常以每周减重 0.5～1.0 kg 为宜。

（二）合理饮食

合理饮食是控制体重的重要手段。高血压患者饮食需遵循平衡膳食的原则，控制高热量食物的摄入，如高脂肪食物、含糖饮料和酒类等；适当控制碳水化合物的摄入；减少钠盐的摄入。

钠盐可显著升高血压，增加高血压发病的风险，而钾盐可对抗钠盐升高血压的作用。世界卫生组织推荐每天钠盐摄入量应少于 5 g。高血压患者应尽可能减少钠盐的摄入，增加食物中钾盐的含量。烹调高血压患者的食物尽可能减少用盐、味精和酱油等调味品，可使用定量的盐勺；少食或不食含钠盐高的各类加工食品，如咸菜、火腿和各类炒货等；增加蔬菜、水果的摄入量；肾功能良好者可使用含钾的烹调用盐。

（三）制订康复运动计划

合理的运动计划不但能控制体重，降低血压，还能改善糖代谢。在运动方面应采用有规律的、中等强度的有氧运动。建议每天体力活动 30 分钟左右，每周至少进行 3 次有氧锻炼，如步行、慢跑、骑车、游泳、跳舞和非比赛性划船等。运动强度指标为运动时最大心率达到（170－年龄），运动的强度、时间和频度以不出现不适反应为度。

典型的运动计划包括 3 个阶段：5～10 分钟的轻度热身活动；20～30 分钟的耐力活动或有氧运动；放松运动 5 分钟，逐渐减少用力，使心脑血管系统的反应和身体产热功能逐渐稳定下来。运动的形式和运动量均应根据个人的兴趣和身体状况而定。

（四）监测血压的变化

血压测量是评估血压水平、诊断高血压和观察降压疗效的主要手段。在临床工作中主要采用诊室血压和动态血压测量，家庭血压测量因为可以测量长期血压变异，避免白大衣效应等作用越来越受到大家的重视。

1.诊室血压监测

由医护人员在诊室按统一规范进行测量,是目前评估血压水平和临床诊断高血压并进行分级的标准方法和主要依据。具体方法和要求如下:①选择符合计量标准的水银柱血压计,或经过验证的电子血压计。②使用大小合适的气囊袖带。③测压前患者至少安静休息5分钟,30分钟内禁止吸烟、饮咖啡、茶,并排空膀胱。④测量时最好裸露上臂,上臂与心脏处于同一水平。怀疑有外周血管病者可测量四肢血压,老年人、糖尿病患者及有直立性低血压情况的应加测立、卧位血压。⑤袖带下缘距肘窝 2～3 cm,松紧以能放入一指为宜,听诊器听件置于肱动脉搏动处。⑥使用水银柱血压计时,应快速充气,当肱动脉搏动音消失后将气囊压力再升高 2.7～4.0 kPa(20～30 mmHg),以 0.5 kPa/s(4 mmHg/s)的速度缓慢放气,听到第一声搏动音所指的刻度为收缩压,搏动音消失或减弱时所指的刻度为舒张压,获得舒张压后快速放气至零。⑦应间隔1～2分钟重复测量,取 2 次读数的平均值记录。如果 2 次读数相差 0.7 kPa(5 mmHg)以上,应再次测量,取 3 次读数的平均值。

2.动态血压监测

通过自动的血压测量仪器完成,测量次数较多,无测量者误差,可避免"白大衣"效应,并可监测夜间睡眠期间的血压。因此,可评估血压短时变异和昼夜节律。

3.家庭血压监测

家庭血压监测又称自测血压或家庭自测血压,是由患者本人或家庭成员协助完成测量,可避免白大衣效应。家庭血压监测还可用于评估数天、数周甚至数月、数年血压的长期变异或降压治疗效应,而且有助于增强患者的参与意识,改善治疗依从性,但不适用于精神高度焦虑的患者。

(五)降压目标的确立

帮助患者确立降压目标。在患者能耐受的情况下,逐步降压达标。一般高血压患者血压控制目标值<18.7/12.0 kPa(140/90 mmHg);如合并稳定性冠心病、糖尿病或慢性肾病的患者宜确立个体化降压目标,一般可将血压降至 17.3/10.7 kPa(130/80 mmHg)以下,脑卒中后高血压患者一般血压目标<18.7 kPa(140 mmHg);老年高血压降压目标收缩压<20.0 kPa(150 mmHg);对舒张压低于 8.0 kPa(60 mmHg)的冠心病患者,应在密切监测血压的前提下逐渐实现收缩压达标。

(六)用药护理

需要使用降压药物的患者包括高血压 2 级或以上患者;高血压合并糖尿病,或已有心、脑、肾靶器官损害和并发症患者;凡血压持续升高,改善生活行为后血压仍未获得有效控制者。从心血管危险分层的角度,高危和极高危患者必须使用降压药物强化治疗。

应严格按医嘱用药,并注意观察常用药的毒副作用,发现问题及时处理,控制输液速度等。

(七)高血压急症的护理

1.避免诱因

安抚患者,避免情绪激动,保持轻松、稳定心态,必要时使用镇静剂。指导其按医嘱服用降压药,不可擅自减量或停服,以免血压急剧升高。另外,避免过度劳累和寒冷刺激。

2.病情监测

监测血压变化,一旦发现有高血压急症的表现,如血压急剧升高、剧烈头痛、呕吐、大汗、视力模糊、面色及神志改变、肢体运动障碍等,应立即通知医师。

3.高血压急症的护理

绝对卧床,抬高床头,避免一切不良刺激和不必要活动,协助生活护理。保持呼吸道通畅,吸氧。进行心电、血压和呼吸监测,建立静脉通道并遵医嘱用药,用药过程中监测血压变化,避免血压骤降。应用硝普钠、硝酸甘油时采用静脉泵入方式,密切观察药物不良反应。

(八)心理护理

长期、过度的心理应激会显著增加心血管风险。应向患者阐述不良情绪可诱发血压升高,帮助患者预防和缓解精神压力以及纠正和治疗病态心理,必要时可寻求专业心理辅导或治疗。

(九)健康教育

1.疾病知识指导

让患者了解自身病情,包括血压水平、危险因素及合并疾病等。告知患者高血压的风险和有效治疗的益处。对患者及家属进行高血压相关知识指导,提高护患配合度。

2.饮食指导

宜清淡饮食,控制能量摄入。营养均衡,减少脂肪摄入,少吃或不吃肥肉和动物内脏。控制钠盐的摄入,增加钾盐的摄入,学会正确烹调食物的要领,并选用定量盐勺。

3.戒烟限酒

吸烟是心血管病的主要危险因素之一,可导致血管内皮损害,显著增加高血压患者发生动脉粥样硬化性疾病的风险。应强烈建议并督促高血压患者戒烟,并指导患者寻求药物辅助戒烟。长期大量饮酒可导致血压升,限制饮酒量可显著降低高血压的发病风险。所有高血压患者均应控制饮酒量,每天饮酒量白酒、葡萄酒、啤酒的量分别应少于 50 mL、100 mL 和 300 mL。

4.适当运动计划

学会制订适当的运动计划,并能自我监测最大运动心率,控制运动强度,按运动计划的 3 个阶段实施运动。

5.用药原则

按时、正确服用相关药物,让患者了解常用药物不良反应及自我观察要点。

6.家庭血压监测

教会患者出院后进行血压的自我监测,提倡进行家庭血压监测,每次就诊携带监测记录。家庭血压监测适用于:一般高血压患者的血压监测,白大衣高血压识别,难治性高血压的鉴别,评价长期血压变异,辅助降压疗效评价,以及预测心血管风险及评估预后等。

对患者进行家庭血压监测的相关知识和技能培训:①使用经过验证的上臂式全自动或半自动电子血压计。②测量方案:每天早晚各测 1 次,每次 2～3 遍,取平均值;血压控制平稳者可每周只测 1 天,初诊高血压或血压不稳定的高血压患者,建立连续测血压 7 天,取后 6 天血压平均值作为参考值。③详细记录每次测量血压的日期、时间及所有血压读数,尽可能向医师提供完整的血压记录。

7.及时就诊的指标

(1)血压过高或过低。

(2)出现弥漫性严重头痛、呕吐、意识障碍、精神错乱,甚至昏迷、局灶性或全身性抽搐。

(3)高血压急症和亚急症。

(4)出现脑血管病、心力衰竭、肾衰竭的表现。

(5)突发剧烈而持续且不能耐受的胸痛,两侧肢体血压及脉搏明显不对称,严重怀疑主动脉夹层动脉瘤。

（6）随访时间：依据心血管风险分层，低危或仅服1种药物治疗者每1～3个月随诊1次；新发现的高危或较复杂病例、高危者至少每2周随诊1次；血压达标且稳定者每个月随诊1次。

五、护理效果评估

（1）患者头痛减轻或消失，食欲增加。

（2）患者情绪稳定，了解自身疾病，并能积极配合治疗。服药依从性好，血压控制在降压目标范围内。

（3）患者能主动养成良好生活方式。

（4）患者掌握家庭血压监测的方法，有效记录监测数据并提供给医护人员。

（5）患者未受伤。

（6）患者未发生相关并发症，或并发症发生后能得到及时治疗与护理。

（渠惠清）

第二节　心律失常

一、疾病概述

（一）概念和特点

心律失常是指心脏冲动频率、节律、起源部位、传导速度或激动次序的异常。按其发生原理可分为冲动形成异常和冲动传导异常两大类。按照心律失常发生时心率的快慢，可分为快速性与缓慢性心律失常两大类。

心律失常可发生在没有明确心脏病或其他原因的患者。心律失常的后果取决于其对血流动力学的影响，可从心律失常对心、脑、肾灌注的影响来判断。轻者患者可无症状，一般表现为心悸，但也可出现心绞痛、气短、晕厥等症状。心律失常持续时间不一，有时仅持续数秒、数分，有时可持续数天以上，如慢性心房颤动。

（二）相关病理生理

正常生理状态下，促成心搏的冲动起源于窦房结，并以一定的顺序传导于心房与心室，使心脏在一定频率范围内发生有规律的搏动。如果心脏内冲动的形成异常和/或传导异常，使整个心脏或其一部分的活动变为过快、过慢或不规则，或者各部分活动的程序发生紊乱，即形成心律失常。心律失常有多种不同的发生机制，如折返、自律性改变、触发活动和平行收缩等。然而，由于条件限制，目前能直接对人在体内心脏研究的仅限于折返机制，临床检查尚不能判断大多数心律失常的电生理机制。产生心律失常的电生理机制主要包括冲动发生异常、冲动传导异常以及触发活动。

（三）主要病因与诱因

1.器质性心脏病

心律失常可见于各种器质性心脏病，其中以冠心病、心肌病、心肌炎和风湿性心脏病为多见，尤其在发生心力衰竭或急性心肌梗死时。

2.非心源性疾病

几乎其他系统疾病均可引发心律失常,常见的有内分泌失调、麻醉、低温、胸腔或心脏手术、中枢神经系统疾病及自主神经功能失调等。

3.酸碱失衡和电解质紊乱

各种酸碱代谢紊乱、钾代谢紊乱可使传导系统或心肌细胞的兴奋性、传导性异常而引起心律失常。

4.理化因素和中毒

电击可直接引起心律失常甚至死亡,中暑、低温也可导致心律失常。某些药物可引起心律失常,其机制各不相同,洋地黄、奎尼丁、氨茶碱等直接作用于心肌,洋地黄、夹竹桃、蟾蜍等通过兴奋迷走神经,拟肾上腺素药、三环类抗抑郁药等通过兴奋交感神经,可溶性钡盐、棉酚、排钾性利尿剂等引起低钾血症,窒息性毒物则引起缺氧诱发心律失常。

5.其他

发生在健康者的心律失常也不少见,部分病因不明。

(四)临床表现

心律失常的诊断大多数要靠心电图,但相当一部分患者可根据病史和体征做出初步诊断。详细询问发作时的心率快慢,节律是否规整,发作起止与持续时间,发作时是否伴有低血压、昏厥、心绞痛或心力衰竭等表现,及既往发作的诱因、频率和治疗经过,有助于心律失常的诊断,同时要对患者全身情况、既往治疗情况等进行全面的了解。

(五)辅助检查

1.心电图检查

心电图检查是诊断心律失常最重要的一项无创性检查技术。应记录 12 导联心电图,并记录清楚显示 P 波导联的心电图长条以备分析,通常选择 V_1 导联或 II 导联。必要时采用动态心电图,连续记录患者24 小时的心电图。

2.运动试验

患者在运动时出现心悸、可做运动试验协助诊断。运动试验诊断心律失常的敏感性不如动态心电图。

3.食管心电图

解剖上左心房后壁毗邻食管,因此,插入食管电极导管并置于心房水平时,能记录到清晰的心房电位,并能进行心房快速起搏或程序电刺激。

4.心腔内电生理检查

心腔内电生理检查是将几根多电极导管经静脉和/或动脉插入,放置在心腔内的不同部位辅以 12 通道以上多导生理仪,同步记录各部位电活动,包括右心房、右心室、希氏束、冠状静脉窦(反映左心房、左心室电活动)。其适应证包括:①窦房结功能测定。②房室与室内传导阻滞。③心动过速。④不明原因晕厥。

5.三维心脏电生理标测及导航系统

三维心脏电生理标测及导航系统(三维标测系统)是近年来出现的新的标测技术,能够减少 X 线曝光时间,提高消融成功率,加深对心律失常机制的理解。

(六)窦性心律失常治疗原则

(1)若患者无心动过缓有关的症状,不必治疗,仅定期随诊观察。对于有症状的病窦综合征患者,应接受起搏器治疗。

(2)心动过缓-心动过速综合征患者发作心动过速,单独应用抗心律失常药物治疗可能加重心动过缓。应用起搏治疗后,患者仍有心动过速发作,可同时应用抗心律失常药物。

(七)房性心律失常治疗原则

1.房性期前收缩

无须治疗。当有明显症状或因房性期前收缩触发室上行心动过速时,应给予治疗。治疗药物包括普罗帕酮、莫雷西嗪或β受体阻滞剂。

2.房性心动过速

(1)积极寻找病因,针对病因治疗。

(2)抗凝治疗。

(3)控制心室率。

(4)转复窦性心律。

3.心房扑动

(1)药物治疗:减慢心室率的药物包括β受体阻滞剂、钙通道阻滞剂(维拉帕米、地尔硫草)或洋地黄制剂(地高辛、毛花苷C)。转复心房扑动的药物包括ⅠA(如奎尼丁)或ⅠC(如普罗帕酮)类抗心律失常药,如心房扑动患者合并冠心病、充血性心力衰竭等时,不用ⅠA或ⅠC类药物,应选用胺碘酮。

(2)非药物治疗:直流电复律是终止心房扑动最有效的方法。其次食管调搏也是转复心房扑动的有效方法。射频消融可根治心房扑动。

(3)抗凝治疗:持续性心房扑动的患者,发生血栓栓塞的风险明显增高,应给予抗凝治疗。

4.心房颤动

应积极寻找心房颤动的原发疾病和诱发因素,进行相应处理。

治疗包括:①抗凝治疗;②转复并维持窦性心律;③控制心室率。

(八)房室交界区性心律失常治疗原则

1.房室交界区性期前收缩

通常无须治疗。

2.房室交界区性逸搏与心律

一般无须治疗,必要时可起搏治疗。

3.非阵发性房室交界区性心动过速

主要针对病因治疗。洋地黄中毒引起者可停用洋地黄,可给予钾盐、利多卡因或β受体阻滞剂治疗。

4.与房室交界区相关的折返性心动过速

急性发作期应根据患者的基础心脏状况,既往发作的情况以及对心动过速的耐受程度做出适当处理。

主要药物治疗如下述。

(1)腺苷与钙通道阻滞剂:为首选。起效迅速,不良反应为胸部压迫感、呼吸困难、面部潮红、窦性心动过缓、房室传导阻滞等。

（2）洋地黄与β受体阻滞剂：静脉注射洋地黄可终止发作。对伴有心功能不全患者仍作为首选。β受体阻滞剂也能有效终止心动过速，选用短效β受体阻滞剂较合适如艾司洛尔。

（3）普罗帕酮 1～2 mg/kg 静脉注射。

（4）其他：食管心房调搏术、直流电复率等。

预防复发：是否需要给予患者长期药物预防，取决于发作的频繁程度以及发作的严重性。药物的选择可依据临床经验或心内电生理试验结果。

5.预激综合征

对于无心动过速发作或偶有发作但症状轻微的预激综合征患者的治疗，目前仍存在争议。如心动过速发作频繁伴有明显症状，应给予治疗。治疗方法包括药物和导管消融。

（九）室性心律失常治疗原则

1.室性期前收缩

首先应对患者室性期前收缩的类型、症状及其原有心脏病变做全面的了解；然后，根据不同的临床状况决定是否给予治疗，采取何种方法治疗以及确定治疗的终点。

2.室性心动过速

一般遵循的原则：有器质性心脏病或有明确诱因应首先给以针对性治疗；无器质性心脏病患者发生非持续性短暂室速，如无症状或无血流动力学影响，处理的原则与室性期前收缩相同；持续性室性发作，无论有无器质性心脏病，应给予治疗。

3.心室扑动与颤动

快速识别心搏骤停、高声呼救、进行心肺复苏，包括胸外按压、开放气道、人工呼吸、除颤、气管插管、吸氧、药物治疗等。

（十）心脏传导阻滞治疗原则

1.房室传导阻滞

应针对不同病因进行治疗。一度与二度Ⅰ型房室传导阻滞心室率不太慢者，无须特殊治疗。二度Ⅱ型与三度房室传导阻滞如心室率显著缓慢，伴有明显症状或血流动力学障碍，甚至阿-斯综合征发作者，应给予起搏治疗。

2.室内传导阻滞

慢性单侧束支阻滞的患者如无症状，无须接受治疗。双分支与不完全性三分支阻滞有可能进展为完全性房室传导阻滞，但是否一定发生及何时发生均难以预料，不必常规预防性起搏器治疗。急性前壁心肌梗死发生双分支、三分支阻滞，或慢性双分支、三分支阻滞，伴有晕厥或阿-斯综合征发作者，则应及早考虑心脏起搏器治疗。

二、护理评估

（一）一般评估

心律失常患者的生命体征，发作间歇期无异常表现。发作期则出现心悸、气短、不敢活动，心电图显示心率过快、过慢、不规则或暂时消失而形成窦性停搏。

（二）身体评估

发作时体格检查应着重于判断心律失常的性质及心律失常对血流动力学状态的影响。听诊心音了解心室搏动率的快、慢和规则与否，结合颈静脉搏动所反映的心房活动情况，有助于做出心律失常的初步鉴别诊断。缓慢（＜60 次/分）而规则的心率为窦性心动过缓，快速（＞100 次/分）而规则的心率常为窦性心动过速。窦性心动过速较少超过 160 次/分,心房扑动伴 2∶1 房室传导时心室率常固定在 150 次/分左右。不规则的心律中以期前收缩为最常见,快而不规则者以心房颤动或心房扑动、房速伴不规则房室传导阻滞为多。心律规则而第一心音强弱不等(大炮音),尤其是伴颈静脉搏动间断不规则增强(大炮波),提示房室分离,多见于完全性或室速。

(三)心理-社会评估

心律失常患者常有焦虑、恐惧等负性情绪,护理人员应做好以下几点:①帮助患者认识到自己的情绪反应,承认自己的感觉,指导患者使用放松术。②安慰患者,告诉患者较轻的心律失常通常不会威胁生命。有条件时安排单人房间,避免与其他焦虑患者接触。③经常巡视病房,了解患者的需要,帮助其解决问题,如主动给患者介绍环境,耐心解答有关疾病的问题等。

(四)辅助检查结果的评估

1.心电图(ECG)检查

心律失常发作时的心电图记录是确诊心律失常的重要依据。应记录 12 导联心电图,包括较长的 II 或 V$_1$ 导联记录。注意 P 和 QRS 波形态、P-QRS 关系、P-P、P-R 与 R-R 间期,判断基本心律是窦性还是异位。通过逐个分析提早或延迟心搏的性质和来源,最后判断心律失常的性质。

2.动态心电图

对心律失常的检出率明显高于常规心电图,尤其是对易引起猝死的恶性心律失常的检出尤为有意义。对心律失常的诊断优于普通心电图。

3.运动试验

运动试验可增加心律失常的诊断率和敏感性,是对 ECG 很好的补充,但运动试验有一定的危险性,需严格掌握禁忌证。

4.食管心电图

食管心电图是食管心房调搏最佳起搏点判定的可靠依据,更能在心律失常的诊断与鉴别诊断方面起到特殊而独到的作用。食管心电图与心内电生理检查具有高度的一致性,为导管射频消融术根治阵发性室上性心动过速(PSVT)提供可靠的分型及定位诊断。亦有助于不典型的预激综合征患者确立诊断。

5.心腔内电生理检查

心腔内电生理检查为有创性电生理检查,除能确诊缓慢性和快速性心律失常的性质外,还能在心律失常发作间隙应用程序电刺激方法判断窦房结和房室传导系统功能,诱发室上性和室性快速性心律失常,确定心律失常起源部位,评价药物与非药物治疗效果,以及为手术、起搏或消融治疗提供必要的信息。

(五)常用药物治疗效果的评估

(1)治疗缓慢性心律失常:一般选用增强心肌自律性和/或加速传导的药物,如拟交感神经药、迷走神经抑制药或碱化剂(克分子乳酸钠或碳酸氢钠)。护理评估:①服药后心悸、乏力、头晕、胸闷等临床症状有无改善。②有无不良反应发生。

(2)治疗快速性心律失常:选用减慢传导和延长不应期的药物,如迷走神经兴奋剂,拟交感神经药间接兴奋迷走神经或抗心律失常药物。护理评估:①用药后的疗效,有无严重不良反应发生。②药物疗效不佳时,考虑电转复或射频消融术治疗,并做好术前准备。

(3)临床上抗心律失常药物繁多,药物的分类主要基于其对心肌的电生理学作用。治疗缓慢性心律失常的药物,主要提高心脏起搏和传导功能,如肾上腺素类药物(肾上腺素、异丙肾上腺素),拟交感神经药如阿托品、山莨菪碱,β受体兴奋剂如多巴胺类、沙丁胺醇等。

(4)及时就诊的指标:①心动过速发作频繁伴有明显症状如低血压、休克、心绞痛、心力衰竭或晕厥等。②出现洋地黄中毒症状。

三、主要护理诊断/问题

(一)活动无耐力

活动无耐力与心律失常导致心悸或心排血量减少有关。

(二)焦虑

焦虑与心律失常反复发作,对治疗缺乏信心有关。

(三)有受伤的危险

危险与心律失常引起的头晕、晕厥有关。

(四)潜在并发症

心力衰竭、脑栓塞、猝死。

四、护理措施

(一)体位与休息

当心律失常发作导致胸闷、心悸、头晕等不适时采取高枕卧位、半卧位或其他舒适体位,尽量避免左侧卧位,以防左侧卧位时感觉到心脏搏动而加重不适。有头晕、晕厥发作或曾有跌倒病史者应卧床休息。保证患者充分的休息与睡眠,必要时遵医嘱给予镇静剂。

(二)给氧

伴呼吸困难、发绀等缺氧表现时,给予氧气吸入,2～4 L/min。

(三)饮食

控制膳食总热量,以维持正常体重为度,40 岁以上者尤应预防发胖。一般以体重指数(BMI)20～24 为正常体重。或以腰围为标准,一般以女性≥80 cm,男性≥85 cm 为超标。超重或肥胖者应减少每天进食的总热量,以低脂(30%/d)、低胆固醇(200 mg/d)膳食,并限制酒及糖类食物的摄入。严禁暴饮暴食。以免诱发心绞痛或心肌梗死。合并高血压或心力衰竭者,应同时限制钠盐。避免摄入刺激性食物如咖啡、浓茶等,保持大便通畅。

(四)病情观察

严密进行心电监测,出现异常心律变化,如 3～5 次/分的室性期前收缩或阵发性室性心动过速、窦性停搏、二度Ⅱ型或三度房室传导阻滞等,立即通知医师。应将急救药物备好,需争分夺秒地迅速给药。有无心悸、胸闷、胸痛、头晕、晕厥等。检测电解质变化,尤其是血钾。

(五)用药指导

接受各种抗心律失常药物治疗的患者,应在心电监测下用药,以便掌握心律的变化情况和观察药物疗效。密切观察用药反应,严密观察穿刺局部情况,谨防药物外渗。皮下注射给予抗凝溶栓及抗血小板药时,注意更换注射部位,避免按摩,应持续按压 2～3 分钟。严格按医嘱给药,避免食用影响药物疗效的食物。用药前、中、后注意心率、心律、PR 间期、QT 间期等的变化,以判断疗效和有无不良反应。

(六)除颤的护理

持续性室性心动过速患者,应用药物效果不明显时,护士应密切配合医师将除颤器电源接好,检查仪器性能是否完好,备好电极板,以便及时顺利除颤。对于缓慢型心律失常患者,应用药物治疗后仍不能增加心率,且病情有所发展或反复发作阿-斯综合征时,应随时做好安装人工心脏起搏器的准备。

(七)心理护理

向患者说明心律失常的治疗原则,介绍介入治疗如心导管射频消融术或心脏起搏器安置术的目的及方法,以消除患者的紧张心理,使患者主动配合治疗。

(八)健康教育

1.疾病知识指导

向患者及家属讲解心律失常的病因、诱因及防治知识。

2.生活指导

指导患者劳逸结合,生活规律,保证充足的休息与睡眠。无器质性心脏病者应积极参加体育锻炼。保持情绪稳定,避免精神紧张、激动。改变不良饮食习惯,戒烟、酒、避免浓茶、咖啡、可乐等刺激性食物。保持大便通畅,避免排便用力而加重心律失常。

3.用药指导

嘱患者严格按医嘱按时按量服药,说明所用药物的名称、剂量、用法、作用及不良反应,不可随意增减药物的剂量或种类。

4.制订活动计划

评估患者心律失常的类型及临床表现,与患者及家属共同制订活动计划。对无器质性心脏病的良性心律失常患者,鼓励其正常工作和生活,保持心情舒畅,避免过度劳累。窦性停搏、二度Ⅱ型或三度房室传导阻滞、持续性室速等严重心律失常患者或快速心室率引起血压下降者,应卧床休息,以减少心肌耗氧量。卧床期间加强生活护理。

5.自我监测指导

教会患者及家属测量脉搏的方法,心律失常发作时的应对措施及心肺复苏术,以便于自我检测病情和自救。对安置心脏起搏器的患者,讲解自我监测与家庭护理方法。

6.及时就诊的指标

(1)当出现头晕、气促、胸闷、胸痛等不适症状。

(2)复查心电图发现异常时。

五、护理效果评估

(1)患者及家属掌握自我监测脉搏的方法,能复述疾病发作时的应对措施及心肺复苏术。

(2)患者掌握发生疾病的诱因,能采取相应措施尽可能避免诱因的发生。

(3)患者心理状态稳定,养成正确的生活方式。

(4)患者未发生猝死或发生致命性心律失常时能得到及时发现和处理。

(渠惠清)

第三节 心 绞 痛

一、稳定型心绞痛

(一)概念和特点

稳定型心绞痛也称劳力性心绞痛,是在冠状动脉固定性严重狭窄基础上,由于心肌负荷的增加引起心肌急剧的、暂时的缺血缺氧的临床综合征。其特点为阵发性的前胸压榨性疼痛或憋闷感觉,主要位于胸骨后部,可放射至心前区和左上肢尺侧,常发生于劳力负荷增加时,持续数分钟,休息或用硝酸酯制剂后疼痛消失。疼痛发作的程度、频度、性质及诱发因素在数周至数月内无明显变化。

(二)相关病理生理

患者在心绞痛发作之前,常有血压增高、心律增快、肺动脉压和肺毛细血管压增高的变化,反映心脏和肺的顺应性减低。发作时可有左心室收缩力和收缩速度降低、射血速度减慢、左心室收缩压下降、心搏量和心排血量降低、左心室舒张末期压和血容量增加等左心室收缩和舒张功能障碍的病理生理变化。左心室壁可呈收缩不协调或部分心室壁有收缩减弱的现象。

(三)主要病因及诱因

本病的基本病因是冠脉粥样硬化。正常情况下,冠脉循环血流量具有很大的储备力量,其血流量可随身体的生理情况有显著的变化,休息时无症状。当劳累、激动、心力衰竭等使心脏负荷增加,心肌耗氧量增加时,对血液的需求增加,而冠脉的供血已不能相应增加,即可引起心绞痛。

(四)临床表现

1.症状

心绞痛以发作性胸痛为主要临床表现,典型疼痛的特点如下。

(1)部位:主要在胸骨体中、上段之后,可波及心前区,界限不很清楚。常放射至左肩、左臂尺侧达无名指和小指,偶有至颈、咽或下颌部。

(2)性质:胸痛常有压迫、憋闷或紧缩感,也可有烧灼感,偶尔伴有濒死感。

(3)持续时间:疼痛出现后常逐步加重,持续 3～5 分钟,休息或含服硝酸甘油可迅速缓解,很少超过半小时。可数天或数周发作 1 次,亦可一天内发作数次。

2.体征

心绞痛发作时,患者面色苍白、出冷汗、心率增快、血压升高、表情焦虑。心尖部听诊有时出现"奔马律",可有暂时性心尖部收缩期杂音,是乳头肌缺血以致功能失调引起二尖瓣关闭不全所致。

3.诱因

发作常由体力劳动、情绪激动、饱餐、寒冷、吸烟、心动过速、休克等。

(五)辅助检查

1.心电图

(1)静息时心电图:约有半数患者在正常范围,也可有陈旧性心肌梗死的改变或非特异性 ST

段和 T 波异常。有时出现心律失常。

(2)心绞痛发作时心电图:绝大多数患者可出现暂时性心肌缺血引起的 ST 段压低(≥0.1 mV),有时出现 T 波倒置,在平时有 T 波持续倒置的患者,发作时可变为直立(假性正常化)。

(3)心电图负荷试验:运动负荷试验及 24 小时动态心电图,可显著提高缺血性心电图的检出率。

2.X 线检查

心脏检查可无异常,若已伴发缺血性心肌病可见心影增大、肺充血等。

3.放射性核素

利用放射性铊心肌显像所示灌注缺损,提示心肌供血不足或血供消失,对心肌缺血诊断较有价值。

4.超声心动图

多数稳定性心绞痛患者静息时超声心动图检查无异常,有陈旧性心肌梗死者或严重心肌缺血者二维超声心动图可探测到坏死区或缺血区心室壁的运动异常,运动或药物负荷超声心动图检查可以评价心肌灌注和存活性。

5.冠状动脉造影

选择性冠状动脉造影可使左、右冠状动脉及主要分支得到清楚的显影,具有确诊价值。

(六)治疗原则

治疗原则是改善冠脉血供和降低心肌耗氧量以改善患者症状,提高生活质量,同时治疗冠脉粥样硬化,预防心肌梗死和死亡,以延长生存期。

1.发作时的治疗

(1)休息:发作时立即休息,一般患者停止活动后症状即可消失。

(2)药物治疗:宜选用作用快的硝酸酯制剂,这类药物除可扩张冠脉增加冠脉血流量外,还可扩张外周血管,减轻心脏负荷,从而缓解心绞痛。如硝酸甘油 0.3～0.6 mg 或硝酸异山梨酯 3～10 mg 舌下含化。

2.缓解期的治疗

缓解期一般不需卧床休息,应避免各种已知的诱因。

(1)药物治疗:以改善预后的药物和减轻症状、改善缺血的药物为主,如阿司匹林、氯吡格雷、β 受体阻滞剂、他汀类药物、血管紧张素转换酶抑制剂、硝酸酯制剂,其他如代谢性药物、中医中药。

(2)非药物治疗:运动锻炼疗法、血管重建治疗、增强型体外反搏等。

二、不稳定型心绞痛

(一)概念和特点

目前已趋向将典型的稳定型劳力性心绞痛以外的缺血性胸痛统称为不稳定型心绞痛。不稳定型心绞痛根据临床表现可分为静息型心绞痛、初发型心绞痛、恶化型心绞痛 3 种类型。

(二)相关病理生理

与稳定型心绞痛的差别主要在于冠脉内不稳定的粥样斑块继发的病理改变,使局部的心肌血流量明显下降,如斑块内出血、斑块纤维帽出现裂隙、表面有血小板聚集和/或刺激冠脉痉挛,导致缺血性心绞痛,虽然也可因劳力负荷诱发,但劳力负荷终止后胸痛并不能缓解。

（三）主要病因及诱因

少部分不稳定型心绞痛患者心绞痛发作有明显的诱因。

1.增加心肌氧耗

感染、甲状腺功能亢进或心律失常。

2.冠脉血流减少

低血压。

3.血液携氧能力下降

贫血和低氧血症。

（四）临床表现

1.症状

不稳定型心绞痛患者胸部不适的性质与典型的稳定型心绞痛相似,通常程度更重,持续时间更长,可达数十分钟,胸痛在休息时也可发生。

2.体征

体检可发现一过性第三心音或第四心音,以及由于二尖瓣反流引起的一过性收缩期杂音,这些非特异性体征也可出现在稳定性心绞痛和心肌梗死患者,但详细的体格检查可发现潜在的加重心肌缺血的因素,并成为判断预后非常重要的依据。

（五）辅助检查

1.心电图

（1）大多数患者胸痛发作时有一过性 ST 段（抬高或压低）和 T 波（低平或倒置）改变,其中 ST 段的动态改变（$\geqslant 0.1$ mV 的抬高或压低）是严重冠脉疾病的表现,可能会发生急性心肌梗死或猝死。

（2）连续心电监护:连续 24 小时心电监测发现,85%～90% 的心肌缺血,可不伴有心绞痛症状。

2.冠脉造影剂其他侵入性检查

在长期稳定型心绞痛基础上出现的不稳定型心绞痛患者,常有多支冠脉病变,而新发作静息心绞痛患者,可能只有单支冠脉病变。在所有的不稳定型心绞痛患者中,3 支血管病变占 40%,2 支血管病变占 20%,左冠脉主干病变约占 20%,单支血管病变约占 10%,没有明显血管狭窄者占 10%。

3.心脏标志物检查

心脏肌钙蛋白（cTnT）及心肌蛋白 I 较传统的肌酸激酶（CK）和肌酸激酶同工酶（CK-MB）更为敏感、更可靠。

4.其他

胸部 X 线、心脏超声和放射性核素检查的结果,与稳定型心绞痛患者的结果相似,但阳性发现率会更高。

（六）治疗原则

不稳定型心绞痛是严重、具有潜在危险的疾病,病情发展难以预料,应使患者处于监控之下,疼痛发作频繁或持续不缓解及高危组的患者应立即住院。其治疗包括抗缺血治疗、抗血栓治疗和根据危险度分层进行有创治疗。

1.一般治疗

发作时立即卧床休息,床边 24 小时心电监护,严密观察血压、脉搏、呼吸、心率、心律变化,有呼吸困难、发绀者应给氧吸入,维持血氧饱和度达到 95％ 以上。如有必要,重测心肌坏死标志物。

2.止痛

烦躁不安、疼痛剧烈者,可考虑应用镇静剂如吗啡 5～10 mg 皮下注射;硝酸甘油或硝酸异山梨酯持续静脉点滴或微量泵输注,以 10 μg/min 开始,每 3～5 分钟增加 10 μg/min,直至症状缓解或出现血压下降。

3.抗凝(栓)

抗血小板和抗凝治疗是不稳定型心绞痛治疗至关重要的措施,应尽早应用阿司匹林、氯吡格雷和肝素或低分子肝素,以有效防止血栓形成,阻止病情进展为心肌梗死。

4.其他

对于个别病情极严重患者,保守治疗效果不佳,心绞痛发作时 ST 段≥0.1 mV,持续时间＞20 分钟,或血肌钙蛋白升高者,在有条件的医院可行急诊冠脉造影,考虑经皮冠脉成形术。

三、护理评估

(一)一般评估

(1)患者有无面色苍白、出冷汗、心率加快、血压升高。

(2)患者主诉有无心绞痛发作症状。

(二)身体评估

(1)有无表情焦虑、皮肤湿冷、出冷汗。

(2)有无心律增快、血压升高。

(3)心尖区听诊是否闻及收缩期杂音,或听到第三心音或第四心音。

(三)心理-社会评估

患者能否控制情绪,避免激动或愤怒,以减少心肌耗氧量;家属能否做到给予患者安慰及细心的照顾,并督促定期复查。

(四)辅助检查结果的评估

(1)心电图有无 ST 段及 T 波异常改变。

(2)24 小时连续心电监测有无心肌缺血的改变。

(3)冠脉造影检查结果有无显示单支或多支病变。

(4)心脏标志物肌钙蛋白(cTnT)的峰值是否超过正常对照值的百分位数。

(五)常用药物治疗效果的评估

1.硝酸酯类药物

心绞痛发作时,能及时舌下含化,迅速缓解疼痛。

2.他汀类药物

长期服用可以维持 LDL-C 的目标值＜70 mg/dL,且不出现肝酶和肌酶升高等不良反应。

四、主要护理诊断/问题

(一)胸痛

胸痛与心肌缺血、缺氧有关。

(二)活动无耐力

活动无耐力与心肌氧的供需失调有关。

(三)知识缺乏

缺乏控制诱发因素及预防心绞痛发作的知识。

(四)潜在并发症

心肌梗死。

五、护理措施

(一)休息与活动

1.适量运动

应以有氧运动为主,运动的强度和时间因病情和个体差异而不同,必要时在监测下进行。

2.心绞痛发作时

立即停止活动,就地休息。不稳定型心绞痛患者,应卧床休息,并密切观察。

(二)用药的指导

1.心绞痛发作时

立即舌下含化硝酸甘油,用药后注意观察患者胸痛变化情况,如 3~5 分钟后仍不缓解,隔 5 分钟后可重复使用。对于心绞痛发作频繁者,静脉滴注硝酸甘油时,患者及家属不要擅自调整滴速,以防低血压发生。部分患者用药后出现面部潮红、头部胀痛、头晕、心动过速、心悸等不适,应告知患者是药物的扩血管作用所致,不必有顾虑。

2.应用他汀类药物时

应严密监测转氨酶及肌酸激酶等生化指标,及时发现药物可能引起的肝脏损害和肌病。采用强化降脂治疗时,应注意监测药物的安全性。

(三)心理护理

安慰患者,解除紧张不安情绪,改变急躁易怒性格,保持心理平衡。告知患者及家属过劳、情绪激动、饱餐、用力排便、寒冷刺激等都是心绞痛发作的诱因,应注意避免。

(四)健康教育

1.疾病知识指导

(1)合理膳食:宜摄入低热量、低脂、低胆固醇、低盐饮食,多食蔬菜、水果和粗纤维食物如芹菜、糙米等,避免暴饮暴食,应少食多餐。

(2)戒烟、限酒。

(3)适量运动:应以有氧运动为主,运动的强度和时间因病情和个体差异而不同,必要时在监测下进行。

(4)心理调适:保持心理平衡,可采取放松技术或与他人交流的方式缓解压力,避免心绞痛发作的诱因。

2.用药指导

指导患者出院后遵医嘱用药,不擅自增减药量,自我检测药物的不良反应。外出时随身携带硝酸甘油以备急用。硝酸甘油遇光易分解,应放在棕色瓶内存放于干燥处,以免潮解失效。药瓶开封后每 6 个月更换 1 次,以确保疗效。

3.病情检测指导

教会患者及家属心绞痛发作时的缓解方法,胸痛发作时应立即停止活动或舌下含服硝酸甘油。如连续含服 3 次仍不缓解,或心绞痛发作比以往频繁、程度加重、疼痛时间延长,应及时就医,警惕心肌梗死的发生。不典型心绞痛发作时,可能表现为牙痛、肩周炎、上腹痛等,为防治误诊,应尽快到医院做相关检查。

4.及时就诊的指标

(1)心绞痛发作时,舌下含化硝酸酯类药物无效或重复用药仍未缓解。

(2)心绞痛发作比以往频繁、程度加重、疼痛时间延长。

六、护理效果评估

(1)患者能坚持长期遵医嘱用药物治疗。

(2)心绞痛发作时,能立即停止活动,并舌下含服硝酸甘油。

(3)能预防和控制缺血症状,减低心肌梗死的发生。

(4)能戒烟、控制饮食和糖尿病治疗。

(5)能坚持定期门诊复查。

(渠惠清)

第四节　心　肌　梗　死

一、疾病概述

(一)概念和特点

心肌梗死是心肌长时间缺血导致的心肌细胞死亡。为在冠状动脉病变的基础上,发生冠状动脉血供急剧减少或中断,使相应心肌严重而持久地急性缺血导致的心肌细胞死亡。急性心肌梗死临床表现有持久的胸骨后剧烈疼痛、发热、白细胞计数和血清心肌坏死标志物增高,以及心电图进行性改变;可发生心律失常、休克或心力衰竭,属急性冠脉综合征的严重类型。

(二)相关病理生理

主要出现左心室舒张和收缩功能障碍的一些血流动力学改变,其严重程度和持续时间取决于梗死的部位、程度和范围。心脏收缩力减弱、顺应性降低、心肌收缩不协调,左心室压力曲线最大上升速度(dp/dt)减低,左心室舒张末期压增高、舒张和收缩末期容量增多。射血分数减低,心搏量和心排血量下降,心率增快或有心律失常,血压下降。病情严重者,动脉血氧含量降低。急性大面积心肌梗死者,可发生泵衰竭——心源性休克或急性肺水肿。

(三)主要病因及诱因

急性心肌梗死的基本病因是冠脉粥样硬化。造成一支或多支管腔狭窄和心肌血供不足,而侧支循环未建立。在此基础上,一旦血供急剧减少或中断,使心肌严重而持久地急性缺血达 30 分钟以上,即可发生急性心肌梗死。

促使斑块破溃出血及血栓形成的诱因:①晨起 6 时至 12 时,交感神经活动增加,机体应激反应增强,心肌收缩力、心率、血压增高,冠状动脉张力增高。②饱餐特别是进食多量高脂饮食后。③重体力劳动、情绪过分激动、血压急剧升高或用力排便。④休克、脱水、出血、外科手术或严重心律失常。

(四)临床表现

与梗死的面积大小、部位、冠状动脉侧支循环情况密切相关。

1.先兆

50%～81.2%的患者在发病前数天有乏力、胸部不适、活动时心悸、气急、烦躁、心绞痛等前驱症状。以初发心绞痛或原有心绞痛加重为最突出。心绞痛发作较以往频繁、程度较剧、持续较久、硝酸甘油疗效差、诱发因素不明显。

2.症状

(1)疼痛:出现最早、最突出,多发生于清晨,尤其是晨间运动或排便时。疼痛的性质和部位与心绞痛相似,但程度更剧烈,多伴有大汗、烦躁不安、恐惧及濒死感,持续时间可达数小时或数天,休息和服用硝酸甘油不缓解。部分患者疼痛可向上腹部放射,而被误诊为急腹症或因疼痛向下颌、颈部、背部放射而误诊为其他疾病。少数患者无疼痛,一开始即表现为休克或急性心力衰竭。

(2)全身症状:一般在疼痛发生后 24～48 小时出现发热、心动过速、白细胞计数增高或和血沉增快等。体温可升高至 38 ℃左右,很少超过 39 ℃,持续约 1 周。

(3)胃肠道症状:疼痛剧烈时常伴恶心、呕吐、上腹胀痛。也可有肠胀气或呃逆。

(4)心律失常:75%～95%的患者在起病 1～2 天内可发生心律失常,24 小时内最多见。

(5)低血压和休克:疼痛发作期间血压下降常见,但未必是休克,如疼痛缓解而收缩压仍低于10.7 kPa(80 mmHg),且患者表现为烦躁不安、面色苍白、皮肤湿冷、脉细而快、大汗淋漓、少尿、神志迟钝,甚至晕厥者为休克表现。

(6)心力衰竭:发生率为 32%～48%,主要为急性左心衰竭。表现为呼吸困难、咳嗽、发绀、烦躁等症状,重者可发生肺水肿。随后可发生颈静脉怒张、肝大、水肿等右心衰竭表现,伴血压下降。

3.体征

心率多增快,也可减慢,心律不齐。心尖部第一心音减弱,可闻及"奔马律";除急性心肌梗死早期血压可增高外,几乎所有患者都有血压下降。

4.并发症

乳头肌功能失调或断裂、心脏破裂、栓塞、心室壁瘤、心肌梗死后综合征等。

(五)辅助检查

1.心电图

(1)ST 段抬高性心肌梗死心电图的特点:①ST 段抬高呈弓背向上型,在面向坏死区周围心肌损伤区的导联上出现。②宽而深的 Q 波(病理性 Q 波),在面向透壁心肌坏死区的导联上出现。③T 波倒置,在面向损伤区周围心肌缺血区的导联上出现。

(2)非 ST 段抬高性心肌梗死心电图的特点:①无病理性 Q 波,有普遍性 ST 段压低≥0.1 mV,但 aVR 导联 ST 段抬高,或有对称性 T 波倒置,为心内膜下心肌梗死所致。②无病理性 Q 波,也无 ST 段变化,仅有 T 波倒置变化。

(3)动态性改变:ST 段抬高心肌梗死的心电图演变过程:①在起病数小时内可无异常或出

现异常高大两支不对称的 T 波,为超急性期改变。②数小时后,ST 段明显抬高,弓背向上,与直立的 T 波连接,形成单向曲线;数小时至 2 天内出现病理性 Q 波同时 R 波减低,为急性期改变。③如果早期不进行治疗干预,抬高的 ST 段可在数天至 2 周内逐渐回到基线水平,T 波逐渐平坦或倒置,为亚急性期改变。④数周至数月后,T 波呈 V 形倒置,两支对称,为慢性期改变。T 波倒置可永久存在,也可在数月至数年内逐渐恢复。

2.超声心动图

二维和 M 型超声心动图有助于了解心室壁的运动和左心室功能,诊断室壁瘤和乳头肌功能失调等。

3.放射性核检查

可显示心肌梗死的部位与范围,观察左心室壁的运动和左心室射血分数,有助于判定心室的功能、诊断梗死后造成的室壁运动失调和心室壁瘤。

(六)治疗原则

尽早使心肌血液再灌注(到达医院后 30 分钟内开始溶栓或 90 分钟内行介入治疗),以挽救濒死的心肌,防止梗死面积扩大和缩小心肌缺血范围,保护和维持心脏功能,及时处理严重心律失常,泵衰竭和各种并发症,防治猝死,注重二级预防。

1.一般治疗

(1)休息:患者未行再灌注治疗前,应绝对卧床休息,保持环境安静,防止不良刺激,解除焦虑。

(2)给氧:常规给氧。

(3)监测:急性期应常规安置于心脏重症监护病房,进行心电、血压、呼吸监测 3～5 天,除颤仪处于随时备用状态。

(4)建立静脉通道:保持给药途径畅通。

2.药物治疗

(1)吗啡或哌替啶:吗啡 2～4 mg 或哌替啶 50～100 mg 肌内注射解除疼痛,必要时 5～10 分钟后重复。注意低血压和呼吸功能抑制。

(2)硝酸酯类药物:通过扩张冠状动脉增加冠状动脉血流以增加静脉容量。但下壁心肌梗死、可疑右室心肌梗死或明显低血压[收缩压低于 12.0 kPa(90 mmHg)]的患者,不适合使用。

(3)阿司匹林:无禁忌者立即口服水溶性阿司匹林或嚼服肠溶性阿司匹林。一般首次剂量达到 150～300 mg,每天 1 次,3 天后,75～150 mg 每天 1 次长期维持。

3.再灌注心肌

(1)经皮冠状动脉介入治疗(percutaneous coronary intervention,PCI):有条件的医院对具备适应证的患者应尽快实施 PCI,可获得更好的治疗效果。

(2)溶栓疗法:无条件实行介入治疗或延误再灌注时机者,无禁忌证应立即(接诊后 30 分钟之内)溶栓治疗。发病 3 小时内,心肌梗死溶栓治疗血流完全灌注率高,获益最大。年龄≥75 岁者选择溶栓应慎重,并酌情减少溶栓药物剂量。

二、护理评估

(一)一般评估

1.本次发病特点与目前病情

评估患者此次发病有无明显的诱因,胸痛发作的特征,尤其是起病的时间、疼痛剧烈程度、是否进行性加重,有无恶心、呕吐、乏力、头晕、呼吸困难等伴随症状,是否有心律失常、休克、心力衰竭的表现。

2.患病及治疗经过

评估患者有无心绞痛发作史,患病的起始时间,患病后的诊治过程,是否遵医嘱治疗,目前用药及有关的检查等。

3.危险因素评估

危险因素评估包括患者的年龄、性别、职业;有无家族史;了解患者有无肥胖、血脂异常、高血压、糖尿病等危险因素;有无摄入高脂饮食、吸烟等不良生活习惯,是否有充足的睡眠,有无锻炼身体的习惯;排便情况;了解工作与生活压力情况及性格特征等。

(二)身体评估

1.一般状态

观察患者的精神意识状态,尤其注意有无面色苍白、表情痛苦、大汗或神志模糊、反应迟钝甚至晕厥等表现。

2.生命体征

观察体温、脉搏、呼吸、血压有无异常及其程度。

3.心脏听诊

注意心率、心律、心音的变化,有无奔马律、心脏杂音及肺部啰音等。

(三)心理-社会评估

急性心肌梗死时患者胸痛程度异常剧烈,可有濒死感,或行紧急溶栓、介入治疗,由此产生恐惧心理。由于心肌梗死使患者活动耐力和自理能力下降,生活上需要照顾;如患者入住冠心病重症监护室(CCU),面对一系列检查和治疗,加上对预后的担心、对工作于生活的影响等,易产生焦虑。

(四)辅助检查结果的评估

1.心电图检查

是否有心肌梗死的特征性、动态性变化,对心肌梗死者应加做右胸导联,判断有无右心室梗死。连续心电监测有无心律失常等。

2.血液检查

定时抽血检测血清心肌标志物;评估血常规检查有无白细胞计数增高及血清电解质、血糖、血脂等异常。

(五)常用药物治疗效果的评估

1.硝酸酯类

遵医嘱给予舌下含化,动态评估患者胸疼是否缓解,注意血压及心电图的变化。

2.β受体阻滞剂

评估患者是否知晓本药不可以随意停药或漏服,否则可引起心绞痛加剧或心肌梗死。交代患者饭前服,以保证药物疗效及患者安全用药。用药过程中的心率、血压、心电图检测,是否有诱发心力衰竭的可能性。

3.血管紧张素转换酶抑制剂(ACEI)

本药常有刺激性干咳,具有适量降低血压作用,防止心室重构,预防心力衰竭。注意是否出现肾小球滤过率降低引起尿少;评估其有效性。出现干咳时,应评估干咳的原因,可能有以下因素引起:①ACEI 本身引起。②肺内感染引起,本原因引起的干咳往往伴有气促。③心力衰竭时也可引起干咳。

三、主要护理诊断/问题

(一)疼痛

胸痛:与心肌缺血坏死有关。

(二)活动无耐力

活动无耐力与氧的供需失调有关。

(三)有便秘的危险

有便秘的危险与进食少、活动少、不习惯床上大小便有关。

(四)潜在并发症

心力衰竭、猝死。

四、护理措施

(一)休息指导

发病 12 小时内应绝对卧床休息,保持环境安静,限制探视,并告知患者和家属休息可以降低心肌耗氧量和交感神经兴奋性,有利于缓解疼痛,以取得合作。

(二)饮食指导

起病后 4~12 小时内给予流质饮食,以减轻胃扩张。随后过渡到低脂、低胆固醇清淡饮食,提倡少食多餐。

(三)给氧

鼻导管给氧,氧流量 2~5 L/min,以增加心肌氧的供应,减轻缺血和疼痛。

(四)心理护理

疼痛发作时应有专人陪伴,允许患者表达内心感受,给予心理支持,鼓励患者树立战胜疾病的信心。告知患者住进 CCU 后病情的任何变化都在医护人员的严密监护下,并能得到及时的治疗,以缓解患者的恐惧心理。简明扼要地解释疾病过程与治疗配合,说明不良情绪会增加心肌耗氧量而不利于病情的控制。医护人员应紧张有序的工作,避免忙乱给患者带来的不安全感。监护仪器的报警声应尽量调低,以免影响患者休息,增加患者心理负担。

(五)止痛治疗的护理

遵医嘱给予吗啡或哌替啶止痛,注意有无呼吸抑制等不良反应。给予硝酸酯类药物时应随时检测血压的变化,维持收缩压在 13.3 kPa(100 mmHg)及以上。

(六)溶栓治疗的护理

(1)询问患者是否有溶栓禁忌证。

(2)协助医师做好溶栓前血常规、出凝血时间和血型等检查。

(3)迅速建立静脉通路,遵医嘱正确给予溶栓药物,注意观察有无不良反应:①变态反应,表现为寒战、发热、皮疹等;②低血压;③出血,包括皮肤黏膜出血、血尿、便血、咯血、颅内出血等,一旦出现应紧急处理。

(4)溶栓疗效观察,可根据下列指标间接判断溶栓是否成功:①胸痛 2 小时内基本消失;②心电图 ST 段于 2 小时内回降＞50％;③2 小时内出现再灌注性心律失常;④cTnI 或 cTnT 峰值提前至发病后 12 小时内,血清 CK-MB 峰值提前出线(14 小时以内)。上述 4 项中②和④最重要。也可根据冠脉造影直接判断溶栓是否成功。

(七)健康教育

除参见"心绞痛"的健康教育外,还应注意以下几点。

1.疾病知识指导

指导患者积极进行二级预防,防止再次梗死和其他心血管事件。急性心肌梗死恢复后的患者应调节饮食,可减少复发,即低饱和脂肪和低胆固醇饮食,要求饱和脂肪占总热量的 7% 以下,胆固醇<200 mg/d。戒烟是心肌梗死后的二级预防中的重要措施,研究表明,急性心肌梗死后继续吸烟,再梗死和死亡的危险增高 22%~47%,每次随诊都必须了解并登记吸烟情况,积极劝导患者戒烟,并实施戒烟计划。

2.心理指导

心肌梗死后患者焦虑情绪多来自对今后工作及生活质量的担心,应予以充分理解并指导患者保持乐观、平和的心情,正确对待自己的病情。告诉家属对患者要积极配合与支持,为其创造一个良好的身心修养环境,生活中避免对其施加压力,当患者出现紧张、焦虑或烦躁等不良情绪时,应给予理解和疏导,必要时争取患者工作单位领导和同事的支持。

3.康复指导

加强运动康复锻炼,与患者一起制订个体化运动处方,指导患者出院后的运动康复训练。个人卫生、家务劳动、娱乐活动等也对患者有益。无并发症的患者,心肌梗死后 6~8 周可恢复性生活,性生活以不出现心率、呼吸增快持续 20~30 分钟、胸痛、心悸持续时间不超过 15 分钟为度。经 2~4 个月体力活动锻炼后,酌情恢复部分或轻体力工作。但对重体力劳动、驾驶员、高空作业及其他精神紧张或工作量过大的工种,应予以更换。

4.用药指导与病情监测

心肌梗死后患者因用药多、时间久、药品贵等,往往用药依从性低。需要采取形式多样的健康教育途径,应强调药物治疗的必要性,指导患者按医嘱服药,列举不遵医行为导致严重后果的病例,让患者认识到遵医用药的重要性,告知药物的用法、作用和不良反应,并教会患者定时测脉搏、血压,发护嘱卡或个人用药手册,定期电话随访,使患者"知、信、行"统一,提高用药依从性。若胸痛发作频繁、程度较重、时间较长,服用硝酸酯制剂疗效较差时,提示急性心血管事件,应及时就医。

5.照顾者指导

心肌梗死是心脏性猝死的高危因素,应教会家属心肺复苏的基本技术以备急用。

6.及时就诊的指标

(1)胸口剧痛。

(2)剧痛放射至头、手臂、下颌。

(3)出现出汗、恶心、甚至气促。

(4)自测脉搏<60 次/分,应该暂停服药,来院就诊。

五、护理效果评估

(1)患者主诉疼痛症状消失。

(2)能叙述限制最大活动量的指征,参与制订并遵循活动计划,活动过程中无并发症,主诉活动时耐力增强。

(3)能陈述预防便秘的措施,未发生便秘。

(4)未发生猝死,或发生致命性心律失常时得到了及时发现和处理。

(5)能自觉避免心力衰竭的诱发因素,未发生心力衰竭或心力衰竭得到了及时发现和处理。

(渠惠清)

第五节 心 包 疾 病

一、疾病概述

(一)概念和特点

心包疾病种类繁多,大部分是继发性心包炎,按病因可分为特发性感染、结缔组织病、全身性疾病、代谢性疾病、肿瘤、药物反应、射线照射、外伤和医源性等。按病程进展可分为急性心包炎(伴或不伴心包积液)、慢性心包积液、粘连性心包炎、亚急性渗出性缩窄性心包炎、慢性缩窄性心包炎等。临床上以急性心包炎和慢性缩窄性心包炎最为常见。

急性心包炎是由心包脏层和壁层急性炎症,可由细菌、病毒、自身免疫、物理、化学等因素引起。心包炎是某种疾病表现的一部分或为其并发症,故常被原发病所掩盖,但也可单独存在。心包炎的尸解诊断发病率为 $2\%\sim6\%$,而临床统计占住院病例构成为 1%,说明急性心包炎极易漏诊。心包炎发病率男性多于女性,约为 $3:2$。

慢性缩窄性心包炎是指心脏被致密厚实的纤维化或钙化心包所包围,使心室舒张期充盈受限而产生一系列循环障碍的病征。缩窄性心包炎发病率较低,发病年龄以 $20\sim30$ 岁最多,男与女比为 $2:1$。

(二)相关病理生理

1.急性心包炎

心包急性炎症反应时,心包脏层和壁层出现炎性渗出,若无明显液体积聚,为纤维蛋白性心包炎。急性纤维蛋白性心包炎或少量积液不致引起心包压力升高,不影响血流动力学。但如液体迅速增多,心包无法伸展以适应其容量的变化,使心包内压力急骤上升,即可引起心脏受压,导致心室舒张期充盈受阻,并使周围静脉压升高,最终使心排血量降低,血压下降,构成急性心脏压塞的临床表现。

2.慢性缩窄性心包炎

急性心包炎后,渗出液逐渐吸收可有纤维组织增生、心包增厚粘连、壁层与脏层融合钙化,使心脏和大血管根部受限。心包缩窄使心室舒张期扩张受阻,心室舒张期充盈减少,使心搏量下降。为维持心排血量,心率增快,同时由于上、下腔静脉回流受阻,出现静脉压升高。长期缩窄,心肌可萎缩。

(三)病因

1.急性心包炎

过去常见病因为风湿热、结核和细菌感染性,近年来病毒感染、肿瘤、尿毒症性及心肌梗死性心包炎发病率明显增多。

(1)感染性：由病毒、细菌、真菌、寄生虫、立克次体等感染引起。

(2)非感染性：常见有急性非特异性心包炎、肿瘤、自身免疫(风湿热及其他结缔组织疾病、心肌梗死后综合征、心包切开后综合征及药物性)、代谢疾病、外伤或放射性等物理因素、邻近器官疾病。

2.缩窄性心包炎

继续于急性心包炎，以结构性最为常见，其次为急性非特异性心包炎、化脓性或创伤性心包炎后演变而来。放射性心包炎和心脏直视手术后引起者逐渐增多，少数与心包肿瘤有关，也有部分患者病因不明。

(四)临床表现

1.急性心包炎

(1)纤维蛋白性心包炎：心前区疼痛为主要症状。疼痛性质可尖锐，与呼吸运动有关，常因咳嗽、深呼吸、变换体位或吞咽而加重。疼痛部位在心前区，可放射到颈部、左肩、左臂及左肩胛骨，也可达上腹部。疼痛也可呈压榨样，位于胸骨后。

心包摩擦音是其典型体征，呈抓刮样粗糙音，与心音的发生无相关性。多位于心前区，以胸骨左缘第3、4肋间最为明显；坐位时身体前倾、深吸气或将听诊器胸件加压更容易听到。心包摩擦单可持续数小时或数天、数周，当积液增多时摩擦音消失，但如有部分心包粘连则仍可闻及。

(2)渗出性心包炎：临床表现取决于积液对心脏的压塞程度，轻者可维持正常的血流动力学，重者出现循环障碍或衰竭。

呼吸困难是心包积液最突出的症状，严重时患者呈端坐呼吸，身体前倾、呼吸浅速、面色苍白，可在发绀。也可因压迫气管和食管产生干咳、声音嘶哑和吞咽困难。此外还可有发冷、发热、心前区或上腹部闷胀、乏力、烦躁等症状。

心尖冲动弱或消失，心脏叩诊心浊音界扩大，心音低而遥远。大量积液时可在左肩胛骨下出现浊音及左肺受压迫所引起的支气管呼吸音，称为心包积液征(Ewart 征)。大量渗液可使收缩压降低，舒张压变化不大，故脉压变小。可累及静脉回流，出现颈静脉怒张、肝大、腹水及下肢水肿等。

(3)心脏压塞：快速心包积液可引起急性心脏压塞，表现为明显心动过速、血压下降、脉压变小和静脉压明显上升，可产生急性循环衰竭、休克等。如积液较慢可出现亚急性或慢性心脏压塞，表现为体循环静脉淤血、颈静脉怒张、静脉压升高、奇脉等。

2.缩窄性心包炎

多见于急性心包炎后1年内形成。常常表现为劳力性呼吸困难、疲乏、食欲缺乏、上腹胀满或疼痛。体检可见颈静脉怒张、肝大、腹水、下肢水肿、心率增快，可见 Kussmaul 征；心尖冲动不明显，心浊音界不增大，心音减低，可闻及心包叩击音。心律一般为窦性，有时可有心房颤动。脉搏细弱无力，动脉收缩压降低，脉压变小。

(五)辅助检查

1.化验室检查

取决于原发病，感染性者常有白细胞计数增加、血沉增快等炎症反应。

2.X线检查

对渗出性心包炎有一定价值，可见心脏阴影向两侧增大，心脏搏动减弱或消失。成人液体量少于250 mL、儿童少于 150 mL 时,X 线难以检出。缩窄性心包炎 X 线检查示心影偏小、正常或轻度增大,左右心缘变直,主动脉弓小或难以辨识,上腔静脉常扩张,有时可见心包钙化。

3.心电图

急性心包炎时心电图可出现的异常现象包括除 aVR 导联以外 ST 段抬高,呈弓背向下型,aVR 导联中 ST 段压低;数天后 ST 段回基线,出现 T 波低平及倒置,持续数周至数月后 T 波恢复正常;除 aVR 和 V_1 导联外 P-R 段压低,无病理性 Q 波,常常有窦性心动过速。心包积液时有 QRS 波低电压和电交替。缩窄性心包炎心电图中有 QRS 低电压,T 波低平或倒置。

4.超声心动图

对诊断心包积液简单易行,迅速可靠。对缩窄性心包炎的诊断价值较低,均为非特异表现。心脏压塞的特征:右心房及右心室舒张期塌陷,吸气时右心室内径增大,左心室内径减少,室间隔左移等。

5.磁共振显像

能清晰显示心包积液的容量和分布情况,并可分辨积液的性质,但费用高,少用。

6.心包穿刺

可证实心包积液的存在并对抽取液体做常规涂片、细菌培养和找肿瘤细胞等检查。心包穿刺的主要指征是心脏压塞和未能明确病因的渗出性心包炎。

7.心包镜及心包活检

有助于明确病因。

8.右心导管检查

对缩窄性心包炎可检查出血流动力学的改变。

(六)治疗原则

1.病因治疗

针对病因,应用抗生素、抗结核药物、化疗药物等。

2.对症治疗

呼吸困难者给予半卧位、吸氧;疼痛者应用镇痛剂,首选非甾体抗炎药(NSAID)。

3.心包穿刺

可解除心脏压塞和减轻大量渗液引起的压迫症状,必要时可经穿刺在心包腔内注入抗菌药物或化疗药物等。

4.心包切开引流及心包切除术等

心包切除术是缩窄性心包炎的唯一治疗措施,切开指征由临床症状、超声心动图、心脏导管等决定。

二、护理评估

(一)一般评估

1.生命体征

体温可正常,急性非特异性心包炎和化脓性心包炎可出现高热。根据心包内渗液对心脏压塞的程度不同,可出现心率增快,血压低、脉压变小、脉搏细弱或奇脉等。

2.患者主诉

有心脏压塞时有无心前区疼痛、疲乏、劳力性呼吸困难、干咳、声音嘶哑及吞咽困难等症状,缩窄性心包炎心搏量降低时患者有厌食、上腹胀满或疼痛感。

3.相关记录

体位、心前区疼痛情况（部位、性状和持续时间、影响因素等）、皮肤、出入量等记录结果。

（二）身体评估

1.头颈部

大量渗液累及静脉回流，可出现颈静脉怒张现象。

2.胸部

心前区视诊示心尖冲动不明显。纤维蛋白性心包炎时心前区可扪及心包摩擦感；当渗出液增多时心尖冲动弱，位于心浊音界左缘的内侧或不能扪及。急性渗出性心包炎时心脏叩浊音界向两侧增大，皆为绝对浊音区。缩窄性心包炎患者心浊音界不增大。心包摩擦音是纤维蛋白性心包炎的典型表现，随着心包内渗液增多心音低而遥远，大量积液时可在左肩胛骨下出现浊音及支气管呼吸音，缩窄性心包炎患者在胸骨左缘第3、4肋间可闻及心包叩击音，发生于第二心音后0.09～0.12秒，呈拍击性质，是舒张期充盈血流因心包的缩窄而突然受阻并引起心室壁的振动所致。

3.腹部

大量心包渗液患者可有肝大、腹水或下肢水肿等（腹水较皮下水肿出现的要早而明显）。

4.其他

呼吸困难时可出现端坐呼吸、面色苍白，可有发绀。

（三）心理-社会评估

患者在疾病治疗过程中的心理反应与需求，家庭及社会支持情况，引导患者正确配合疾病的治疗与护理。

（四）辅助检查结果评估

1.心电图

心率（律）是否有改变。

2.X线检查

肺部无明显充血现象而心影显著增大是心包积液的有力证据，可与心力衰竭相区别。

三、主要护理诊断/问题

（一）气体交换受阻

气体交换受阻与肺淤血、肺或支气和受压有关。

（二）疼痛

胸痛与心包炎症有关。

（三）体液过多

体液过多与渗出性、缩窄性心包炎有关。

（四）体温过高

体温过高与心包炎症有关。

（五）活动无耐力

活动无耐力与心排血量减少有关。

四、护理措施

(一)一般护理

协助患者取舒适卧位,出现心脏压塞的患者往往被迫采用前倾端坐位。保持环境安静,注意病室的温度和湿度,避免受凉。观察患者呼吸状况、监测血气分析结果,患者出现胸闷气急时应给予氧气吸入。控制输液速度,防止加重心脏负荷。

(二)疼痛的护理

评估疼痛情况:疼痛的部位、性质及其变化情况,是否可闻及心包摩擦音。指导患者避免用力咳嗽、深呼吸或突然改变体位等,以免引起疼痛。使用非甾体抗炎药时应观察药物疗效以及患者有无胃肠道反应、出血等不良反应。若疼痛加重,可应用吗啡类药物。

(三)用药护理

使用抗菌、抗结核、抗肿瘤、镇痛等药物时监测疗效、观察不良反应是否发生。

(四)心理护理

多关心体贴患者,使患者保持良好的情绪,积极配合治疗护理。

(五)皮肤护理

有心脏压塞症状的患者常被迫采取端坐卧位,应加强骶尾部骨隆突处皮肤的护理,可协助患者定时更换前倾角度、不按摩、防止皮肤擦伤,预防压疮。

(六)心包穿刺术的配合和护理

1.术前护理

术前常规行心脏超声检查,以确定积液量和穿刺部位,并标记好最佳穿刺点。备齐用物,向患者说明手术的意义和必要性,解除顾虑,必要时可使用少量镇静剂;如有咳嗽,可给予镇咳药物;建立静脉通道,备好抢救药品如阿托品等;进行心电、血压监测。

2.术中配合

嘱患者避免剧烈咳嗽或深呼吸,穿刺过程中如有不适应立即告知医护人员。严格无菌操作,抽液时随时夹闭胶管,防止空气进入心包腔;抽液要缓慢,第一次抽液量不超过 100 mL,以后每次抽液量不超过 300 mL,以防急性右室扩张。若抽出新鲜血液应立即停止抽吸,密切观察有无心脏压塞症状。记录抽液量、性状,并采集好标本送检。抽液过程中均应密切观察患者的反应和主诉,如有异常,及时处理。

3.术后护理

拔除穿刺针后,于穿刺部位处覆盖无菌纱布并固定。嘱患者休息,穿刺后 2 小时内继续心电、血压监测,密切观察生命体征。心包引流者需做好引流管护理,待每天引流量 <25 mL 时可拔除引流管。

(七)健康教育

1.疾病知识指导

嘱患者注意休息,防寒保暖,防止呼吸道感染。加强营养,进食高热量、高蛋白、高维生素的易消化食物,限制钠盐摄入。对缩窄性心包炎患者讲明行心包切除术的重要性,解除思想顾虑,配合好治疗,以利心功能恢复。术后仍应休息半年左右。

2.用药指导与病情监测

鼓励患者坚持足够疗程药物治疗(如抗结核治疗)的重要性,不可擅自停药,防止复发。注意药物的不良反应,定期检查肝肾功能,定期随访。

五、护理效果评估

(1)患者自觉症状好转,包括呼吸困难、疼痛减轻、食欲增加、活动耐力增强等。

(2)患者心排血量能满足机体需要,心排血量减少症状和肺淤血症状减轻或消失。

(3)患者体温降至正常范围。

(4)患者焦虑感减轻,情绪稳定,能复述疾病相关知识及配合治疗护理的方法。

(5)患者能配合并顺利完成心包穿刺术。

(6)患者及早发现心脏压塞征兆,预防休克发生。

(渠惠清)

第六节　心脏瓣膜病

心脏瓣膜病是指心脏瓣膜存在结构和/或功能异常,是一组重要的心血管疾病。瓣膜开放使血流向前流动,瓣膜关闭则可防止血液反流。瓣膜狭窄,使心腔压力负荷增加;瓣膜关闭不全,使心腔容量负荷增加。这些血流动力学改变可导致心房或心室结构改变或功能异常,最终表现出心力衰竭、心律失常等临床表现。病变可累及一个或多个瓣膜。临床上以二尖瓣最常受累,其次为主动脉瓣。

风湿炎症导致的瓣膜损害称为风湿性心脏病,简称风心病。随着生活及医疗条件的改善,风湿性心脏病的人群患病率正在下降,但我国瓣膜性心脏病仍以风湿性心脏病最为常见。另外,黏液性变性及老年瓣膜钙化退行性改变所致的心脏瓣膜病日益增多。不同病因易累及的瓣膜也不一样,风湿性病心脏病患者中二尖瓣最常受累,其次是主动脉瓣;而老年退行性变瓣膜病以主动脉瓣膜病最为常见,其次是二尖瓣。在我国,二尖瓣狭窄90%以上为风湿性,风心病二尖瓣狭窄多见于20~40岁的青中年人,2/3为女性。本节主要介绍二尖瓣狭窄与二尖瓣关闭不全,主动脉瓣狭窄与主动脉关闭不全。

一、二尖瓣狭窄

(一)概念和特点

二尖瓣狭窄最常见的病因是风湿热,急性风湿热后至少需 2 年形成明显二尖瓣狭窄,通常需要 5 年以上的时间,故风湿性二尖瓣狭窄一般在 40~50 岁发病。女性患者居多约占 2/3。

(二)相关病理生理

正常二尖瓣口面积 4~6 cm²,瓣口面积减小至 1.5~2.0 cm² 属轻度狭窄;1.0~1.5 cm² 属中度狭窄;<1.0 cm² 属重度狭窄。

风湿性二尖瓣狭窄的基本病理变化为瓣叶和腱索的纤维化和挛缩,瓣叶交界面相互粘连,这些病变使瓣膜位置下移,严重者呈漏斗状,致瓣口狭窄,限制瓣膜活动和开放,瓣口面积缩小,血流受阻。

（三）主要病因及诱因

风湿热是二尖瓣狭窄的主要病因，是由 A 组 β 溶血性链球菌咽峡炎导致的一种反复发作的急性或慢性全身性结缔组织炎症。

（四）临床表现

1.症状

一般二尖瓣中度狭窄（瓣口面积＜1.5 cm²）始有临床症状。

（1）呼吸困难：是最常见的早期症状，常因劳累、情绪激动、妊娠、感染或快速性心房颤动时最易被诱发。随狭窄加重，可出现静息时呼吸困难、夜间阵发性呼吸困难、和端坐呼吸。

（2）咳嗽：多为干咳无痰或泡沫痰，并发感染时咳黏液样或脓痰。

（3）咯血：可有痰中带血或血痰，突然大咯血常见于严重二尖瓣狭窄早期。伴有突发剧烈胸痛者要注意肺梗死。

（4）其他：少数患者可有声音嘶哑、吞咽困难、血栓栓塞等。

2.体征

重度狭窄者患者呈"二尖瓣面容"口唇及双颧发绀。心前区隆起；心尖部可触及舒张期震颤；典型体征是心尖部可闻及局限性、低调、隆隆样的舒张中晚期杂音。

3.并发症

常见的并发症有心房颤动、急性肺水肿、血栓栓塞、右心衰竭、感染性心内膜炎、肺部感染等。

（五）辅助检查

1.X 线检查

二尖瓣轻度狭窄时，X 线表现可正常。中、重度狭窄而致左心房显著增大时，心影呈梨形。

2.心电图

左心房增大，可出现"二尖瓣型 P 波"，P 波宽度＞0.12 秒伴切迹。QRS 波群示电轴右偏和右心室肥厚。

3.超声心动图

M 型超声示二尖瓣前叶活动曲线 EF 斜率降低，双峰消失，前后叶同向运动，呈"城墙样"改变。二维超声心动图可显示狭窄瓣膜的形态和活动度，测量瓣膜口面积。彩色多普勒血流显像可实时观察二尖瓣狭窄的射流。经食管超声心动图有利于左心房附壁血栓的检出。

（六）治疗原则

1.一般治疗

（1）有风湿活动者，应给予抗风湿治疗。长期甚至终身应用苄星青霉素 120 万单位，每 4 周肌内注射 1 次，每次注射前常规皮试。

（2）呼吸困难者减少体力活动，限制钠盐摄入，口服利尿剂，避免和控制诱发急性肺水肿的因素。

（3）无症状者避免剧烈活动，每 6～12 个月门诊随访。

2.并发症治疗

（1）心房颤动：急性快速心房颤动时，要立即控制心室率；可先注射洋地黄类药物如去乙酰毛花苷注射液（毛花苷 C），效果不满意时，可静脉注射硫氮䓬酮或艾司洛尔。必要时电复律。慢性心房颤动患者应争取介入或者外科手术解决狭窄。对于心房颤动病史＜1 年，左房内径＜60 mm 且窦房结或房室结功能障碍者，可考虑电复律或药物复律。

（2）急性肺水肿：处理原则与急性左心衰竭所致的肺水肿相似。

（3）预防栓塞：若无抗凝禁忌，可长期服用华法林。

二、二尖瓣关闭不全

（一）概念和特点

二尖瓣关闭不全常与二尖瓣狭窄同时存在，亦可单独存在。二尖瓣的组成包括四个部分：瓣叶、瓣环、腱索和乳头肌，其中任何一个发生结构异常或功能失调，均可导致二尖瓣关闭不全。

（二）相关病理生理

风湿性炎症引起的瓣叶僵硬、变性、瓣缘卷缩、连接处融合及腱索融合缩短，使心室收缩时两瓣叶不能紧密闭合。

（三）主要病因及诱因

风湿性瓣叶损害最常见，占二尖瓣关闭不全的1/3，女性为多。任何病因引起左心室增大、瓣环退行性病变及钙化均可造成二尖瓣关闭不全。腱索先天性异常、自发性断裂。冠状动脉灌注不足可引起乳头肌缺血、损伤、坏死、纤维化和功能障碍。

二尖瓣关闭不全的主要病理生理变化，是左心室每搏喷出的血流一部分反流入左心房，使前向血流减少，同时使左心房负荷和左心室舒张期负荷增加，从而引起一系列血流动力学变化。

（四）临床表现

1.症状

轻度二尖瓣关闭不全可终身无症状，或仅有轻微劳力性呼吸困难，严重反流时有心排血量减少，突出症状是疲劳无力，肺淤血的症状如呼吸困难出现较晚。

2.体征

心尖冲动明显，向左下移位。心尖区可闻及全收缩期高调吹风样杂音，向左腋下和左肩胛下区传导。

3.并发症

与二尖瓣狭窄相似，相对而言，感染性心内膜炎较多见，而体循环栓塞较少见。

（五）辅助检查

1.X线检查

慢性重度狭窄常见左心房、左心室增大；左心衰竭时可见肺淤血和间质性肺水肿征。

2.心电图

慢性重度二尖瓣关闭不全，主要为左心房肥厚心电图表现，部分有左心室肥厚和非特异性ST-T改变，少数有右心室肥厚征，心房颤动常见。

3.超声心动图

M型超声和二维超声心动图不能确定二尖瓣关闭不全。脉冲多普勒超声和彩色多普勒血流显像可在二尖瓣左心房侧探及明显收缩期反流束，确诊率几乎达到100%，且可半定量反流程度。二维超声可显示二尖瓣结构的形态特征，有助于明确病因。

4.其他

放射性核素心室造影、左心室造影有助于评估反流程度。

(六)治疗原则

1.内科治疗

内科治疗包括预防风湿活动和感染性心内膜炎,针对并发症治疗,一般为术前过渡措施。

2.外科治疗

为恢复瓣膜关闭完整性的根本措施,包括瓣膜修补术和人工瓣膜置换术。

三、主动脉瓣狭窄

(一)概念和特点

主动脉瓣狭窄指主动脉瓣病变引起主动脉瓣开放受限、狭窄,导致左心室到主动脉内的血流受阻。风湿性主动脉瓣狭窄大多伴有关闭不全或二尖瓣病变。

(二)相关病理生理

风湿性炎症导致瓣膜交界处粘连融合,瓣叶纤维化、僵硬、钙化和挛缩畸形,引起主动脉瓣狭窄。

正常成人主动脉瓣口面积$\geq 3.0 \ cm^2$,当瓣口面积减少一半时,收缩期仍无明显跨瓣压差;当瓣口面积$\leq 1.0 \ cm^2$时,左心室收缩压明显升高,跨瓣压差显著。主动脉瓣狭窄使左室射血阻力增加,左室向心性肥厚,室壁顺应性降低,引起左室舒张末压进行性升高,左房代偿性肥厚。最终因心肌缺血和纤维化等导致左心衰竭。

(三)主要病因及诱因

主动脉瓣狭窄的病因有3种,即先天性病变、退行性变和炎症性病变。单纯性主动脉瓣狭窄,多为先天性或退行性变,极少数为炎症性,且男性多见。

(四)临床表现

1.症状

早期可无症状,直至瓣口面积$\leq 1.0 \ cm^2$时才出现与心搏量减少及脉压增大有关的心悸、心前区不适、头部静脉强烈搏动感等。心绞痛、晕厥和心力衰竭是典型主动脉瓣狭窄的常见三联征。晚期并发左心衰竭时,可出现不同程度的心源性呼吸困难。

2.体征

心界向左下扩大,心尖区可触及收缩期抬举样搏动。第一心音正常,胸骨左缘第3、4肋间可闻及高调叹气样舒张期杂音。典型心脏杂音在胸骨右缘第1~2肋间可听到粗糙响亮的射流性杂音,向颈部传导。

3.并发症

心律失常、心力衰竭常见,感染性心内膜炎、体循环栓塞、心源性猝死少见。

(五)辅助检查

1.X线检查

左心房轻度增大,75%~85%的患者可呈现升主动脉扩张。

2.心电图

轻度狭窄者心电图正常,中度狭窄者可出现 QRS 波群电压增高伴轻度 ST-T 改变,重度狭窄者可出现左心室肥厚伴劳损和左心房增大。

3.超声心动图

二维超声心动图可见主动脉瓣瓣叶增厚、回声增强提示瓣叶钙化。瓣叶收缩期开放幅度减小($<15 \ mm$)开放速度减慢。彩色多普勒超声心动图上可见血流于瓣口下方加速形成五彩镶嵌

的射流,连续多普勒可测定心脏及血管内的血流速度。

(六)治疗原则

1.内科治疗

内科治疗是预防感染性心内膜炎,无症状者无须治疗,定期随访。

2.外科治疗

凡出现临床症状者均应考虑手术治疗。如经皮主动脉瓣成形、置换术;直视下主动脉瓣分离术、人工瓣膜置换术。

四、主动脉瓣关闭不全

(一)概念和特点

主动脉瓣关闭不全主要由主动脉瓣膜本身病变、主动脉根部疾病所致。根据发病情况又分急性、慢性2种。

(二)相关病理生理

约2/3的主动脉瓣关闭不全为风心病所致。由于风湿性炎性病变使瓣叶纤维化、增厚、缩短、变形,影响舒张期瓣叶边缘对合,可造成关闭不全。

主动脉瓣反流引起左心室舒张期末容量增加,使每搏容量增加和主动脉收缩压增加,而有效每搏血容量降低。左心室心肌重量增加使心肌氧耗增多,主动脉舒张压降低使冠状动脉血流减少,两者引起心肌缺血、缺氧,促使左心室心肌收缩功能降低,直至发生左心衰竭。

(三)主要病因及诱因

1.急性主动脉瓣关闭不全

(1)感染性心内膜炎。

(2)胸部创伤致升主动脉根部、瓣叶支持结构和瓣叶破损或瓣叶脱垂。

(3)主动脉夹层血肿使主动脉瓣环扩大,瓣叶或瓣环被夹层血肿撕裂。

(4)人工瓣膜撕裂等。

2.慢性主动脉瓣关闭不全

(1)主动脉瓣本身病变:①风湿性心脏病;②先天性畸形;③感染性心内膜炎;④主动脉瓣退行性变。

(2)主动脉根部扩张:①Marfan综合征;②梅毒性主动脉炎;③其他病因如高血压性主动脉环扩张、特发性升主动脉扩张、主动脉夹层形成、强直性脊柱炎、银屑病性关节炎等。

(四)临床表现

1.症状

(1)急性主动脉瓣关闭不全:轻者可无症状,重者可出现呼吸困难、不能平卧、全身大汗、频繁咳嗽、咳白色或粉红色泡沫痰,更严重者出现烦躁不安、神志模糊,甚至昏迷。

(2)慢性主动脉瓣关闭不全:可在较长时间无症状。随反流量增大,出现与心搏量增大有关的症状,如心悸、心前区不适、头颈部强烈波动感等。

2.体征

(1)急性主动脉瓣关闭不全:可出现面色灰暗、唇甲发绀、脉搏细数、血压下降等休克表现。二尖瓣提前关闭致使第一心音减弱或消失;肺动脉高压时可闻及肺动脉瓣区第二心音亢进,常可闻及病理性第三心音和第四心音。由于左心室舒张压急剧增高,主动脉和左心室压力阶差急剧下降，因而舒张期杂音柔和、短促、低音调。肺部可闻及哮鸣音，或在肺底闻及细小水泡音，严重者满肺均有水泡音。

（2）慢性主动脉瓣关闭不全：①面色苍白，头随心搏摆动，心尖冲动向左下移位，心界向左下扩大。心底部、胸骨柄切迹、颈动脉可触及收缩期震颤。颈动脉搏动明显增强。②第一心音减弱，主动脉瓣区第二心音减弱或消失；心尖区可闻及第三心音。③主动脉瓣区可闻及高调递减型叹气样舒张早期杂音，坐位前倾位呼气末明显，向心尖区传导。④周围血管征，如点头征、水冲脉、股动脉枪击音和毛细血管波动征，听诊器压迫股动脉可闻及双期杂音。

3.并发症

感染性心内膜炎、室性心律失常、心力衰竭常见。

（五）辅助检查

1.X 线检查

急性主动脉瓣关闭不全者左心房稍增大，常有肺淤血和肺水肿表现。慢性者左心室明显增大，升主动脉结扩张，即靴形心。

2.心电图

急性主动脉瓣关闭不全者常见窦性心动过速和非特异性 ST-T 改变。慢性者常见左心室肥厚劳损伴电轴左偏，如有心肌损害，可出现心室内传导阻滞，房性和室性心律失常。

3.超声心动图

M 型超声显示舒张期二尖瓣前叶快速高频的振动，二维超声可显示主动脉关闭时不能合拢。多普勒超声显示主动脉瓣下方（左心室流出道）探及全舒张期反流。

（六）治疗原则

1.内科治疗

（1）急性者一般为术前准备过渡措施，包括吸氧、镇静、多巴胺、血管活性药物等，应及早考虑外科治疗。

（2）慢性者无症状且左心功能正常者，无须治疗，但需随访。随访内容包括临床症状、超声检查左心室大小和左室射血分数。预防感染性心内膜炎及风湿活动。

2.外科治疗

（1）急性者在降低肺静脉压、增加新排血量、稳定血流动力学的基础上，实施人工瓣膜置换术或主动脉瓣膜修复术。

（2）慢性者应在不可逆的左心室功能不全发生之前进行，原发性主动脉关闭不全，主要采用主动脉瓣置换术；继发性主动脉瓣关闭不全，可采用主动脉瓣成形术；部分病例可行瓣膜修复术。

五、护理评估

（一）一般评估

（1）有无风湿活动，体温在正常范围。

（2）饮食及活动等日常生活是否受影响。

（3）能否平卧睡眠。

（二）身体评估

（1）是否呈现"二尖瓣面容"。

（2）呼吸困难及其程度。

（3）心尖区是否出现明显波动,是否出现颈静脉怒张、肝颈回流征阳性、肝大、双下肢水肿等有心力衰竭表现。

（4）二尖瓣狭窄特征性的杂音,为心尖区舒张中晚期低调的隆隆样杂音,呈递增型、局限、左侧卧位明显,运动或用力呼气可使其增强,常伴舒张期震颤。

（5）栓塞的危险因素:定期做超声心动图,注意有无心房、心室扩大及附壁血栓。尤其是有无心房颤动,或长期卧床。

（三）心理-社会评估

患者能否保持良好心态,避免精神刺激、控制情绪激动,家属对患者的照顾与理解,能否协助患者定期复查,均有利于控制和延缓病情进展。

（四）辅助检查结果的评估

1.X 线检查

左心房增大不明显,无肺淤血和肺水肿表现。

2.心电图

有无窦性心动过速和非特异性 ST-T 改变及左心室肥厚劳损伴电轴左偏。

3.超声心动图

有无舒张期二尖瓣前叶快速高频的振动,主动脉瓣下方是否探及全舒张期反流。

（五）常用药物治疗效果的评估

（1）能否遵医嘱使用苄星青霉素(长效青霉素),预防感染性心内膜炎。

（2）能否坚持抗风湿药物治疗,不出现风湿活动表现,如皮肤环形红斑、皮下结节、关节红肿及疼痛不适等。

（3）餐后服用阿司匹林,不出现胃肠道反应、牙龈出血、血尿、柏油样便等。

六、主要护理诊断/问题

（一）体温过高

体温过高与风湿活动、并发感染有关。

（二）有感染的危险

危险与机体抵抗力下降有关。

（三）潜在并发症

感染性心内膜炎、心律失常、猝死。

七、护理措施

（一）体温过高的护理

（1）每 4 小时测体温一次,注意观察热型,以帮助诊断。

（2）休息与活动:卧床休息,限制活动量,以减少机体消耗。

（3）饮食:给予高热量、高蛋白、高维生素的清淡易消化饮食。

（4）用药护理:遵医嘱给予抗生素及抗风湿治疗。

（二）并发症的护理

1.心力衰竭的护理

（1）避免诱因,如预防和控制感染,纠正心律失常,避免劳累和情绪激动等。

（2）监测生命体征，评估患者有无呼吸困难、乏力、食欲减退、少尿等症状，检查有无肺部啰音、肝大、下肢水肿等体征。

2.栓塞的护理

（1）评估栓塞的危险因素：查阅超声心动图、心电图报告，看有无异常。

（2）休息与活动：左房内有巨大附壁血栓者，应绝对卧床休息。病情允许时鼓励并协助患者翻身、活动下肢、按摩及用温水泡脚，或下床活动。

（3）遵医嘱给予药物如抗心律失常、抗血小板聚集的药物。

（4）密切观察有无栓塞的征象，一旦发生，立即报告医师，给予抗凝或溶栓等处理。

（三）健康教育

1.疾病知识指导

告知患者及家属本病的病因及病程进展特点。避免居住环境潮湿、阴暗等不良条件，保持室内空气流通、温暖、干燥，阳光充足。适当活动，避免剧烈运动或情绪激动，加强营养、提高机体抵抗力，预防和控制风湿活动。注意防寒保暖，预防上呼吸道感染。

2.用药指导与病情检测

告知患者遵医嘱坚持用药的重要性，说明具体药物的使用方法。定期门诊复查。

3.心理指导

鼓励患者树立信心，做好长期与疾病做斗争的心理准备，育龄妇女应该避孕，征得配偶及家属的支持与配合。

4.及时就诊的指标

（1）出现明显乏力、胸闷、心悸等症状，休息后不好转。

（2）出现腹胀、食欲缺乏、下肢水肿等不适。

（3）长期服用地高辛者，出现脉搏增快（＞120 次/分）或减慢（＜60 次/分）、尿量减少、体重增加等异常时。

八、护理效果评估

（1）保持健康的生活方式，严格控制风湿活动，预防感冒。

（2）遵医嘱坚持长期用药，避免药物不良反应。

（3）患者无呼吸困难症状出现或急性左心房衰竭致急性肺水肿时，可咯粉红色泡沫样痰。

（4）做到预防及早期治疗各种感染能按医嘱用药，定期门诊复查。

（阎海萍）

第七节　心　肌　炎

一、疾病概述

（一）概念和特点

心肌炎是心肌的炎症性疾病。最常见病因为病毒感染，细菌、真菌、螺旋体、立克次体、原虫、蠕虫等感染也可引起心肌炎,但相对少见。肺感染性心肌炎的病因包括药物、毒物、放射、结缔组织病、血管炎、巨细胞心肌炎、结节病等。起病急缓不定,少数呈暴发性导致急性泵衰竭或猝死。病程多有自限行,但也可进展为扩张型心肌病。本节重点叙述病毒性心肌炎。

病毒性心肌炎指嗜心肌性病毒感染引起的,以心肌非特异性间质性炎症为主要病变的心肌炎。病毒性心肌炎包括无症状的心肌局灶性炎症和心肌弥漫性炎症所致的重症心肌炎。

(二)相关病理生理

病毒性心肌炎的病理改变轻重不等。轻者常以局灶性病变为主,而重者则多呈弥漫性病变。局灶性病变的心肌外观正常,而弥漫性者则心肌苍白、松软,心脏呈不同程度的扩大、增重。镜检可见病变部位的心肌纤维变性或断裂,心肌细胞溶解、水肿、坏死。间质有不同程度水肿以及淋巴细胞、单核细胞和少数多核细胞浸润。病变以左心室及室间隔最显著,可波及心包、心内膜及传导系统。慢性病例心脏扩大,心肌间质炎症浸润及心肌纤维化并有瘢痕组织形成,心内膜呈弥漫性或局限性增厚,血管内皮肿胀等变化。

(三)主要病因与诱因

近年来由于病毒学及免疫病理学的迅速发展,通过大量动物实验及临床观察,证明多种病毒皆可引起心肌炎。其中柯萨奇病毒 B_6 最常见,占 $30\% \sim 50\%$。其他如孤儿病毒、脊髓灰质炎病毒也较常见。此外,人类腺病毒、流感、风疹、单纯疱疹、肝炎病毒以及 EB 病毒、巨细胞病毒和人类免疫缺陷病毒(HIV)等,都能引起心肌炎。

(四)临床表现

1.症状

病毒性心肌炎患者的临床表现取决于病变的广泛程度和部位。轻者可无症状,重者可出现心源性休克及猝死。

(1)病毒感染症状:约半数患者发病前 $1 \sim 3$ 周有病毒感染前驱症状,如发热、全身倦怠、肌肉酸痛,或恶心、呕吐等消化道症状。

(2)心脏受累症状:患者常出现心悸、胸痛、呼吸困难、胸痛、乏力等表现。严重者甚至出现阿-斯综合征、心源性休克、猝死。绝大多数就诊患者以心律失常为主诉或首见症状。

2.体征

可见各种心律失常,以房性与室性期前收缩及房室传导阻滞最多见。心率可增快且与体温升高不相称。听诊可闻及第三、第四心音或奔马律,部分患者于心尖部闻及收缩期吹风样杂音。心力衰竭患者可有颈静脉怒张、肺部湿啰音、肝大等体征。重者可出现血压降低、四肢湿冷等心源性休克体征。

(五)辅助检查

1.血生化及心脏损伤标志物检查

红细胞沉降率加快,C-反应蛋白阳性,急性期或心肌炎活动期心肌肌酸激酶、肌钙蛋白增高。

2.病原学检查

血清柯萨奇病毒 IgM 抗体滴度明显增高,外周血肠道病毒核酸阳性或肝炎病毒血清学检查阳性,心内膜心肌活检有助于病原学诊断。

3.胸部 X 线

可见心影扩大,有心包积液时可呈烧瓶样改变。

4.心电图

常见 ST-T 改变,包括 ST 段轻度移位和 T 波倒置。可出现各型心律失常,特别是室性心律失常和房室传导阻滞等。

5.超声心动图检查

可正常,也可显示左心室增大,室壁运动减低,左心室收缩功能降低,附壁血栓等。合并心包炎者可有心包积液。

(六)治疗原则

急性病毒性心肌炎至今无特效治疗,一般都采用对症及支持疗法,减轻心肌负担,注意休息和营养等综合治疗为主。多年实践证明 AVCM 诊断后,及时给予足够的休息,并避免再次病毒感染,可较快顺利恢复,减少后遗症。

1.一般治疗

目前尚无特异性治疗,以针对左心功能不全的支持治疗为主,注意休息和营养。卧床休息应延长到症状消失,心电图恢复正常,一般需 3 个月左右;心脏已扩大或曾经出现过心功能不全者应延长至半年,直至心脏不再缩小。心功能不全症状消失后,在密切观察下逐渐增加活动量,恢复期仍应适当限制活动3～6 个月。

2.抗病毒及免疫治疗

在心肌炎急性期,抗病毒是治疗的关键,应早期应用抗病毒药物。可抑制病毒复制。本病心肌受累之前,先有病毒血症过程,病毒在细胞内复制,可早期使用如黄芪、牛磺酸、干扰素、辅酶 Q_{10} 等中西医结合治疗 VMC,有抗病毒、调节免疫和改善心脏功能等作用。

二、护理评估

(一)一般评估

了解患者多有无上呼吸道、肠道或其他感染史,测量体温、脉搏、呼吸、血压,观察尿量及水肿情况。

(二)身体评估

1.测量心界

轻者心脏不扩大,或有暂时性扩大,不久即恢复。心脏扩大显著反映心肌炎广泛而严重。

2.测量心率

心率增速与体温不相称,或心率异常缓慢,均为心肌炎的可疑征象。

3.听诊

(1)心尖区 S_1 可减低或分裂。心音可呈胎心样。心包摩擦音的出现提示有心包炎存在。

(2)杂音:心尖区可能有收缩期吹风样杂音或舒张期杂音,前者为发热、贫血、心腔扩大所致,后者因左心室扩大造成的相对性二尖瓣狭窄。杂音响度都不超过 3 级。心肌炎好转后即消失。

(3)心律失常:极常见,各种心律失常都可出现,以房性与室性期前收缩最常见,其次为房室传导阻滞,此外,心房颤动、病态窦房结综合征均可出现。心律失常是造成猝死的原因之一。

4.心力衰竭

重症弥漫性心肌炎患者可出现急性心力衰竭,属于心肌泵血功能衰竭,左右心同时发生衰竭,引起心排血量过低,故除一般心力衰竭表现外,易合并心源性休克。

（三）心理-社会评估

患者的焦虑、紧张程度,能否积极配合治疗,患者及家属是否存在不了解介入或手术治疗效果而产生较大的心理压力。

（四）辅助检查结果的评估

1.一般检查

（1）细胞总数1万～2万,中性粒细胞偏高。抗"O"（ASO）大多数正常。

（2）损伤标志物:CK及其同工酶CK-MB、乳酸脱氢酶（LDH）、谷草转氨酶（AST或GOT）在病程早期可增高。肌钙蛋白也可升高,而且持续时间较长。

（3）分离:从心包、心肌或心内膜分离到病毒,或用免疫荧光抗体检查找到心肌中有特异的病毒抗原,电镜检查心肌发现有病毒颗粒,可以确定诊断;咽洗液、粪便、血液、心包液中分离出病毒,同时结合恢复期血清中同型病毒中和抗体滴度较第1份血清升高或下降4倍以上,则有助于病原诊断。

（4）测定与病毒核酸检测:病毒特异性抗体,补体结合抗体的测定以及用分子杂交法或PCR检测心肌细胞内的病毒核酸也有助于病原诊断。部分VMC患者可有抗心肌抗体出现,一般于短期内恢复,如持续提高,表示心肌炎病变处于活动期。

2.心电图

心电图在急性期有多变与易变的特点,对可疑病例应反复检查,以助诊断,其主要变化为ST-T改变,各种心律失常和传导阻滞。上呼吸道感染、腹泻等病毒感染后3周内新出现下列心律失常或心电图改变。

（1）ST-T及QRS波的改变:ST段下降（心包积液时可见抬高）,T波低平、双向或倒置。可有低电压,Q-T间期延长。大片心肌坏死时有宽大的Q波,类似MI。

（2）心律失常:除窦性心动过速、窦性心动过缓外,可见各种期前收缩（房性、室性、交界性）其中以室性期前收缩多见。室上性或室性心动过速、心房扑动或颤动,心室颤动也可见。

（3）传导阻滞:窦房、房室或室内传导阻滞颇为常见,其中以一至二度房室传导阻滞最多见。恢复期以各种类型的期前收缩为多见。少数慢性期患儿可有房室肥厚的改变。

3.胸部X线

心影正常或不同程度的增大,多数为轻度增大。若反复迁延不愈或合并心力衰竭,心脏扩大明显。后者可见心脏搏动减弱,伴肺淤血、肺水肿或胸腔少量积液。有心包炎时,有积液征。

4.超声心动图（UCG）

主要表现为:①心肌收缩功能异常;②心室充盈异常;③室壁节段性运动异常;④心脏扩大,以左心室扩大常见,多数属轻度扩大,对此类心脏扩大UCG较X线检查更为敏感。VMC心脏扩大经治疗后,多数逐渐恢复正常,因此,系列的UCG随诊观察对VMC的病程变化了解具有很大价值。

5.心血管磁共振（CMR）

2010年美国心脏学会基金会（ACCF）专家共识文件（ECDs）特别领导小组,联合美国放射学会（ACR）、AHA、北美心血管影像学会（NASCI）、心血管磁共振学会（SCMR）等多家学术机构共同制订并颁布了CMR专家共识,它可以提高AVMC无创检测能力。

（五）常用药物治疗效果的评估

1.抗病毒及免疫治疗

抗病毒治疗主要用于疾病早期,可抑制病毒复制。本病心肌受累之前,先有病毒血症过程,病毒在细胞内复制,可早期使用如黄芪、牛磺酸、干扰素、辅酶 Q_{10} 等中西医结合治疗 VMC,有抗病毒、调节免疫和改善心脏功能等作用。

2.心律失常的治疗

如果期前收缩无明显临床不适症状,不一定马上给予抗心律失常治疗,可以随访观察,并做好患者的解释工作,使其了解该病的预后,解除恐惧心理。

3.免疫抑制疗法

糖皮质激素治疗仍有争论。

4.改善心肌代谢及抗氧化治疗

大量研究证明,氧自由基升高与 VMC 的发病密切相关,采用抗氧化剂治疗 VMC 有肯定疗效。目前常用的药物有辅酶 Q_{10}、曲美他嗪、肌苷、ATP、1,6-二磷酸果糖等。大剂量维生素 C 清除氧自由基的疗效最为肯定,而且其酸度不影响心肌细胞代谢,也无明显毒副作用。

三、主要护理诊断/问题

(一)活动无耐力

活动无耐力与心肌受损、心律失常有关。

(二)体温过高

体温过高与心肌炎症有关。

(三)焦虑

焦虑与病情加重担心疾病预后有关。

(四)潜在并发症

潜在并发症心律失常、心力衰竭。

四、护理措施

(一)休息与活动

提供一个安静、舒适的环境,急性期需卧床休息 2～3 个月,直到状态消失,血清心肌酶、心电图等恢复正常,方可逐渐增加活动量。若出现心律失常,应延长卧床时间。心脏扩大或出现心力衰竭者应卧床休息半年。恢复期仍适当限制活动 3～6 个月。

(二)饮食

给予高热量、高蛋白、高维生素饮食,易消化的饮食,多吃新鲜蔬菜和水果,以促进心肌细胞恢复。注意进食不宜过饱、禁食用咖啡、浓茶及其他刺激性食物、心力衰竭者限制钠盐摄入、忌烟酒。保持排便通畅,必要时给予缓泻剂,避免因便秘而加重心脏负担。

(三)病情观察

密切监测生命体征,包括体温、脉搏、呼吸、血压。注意心率及心律的改变,观察有无频发室早、短暂室速、房室传导阻滞。注意有无胸闷、呼吸困难、颈静脉怒张等表现。有无咯血、肺部啰音及肺水肿等。当患者出现呼吸困难,发绀,咳粉红色泡沫状痰,双肺满布干、湿啰音,提示出现急性肺水肿。

(四)用药指导

病毒性心肌炎患者可发生心力衰竭,对于应用洋地黄的患者应特别注意其毒性反应,因为心肌炎时心肌细胞对洋地黄的耐受性差。使用糖皮质激素时,注意遵医嘱用量,不可随意增加或减少剂量,更不可随意停药或延长服用时间。

(五)心理护理

向患者耐心解释卧床休息的必要性,解释病情和治疗方案,告诉患者不良情绪会加重心脏负荷,给予心理安慰,解除患者的焦虑、恐惧心理,减轻心理压力,避免环境和精神刺激,防止情绪激动,主动配合治疗,早日康复。

(六)健康教育

1.疾病知识指导

急性心肌炎患者出院后需继续休息3～6个月。严重心肌炎伴心界扩大者,应休息6～12个月,直到症状消失。

2.饮食指导

应进食高蛋白、高维生素、清淡易消化饮食。注意补充富含维生素C的新鲜蔬菜、水果,戒烟酒及刺激性食物,以促进心肌代谢与修复。

3.生活与运动指导

定时排便防便秘,排便时不宜用力、屏气等。无并发症者鼓励患者适当锻炼身体以增强机体抵抗力。

4.自我检测指导

教会患者及家属测脉率、节律,发现异常随时就诊。坚持药物治疗,定期随访。

5.及时就诊的指标

(1)发现脉率、节律异常,或有胸闷、心悸等症状时。

(2)发生晕厥、血压明显降低时。

五、护理效果评估

(1)患者掌握限制最大活动量的指征,能参与制订并实施活动计划,掌握活动中自我监测脉搏和活动过量症状的方法。

(2)患者能控制情绪,心理状态稳定。

(3)患者未发生猝死或发生致命性心律失常时能得到及时发现和处理。

(阎海萍)

第八节　感染性心内膜炎

感染性心内膜炎指各种病原微生物(如细菌、真菌、立克次体、衣原体等)经血液直接侵犯心内膜、心瓣膜或邻近的大动脉内膜所引起的一种感染性炎症,伴赘生物形成,赘生物为大小不等、形状不一的血小板和纤维素团块,内含大量微生物和少量炎症细胞。瓣膜为最常受累部位。根据病程可分为急性和亚急性。急性感染性心内膜炎具有中毒症状明显、病程进展迅速、多见感染迁移的特征,病原菌主要为金黄色葡萄球菌。亚急性感染性心内膜炎具有中毒症状轻、病程数周至数月、少见感染迁移的特征,病原菌主要为草绿色链球菌,其次为肠球菌。临床表现差异很大,最常见表现是发热,多伴寒战、食欲减退、听诊心脏杂音、周围体征(皮肤瘀点、指和趾甲下线状出血、Osler 结节、Roth 斑、Janeway 损害)、动脉栓塞、贫血、脾大等。明确病原体,采用最有效的抗生素是治愈本病的最重要措施,有严重心脏并发症或抗生素治疗无效的患者应及时考虑外科手术治疗。

一、一般护理

(1)执行一般内科护理常规。

(2)卧位与休息:保证充足的睡眠。存在巨大赘生物者必须绝对卧床休息,防止赘生物脱落。保证室内空气新鲜,温度适宜,减少探视,避免感染。

(3)发热患者执行"发热护理常规"。

二、饮食护理

应以补充高蛋白、高热量、高维生素、易消化的食物为主,鼓励患者多饮水,如患者有心力衰竭的征象,应低钠饮食,限制水分,做好口腔护理。

三、用药护理

感染性心内膜炎治愈的关键在于清除赘生物中的病原微生物。抗感染治疗原则是:①早期应用,在连续送 3～5 次血培养后即可开始治疗。②足量应用杀菌剂,联合应用 2 种具有协同作用的抗菌药物,大剂量,需要高于一般常用量,使感染部位达到有效浓度。③静脉给药,保持高而稳定的血药浓度。④长疗程,一般 4～6 周,人工瓣膜心内膜炎需 6～8 周或更长,以降低复发率。⑤病原微生物不明时,急性者选用针对金黄色葡萄球菌、链球菌和革兰阴性杆菌均有效的广谱抗生素,亚急性者选用针对大多数链球菌的抗生素。⑥已分离出病原微生物时,根据病原菌对药物的敏感程度选择抗微生物药物。抗菌药物应根据药代动力学给药,大剂量应用青霉素等药物时,宜分次静脉滴注,避免高剂量给药可能引起的中枢神经系统毒性反应。密切观察患者用药后有无不良反应,并及时处理。因长期使用大量抗生素可能带来真菌感染,应注意口腔护理,退热剂和抗生素对胃肠道有刺激,可能会出现恶心、呕吐、食欲减退等不良反应。

四、并发症护理

栓塞的护理:了解超声心动图的情况,心腔内可见巨大赘生物的患者,应绝对卧床休息,协助生活护理,观察有无栓塞征象,重点观察瞳孔、神志、肢体活动及皮肤温度等。如发现有肺栓塞、肾栓塞、脑血管栓塞、肢体血管栓塞征象时立即通知医师。

五、病情观察

(1)监测生命体征变化,每 4～6 小时监测体温一次,监测热型并记录。

(2)观察患者有无栓塞征象,观察瞳孔、意识、呼吸、肢体活动及皮肤温度等,同时观察有无气急、发绀、胸痛、腹痛、腰痛、血尿等。

(3)观察心脏有无新杂音出现或原有杂音发生改变;监测心功能情况,注意有无心力衰竭。

(4)观察有无药物过敏。

六、健康指导

(1)教会患者自我监测体温,注意有无栓塞表现。

(2)居住环境要避免潮湿、阴暗等不良条件,注意防寒保暖,预防感冒,避免到人多的公共场所。

(3)饮食规律,营养均衡,多食富含蛋白、维生素、纤维素的清淡饮食,心力衰竭时低盐饮食,保持大便通畅。

(4)注意劳逸结合,适当锻炼,提高机体抵抗力,避免诱发因素。

(5)保持口腔和皮肤清洁,减少感染。

(6)按医嘱服药,定期复诊。

(阎海萍)

第六章

血液内科护理

第一节　缺铁性贫血

一、定义

缺铁性贫血（iron deficient anemia，IDA）是指体内可用来制造血红蛋白的贮存铁缺乏，血红蛋白合成减少而引起的一种小细胞、低色素性贫血，是最常见的一种贫血，以生育年龄的妇女（特别是孕妇）和婴幼儿发病率较高。

二、临床表现

（一）贫血表现

常见乏力、易倦、头昏、头痛、耳鸣、心悸、气促、食欲缺乏等，伴苍白、心率增快。

（二）组织缺铁表现

精神行为异常，如烦躁、易怒、注意力不集中、异食癖；体力、耐力下降；易感染；儿童生长发育迟缓、智力低下；口腔炎、舌炎、舌乳头萎缩、口角炎、缺铁性吞咽困难（称 Plummer-Vinson 征）；毛发干枯、脱落；皮肤干燥、皱缩；指（趾）甲缺乏光泽、脆薄易裂，重者指（趾）甲变平，甚至凹下呈勺状（匙状甲）。

（三）缺铁原发病表现

如消化性溃疡、肿瘤或痔疮导致的黑粪、血便、腹部不适，肠道寄生虫感染导致的腹痛或大便性状改变，妇女月经过多，肿瘤性疾病的消瘦，血管内溶血的血红蛋白尿等。

三、诊断

（1）患者具有缺铁性贫血的症状及体征：乏力、易倦、气促、食欲缺乏等，注意患者是否存在精神行为异常和缺铁原发病表现。

（2）根据国内的诊断标准，缺铁性贫血的诊断标准符合以下 3 条：①贫血为小细胞低色素性。男性 Hb$<$120 g/L，女性 Hb$<$110 g/L，孕妇 Hb$<$100 g/L；MCV$<$80 fl，MCH$<$27 pg，MCHC$<$32%。②有缺铁的依据：符合贮铁耗尽（ID）或缺铁性红细胞生成（IDE）的诊断。

ID 符合下列任一条即可诊断。①血清铁蛋白 $<12~\mu g/L$。②骨髓铁染色显示骨髓小粒可染铁消失,铁粒幼红细胞少于 15%。

IDE:①符合 ID 诊断标准。②血清铁低于 $8.95~\mu mol/L$,总铁结合力升高 $>64.44~\mu mol/L$,转铁蛋白饱和度 $<15\%$。③FEP/Hb $>4.5~\mu g/gHb$。

(3)存在铁缺乏的病因,铁剂治疗有效。

四、治疗

(一)病因治疗

IDA 的病因诊断是治疗 IDA 的前提,只有明确诊断后方有可能祛除病因。如婴幼儿、青少年和妊娠妇女营养不足引起的 IDA,应改善饮食;胃、十二指肠溃疡伴慢性失血或胃癌术后残胃癌所致的 IDA,应多次检查大便潜血,做胃肠道 X 线或内镜检查,必要时手术根治。月经过多引起的 IDA,应调理月经;寄生虫感染者应驱虫治疗等。

(二)补铁治疗

首选口服铁剂,如琥珀酸亚铁 0.1 g,3 次/天。餐后服用胃肠道反应小且易耐受。应注意,进食谷类、乳类和茶等会抑制铁剂的吸收,鱼、肉类、维生素 C 可加强铁剂的吸收。口服铁剂后,先是外周血网织红细胞数增多,高峰在开始服药 5～10 天,2 周后血红蛋白浓度上升,一般 2 个月左右恢复正常。铁剂治疗在血红蛋白恢复正常至少持续 6 个月,待铁蛋白正常后停药。若口服铁剂不能耐受或吸收障碍,可用右旋糖酐铁肌内注射,每次 50 mg,每天或隔天 1 次,缓慢注射,注意变态反应。注射用铁的总需量(mg)=(需达到的血红蛋白浓度—患者的血红蛋白浓度)×0.33×患者体重(kg)。

五、护理措施

(一)一般护理措施

1.休息活动

轻度的缺铁性贫血症可适当活动,一般生活基本能自理,但不宜进行剧烈运动和重体力劳动;严重的缺铁性贫血多存在慢性出血性疾病,体质虚弱,活动无耐力,应卧床休息,给予生活协助。患者调整变换体位时要缓慢并给予扶持,防止因体位突变发生晕厥、摔伤。

2.皮肤毛发

保持皮肤、毛发的清洁,除日常洗漱,如洗脸、洗手、泡足、洗外阴、刷牙漱口之外,定时周身洗浴、洗头、更衣,夏日每天 1～2 次洗澡,春秋每周 1～2 次,冬日每周 1 次,每月理发 1 次。重度卧床患者可在床上洗头、擦浴、更衣、换被单。长期卧床者要有预防压疮的措施,如定时翻身、变换卧位,同时对受压部位给予温水擦拭及压疮贴贴敷,保持床位平整、清洁、干燥、舒适。

3.营养

给予高蛋白、富含铁的饮食,纠正偏食不良习惯。除谷物主食外,多选用动物肝、肾、瘦肉、蛋类、鱼类、菌藻类,增加维生素 C 含量,食用新鲜蔬菜和水果,以利于铁的吸收。

4.心理

主动关心、体贴患者,做好有关疾病及其自我护理知识的宣传教育。多与患者沟通交谈,了解和掌握其心理状态,特别是久病的重症者,要及时发现其情绪上的波动,并给予有针对性的帮助,疏导解除其不良心态使之安心疗养。

（二）重点护理措施

1.疲乏、无力、心悸、气短者

应卧床休息以减少耗氧量,必要时给予吸氧疗法。

2.皮肤干皱,指(趾)甲脆薄者

注意保护,应用维生素 A 软膏或润肤霜涂擦,滋润皮肤防止干裂出血、疼痛;不留长指(趾)甲,定时修剪,防止折断损伤;选用中性无刺激性洗涤剂,不用碱性皂类。

3.口腔炎、舌炎疼痛者

给予漱口液漱口,餐后定时进行特殊口腔护理,有溃疡时可用 1% 龙胆紫涂抹创面或贴敷溃疡药膜。

4.出现与缺铁有关的异常行为者

及时与医师联系给予合理的处理。

5.药物护理

按医嘱给患者服用铁剂,并向患者说明服用铁剂时的注意事项:①为避免胃肠道反应,铁剂应进餐后服用,并从小剂量开始。②服用铁剂时忌饮茶,避免与牛奶同服,以免影响铁的吸收。③可同服维生素 C 以增加铁的吸收。④口服液体铁剂时,患者必须使用吸管,避免牙齿染黑。⑤要告诉患者对口服铁剂疗效的观察及坚持用药的重要性。治疗后网织红细胞数开始上升,1 周左右达高峰,血红蛋白于 2 周后逐渐上升,1~2 个月后可恢复正常。在血红蛋白完全正常后,仍需继续补铁 3~6 个月,待血清铁蛋白>50 μg/L 后才能停药。

（三）治疗过程中可能出现的情况及应急措施

1.贫血性心脏病

心率增加,心前区可闻及收缩期杂音,心脏扩大,心功能不全。向家属讲解引起贫血性心脏病的原因及如何预防其发生。保持病室安静、舒适,尽量减少不必要的刺激。卧床休息,减轻心脏负担。密切观察心率、呼吸、血压及贫血的改善状况。必要时吸氧。控制输液速度及输液的总量,必要时记录 24 小时出入水量。

2.活动无耐力

活动后乏力、虚弱、气喘、出汗,头晕,眼前发黑,耳鸣。

注意休息,适量活动,贫血程度轻的可参加日常活动,无须卧床休息。对严重贫血者,应根据其活动耐力下降程度制订休息方式、活动强度及每次活动持续时间。增加患者的营养,提供高蛋白、高维生素、易消化饮食,必要时静脉输血、血浆、清蛋白。

3.有感染的危险

病室每天通风换气,限制探视人员,白细胞数过低者给予单独隔离房间。医务人员严格执行无菌操作规程。保持床单清洁、整齐,衣被平整、柔软。保持口腔卫生,指导年长、儿童晨起、饭后、睡前漱口,避免用硬毛牙刷。气候变化,要及时添减衣服,预防呼吸道感染。向患者及家属讲解导致感染发生的危险因素,指导家属掌握预防感染的方法与措施。

4.胃肠道反应

服用铁剂的护理,铁剂对胃肠道的刺激可引起胃肠不适、疼痛、恶心、呕吐及便秘或腹泻。

口服铁剂从小剂量开始,在两餐之间服药,可与维生素 C 同服,以利吸收;服铁剂后,牙往往黑染,大便呈黑色,停药后恢复正常,应向家属说明其原因,消除顾虑。铁剂治疗有效者,于服药 3~4 天网织红细胞上升,1 周后可见血红蛋白逐渐上升。如服药 3~4 周无效,应查找原因。注射铁剂时应精确计算剂量,分次深部肌内注射,更换注射部位,以免引起组织坏死。

5.营养失调的护理

及时添加含铁丰富的食物,帮助纠正不良饮食习惯。合理搭配患者的膳食,让患者了解动物血、黄豆、肉类含铁较丰富,是防治缺铁的理想食品;维生素 C、肉类、氨基酸、果糖、脂肪酸可促进铁吸收,茶、咖啡、牛奶等抑制铁吸收,应避免与含铁多的食物同时食用。

6.局部疼痛及静脉炎

肌内注射铁剂时,因其吸收缓慢且疼痛,应在不同部位轮流深部注射。治疗中应密切观察可能出现注射铁剂部位的疼痛、发热、头痛、头昏、皮疹,甚至过敏性休克等不良反应,应及时到医院进行对症处理。在注射铁剂时,应常规备好肾上腺素。有肝肾功能严重受损者禁用。静脉滴注铁剂反应多而严重者一般不用。一旦静脉注射铁剂时,应避免外渗,以免引起局部疼痛及静脉炎。注射时不可与其他药物混合配伍,以免发生沉淀而影响疗效。

(四)健康教育

1.介绍疾病知识

缺铁性贫血是指由于各种原因使机体内贮存铁缺乏,导致血红蛋白合成不足,红细胞的成熟受到影响而发生的贫血。红细胞的主要功能是借助所含的血红蛋白把氧运输到各组织器官,所以缺铁性贫血主要表现是与组织缺氧有关的系列症状和体征。血红蛋白又是血液红色来源,故贫血患者可有不同程度的外观皮肤黏膜苍白、毛发干枯无华,同时可有疲乏、无力、心慌、气短等症状,个别的有异食癖。如果患者存在原发疾病,还应介绍相关的疾病知识,令其了解缺铁性贫血是继发引起,应积极配合诊治原发疾病。一般的缺铁性贫血通过合理的治疗是可以缓解和治愈的。

2.心理指导

缺铁性贫血病程长,患者多有焦虑情绪,应鼓励患者安心疗养。对于可能继发某种疾病引起的缺铁性贫血患者,在原发性疾病未查清之前患者疑虑重的,给予安慰和必要的解释,使之减少顾虑,指导其积极配合检查以明确诊断,有利于更合理的治疗。

3.检查治疗指导

常用检查项目有血液化验和骨髓穿刺检查,以确定是否为缺铁引起的贫血。检查操作前向患者做解释,如检查目的、方法、采血或采骨髓的部位、体位及所需的时间等。在接受治疗的过程中,有些检查要重复做,以观察疗效或确诊,这一点需向患者做详细说明,减少患者顾虑,使之愿意配合。对于缺铁原因不明的还须进行其他检查,如胃肠内窥镜、X 线、粪潜血检验等,也要向患者说明查前、查中如何配合医护技人员及检查后的注意事项。治疗过程中,尤其铁剂治疗,要向患者说明用药方法和可能的不良反应,让患者有心理准备,一旦出现不良反应能主动及时地向医护反映,尽早得到处置。

4.饮食指导

(1)选用高蛋白含铁丰富的食物:谷类,如小米、糯米、高粱、面粉等;肉禽蛋类,如羊肝、羊肾、牛肾、猪肝、鸡肝、鸡肫、鸭蛋、鸡蛋等;水产类,如黑鱼、咸带鱼、蛤蜊、海蜇、虾米、虾子、虾皮、鲫鱼等;蔬菜,如豌豆苗、芹菜、小白菜、芥菜、香菜、金花菜、太古菜、苋菜、辣椒、丝瓜等;豆类及其制品,如黄豆、黑豆、芝麻、豇豆、蚕豆、毛豆、红腐乳、豆腐、腐竹、豆腐干、豆浆等;菌藻类(含铁非常丰富),如黑木耳、海带、紫菜、蘑菇等;水果,如红果(大山楂)、橄榄、海棠、桃、草莓、葡萄、樱桃等;硬果类,如西瓜子、南瓜子、松子仁、葵花子、核桃仁、花生仁等;调味品,如芝麻酱、豆瓣酱、酱油等。其中动物性食物铁的吸收率较高,故当首选动物性食物。

(2)多食含维生素 C 的食物有利于铁的吸收:新鲜蔬菜和水果含维生素 C 丰富,应多选用。茶叶含鞣酸能使铁沉淀而影响铁的吸收,故纠正贫血阶段忌用浓茶。

(3)克服偏食:从多种食物中获取全面的营养,制订食谱,有计划地将饮食多样化;改进烹调技巧,促进食欲。

(4)用铁锅烹调。

5.休息、活动指导

病情危重者绝对卧床休息,避免活动时突然变换体位而致直立性低血压头晕而摔倒损伤。生活规律、睡眠充足、休养环境安静、舒适,病情许可的可适当娱乐,如看电视、听广播、读书、看报。根据病情设定活动强度,病情好转过程中逐渐加大活动量。

(江　敏)

第二节　纯红细胞再生障碍性贫血

一、定义

纯红细胞再生障碍性贫血简称纯红再障,是一种比较少见的贫血。主要是以贫血为主,白细胞和血小板数正常,骨髓中红细胞数极度减少,而粒细胞和巨核细胞系统增生正常。纯红再障可分为先天性和获得性。先天性病因不明,多见婴儿,且多于 6 个月内发病。获得性可分为原发性及继发性。原发性大多数病例是自身免疫性疾病,少数病例病因不明。继发性可与胸腺瘤、感染、药物、化学性、溶血性贫血、系统性红斑狼疮、类风湿性关节炎、急性肾衰竭、严重营养缺乏及其他肿瘤等。多见于成年人,多数为可恢复性。少数可转成全细胞减少。

二、临床表现

贫血是纯红再障唯一的症状和体征。其临床自觉症状取决于贫血发展的速度及其程度,常表现有全身倦怠,易疲劳,颜面苍白。一般无出血倾向及发热,肝脾通常无肿大。如患者合并胸腺瘤,瘤体也较小,不易从物理检查时查出。

三、诊断

(1)患者具有贫血的临床表现。

(2)实验室检查:①血红蛋白低于正常值;②网织红细胞数减少,绝对值减少;③骨髓红细胞系统各阶段显著低于正常值。

(3)纯红再障分为先天性及获得性两大类。获得性又分为继发性及特发性两种。先天性纯红再障多为 1.5 岁以下小儿,可合并轻度畸形。继发性纯红再障常因服用药物所致,也有因输血后肝炎或妊娠继发者,或继发于胸腺瘤者。急性纯红再障有继发于细菌或病毒感染者。

四、治疗

(一)输血

急性纯红再障患者出现严重贫血,应及时酌情输血;慢性先天性纯红再障患者因长期反复输血后将不可避免地导致含铁血黄素沉积,最终引起肝脏损伤、门静脉高压和脾功能亢进。严重的引起内分泌和心脏损害,临床尽量减少输血量及频度,并适当配合去铁胺等铁螯合剂的应用。输血一般以输注压积红细胞为好,原则是使血红蛋白含量保持在 $80 \sim 100 \ g/L$ 水平。随着输血次数的增加,患者发生脾功能亢进或出现抗红细胞抗体的机会将增多,使输入红细胞的有效寿命逐渐缩短,导致输血疗效的减低,要注意观察。

(二)肾上腺皮质激素

皮质激素能使症状暂时改善、完全缓解甚至治愈;最初剂量泼尼松 $1 \ mg/(kg \cdot d)$,分 3 次口服。连续治疗 $4 \sim 6$ 个月,不宜过早中止。如果出现网织红细胞反应,剂量可逐渐减少直至用维持量。

(三)雄性激素

尤其对于顽固性病例,其作用为刺激红细胞生成,与皮质激素并用增加疗效。

(四)免疫抑制剂

基于获得性纯红再障属自身免疫性疾病范畴,故临床应用环磷酰胺、6-巯基嘌呤、环孢霉素A(CsA),抗淋巴细胞球蛋白(ALG)/抗胸腺细胞球蛋白(ATG)行免疫治疗。有报道联合应用泼尼松、CsA 及 ALG/ATG 疗效可提高。

(五)胸腺切除术

对于纯红再障患者,发现胸腺肿大的应行胸腺切除手术,目的为既可准确地诊断有无恶变,又可促进骨髓造血。按手术常规行术前准备和术后护理。

(六)其他

试验性应用大剂量静脉丙种球蛋白或血浆置换术、尚可应用大剂量重组人 EPO 治疗能产生一过性疗效,减少浓缩红细胞输注量。

五、护理措施

(一)一般护理措施

1.休息活动

急性重症患者贫血严重,活动无耐力,动则心慌气短,故应绝对卧床休息,减轻组织耗氧。慢性患者贫血不严重者可适当做轻微活动。为患者提供整洁、安静、舒适的休养环境及生活照顾。

2.皮肤毛发

病情稳定的慢性患者应定期理发、洗头、洗澡、更衣。卧床患者定时行床上洗头、擦澡、更换衣服及床单等。为卧床患者提供柔软舒适的床位并保持清洁、干燥、平整,有预防压疮的护理措施。

3.营养

给予高蛋白、高热量、富含维生素的饮食,如鸡、猪、牛、羊肉,蛋,鱼类,动物肝脏及各种新鲜水果蔬菜。

4.心理护理

注意观察掌握患者心理状态,使患者对治疗有信心,安心接受治疗。根据不同的病因,有针对性地介绍疾病及其自我护理方法,使之能主动配合医、护,坚持治疗。

(二)重点护理措施

(1)面色苍白、疲乏、无力,宜卧床休息、少活动,防止体位突变而发生摔倒损伤。

(2)用药观察:①肾上腺皮质激素易产生多毛、痤疮、向心性肥胖、水肿及高血压,给予解释安慰并注意观察血压变化,及时与医师联系处理。②应用雄性激素时应告知患者该药有男性化的不良反应,特别是儿童用药要十分慎重。护士有必要对其不良反应做解释,使患者能坚持接受用药治疗。③环磷酰胺长期应用毒副作用明显(致骨髓抑制,相关性白血病,不育及出血性膀胱炎等),故年轻的纯红再障患者不宜长期应用。

(三)治疗过程中可能出现的情况及应急措施

1.心力衰竭

应排除其他原因引起的心力衰竭,因为本病严重的贫血可使心肌缺氧而发生心力衰竭,所以使患者采取端坐位或倚靠坐位,双下肢下垂,以减少回心血量,并给予持续高流量氧气吸入,氧流量5～6 L/min,同时联系输注红细胞,并给予利尿、强心剂等药物,以防心力衰竭加重。

2.出血性膀胱炎

因长期应用环磷酰胺可导致出血性膀胱炎,所以在应用环磷酰胺时应鼓励患者多饮水,应使每天尿量不少于5 000 mL。注意观察尿量、尿色的变化。注意严密观察体温、脉搏、呼吸、血压、准确记录各项生命体征。

(四)健康教育

1.简介疾病知识

纯红再障是骨髓单纯红系造血功能衰竭而引起的贫血疾病,分为先天和后天获得性两种。先天者存在遗传因素而发病,后天致病因素为多种,可因感染、中毒、营养缺乏或自身免疫异常而引发疾病。患者以贫血为特点,颜面苍白、疲乏,一般无出血和发热。近年随着治疗手段的拓宽,免疫抑制剂的广为应用,缓解率显著提高。

2.心理指导

本病病程长久、患者多焦虑,情绪低落。护士应主动体贴关心患者,耐心讲解有关疾病常识及坚持治疗的重要性使之提高对治疗的信心。对于小儿病者的家长给予指导,使之积极配合医、护。

3.检查、治疗指导

血常规及骨髓检查是重要的检查项目,要让患者了解检查的目的、方法及注意事项从而主动配合检查,实施各种治疗前应向患者做必要的说明,使之有心理准备,有利于配合。输血治疗为常用的治疗方法,要让患者了解输血常识,记住自己的血型,了解输血可能引起的不良反应等。

4.饮食指导

饮食原则为增加高蛋白、高维生素等营养,动物性蛋白,如瘦肉、肝、蛋、鱼类等;植物性蛋白,如豆腐及其制品。此外为促进造血可选用花生、枣、紫菜头等。患者应多食用鲜蔬菜和水果,防止便秘。

5.休息活动指导

维持安静舒适的休养环境。患者生活有规律、睡眠要充足,慢性患者及贫血轻者可安排适当的活动,如看电视、听广播、读书看报,短距离散步等,但不要过度疲劳。重患者需卧床休息,少活动。特别注意突然改变体位,如坐起、立起时防晕厥,要有人扶持以保证安全。

(江　敏)

第三节　自身免疫性溶血性贫血

一、定义

自身免疫性溶血性贫血(autoimmune hemolytic anemia,AIHA)是免疫识别功能紊乱,自身抗体吸附于红细胞表面而引起的一种 HA。根据致病抗体作用于红细胞时所需温度的不同,AIHA 分为温抗体型和冷抗体型两种。

抗体为 IgG 或 C3,少数为 IgM。37 ℃最活跃,为不完全抗体,吸附于红细胞的表面。致敏红细胞易被巨噬细胞所破坏,部分膜被破坏可形成球形红细胞。IgG 和 C3 抗体同时存在可引起比较严重的溶血。

原因不明的原发性 AIHA 占 45％。继发性的病因:①感染,特别是病毒感染。②结缔组织病,如系统性红斑狼疮、类风湿关节炎、溃疡性结肠炎等。③淋巴增殖性疾病,如慢性淋巴细胞白血病、淋巴瘤、骨髓瘤等。④药物,如青霉素,头孢菌素,甲基多巴,氟达拉滨等。

二、临床表现

急性型多发生于小儿伴病毒感染者,偶也见于成人。起病急骤,有寒战、高热、腰背痛、呕吐。严重时,有休克、昏迷。多数温抗体型 AIHA 起病缓慢,成人多见,无性别差异。表现为虚弱及头昏。体征包括皮肤黏膜苍白,黄疸;轻中度脾大(50％),质较硬,无压痛;中度肝大(30％),肝质地硬但无压痛。急性溶血阶段白细胞增多。10％～20％的患者合并免疫性血小板计数减少,称为 Evans 综合征;骨髓有核细胞增生,以幼红细胞增生为主。

本病以女性为多,从婴儿至老年均可累及,国外报道 73％是 40 岁以上者。急性发病多见,尤其是伴有感染者。起病时的症状各病例不很相同。不少病例同时存在其他有关疾病,如恶性肿瘤、红斑狼疮或传染病的症状成为主要症状而掩盖了贫血症状。本病主要症状是贫血,表现为软弱、乏力、头晕、体力活动时气急、心悸等。急性溶血贫血可很严重,可发生晕倒,出现半昏迷和轻度的全身衰竭症状。尿色变深,极少数患者可有血红蛋白尿。同时可有寒战、发热、腹痛、呕吐、腹泻等。主要体征是苍白和黄疸,半数以上有脾大,一般轻至中度,质硬,1/3 有中等肝大,均不痛。有一些患者可伴有血小板计数减少,称为 Evans 综合征。

三、诊断

(一)临床表现

原发性温抗体型自身免疫性溶血性贫血患者多为女性,年龄不限。临床除溶血和贫血外,无特殊症状,半数患者有脾大,1/3 有黄疸及肝大。继发性自身免疫性溶血性贫血常伴有原发疾病的临床表现。

(二)实验室检查

(1)直接抗人球蛋白试验(Coomb's 试验)是测定吸附在红细胞膜上的不完全抗体和补体较敏感的方法,是诊断 AIHA 的重要依据。在生理盐水内,吸附不完全抗体或补体的致敏红细胞并无凝集,因为不完全抗体是单价的。加入完全、多价的抗人球蛋白抗体后,后者与不完全抗体Fc段相结合,起搭桥作用,可导致致敏红细胞相互凝集,即直接Coomb's试验阳性。

(2)间接抗人球蛋白试验则可测定血清中游离的IgG或C3。如有溶血性贫血Coomb's试验阳性,近4个月内无输血或可疑药物服用史,冷凝集素效价正常,可以考虑温抗体型AIHA的诊断。Coomb's试验阴性,但临床表现较符合,糖皮质激素或切脾有效,除外其他HA(特别是遗传性球形红细胞增多症),可诊断为Coomb's试验阴性的AIHA。排除各种继发性AIHA的可能,无病因者诊断为原发性AIHA。继发性AIHA必须明确引起溶血的诱发疾病,可依据原发病的临床表现和有关实验室检查加以鉴别。

四、治疗

(一)病因治疗

积极寻找病因治疗原发病,感染所致本病多数可以自愈。继发于卵巢囊肿、畸胎瘤等可以手术切除的病例,手术后可治愈。继发于造血系统肿瘤者,在治疗原发病的同时可加用泼尼松,多数患者需长期治疗。

(二)肾上腺皮质激素

该药为治疗本病之首选药物。治疗机理是皮质素抑制了巨噬细胞,清除吸附红细胞抗体的作用,或使抗体结合到红细胞的作用降低,或抑制抗体的产生。一般在用药后4～5天,网状内皮系统清除受抗体或补体致敏红细胞的能力即见减退。按医嘱口服给药,泼尼松开始1～1.5 mg/(kg·d),一周后溶血停止,红细胞恢复正常,逐渐减少剂量,至每天仅5～10 mg,小剂量维持3～6个月。急性发作、严重贫血者可用氢化可的松100 mg静脉滴注,2次/天。老人或轻度贫血者,可用泼尼松10～20 mg口服,隔天一次。

(三)达那唑

达那唑系人工合成的17α-炔孕酮衍生物,作用较弱,但具有免疫调节作用,能降低患者的抗IgG和抗C3的滴度,有稳定红细胞膜的作用。一般3次/天,每次0.2 g。本药也可与激素合用,贫血纠正后可先减少或停用激素,单用本药,疗程一般不少于一年。本药的不良反应有肝损害(表现为ALT上升),多毛,脱发,肌痛及皮脂溢出。

(四)环孢素A

环孢素A能抑制T细胞介导的同种和自身免疫反应。对激素无效的病例加用本药为4.6 mg/(kg·d)。2周后溶血可逐渐缓解。

(五)免疫抑制剂

用于对激素治疗无效或必须依赖大剂量泼尼松维持者,或切脾有禁忌,切脾无效者。常用药品有环磷酰胺[1.5～2 mg/(kg·d)]、硫唑嘌呤[2～2.5 mg/(kg·d)],估计45%的患者有较好的疗效。免疫抑制剂可与激素合用,血常规缓解后可先停激素,本药改为维持量。免疫抑制剂试用4周后疗效不佳的,可增加剂量或改换其他制剂。治疗期间必须密切观察血常规变化,至少每周检查一次,特别注意骨髓抑制致严重感染的预防。

(六)脾切除

脾脏是抗体的生成器官,又是致敏红细胞的主要破坏场所,对于肾上腺皮质激素治疗无效或需较大剂量才能维持缓解者,均可考虑脾切除手术治疗。切脾后血中致敏红细胞的寿命有所延长。

(七)输血

患者的自身抗体有时对输入的红细胞也产生致敏作用,对 Rh 抗原的红细胞有强烈反应,因而仅能输入缺乏这类抗原的红细胞以防溶血。输血前详加检查交叉配血试验、妊娠或输血而引起的同种抗体,如抗 Rh、抗 kell 及抗 kidd,以防溶血反应。以应用洗涤后的红细胞输注为宜。

五、护理措施

(一)一般护理措施(遵照血液病临床一般护理原则)

1.休息活动

严重贫血、急性溶血、慢性溶血合并危象的患者,应绝对卧床休息。

2.营养

给予高蛋白、高维生素、高热量易消化食物,有助于纠正贫血。溶血发作期间不吃酸性食品(各种肉类、鱼、虾等水产),选择碱性食品,如豆腐、海带、奶类及各种蔬菜水果。

3.预防感染

特别是免疫抑制剂治疗期间,更加注意皮肤黏膜的清洁护理,定时洗澡或擦浴,洗头,剪指(趾)甲,更衣和被盖,早晚刷牙,饭后漱口,保持口腔清洁。口腔内有血泡或溃疡的,定时用碘甘油涂抹或紫外线探头照射治疗。保持大便通畅,大便后清洗外阴及肛周,有痔者应坐浴(用1∶5 000 高锰酸钾液),预防肛周感染。

4.密切观察

体温、脉搏、呼吸、血压变化及用药、输血的治疗效果及不良反应。

(二)重点护理措施

(1)观察尿色、尿量并记录,如果尿色逐渐加深,甚至酱油样,说明溶血严重,及时报告医师。尿量少时按医嘱给予利尿,警惕肾脏损害。

(2)观察巩膜皮肤黄染的变化:黄疸的轻重与溶血的程度有关,黄疸的加重标志着溶血严重,结合尿色及性质的观察及时与医师联系。

(3)苍白、头晕、乏力、活动气急:贫血所致,如果贫血发展急剧,则有可能发生晕倒和全身出现衰竭状态,故患者需安静卧床,不要突然坐起或起立,防摔倒跌伤。必要时按医嘱给予输血治疗。

(4)发热:体温较高时可用物理降温法,如头部置冰袋、温水擦浴或乙醇擦浴(有出血倾向的不用乙醇擦浴)。注意观察体温变化,如体温持续不降,可按医嘱给予解热药物。降温过程中注意水分的补充,防虚脱。

(三)治疗过程中可能出现的情况及应急措施

1.肾功能损害

密切观察尿色,出现酱油色尿、茶色尿及时留取尿标本以备送检。准确记录出入量,嘱患者多饮水,日液体入量应在 1 000 mL 以上,防止肾功能的损害。血尿者,应卧床休息并遵医嘱输注止血药及碱化利尿液体。

2.低血钙的护理

进行血浆置换时,由于血浆采用枸橼酸抗凝,枸橼酸盐与血钙络合而产生低血钙反应。因此在行血浆置换前后,应遵照医嘱适量补充钙剂。置换采用的穿刺针较粗大,应选择上臂粗大的血管,尽量做到一针穿刺成功,减少患者的痛苦。必要时可采用股静脉穿刺。并做好患者及家属的解释工作,以减少他们惧怕的心理,取得配合。

3.低血压

低血压是血浆置换的主要并发症,置换过程中密切观察患者神志及血压变化,当血压低于8.0/12.0 kPa(90/60 mmHg)或患者出现心悸、胸闷等不适症状时,应遵医嘱给予吸氧及增加血容量等处理。

4.变态反应

注意观察有无变态反应,出现皮肤瘙痒、皮疹、寒战等症状时,应积极予以抗过敏治疗。

5.感染

严密监测体温的变化。体温高时及时通知医师予以对症处理,严格遵照医嘱准时输注抗生素等药物,保持皮肤的清洁卫生、保持床单及衣服的清洁干燥。病室每天紫外线照射消毒2次,并注意定时通风。做好口腔护理保持口腔的清洁卫生,早晚及饭后用漱口液漱口。做好肛周护理每晚及便后用1:20的碘伏液坐浴,以保持肛周的清洁。出现手(足)破溃者予以1:5 000的高锰酸钾和1:20的聚维酮碘液交替泡手(足),4～5次/天。化疗的护理,由于输注细胞毒性药物容易引起胃肠道的不适,因此在输注药物时,应告知患者及家属可能出现的不良反应,避免心理紧张。饮食宜清淡易消化,减少胃肠道的刺激,并应严格按照医嘱时间输注。心理护理,患者可因高热、尿液改变等表现出焦虑和紧张。在治疗护理中,主动与其沟通交流,并鼓励和安慰患者。关心、体贴他们,取得他们的信任。应向患者介绍目前医学对于本病治疗的发展,讲解该病的成功病例,积极开导,使其增强战胜疾病的信心。

(四)健康教育

1.简介疾病知识

过去临床上将温抗体型自身免疫性溶血性贫血称作获得性溶血性黄疸,这种贫血患者的机体免疫功能不正常,产生的抗体能破坏自己的正常红细胞,以致发生溶血和贫血。多数患者病程长,可有多次发作和缓解。主要表现为黄疸、尿色变深甚至酱油色,同时有不同程度的贫血及其引起的症状。本病有原发性和继发性两种。原发性诱发病因不清楚,继发性是由于身患某些疾病而引起本病发作,其预后决定于原发病的性质。

2.心理指导

急性溶血发作而产生系列症状,患者或患儿家长多有恐惧、焦虑心理,应给予安慰和鼓励,使其对治疗增强信心及安定情绪。不少患者因同时存在难治性疾病,如恶性肿瘤、红斑狼疮等,易产生消极心理。护理工作中注意观察,了解患者心态,给予心理支持,提供生活上的帮助,疏导不良情绪,有利于配合治疗。

3.检查、治疗指导

检查前向患者说明检查的项目、目的和留标本的方法等。患者及患儿的家长易对反复取血或骨髓检查有顾虑,给予耐心解释,使之理解检查的意义并主动配合。指导患者观察尿色及留尿标本的方法。治疗过程中向患者说明药物的治疗作用和可能的不良反应,如激素、达那唑、免疫抑制剂或输血等治疗,使之主动配合治疗,观察疗效和不良反应,有利于及时调整药物治疗方案和处置不良反应。对于激素、达那唑等药物引起患者外观形象的变化,要耐心解释待病情好转停药后将自行消失,消除患者的顾虑,有助于坚持治疗。

4.饮食指导

溶血发作期间避免食用酸性食品,有利于保护肾脏。常见的酸性食品是猪肉、牛肉、鸡肉、蛋黄、鲤鱼、鳗鱼、牡蛎、干鱿鱼、虾、白米、面粉制品、花生、啤酒等。为纠正贫血应增加营养的摄入，指导患者选用高蛋白、高维生素食品，瘦肉、蛋类、乳类、鱼虾水产类、豆腐及其制品均为高蛋白食品。膳食做到荤素搭配，辅以各种新鲜蔬菜及水果，以增加多种维生素的摄入量。主食可按个人习惯选用。食欲差者可少食多餐，增加用餐次数，提高营养的摄入量。

5.休息活动指导

急性溶血发作或严重贫血者应卧床休息以减少耗氧。轻度贫血、恢复期患者可进行适当活动。患者要保证充足的睡眠，可适当看电视、听广播等，但不可疲劳过度。

6.出院指导

向患者交代坚持服药治疗，按医嘱定期复诊。指导患者注意观察巩膜有无黄染情况，尿色变化，如出现异常及时留尿来院检查，注意预防感冒。

（江　敏）

第四节　弥散性血管内凝血

弥散性血管内凝血（DIC）是在许多疾病基础上，凝血及纤溶系统被激活，导致全身微血栓形成，凝血因子大量消耗并继发纤溶亢进，引起全身出血及微循环衰竭的临床综合征。

一、病因与发病机制

（一）病因

与感染性疾病、淋巴瘤等恶性肿瘤、羊水栓塞等病理产科、手术及创伤、严重中毒或免疫反应、急性胰腺炎、重型肝炎等全身各系统疾病有关。

（二）发病机制

DIC是一种病理过程，本身并不是一个独立的疾病，只是众多疾病复杂的病理过程中的中间环节。凝血酶与纤溶酶的形成，是导致血管内微血栓形成、凝血因子减少及纤溶亢进等病理生理改变的关键机制。

二、临床表现

（一）出血

特点为自发性、多发性出血，部位可遍及全身，多见于皮肤、黏膜、伤口及穿刺部位；其次为某些内脏出血，严重者可发生颅内出血。

（二）休克或微循环障碍

一过性或持续性血压下降，早期即出现肾、肺、脑等器官功能不全，表现为肢体湿冷、少尿或无尿、呼吸困难、发绀及不同程度的意识障碍等。

（三）微血管栓塞

微血管栓塞与弥漫性微血栓的形成有关。皮肤黏膜栓塞可使浅表组织缺血、坏死及局部溃疡形成；内脏栓塞常见于肾、肺、脑等，可引起急性肾衰竭、呼吸衰竭、颅内高压等，从而出现相应的症状和体征。

（四）微血管病性溶血

微血管病性溶血可表现为进行性贫血,贫血程度与出血量不成比例,偶见皮肤、巩膜黄染,大量溶血时还可以出现黄疸、血红蛋白尿。

三、辅助检查

（一）消耗性凝血障碍方面的检测

消耗性凝血障碍方面的检测指血小板及凝血因子消耗性减少的相关检查,DIC 时,血小板计数减少,凝血酶原时间（PT）延长,部分凝血活酶时间（APTT）延长等。

（二）继发性纤溶亢进方面的检测

继发性纤溶亢进方面的检测指纤溶亢进及纤维蛋白降解产物生成增多的检测,DIC 时,纤维蛋白的降解产物（FDP）明显增多,纤溶酶及纤溶酶原激活物的活性升高等,D -二聚体定量升高或定性阳性等。

（三）其他

DIC 时,外周血涂片红细胞形态常呈盔形、多角形等改变;血栓弹力图（TEG）可反映止血功能,但对于 DIC 特异性与敏感性均不清楚。

四、治疗要点

治疗原则是以治疗原发病,祛除诱因为根本,抗凝治疗与凝血因子补充同步进行。

（一）祛除诱因、治疗原发病

如控制感染,治疗肿瘤,病理产科及外伤;纠正缺氧、缺血及酸中毒等。

（二）抗凝治疗

抗凝治疗是终止 DIC 病理过程、减轻器官损伤,重建凝血-抗凝平衡的重要措施。

1.肝素治疗

（1）肝素:常用于急性或暴发型 DIC。

（2）低分子量肝素:预防、治疗慢性或代偿性 DIC 时优于肝素。

2.其他抗凝及抗血小板聚集药物

复方丹参注射液、右旋糖酐-40、噻氯匹定、双嘧达莫、重组人活化蛋白 C（APC）。

（三）替代治疗

适用于有明显血小板或凝血因子减少证据和已进行病因及抗凝治疗,DIC 未能得到良好控制者。对于 APTT 时间显著延长者可输新鲜全血、新鲜血浆或冷沉淀物,以补充凝血因子。对于纤维蛋白原含量显著降低或血小板数显著减少者可分别输纤维蛋白原浓缩剂或血小板悬液。

（四）抗纤溶治疗

适用于继发性纤溶亢进为主的 DIC 晚期。常用药物有氨甲苯酸,氨基己酸等。

（五）溶栓疗法

由于 DIC 主要形成微血管血栓,并多伴有纤溶亢进,因此原则上不使用溶栓剂。

（六）其他

糖皮质激素治疗,但不作为常规应用。

五、护理措施

（一）一般护理

1.饮食

进高热量、高蛋白、高维生素饮食，有消化道出血者应进食冷流质或半流质饮食，必要时可禁食。昏迷者给予鼻饲，并做好护理。

2.运动与休息

卧床休息，根据病情采取合适体位，如休克患者采取中凹卧位，呼吸困难者可采取半坐卧位，意识障碍者采取保护性措施。注意保暖，防压疮，协助排便，必要时保留尿管。

（二）病情观察

严密监测患者的生命体征、神志和尿量变化，记录 24 小时出入液量；观察表情，皮肤的颜色与温湿度；有无皮肤黏膜和重要器官栓塞的症状和体征，如皮肤栓塞出现四肢末端发绀，肾栓塞出现腰痛、血尿等；注意出血部位、范围及其严重度的观察。

（三）用药护理

肝素的主要不良反应是出血，还会引起发热、变态反应、脱发、血小板数减少等，在治疗过程中注意观察患者出血情况，监测各项实验室指标，APTT 为最常用的监护指标，正常值为（40±5）秒，使其延长 60％～100％为最佳剂量，若过量可采用鱼精蛋白中和，鱼精蛋白 1 mg 可中和肝素1 mg。右旋糖酐 40 可引起变态反应，重者可致过敏性休克，使用时应谨慎。

（四）心理护理

由于病情危重，症状较多，患者常有濒死感，可表现多种心理活动，如悲观绝望，烦躁不安、恐惧紧张等心理异常。因此，应针对患者心理进行耐心讲解，列举成功案例，增强患者信心，使其积极配合治疗。

（五）健康指导

向患者及其家属讲解疾病相关知识，强调反复进行实验室检查的必要性和重要性，特殊药物治疗的不良反应，保证充足的睡眠；提供易消化吸收富含营养的食物，适当运动，循序渐进。

（江　敏）

第七章

内分泌科护理

第一节 甲状腺功能亢进症

甲状腺功能亢进症(简称甲亢)是由多种病因引起的甲状腺激素分泌过多的常见内分泌病。多发生于女性,发病年龄以 20～40 岁女性为最多,临床以弥漫性甲状腺肿大、神经兴奋性增高、高代谢综合征和突眼为特征。

一、病因

甲状腺功能亢进症的病因及发病机制目前得到公认的主要与以下因素有关。

（一）自身免疫性疾病

已发现多种甲状腺自身抗体,包括有刺激性抗体和破坏性抗体,其中最重要的抗体是 TSH 受体抗体(TRAb)。TRAb 在本病患者血清阳性检出率为 90％左右。该抗体具有加强甲状腺细胞功能的作用。

（二）遗传因素

可见同一家族中多人患病,甚至连续几代有患病。同卵双胞胎日后患病率高达 50％。本病患者家族成员患病率明显高于普通人群。有研究表明本病有明显的易感基因存在。

（三）精神因素

精神因素可能是本病的重要诱发因素。

二、临床表现

（一）高代谢症群

怕热、多汗、体重下降、疲乏无力、皮肤温暖湿润、可有低热(体温＜38 ℃),碳水化合物、蛋白质及脂肪代谢异常。

（二）神经系统

神经过敏、烦躁多虑、多言多动、失眠、多梦、思想不集中。少数患者表现为寡言抑郁、神情淡漠、舌平伸及手举细震颤、腱反射活跃、反射时间缩短。

（三）心血管系统

心悸及心动过速,常达 100～120 次/分,休息与睡眠时心率仍快,收缩压增高,舒张压降低,脉压差增大,严重者发生甲亢性心脏病:①心律失常,最常见的是心房纤颤;②心肌肥厚或心脏扩大;③心力衰竭。

(四)消化系统

食欲亢进,大便次数增多或腹泻,肝脏受损,重者出现黄疸,少数患者(以老年人多见)表现厌食,病程长者表现为恶病质。

(五)运动系统

慢性甲亢性肌病、急性甲亢性肌病、甲亢性周期性四肢麻痹、骨质稀疏。

(六)生殖系统

女性月经紊乱或闭经、不孕,男性性功能减退、乳房发育、阳痿及不育。

(七)内分泌系统

本病可以影响许多内分泌腺体,其中垂体-性腺异常和垂体-肾上腺异常较明显。前者表现性功能和性激素异常,后者表现色素轻度沉着和血 ACTH 及皮质醇异常。

(八)造血系统

部分患者伴有贫血,其原因主要是铁利用障碍和维生素 B_{12} 缺乏。部分患者有白细胞和血小板减少,其原因可能是自身免疫破坏。

(九)甲状腺肿大

甲状腺肿大常呈弥漫性,质较柔软、光滑,少数为结节性肿大,质较硬,可触及震颤和血管杂音(表 7-1)。

表 7-1　甲状腺肿大临床分度

分度	体征
I	甲状腺触诊可发现肿大,但视诊不明显
II	视诊即可发现肿大
III	甲状腺明显肿大,其外界超过胸锁乳突肌外缘

(十)突眼多为双侧性

1.非浸润性突眼(称良性突眼)

良性突眼主要由于交感神经兴奋性增高影响眼睑和睑外肌,突眼度小于 18 mm,可出现下列眼征。

(1)凝视征:睑裂增宽,呈凝视或惊恐状。

(2)瞬目减少征:瞬目少。

(3)上睑挛缩征:上睑挛缩,而下视时,上睑不能随眼球同时下降,致使上方巩膜外露。

(4)辐辏无能征:双眼球内聚力减弱。

2.浸润性突眼(称恶性突眼)

突眼度常大于 19 mm,患者有畏光、流泪、复视、视力模糊、结膜充血水肿、灼痛、刺痛、角膜暴露,易发生溃疡,重者可失明。

三、实验室检查

(一)反映甲状腺激素水平的检查

1.血清 TT_3(总 T_3)、TT_4(总 T_4)测定

95%～98%的甲亢患者 TT_3、TT_4 增高,以 TT_3 增高更为明显。少数患者只有 TT_3 增高,

TT_4 则在正常范围。

2.血清 FT_3（游离 T_3）、FT_4（游离 T_4）测定

FT_3、FT_4 是有生物活性的部分。诊断优于 TT_3、TT_4 测定。

3.基础代谢率测定

大于 $+15\%$。

(二)反映垂体-甲状腺轴功能的检查

（1）血 TSH 测定：血中甲状腺激素水平增高可以抑制垂体 TSH 的分泌，因此，甲亢患者血清 TSH 水平降低。

（2）甲状腺片抑制试验有助于诊断。

(三)鉴别甲亢类型的检查

（1）甲状腺吸 ^{131} I 率：摄取率增高、高峰前移，且不被甲状腺激素抑制试验所抑制。

（2）甲状腺微粒体抗体（TMAb），甲状腺球蛋白抗体（TGAb）：桥本甲状腺炎伴甲亢患者 TGAb、TMAb 可以明显增高。

（3）甲状腺扫描：对伴有结节的甲亢患者有一定的鉴别诊断价值。

四、护理观察要点

(一)病情判断

以下情况出现提示病情严重。

（1）甲亢患者在感染或其他诱因下，可能会诱发甲亢危象，在甲亢危象前，临床常有一些征兆：①出现精神意识的异常，突然表现为烦躁或嗜睡；②体温增高超过 39 ℃；③出现恶心，呕吐或腹泻等胃肠道症状；④心率在原有基础上增加至 120 次/分以上，应密切观察，警惕甲亢危象的发生。

（2）甲亢患者合并有甲亢性心脏病，提示病情严重，表现为心律失常、心动过速或出现心力衰竭。

（3）患者合并甲亢性肌病，其中危害最大的是急性甲亢肌病，严重者可因呼吸肌受累致死。

（4）恶性突眼患者有眼内异物感、怕光流泪、灼痛、充血水肿常因不能闭合导致失明，会给患者带来很大痛苦，在护理工作中要细心照料。

(二)对一般甲亢患者观察要点

（1）体温、脉搏、心率（律）、呼吸改变。

（2）每天饮水量、食欲与进食量、尿量及液体量出入平衡情况。

（3）出汗、皮肤状况、大便次数、有无腹泻、脱水症状。

（4）体重变化。

（5）突眼症状改变。

（6）甲状腺肿大情况。

（7）精神、神经、肌肉症状：失眠、情绪不安、神经质、指震颤、肌无力、肌力消失等改变。

五、具体护理措施

(一)一般护理

（1）休息：①因患者常有乏力、易疲劳等症状，故需有充分的休息、避免疲劳，且休息可使机体

代谢率降低;②重症甲亢及甲亢合并心功能不全、心律失常,低钾血症等必须卧床休息;③病区要保持安静,室温稍低、色调和谐,避免患者精神刺激或过度兴奋,使患者得到充分休息和睡眠。

(2)为满足机体代谢亢进的需要,给予高热量、高蛋白、高维生素饮食,并多给饮料以补充出汗等所丢失的水分,忌饮浓茶、咖啡等兴奋性饮料,禁用刺激性食物。

(3)由于代谢亢进、产热过多、皮肤潮热多汗,应加强皮肤护理。定期沐浴,勤更换内衣,尤其对多汗者要注意观察,在高热盛暑期,更要防止中暑。

(二)心理护理

(1)甲亢是与神经、精神因素有关的内分泌系统心身疾病,必须注意对躯体治疗的同时进行精神治疗。

(2)患者常有神经过敏、多虑、易激动、失眠、思想不集中、烦躁易怒,严重时可抑郁或躁狂等,任何不良刺激均可使症状加重,故医护人员应耐心、温和、体贴,建立良好的护患关系,解除患者焦虑和紧张心理,增强治愈疾病的信心。

(3)指导患者自我调节,采取自我催眠、放松训练、自我暗示等方法来恢复已丧失平衡的身心调节能力,必要时辅以镇静、安眠药。同时医护人员给予精神疏导、心理支持等综合措施,促进甲亢患者早日康复。

六、检查护理

(一)基础代谢率测定(BMR)护理

(1)测试前晚必须睡眠充足,过度紧张、易醒、失眠者可服用小剂量镇静剂。

(2)试验前晚8时起禁食,要求测试安排在清晨初醒卧床安静状态下测脉率与脉压,采用公式:BMR=(脉率+脉压)-111进行计算,可作为治疗效果的评估。

(二)摄^{131}I率测定护理

甲状腺具有摄取和浓集血液中无机碘作为甲状腺激素合成的原料,一般摄碘高低与甲状腺激素合成和释放功能相平行,临床由此了解甲状腺功能。

1.方法

检查前日晚餐后不再进食,检查日空腹8时服^{131}I,服后2、4、24小时测定其摄^{131}I放射活性值,然后计算^{131}I率。

2.临床意义

正常人2小时摄^{131}I率<15%,4小时<25%,24小时<45%,摄碘高峰在24小时,甲亢患者摄碘率增高,高峰前移。

3.注意事项

做此试验前,必须禁用下列食物和药品:①含碘较高的海产食品,如鱼虾、海带、紫菜;含碘中药,如海藻、昆布等,应停服1个月以上。②碘剂、溴剂及其他卤族药物,亦应停用1个月以上。③甲状腺制剂(甲状腺干片)应停服1个月。④硫脲类药物,应停用2周。⑤如用含碘造影剂,至少要3个月后才进行此项检查。

(三)甲状腺片(或 T_3)抑制试验

正常人口服甲状腺制剂可抑制垂体前叶分泌 TSH,因而使摄碘率下降。甲亢患者因下丘脑-垂体-甲状腺轴功能紊乱,服甲状腺制剂后,摄碘率不被抑制。亦可用于估计甲亢患者经药物长期治疗结束后,其复发的可能性。

1.方法

（1）服药前 1 天做^{131}I 摄取率测定。

（2）口服甲状腺制剂，如甲状腺干片 40 mg，每天 3 次，共服 2 周。

（3）服药后再做^{131}I 摄取率测定。

2.临床意义

单纯性甲状腺肿和正常人^{131}I 抑制率大于 50％，甲亢患者抑制率小于 50％。

3.注意事项

（1）一般注意事项同摄^{131}I 试验。

（2）老年人或冠心病者不宜做此试验。

（3）服甲状腺制剂过程中要注意观察药物反应，如有明显高代谢不良反应应停止进行。

（四）血 T_4（甲状腺素）和 T_3（三碘甲腺原氨酸）测定

二者均为甲状腺激素，T_3、T_4 测定是目前反映甲状腺功能比较敏感而又简便的方法，检查结果不受血中碘浓度的影响。由于 T_3、T_4 与血中球蛋白结合，故球蛋白高低对测定结果有影响。一般 TT_3、TT_4、FT_3、FT_4、TSH 共五项指标，采静脉血 4 mL 送检即可，不受饮食影响。

七、治疗护理

甲亢发病机制未完全明确，虽有少部病例可自行缓解，但多数病例呈进行性发展，如不及时治疗可诱发甲亢危象和其他并发症。治疗目的是切除、破坏甲状腺组织或抑制甲状腺激素的合成和分泌，使循环中甲状腺激素维持在生理水平；控制高代谢症状，防治并发症。常用治疗方法有药物治疗、手术次全切除甲状腺、放射性碘治疗三种方法。

（一）抗甲状腺药物

常用硫脲类衍生物如他巴唑、甲基（或丙基）硫氧嘧啶。主要作用是阻碍甲状腺激素的合成，对已合成的甲状腺激素不起作用。适用于病情较轻、甲状腺肿大不明显、甲状腺无结节的患者。用药剂量按病情轻重区别对待，治疗过程常分三个阶段。

1.症状控制阶段

此期需 2～3 个月。

2.减量阶段

症状基本消失，心率 80 次/分左右，体重增加，T_3、T_4 接近正常，即转为减量期，此期一般用原药量的 2/3 量，需服药 3～6 个月。

3.维持阶段

一般用原量的 1/3 量以下，常需 6～12 个月。

4.用药观察

药物治疗不良反应常有：①白细胞计数减少，甚至粒细胞缺乏，多发生于用药 3～8 周，故需每周复查白细胞 1 次，如白细胞计数<$4×10^9$/L 需加升白细胞药，如白细胞计数<$3×10^9$/L，应立即停药，如有咽痛、发热等应立即报告医师，必要时应予以保护性隔离，防止感染，并用升白细胞药。②药物疹：可给抗组织胺药物，无效可更换抗甲状腺药物。③突眼症状可能加重。④部分患者可出现肝功能损害。

（二）普萘洛尔

普萘洛尔为β受体阻滞剂，对拟交感胺和甲状腺激素相互作用所致自主神经不稳定和高代谢症状的控制均有帮助,可改善心悸、多汗、震颤等症状,为治疗甲亢的常用辅助药。有支气管哮喘史者禁用此药。

(三)甲状腺制剂

甲亢患者应用此类药物,主要是为了稳定下丘脑-垂体-甲状腺轴的功能,防止或治疗药物性甲状腺功能减退,控制突眼症状。

(四)手术治疗

1.适应证

(1)明显甲状腺肿大。

(2)结节性甲状腺肿大。

(3)药物治疗复发,或药物过敏。

(4)无放射性碘治疗条件、又不能用药治疗。

2.禁忌证

恶性突眼、青春期、老年心脏病、未经药物充分准备。

3.术后护理

密切观察有否并发症发生,观察有无局部出血、伤口感染、喉上或喉返神经损伤,甲状旁腺受损出现低钙性抽搐或甲亢危象等。

(五)放射性同位素碘治疗

1.适应证

(1)中度的弥漫性甲亢,年龄30岁以上。

(2)抗甲状腺药物治疗无效或不能坚持用药。

(3)有心脏病和肝肾疾病不宜手术治疗者。

2.禁忌证

(1)妊娠、哺乳期。

(2)年龄30岁以下。

(3)WBC计数低于3×10^9/L者。

3.护理要点

(1)服^{131}I后不宜用手按压甲状腺,要注意观察服药后反应,警惕可能发生的甲亢危象症状。

(2)服药后2小时勿吃固体食物,以防呕吐而丧失^{131}I。

(3)鼓励患者多饮水(2 000～3 000 mL/d)至少3天,以稀释尿液,排出体外。

(4)服药后24小时内避免咳嗽及吐痰,以免^{131}I流失。

(5)服^{131}I后一般要3～4周才见效,此期应卧床休息,如高代谢症状明显者,宜加用普萘洛尔,不宜加抗甲状腺药物。

(6)部分患者可暂时出现放射治疗反应,如头昏、乏力、恶心、食欲缺乏等,一般很快消除。

(7)如在治疗后(3～6个月)出现甲减症状,给予甲状腺激素替代治疗。

八、并发症护理

(一)甲亢合并突眼

(1)对严重突眼者应加强思想工作,多关心体贴,帮助其树立治疗的信心,避免烦躁焦虑。

(2)配合全身治疗,给予低盐饮食,限制进水量。

（3）加强眼部护理,对于眼睑不能闭合者必须注意保护角膜和结膜,经常点眼药,防止干燥、外伤及感染,外出戴墨镜或用眼罩以避免强光、风沙及灰尘的刺激。睡眠时头部抬高,以减轻眼部肿胀,涂抗生素眼膏,并戴眼罩。结膜发生充血水肿时,用0.5％醋酸可的松滴眼,并加用冷敷。

（4）突眼异常严重者,应配合医师做好手术前准备,做眶内减压术,球后注射透明质酸酶,以溶解眶内组织的黏多糖类,减低眶内压力。

（二）甲亢性肌病

甲亢性肌病是患者常有的症状,常表现为肌无力、轻度肌萎缩、周期性瘫痪。重症肌无力和急性甲亢肌病。要注意在甲亢肌病患者中观察病情,尤其是重症肌无力或急性甲亢肌病患者,有时病情发展迅速出现呼吸肌麻痹、一旦发现,要立即通知医师,并注意保持呼吸道通畅,及时清除口腔内分泌物,给氧,必要时行气管切开。

对吞咽困难及失语者,要注意解除思想顾虑,给予流质或半流质饮食,维持必要的营养素、热量供应,可采用鼻饲或静脉高营养。

（窦金艳）

第二节　甲状腺功能减退症

甲状腺功能减退症简称甲减,系由多种原因引起的 TH 合成、分泌减少或生物效应不足导致的以全身新陈代谢率降低为特征的内分泌疾病。本病如始于胎、婴儿,则称克汀病或呆小症。始于性发育前儿童,称幼年型甲减,严重者称幼年黏液性水肿。成年发病则称甲减,严重时称黏液性水肿。按病变部位分为甲状腺性、垂体性、下丘脑性和受体性甲减。

一、护理目标

（1）维持理想体重。

（2）促进正常排便。

（3）增进自我照顾能力。

（4）维护患者的安全。

（5）预防并发症。

二、护理措施

（一）给予心理疏导及支持

（1）多与患者交心、谈心,交流患者感兴趣的话题。

（2）鼓励患者参加娱乐活动,调动参加活动的积极性。

（3）安排患者听轻松、愉快的音乐,使其心情愉快。

（4）嘱患者家属多探视、关心患者,使患者感到温暖和关怀,以增强其自信心。

（5）给患者安排社交活动的时间,以减轻其孤独感。

（二）合理营养与饮食

（1）进食高蛋白、低热量、低钠饮食。

（2）注意食物的色、味、香，以促进患者的食欲。

（3）鼓励患者少量多餐，注意选择适宜的进食环境。

（三）养成正常的排便习惯

（1）鼓励患者多活动，以刺激肠蠕动、促进排便。

（2）食物中注意纤维素的补充（如蔬菜、糙米等）。

（3）指导患者进行腹部按摩，以增加肠蠕动。

（4）遵医嘱给予缓泻剂。

（四）提高自我照顾能力

（1）鼓励患者由简单完成到逐渐增加活动量。

（2）协助督促完成患者的生活护理。

（3）让患者参与活动，并提高活动的兴趣。

（4）提供安全的场所，避免碰、撞伤的发生。

（五）预防黏液性水肿性昏迷（甲减性危象）

（1）密切观察甲减性危象的症状：①严重的黏液水肿；②低血压；③脉搏减慢，呼吸减弱；④体温过低（＜35 ℃）；⑤电解质紊乱，血钠低；⑥痉挛，昏迷。

（2）避免过多的刺激，如寒冷、感染、创伤。

（3）谨慎地使用药物，避免镇静药、安眠剂使用过量。

（4）甲减性危象的护理：①定时进行动脉血气分析；②注意保暖，但不宜做加温处理；③详细记录出入水量；④遵医嘱给予甲状腺激素及糖皮质激素。

（窦金艳）

第三节　痛　　风

一、疾病概述

（一）疾病概述

痛风是嘌呤代谢障碍或尿酸排泄障碍引起的代谢性疾病，但痛风发病有明显的异质性，除高尿酸血症外可表现为急性关节炎、痛风石沉积、慢性关节炎、关节畸形、慢性间质性肾炎和尿酸性尿路结石。随着经济发展和生活方式的改变，其患病率逐渐上升。痛风发病年龄为 30～70 岁，男性发病年龄有年轻化趋势，一般成人仅有 10％～20％的高尿酸血症者发生痛风，老年人高尿酸血症患病率达 24％以上。高尿酸血症发生的男女比例为 2∶1，而痛风发病的男女比例为 20∶1，即 95％的痛风患者是男性。这是因为男性喜饮酒、赴宴，喜食富含嘌呤、蛋白质的食物，使体内尿酸增加，排出减少。

（二）相关病理生理

痛风的发生取决于血尿酸的浓度和在体液中的溶解度。血尿酸的平衡取决于嘌呤的吸收和生成与分解和排泄。①嘌呤的吸收：体内的尿酸 20％来源于富含嘌呤食物的摄取，摄入过多可诱发痛风发作。②嘌呤的分解：尿酸是嘌呤代谢的终产物，正常人约 1/3 的尿酸在肠道经细菌降解处理,约 2/3 经肾以原型排出。③嘌呤的生成:体内的尿酸 80% 来源于体内嘌呤生物合成。参与尿酸代谢的嘌呤核苷酸有三种:次黄嘌呤核苷酸、腺嘌呤核苷酸、鸟嘌呤核苷酸。在嘌呤代谢过程中,各环节都有酶参与调控,一旦酶发生异常,即可发生血尿酸增多或减少。④嘌呤的排泄:在原发性痛风中,80%～90% 的直接发病机制是肾小管对尿酸盐的清除率下降或重吸收升高。痛风意味着尿酸盐结晶、沉积所致的反应性关节炎或痛风石疾病。

(三)痛风的病因与诱因

临床上仅有部分高尿酸血症的患者发展为痛风,确切原因不清。临床上分为原发性和继发性两大类。原发性基本属于遗传性,与肥胖、原发性高血压、血脂异常、糖尿病、胰岛素抵抗关系密切。继发性主要因肾脏病、血液病等疾病或药物、高嘌呤食物等引起。

(四)临床表现

临床多见于 40 岁以上的男性,女性多在绝经期后发病。

1.无症状期

早期症状不明显,有些可终身不出现症状,仅有血尿酸持续性或波动性增高,但随着年龄增长其患病率也随之增加,且与高尿酸血症的水平和持续时间有关。

2.急性关节炎期

急性关节炎为痛风的首发症状,多于春秋季节发病。常有以下特点:①多在夜间或清晨突然起病,多呈剧痛,数小时内出现受累关节的红、肿、热、痛和功能障碍,最常见于单侧踇趾及第 1 跖趾关节,其次为踝、膝、腕、指、肘等关节。②秋水仙碱治疗后,关节炎症状可迅速缓解。③发热,白细胞增多。④初次发作常呈自限性,数天内自行缓解,受累关节局部皮肤出现脱屑和瘙痒,是本病特有的表现。⑤关节腔滑囊液偏振光显微镜检查可见双折光的针形尿酸盐结晶,是确诊本病的依据。⑥高尿酸血症。

3.痛风石及慢性关节炎期

痛风石是痛风的特征性临床表现,是尿酸盐沉积所致,常见于耳轮、跖趾、指间和掌指关节,常为多关节受累,多见关节远端,表现为关节肿胀、僵硬、畸形及周围组织的纤维化和变形,严重时患处皮肤发亮、菲薄,破溃则有豆渣样的白色物质排出。

4.肾脏病变

肾脏病变分为痛风性肾病和尿酸性肾石病二种。前者早期仅有间歇性蛋白尿,随着病情的发展而呈持续性,晚期可发生肾功能不全,表现为水肿、高血压、血尿素氮和肌酐升高。少数表现为急性肾衰竭,出现少尿或无尿。后者 10%～25% 的痛风后者的肾脏有尿酸结石,呈泥沙样,常无症状,结石者可发生肾绞痛、血尿。

(五)辅助检查

1.血尿酸测定

正常值:男性为 150～380 μmol/L,女性为 100～300 μmol/L,更年期后接近男性血尿酸测定高于正常值可确定高尿酸血症。

2.尿尿酸测定

限制嘌呤饮食 5 天后,每天尿酸排出量超过 3.57 mmol/L,可认为尿酸生成增多。

3.滑囊液或痛风石内容物检查

急性关节炎期行关节穿刺,提取滑囊液,在荧光显微镜下可见针形尿酸盐结晶。

4.X 线检查

急性关节炎期可见非特征性软组织肿胀;慢性期或反复发作后可见软骨破坏,关节面不规则,特征性改变为穿凿样、虫蚀样圆形或弧形的骨质透亮缺损。

5.电子计算机 X 线体层显像(CT)与磁共振显像(MRI)检查

CT 扫描受累部位可见不均匀的斑点状高密度痛风石影像;MRI 的 T_1 和 T_2 加权图像呈斑点状低信号。

(六)主要治疗原则

目前尚无根治原发性痛风的方法。治疗原则:①控制高尿酸血症,预防尿酸盐沉积;②迅速终止急性关节炎的发作,防止复发;③防止尿酸结石形成和肾功能损害。

(七)治疗

1.一般治疗

控制饮食总热量:①限制饮酒和高嘌呤食物(如动物的内脏:肝、肾、心等)的大量摄入。②每天饮水 2 000 mL 以上以增加尿酸排泄。③慎用抑制尿酸排泄的药物:如噻嗪类利尿药等。④避免诱发因素和积极治疗相关疾病。

2.高尿酸血症的治疗

(1)排尿酸药:抑制近端肾小管对尿酸盐的重吸收,增加尿酸排泄,降低尿酸水平,适用于肾功能良好者。当内生肌酐清除率<30 mL/min 时无效;已有尿酸盐结石形成,或每天尿排出尿酸盐>3.57 mmol 时不宜使用。用药期间多饮水,并服用碳酸氢钠 3~6 g/d。常用药物有苯溴马隆、丙磺舒、磺吡酮等。

(2)抑制尿酸生成药物:常用药物为别嘌醇,通过抑制黄嘌呤氧化酶,使尿酸的生成减少,适用于尿酸生成过多或不适合使用排尿酸药物者。

3.急性痛风性关节炎期的治疗

绝对卧床休息,抬高患肢,避免负重,迅速给秋水仙碱,越早用药疗效越好。

(1)秋水仙碱:是治疗急性痛风性关节炎的特效药,通过抑制中性粒细胞、单核细胞释放白三烯 B_4、白细胞介素-1 等炎症因子,同时抑制炎症细胞的变形和趋化,从而缓解炎症。不良反应有恶心、呕吐、厌食、腹胀和水样腹泻,如出现上述症状应及时调整剂量或停药;还可出现白细胞减少、血小板减少等,也会发生脱发现象。

(2)非甾体抗炎药:通过抑制花生四烯酸代谢中的环氧化酶活性,进而抑制前列腺素的合成而达到消炎镇痛的作用。活动性消化性溃疡、消化道出血为禁忌证。常用药物有吲哚美辛、双氯芬酸、布洛芬、罗非昔布等。

(3)糖皮质激素:上述药物治疗无效或不能使用秋水仙碱和非甾体抗炎药时,可考虑使用糖皮质激素或 ACTH 短程治疗。疗程一般不超过 2 周。

二、护理评估

(一)一般评估

1.生命体征(T、P、R、Bp)

每天监测 T、P、R、Bp,特别是体温的变化。

2.关节与皮肤

评估患者痛风石、关节炎的情况;评估皮肤的情况,如有无皮疹,剥脱性皮炎、出血性带状疱疹、过敏性皮炎等。

3.相关记录

饮食、皮肤等,必要时记录饮水量。

(二)身体评估

1.视诊

患者痛风石、关节炎情况,有无红、肿、热、痛等。全身皮肤情况,有无皮疹等异常。

2.触诊

痛风石、关节炎疼痛情况。皮肤弹性,皮肤压之是否褪色等。

(三)心理-社会评估

评估患者对疾病治疗的信心,对痛风相关知识的掌握情况。

(四)辅助检查

1.血尿酸

当血尿酸男性超过 $420~\mu mol/L$,女性$>350~mmol/L$ 可诊断为高尿酸血症。血尿酸波动较大,应反复监测。限制嘌呤饮食5天后,如每天小便中尿酸排出量$>3.57~mmol/L$,则提示尿酸生成增多。

2.滑囊液或痛风石检查

急性关节炎期行关节腔穿刺,抽取滑囊液,如见白细胞内有双折光现象的针形尿酸结晶,是确诊本病的依据。痛风结石活检也可见此现象。

3.慢性并发症的检查

全身关节、足部检查、疼痛评估等。

(五)主要用药的评估

1.应用治疗高尿酸血症药的评估

用药剂量、用药时间、药物不良反应的评估与记录。

2.急性痛风性关节炎期治疗药物的评估

用药剂量、用药时间的评估、药物不良反应的评估、注意有无出现"反跳"现象并记录。

三、主要护理诊断/问题

(一)疼痛:关节痛

关节痛与痛风结石、关节炎症有关。

(二)躯体活动障碍

躯体活动障碍与关节受累、关节畸形有关。

(三)知识缺乏

缺乏痛风用药知识和饮食知识。

(四)潜在并发症

肾衰竭。

四、护理措施

(一)疾病知识指导

指导患者与家属有关痛风预防、饮食、治疗、活动等的相关知识。如注意避免进食高蛋白和高嘌呤的食物,忌饮酒,每天多饮水,饮水量＞2 000 mL/d,特别是服药排尿酸药物时更应多饮水,以帮助尿酸的排出。

(二)保护关节指导

指导患者日常生活中应注意:①活动时尽量使用大肌群,如能用肩部负重者不用手提,能用手臂者不用手指。②避免长时间持续进行重体力劳动。③经常变换姿势,保持受累关节舒适。④如有关节局部温热和肿胀,尽可能避免其活动。如运动后疼痛超过 2 小时,应暂时停止该项运动。

(三)药物服用的指导

排尿酸药、抑制尿酸生成药的服用应逐渐递增用量,用药过程中应按要求对肝功能、肾功能和尿酸水平进行测定,使用过程中,注意胃肠道反应,有无皮疹、过敏性皮炎等不良情况。如发生上述不良反应,应减量。

(四)关节及皮肤护理

指导患者保持关节功能位,防止变形。保持皮肤清洁,防止外伤导致皮肤破损,一旦发生皮肤破损,应及时予以处理。如皮肤出现瘙痒,注意不要抓破皮肤。

五、护理效果评估

(1)患者血尿酸水平控制正常。

(2)患者尿尿酸检测结果正常。

(3)患者无出现关节肿胀、畸形等并发症的发生。

(4)患者及家属基本掌握痛风相关知识,特别是预防和饮食的相关知识。

(窦金艳)

第四节　尿　崩　症

尿崩症(DI)是指精氨酸加压素(AVP)[又称抗利尿激素(ADH)],严重缺乏或部分缺乏(称中枢性尿崩症),以及肾脏对 AVP 不敏感,致肾远曲小管和集合管对水的重吸收减少(称肾性尿崩症),从而引起多尿、烦渴、多饮与低密度尿为特征的一组综合征。正常人每天尿量仅 1.5 L 左右。任何情况使 ADH 分泌不足或不能释放,或肾脏对 ADH 不反应都可使尿液无法浓缩而有多尿,随之有多饮。尿崩症可发生于任何年龄,但以青少年为多见。男性多于女性,男女之比为 2∶1。

一、病因分类

(一)中枢性尿崩症

任何导致 AVP 合成、分泌与释放受损的情况都可引起本症的发生,中枢性尿崩症的病因有原发性、继发性与遗传性三种。

1.原发性

病因不明者占 1/3～1/2。此型患者的下丘脑视上核与室旁核内神经元数目减少,Nissil 颗粒耗尽。AVP 合成酶缺陷,神经垂体缩小。

2.继发性

中枢性尿崩症可继发于下列原因导致的下丘脑-神经垂体损害,如颅脑外伤或手术后、肿瘤等;感染性疾病,如结核、梅毒、脑炎等;浸润性疾病,如结节病、肉芽肿病;脑血管病变,如血管瘤;自身免疫性疾病,有人发现患者血中存在针对下丘脑 AVP 细胞的自身抗体;Sheehan 综合征等。

3.遗传性

一般症状轻,可无明显多饮多尿。临床症状包括尿崩症、糖尿病、视神经萎缩和耳聋,是一种常染色体隐性遗传疾病,常为家族性,患者从小多尿,本症可能因为渗透压感受器缺陷所致。

(二)肾性尿崩症

肾脏对 AVP 产生反应的各个环节受到损害导致肾性尿崩症,病因有遗传性与继发性两种。

1.遗传性

呈 X 连锁隐性遗传方式,由女性遗传,男性发病,多为家族性。近年已把肾性尿崩症基因即 G 蛋白耦联的 *AVP-V2R* 基因精确定位于 X 染色体长臂端粒 Xq28 带上。

2.继发性

肾性尿崩症可继发于多种疾病导致的肾小管损害,如慢性肾盂肾炎、阻塞性尿路疾病、肾小管性酸中毒、肾小管坏死、淀粉样变、骨髓瘤、肾脏移植与氮质血症。代谢紊乱如低钾血症、高钙血症也可导致肾性尿崩症。多种药物可致肾性尿崩症,如庆大霉素、头孢唑林、诺氟沙星、阿米卡星、链霉素、大剂量地塞米松、过期四环素、碳酸锂等。应用碳酸锂的患者中 20%～40% 可致肾性尿崩症,其机制可能是锂盐导致了细胞 cAMP 生成障碍,干扰肾脏对水的重吸收。

二、诊断要点

(一)临床特征

(1)大量低密度尿,尿量超过 3 L/d。

(2)因鞍区肿瘤过大或向外扩展者,常有蝶鞍周围神经组织受压表现,如视力减退、视野缺失。

(3)有渴觉障碍者,可出现脱水、高钠血症、高渗状态、发热、抽搐等,甚至脑血管意外。

(二)实验室检查

1.尿渗透压

为 50～200 mOsm/L,明显低于血浆渗透压,血浆渗透压可高于 300 mOsm/L(正常参考值为 280～295 mOsm/L)。

2.血浆抗利尿激素值

降低(正常基础值为 1～1.5 pg/mL),尤其是禁水和滴注高渗盐水时仍不能升高,提示垂体抗利尿激素储备能力降低。

3.禁水试验

禁水试验是最常用的诊断垂体性尿崩症的功能试验。

方法:试验前测体重、血压、尿量、尿密度、尿渗透压。以后每 2 小时排尿,测尿量、尿密度、尿渗透压、体重、血压等,至尿量无变化、尿密度及尿渗透压持续两次不再上升为止。抽血测定血浆渗透压,并皮下注射抗利尿激素(水剂)5 U,每小时再收集尿量,测尿密度、尿渗透压 1～2 次。一般需禁水 12 小时以上。如有血压下降、体重减轻 3 kg 以上时,应终止试验。

三、鉴别要点

(一)精神性多饮性多尿

有精神刺激史,主要表现为烦渴、多饮、多尿、低密度尿,与尿崩症极相似,但 AVP 并不缺乏,禁水试验后尿量减少,尿密度增高,尿渗透压上升,注射加压素后尿渗透压和尿密度变化不明显。

(二)糖尿病多饮多尿

糖尿病为高渗性利尿,尿糖阳性,尿密度高,血糖高。

(三)高钙血症

甲旁亢危象时血钙增高。尿钙增高,肾小管对抗利尿激素反应下降,产生多饮多尿,亦是高渗利尿,尿密度增高。

(四)其他

如慢性肾功能不全、肾上腺皮质功能减退。

四、规范化治疗

(一)中枢性尿崩症

1.病因治疗

针对各种不同的病因积极治疗有关疾病,以改善继发于此类疾病的尿崩症病情。

2.药物治疗

轻度尿崩症患者仅需多饮水,如长期多尿,每天尿量大于 4 000 mL 时因可能造成肾脏损害而致肾性尿崩症,需要药物治疗。

(1)抗利尿激素制剂。①1-脱氨-8-右旋精氨酸血管升压素(DDAVP):为目前治疗尿崩症的首选药物,可由鼻黏膜吸入,每天 2 次,每次 10~20 μg(儿童患者为每次 5 μg,每天 1 次),肌内注射制剂每毫升含4 μg,每天 1~2 次,每次 1~4 μg(儿童患者每次 0.2~1 μg)。②加压素针(鞣酸加压素油剂注射液):每毫升油剂注射液含 5 U,从 0.1 mL 开始肌内注射,必要时可加至0.2~0.5 mL。疗效持续 5~7 天。长期应用 2 年左右可因产生抗体而减效,过量则可引起水潴留,导致水中毒。故因视病情从小剂量开始,逐渐调整用药剂量与间隔时间。③垂体后叶粉:每次吸入20~50 mg,每 4~6 小时1 次。长期应用可致萎缩性鼻炎,影响吸收或过敏而引起支气管痉挛,疗效亦减弱。④赖氨酸血管升压素粉剂(尿崩灵):为人工合成粉剂,由鼻黏膜吸入,疗效持续3~5 小时,每天吸入 2~3 次。长期应用亦可发生萎缩性鼻炎。⑤神经垂体后叶素水剂:每次5~10 μg,每天 2~3 次,皮下注射。作用时间短,适用于一般尿崩症,注射后有头痛、恶心、呕吐及腹痛不适等症状,故多数患者不能坚持用药。⑥抗利尿素纸片:每片含 AVP 10 μg,可于白天或睡前舌下含化,使用方便,有一定的疗效。⑦神经垂体后叶素喷雾剂:赖氨酸血管升压素与精氨酸血管升压素均有此制剂,疗效与粉剂相当,久用亦可致萎缩性鼻炎。

(2)口服治疗尿崩症药物。①氢氯噻嗪:小儿每天 2 mg/kg,成人每次 25 mg,每天 3 次,或50 mg,每天2 次,服药过程中应限制钠盐摄入,同时应补充钾(每天 60 mg 氯化钾)。②氯磺丙脲:每次 0.125~0.25 g,每天 1~2 次,一般每天剂量不超过 0.5 g。服药 24 小时后开始起作用,4 天后出现最大作用,单次服药72 小时后恢复疗前情况。③氯贝丁酯:用量为每次0.5~0.75 g,每天 3 次,24~48 小时迅速起效,可使尿量下降,尿渗透压上升。④卡马西平:为抗癫痫药物,其抗尿崩作用机制大致同氯磺丙脲,用量每次 0.2 g,每天2～3 次,作用迅速,尿量可减至 2 000～3 000 mL,不良反应为头痛、恶心、疲乏、眩晕、肝损害与白细胞减低等。⑤吲达帕胺:为利尿、降压药物,其抗尿崩作用机制可能类似于氢氯噻嗪。用量为每次2.5～5 mg,每天1～2次。用药期间应监测血钾变化。

(二)肾性尿崩症

由药物引起的或代谢紊乱所致的肾性尿崩症,只要停用药物,纠正代谢紊乱,就可以恢复正常。如果为家族性的,治疗相对困难,可限制钠盐摄入,应用噻嗪类利尿剂、前列腺素合成酶抑制剂(如吲哚美辛),上述治疗可将尿量减少80％。

五、护理措施

按内科及本系统疾病的一般护理常规。

(一)病情观察

(1)准确记录患者尿量、尿比重、饮水量,观察液体出入量是否平衡,以及体重变化。

(2)观察饮食情况,如食欲缺乏以及便秘、发热、皮肤干燥、倦怠、睡眠不佳等症状。

(3)观察脱水症状,如头痛、恶心、呕吐、胸闷、虚脱、昏迷。

(二)对症护理

(1)对于多尿、多饮者应给予扶助与预防脱水,根据患者的需要供应水。

(2)测尿量、饮水量、体重,从而监测液体出入量,正确记录,并观察尿色、尿比重等及电解质、血渗透压情况。

(3)患者因夜间多尿而失眠、疲劳以及精神焦虑等,应给予护理照料。

(4)注意患者出现的脱水症状,一旦发现要尽早补液。

(5)保持皮肤、黏膜的清洁。

(6)有便秘倾向者及早预防。

(7)药物治疗及检查时,应注意观察疗效及不良反应,嘱患者准确用药。

(三)一般护理

(1)患者夜间多尿,白天容易疲倦,要注意保持安静舒适的环境。

(2)在患者身边经常备足温开水。

(3)定时测血压、体温、脉搏、呼吸及体重,以了解病情变化。

(四)健康指导

(1)患者由于多尿、多饮,要嘱患者在身边备足温开水。

(2)注意预防感染,尽量休息,适当活动。

(3)指导患者记录尿量及体重变化。

(4)准确遵医嘱给药,不得自行停药。

(5)门诊定期随访。

(窦金艳)

第五节　肥　胖　症

肥胖症是由包括遗传和环境因素在内的多种因素相互作用而引起的体内脂肪堆积过多、分布异常、体重增加的一组慢性代谢性疾病。根据肥胖的病因，可分为单纯性肥胖与继发性肥胖两大类。单纯性肥胖症是指无明显的内分泌和代谢性疾病病因引起的肥胖，它属于非病理性肥胖。单纯性肥胖是各类肥胖中最常见的一种，占肥胖人群的95％左右。许多城市的流行病学调查显示单纯性肥胖的患病率随着年龄的增长而增加，不同年龄段的患病率是不同的。本节主要讲述单纯性肥胖患者的护理。

一、病因与发病机制

单纯性肥胖的病因和发病机制尚未完全阐明，其主要原因是遗传因素和环境因素共同作用的结果。总的来说，热量摄入多于热量消耗使脂肪合成增加是肥胖的物质基础。正常脂肪组织主要由脂肪细胞、少数成纤维细胞和少量细胞间胶原物质组成。脂肪组织平均含脂肪约80％、含水约18％，含蛋白质约2％。深部脂肪组织比皮下脂肪组织含水略多，肥胖者脂肪组织含水量增多。当肥胖发生时，一般仅见脂肪细胞的明显肥大，但是当缓慢长期持续肥胖时，脂肪细胞既肥大，同时数量也增多。

二、临床表现

任何年龄都可以发生肥胖，但是女性单纯性肥胖者发病多在分娩后和绝经期后，男性多在35岁以后。喜欢进食肥肉、甜食、油腻食物或啤酒者容易发胖。睡前进食和多吃少动为单纯性肥胖的常见原因。一般轻度肥胖症无自觉症状。中重度肥胖症可以引起气急、关节痛、肌肉酸痛、体力活动减少、焦虑及忧郁等。肥胖症常有高胰岛素血症、血脂异常症、高尿酸血症、糖尿病、脂肪肝、胆囊疾病、高血压、冠心病、睡眠呼吸暂停综合征、静脉血栓等疾病伴发。

三、辅助检查

(一)体重指数(BMI)

BMI＝体重(kg)/身高(m)^2，是较常用的指标，可以更好反映肥胖的情况。我国正常人的BMI在24以下，≥24即为超重，≥28为肥胖。

(二)理想体重(IBW)

可衡量身体肥胖程度，主要用于计算饮食中热量。40岁以下，IBW(kg)＝身高(cm)－105；40岁以上 IBW(kg)＝身高(cm)－100，但通常认为合理体重范围为理想体重±10％。

(三)腰围(WC)

WHO建议男性 WC＞94 cm，女性 WC＞80 cm 诊断为肥胖。中国肥胖问题工作组建议，我国成年男性 WC≥85 cm，女性 WC≥80 cm 为腹型肥胖的诊断界限。

(四)腰/臀比(WHR)

以肋骨下缘至髂前上棘之间的中点的径线为腹围长度与以骨盆最突出点的径线为臀部围长

(以 cm 为单位)之比所得的比值。正常成人 WHR 男性＜0.90、女性＜0.85,超过此值为内脏型肥胖。

(五)血液生化

单纯性肥胖者可有口服糖耐量异常,故应检查空腹及餐后 2 小时血糖;可合并有高脂血症,严重者有乳糜血,应定期检查血脂;血尿酸可有升高,但机制尚未清楚。

(六)腹部 B 超

检查肝脏和胆囊,有无脂肪肝、胆结石、慢性胆囊炎。

四、治疗要点

防治的两个关键环节是减少热能摄取及增加热能消耗。治疗方法强调以行为、饮食、运动为主的综合疗法,必要时辅以药物或手术治疗。继发性肥胖症应针对病因进行治疗,各种并发症与伴随病应给予相应处理。结合患者实际情况制订合理减肥目标极为重要,体重短期内迅速下降而不能维持往往使患者失去信心。

五、护理措施

(一)教育与行为护理

(1)评估患者:评估患者发病的原因,体重增加的情况,饮食习惯、进餐量及次数,排便习惯。有无行动困难、腰痛、便秘、怕热、多汗、头晕、心悸等伴随症状及其程度。观察是否存在影响摄食行为的精神心理因素。

(2)制订个体化饮食计划和目标,对患者进行行为教育,包括食物的选择与烹饪,摄食行为等,护士应检查计划执行情况。

(3)教导患者改变不良饮食行为技巧,如增加咀嚼次数,减慢进食速度;进餐时集中注意力,避免边看电视、边听广播或边阅读边吃饭。避免在社交场合因为非饥饿原因进食。

(4)克服疲乏、厌烦、抑郁期间的进食冲动。

(二)饮食护理

(1)合理分配营养比例:碳水化合物、蛋白质、脂肪所提供能量的比例,分别占总热量的 60%～65%、15%～20%和 25%左右。

(2)合理搭配饮食:适量优质蛋白质、复合碳水化合物(例如谷类)、足够的新鲜蔬菜(400～500 g/d)和水果(100～200 g/d)、适量维生素及微量营养素。

(3)避免进食油煎食品、方便面、快餐、巧克力等,少食甜食,可进食胡萝卜、芹菜、黄瓜、西红柿、苹果等低热量食物来满足“饱腹感”。

(4)提倡少食多餐,可每天 4～5 餐,每餐 7～8 分饱,因为有资料表明若每天 2 餐,可增加皮脂厚度和血清胆固醇水平。限制饮酒,鼓励患者多饮水。

(三)运动护理

制订个体化运动方案,提倡有氧运动,循序渐进并持之以恒。建议每次运动 30～60 分钟,包括前后 10 分钟的热身及整理运功,持续运动 20 分钟左右。运动形式包括散步、快走、慢跑、游泳、跳舞、做广播体操、打太极拳、各种球类活动等。运动方式及运动量根据患者的年龄、性别、病情及有无并发症等情况确定。避免运动过度或过猛,避免单独运动。

（四）用药护理

应指导患者正确服药，并观察和及时处理药物的不良反应。如西布曲明的不良反应有头痛、畏食、口干、失眠、心率加快等，一些受试者服药后血压轻度升高，因此禁用于患有冠心病、充血性心力衰竭、心律失常和脑卒中的患者。奥利司他主要的不良反应是胃肠积气、大便次数增多和脂肪泻，恶臭，肛门的周围常有脂滴溢出而容易污染内裤，应指导患者及时更换，并注意肛门周围皮肤护理。

（五）精神心理调适

对因焦虑、抑郁等不良情绪导致进食量增加的患者，应针对其精神心理状态给予相应的辅导；对于有严重心理问题的患者建议转入心理专科治疗。

（六）病情观察

观察患者的体重变化，并评估其营养状况，是否对日常生活产生影响或引起并发症。注意热量摄入过低是否引起衰弱、脱发、抑郁、甚至心律失常，因此必须严密观察并及时按医嘱处理。

（七）健康指导

对患者进行健康教育，说明肥胖对健康的危害性，使他们了解肥胖症与心血管疾病、高血压、糖尿病、血脂异常等患病率密切相关。宣讲基本的营养、饮食知识，培养患者养成健康的饮食习惯。

（窦金艳）

第六节　血脂异常和脂蛋白异常血症

血脂异常指血浆中脂质量和质的异常，通常指血浆中胆固醇和/或三酰甘油（TG）升高，也包括高密度脂蛋白胆固醇降低。由于脂质不溶或微溶于水，必须与蛋白质结合形成脂蛋白才能在血液循环中运转，因此，血脂异常实际上表现为脂蛋白异常血症。据报道，我国成人血脂异常患病率为18.6%，估计患病人数为1.6亿。

一、病因与发病机制

脂蛋白代谢过程极为复杂，不论何种病因，若引起脂质来源、脂蛋白合成、代谢过程关键酶异常或降解过程受体通路障碍等，均可能导致血脂异常。

（一）原发性血脂异常

大多数原发性血脂异常认为是由多个基因与环境因素综合作用的结果。有关的环境因素包括不良的饮食习惯、体力活动不足、肥胖、年龄增加以及吸烟、酗酒等。

（二）继发性血脂异常

1.全身系统性疾病

如糖尿病、甲状腺功能减退症、库欣综合征、肝肾疾病、系统性红斑狼疮、骨髓瘤等可引起继发性血脂异常。

2.药物

如噻嗪类利尿剂、β受体阻滞剂等。长期大量使用糖皮质激素可促进脂肪分解、血浆总胆固醇(TC)和三酰甘油(TG)水平升高。

二、临床表现

多数血脂异常患者无任何症状和异常体征,只是在常规血液生化检查时被发现。血脂异常的临床表现主要包括以下方面。

(一)黄色瘤、早发性角膜环和脂血症眼底改变

由于脂质局部沉积所引起,其中以黄色瘤较为常见。黄色瘤是一种异常的局限性皮肤隆起,颜色可为黄色、橘黄色或棕红色,多呈结节、斑块或丘疹形状,质地一般柔软,最常见的是眼睑周围扁平黄色瘤。早发性角膜环出现于40岁以下,多伴有血脂异常。严重的高三酰甘油血症可产生脂血症眼底改变。

(二)动脉粥样硬化

脂质在血管内皮沉积引起动脉粥样硬化、早发性和进展迅速的心脑血管和周围血管病变。

三、辅助检查

(一)生化检查

测定空腹状态下(禁食12～14小时,抽血前的最后一餐应忌食高脂食物和禁酒)血浆或血清TC、TG、LDL-C和HDL-C是最常用的实验室检查方法。LDL-C和HDL-C分别指低密度脂蛋白(LDL)和高密度脂蛋白(HDL)中的胆固醇含量。

(二)超速离心技术

超速离心技术是脂蛋白异常血症分型的金标准。

四、治疗要点

治疗原则:继发性血脂异常应以治疗原发病为主,治疗措施应是综合性的,生活方式干预是首要的基本的治疗措施。治疗血脂异常最主要的目的在于防治缺血性心血管疾病。

(一)治疗性生活方式改变(medical nutritional therapy,TLC)

1.医学营养治疗(medical nutritional therapy,MNT)

MNT为治疗血脂异常的基础,需长期坚持。根据患者血脂异常的程度、分型以及性别、年龄和劳动强度等制订食谱。饮食中减少饱和脂肪酸和胆固醇摄入,增加植物固醇和可溶性纤维。

2.控制体重

增加有规律的体力活动,保持合适的体重指数(BMI)。

3.其他

戒烟;限盐;限制饮酒,禁烈性酒。

(二)药物治疗

1.羟甲基戊二酸单酰辅酶A(HMG-CoA)还原酶抑制剂

该药又称他汀类,适用于高胆固醇血症和以胆固醇升高为主的混合性高脂血症。常用药物有辛伐他汀、阿托伐他汀等。

2.苯氧芳酸类

该药又称贝特类,适用于高三酰甘油血症和以三酰甘油升高为主的混合型高脂血症。常用药物有非诺贝特、苯扎贝特等。

3.烟酸类

烟酸属 B 族维生素,其用量超过作为维生素作用的剂量时,有调脂作用。常用药物有烟酸、阿昔莫司。

4.胆酸螯合剂

该药又称树脂类,适用于高胆固醇血症和以胆固醇升高为主的混合性高脂血症。常用药物有考来烯胺等。

5.依折麦布

肠道胆固醇吸收抑制剂,适用于高胆固醇血症和以胆固醇升高为主的混合性高脂血症。

6.普罗布考

适用于高胆固醇血症,尤其是纯合子型家族性高胆固醇血症。

7.n-3 脂肪酸制剂

n-3(ω-3)长链多不饱和脂肪酸是海鱼油的主要成分。适用于高三酰甘油血症和以三酰甘油升高为主的混合性高脂血症。

(三)血浆净化治疗

仅用于极个别对他汀类药物过敏或不能耐受的严重难治性高胆固醇血症者。

(四)手术治疗

对于非常严重的高胆固醇血症,可考虑手术治疗,包括部分回肠末段切除术、门腔静脉分流术和肝脏移植术等。

(五)基因治疗

可能成为未来根治基因缺陷所致血脂异常的方法。

五、护理措施

(一)一般护理

1.饮食护理

给予患者低脂、低热量、高纤维素饮食。

(1)低脂饮食:避免高脂、高胆固醇饮食,如少食脂肪含量高的肉类,尤其是肥肉,进食禽肉应去除皮脂;少食油炸食品;少食用动物油脂、棕榈油等富含饱和脂肪酸食物,以及蛋黄、动物内脏、鱼子、鱿鱼、墨鱼等高胆固醇食物。

(2)低热量饮食:如淀粉、玉米、鱼类、豆类、奶类、蔬菜、瓜果等,可减少总热量摄入,减少胆固醇合成,促使超体重患者增加脂肪消耗,有利于降低血脂。控制碳水化合物的摄入量,防止多余的糖分转化为血脂。

(3)高纤维素饮食:多吃粗粮、杂粮、米糠、麦麸、干豆类、蔬菜、海带、水果等,增加食物纤维含量,满足患者饱腹感,有利于减少热能的摄入,并提高食物纤维与胆汁酸的结合,增加胆盐在粪便的排泄,降低血清胆固醇浓度。

(4)戒烟限酒:禁用烈性酒,以减少引起动脉粥样硬化的危险因素。

2.运动护理

根据患者生活方式、体重的不同,制订科学的运动计划。提倡中、低强度的有氧运动方式,如快步行走、慢跑、游泳、做体操、打太极拳、骑自行车等,每天坚持 30 分钟,每周 5 次以上,活动时心率以不超过 170 减年龄为宜,运动后以微汗、不疲劳、无不适反应为宜。做到持之以恒,根据个体情况循序渐进。

(二)用药护理

指导患者正确服用调节血脂药物,观察和处理药物不良反应。

1.他汀类药物

少数病例服用大剂量时可引起转氨酶升高、肌肉疼痛,严重者可引起横纹肌溶解、急性肾衰竭等,用药期间定期监测肝功能。除阿托伐他汀和瑞舒伐他汀可在任何时间服药外,其余制剂均为每晚顿服。此类药物不宜用于儿童、孕妇及哺乳期妇女。

2.贝特类药物

不良反应一般较轻微,主要有恶心、腹胀、腹泻等胃肠道反应,有时有一过性血清转氨酶升高,宜在饭后服用。

3.烟酸类药物

不良反应为面部潮红、瘙痒、胃肠道症状,严重不良反应是使消化性溃疡恶化,偶见肝功能损害,可指导患者饭后服用。

4.树脂类药物

主要不良反应为恶心、呕吐、腹胀、腹痛、便秘。也可干扰其他药物的吸收,如叶酸、地高辛、贝特类、他汀类、抗生素、甲状腺素、脂溶性维生素等,可在服用本类药物前 1～4 小时或 4 小时后服用其他药物。

(窦金艳)

第七节　皮质醇增多症

皮质醇增多症又称库欣综合征,是由于多种原因使肾上腺皮质分泌过盛的糖皮质激素所引起的综合征,主要表现为向心性肥胖、多血质貌、皮肤紫纹、高血压等。女性多于男性,成人多于儿童。

一、病因

肾上腺皮质通常是在 ACTH 作用下分泌皮质醇,当皮质醇超过生理水平时,就反馈抑制 ACTH 的释放。本病的发生表明皮质醇或 ACTH 分泌调节失衡;或肾上腺无须 ACTH 作用就能自行分泌皮质醇;或是皮质醇对 ACTH 分泌不能发挥正常的抑制作用。

(一)原发性肾上腺皮质病变——原发于肾上腺的肿瘤

其中皮质腺瘤约占 20%,皮质腺癌约占 5%,其生长与分泌不受 ACTH 控制。

(二)垂体瘤或下丘脑-垂体功能紊乱

继发于下丘脑-垂体病者可引起肾上腺皮质增生型皮质醇增多症或库欣病(约占 70%)。

(三)异源 ACTH 综合征

由垂体以外的癌瘤产生类 ACTH 活性物质,少数可能产生类促肾上腺皮质激素释放因子(CRF)样物质,刺激肾上腺皮质增生,分泌过多的皮质类固醇。多见于肺燕麦细胞癌(约占50%),其次是胸腺癌与胰腺癌(约占 10%)。

(四)医源性糖皮质激素增多症

由于长期大量应用糖皮质激素治疗所致。

二、临床表现

(一)体型改变

因脂肪代谢障碍造成头、颈、躯干肥胖,即水牛背;尤其是面部,由于两侧颊部脂肪堆积,造成脸部轮廓呈圆形,即满月脸;嘴唇前突微开,前齿外露,多血质面容,四肢消瘦为临床诊断提供线索。

(二)蛋白质分解过多

蛋白质分解过多表现为皮肤变薄,真皮弹力纤维断裂出现紫纹、肌肉消瘦、乏力、骨质疏松,容易发生骨折。

(三)水钠潴留

患者表现为高血压、足踝部水肿。

(四)性腺功能障碍

性腺功能障碍表现为多毛、痤疮、女性月经减少或停经或出现胡须、喉结增大等,男性可出现性欲减退、阴茎缩小、睾丸变软等。

(五)抵抗力降低

患者易发生霉菌及细菌感染,甚至出现菌血症、败血症。

(六)精神障碍

患者常有不同程度的情绪变化,如烦躁、失眠、个别患者可发生癫狂。

三、检查

(一)生化检查

(1)尿 17-羟皮质类固醇(17-OHCS)＞20 mg/24 h。

(2)小剂量地塞米松抑制试验不能被抑制。

(3)尿游离皮质醇＞110 μg/24 h。

(4)血浆皮质醇增高,节律消失。

(5)低血钾性碱中毒。

(二)肾上腺病变部位检查

腹膜后充气造影、肾上腺同位素扫描、B超或 CT 扫描等。

(三)蝶鞍部位检查

X 线蝶鞍正侧位片或断层,CT 扫描,如发现蝶鞍扩大,骨质破坏,说明垂体有占位性病变。

四、护理

(一)观察要点

(1)病情判断:皮质醇增多的临床表现如前所述,但由于病因不同,可有不同表现,应仔细观察,以提供临床诊断依据。肾上腺肿瘤所致的库欣氏综合征没有色素沉着,而垂体性库欣病和异源 ACTH 综合征由于血浆 ACTH 高,皮肤色素加深,且以异源 ACTH 综合征更为明显。肾上腺恶性肿瘤多见于儿童,并且多有性征改变。异源 ACTH 综合征由恶性肿瘤所致,消瘦、水肿明显,并且有严重低血钾性碱中毒。

（2）观察体型异常状态的改变。

（3）观察心率、有无高血压及心脑缺血表现。

（4）观察有无发热等各种感染症状。

（5）观察皮肤、肌肉、骨骼状态：皮肤干燥、皮下出血、痤疮、创伤化脓、四肢末梢发绀、水肿、多毛、肌力低下、乏力、疲劳感、骨质疏松与病理性骨折等。

（6）观察尿量、尿液性状改变：有无血尿、蛋白尿、尿糖。

（7）观察有无失眠、烦躁不安、抑郁、兴奋、精神异常等表现。

（8）有无电解质紊乱和糖尿病等症状。

（9）有无月经异常、性功能改变等。

（二）检查的护理

皮质醇增多症的确诊、病理分类及定位诊断依赖于实验室检查。有没有皮质醇增多症存在，是什么原因引起，在做治疗之前，都需要检查清楚。

1.筛选试验

检查有无肾上腺皮质分泌的异常，方法有：①24 小时尿 17-OHCS、17-KS、游离皮质醇测定。②血浆皮质醇测定。③皮质醇分泌节律检查：正常皮质醇分泌呈昼夜节律性改变。清晨高，午夜低。检查时可分别于 8 时、16 时、24 时抽血测皮质醇。皮质醇增多症患者不但分泌量改变，而且节律消失，下午血皮质醇浓度等于或高于清晨血皮质醇浓度。皮质醇节律消失是该病的早期表现。④小剂量地塞米松抑制试验：（服地塞米松 0.5 mg，6 小时 1 次，共 48 小时）皮质醇增多症者不受小剂量地塞米松抑制。

2.定性试验

为了进一步鉴别肾上腺皮质为增生或肿瘤、可行大剂量地塞米松抑制试验。将地塞米松增加至 2 mg，方法同小剂量法。对肾上腺皮质增生者至少可抑制 50%，而肾上腺肿瘤或异源 ACTH 综合征呈阴性结果。

3.其他

头颅、胸、肾的 X 线照片、CT、MRI 检查、血生化指标等。

在这些检查中，除了保证方法和收集标本正确外，试验药物的服用时间、剂量的准确是试验成败的关键，护士一定要按量、按时投送药物并看患者服下全部药物，如有呕吐，要补足剂量。

（三）预防感染

（1）患者由于全身抵抗力下降，易引起细菌或真菌感染，但感染症状不明显。因此，对患者的日常生活要进行卫生指导。

（2）早期发现感染症状，如出现咽痛、发热以及尿路感染等症状，及时报告医师，及时处理。

（四）观察精神症状、防止发生意外

（1）患者多表现为精神不安、抑郁状态、失眠或兴奋状态。失眠往往是精神症状的早期表现，应予重视。护理人员需特别注意抑郁状态之后企图自杀者，患者身边不宜放置危险物品。

（2）患者情绪不稳定时，避免讲刺激性的言语，要耐心倾听其谈话。

（3）要理解患者由于肥胖等原因引起容貌、体态的变化而产生的苦闷，多给予解释、安慰。

（五）饮食护理

（1）给予高蛋白、高维生素、低钠、高钾饮食。

(2)患者每餐进食不宜过多或过少,宜均匀进餐,指导患者采用正确摄取营养平衡的饮食。

(3)并发糖尿病者,应按糖尿病饮食要求限制主食摄入量。

(六)防止外伤、骨折

(1)患者容易发生肋骨、脊柱自发性骨折,如有骨质疏松、肌力低下,容易挫伤、骨折,应关心患者日常生活活动的安全,防止受伤。

(2)本病患者皮肤菲薄,易发生皮下瘀斑,注射、抽血后按压针眼时间宜长,嘱患者要穿着柔软的睡衣,不要系紧腰带;勿用力搓澡,防止碰伤。

(3)嘱患者在疲劳、倦怠时,不要勉强参加劳动,活动范围与运动量也应有所限制。指导患者遵守日常生活制度。

(七)治疗护理

1.病因治疗

对已查明的垂体或肾上腺腺瘤或腺癌给予手术和/或放射治疗,去除病因。异位分泌ACTH的肿瘤亦争取定位,行手术和/或放射治疗。

2.抑制糖皮质激素合成的药物

适用于:①存在严重代谢紊乱(低血钾、高血糖、骨质疏松)患者做术前准备。②对不能手术治疗的异位分泌ACTH肿瘤患者行姑息性治疗。服药剂量宜由小至大,注意药物不良反应,多于饭后服用,以减少胃肠道反应。

3.并发症的预防与护理

皮质醇增多症如果不予治疗,患者可于数年内死于感染、高血压或自杀,所以对于本病应争取早期诊断、早期治疗,防止并发症、预防感染和外伤,控制高血压及糖尿病;更应注意精神护理,防止自杀。

(八)心理护理

(1)绝大多数患者呈向心性肥胖、满月脸、水牛背等特殊状态改变,心理上不愿承受这一现实,医护人员切勿当面议论其外表。

(2)手术是治疗本病的重要手段,患者往往对手术有顾虑而焦躁不安、情绪低落、不思饮食,有的患者因手术费用高,担心预后等也可引起情绪的改变,针对以上心理状态,医护人员应向其讲解手术治疗的效果、手术成功事例及术前注意事项,以消除其顾虑,树立战胜疾病的信心。

(窦金艳)

第八节　腺垂体功能减退症

腺垂体功能减退症是由多种病因引起一种或多种腺垂体激素减少或缺乏所致的一系列临床综合征。腺垂体功能减退症可原发于垂体病变,或继发于下丘脑病变,表现为甲状腺、肾上腺、性腺等功能减退症和/或蝶鞍区占位性病变。由于病因多,涉及的激素种类和数量多,故临床症状变化大,但补充所缺乏激素治疗后症状可快速缓解。

一、病因与发病机制

（一）垂体瘤

成人最常见的原因,大都属于良性肿瘤。肿瘤可分为功能性和无功能性。腺瘤增大可压迫正常垂体组织,引起垂体功能减退或功能亢进,并与腺垂体功能减退症同时存在。

（二）下丘脑病变

如肿瘤、炎症、浸润性病变(如淋巴瘤、白血病等)、肉芽肿(如结节病)等,可直接破坏下丘脑神经内分泌细胞,使释放激素分泌减少。

（三）垂体缺血性坏死

妊娠期垂体呈生理性肥大,血供丰富,若围生期前置胎盘、胎盘早期剥离、胎盘滞留、子宫收缩无力等引起大出血、休克、血栓形成,可使腺垂体大部分缺血坏死和纤维化,致腺垂体功能低下,临床称为希恩综合征。糖尿病血管病变使垂体供血障碍也可导致垂体缺血性坏死。

（四）蝶鞍区手术、放疗和创伤

垂体瘤切除、术后放疗以及乳腺癌做垂体切除治疗等,均可导致垂体损伤。颅底骨折可损毁垂体柄和垂体门静脉血液供应。鼻咽癌放疗也可损坏下丘脑和垂体,引起腺垂体功能减退。

（五）感染和炎症

细菌、病毒、真菌等感染引起的脑炎、脑膜炎、流行性出血热、梅毒或疟疾等均可损伤下丘脑和垂体。

（六）糖皮质激素长期治疗

可抑制下丘脑-垂体-肾上腺皮质轴,突然停用糖皮质激素后可出现医源性腺垂体功能减退,表现为肾上腺皮质功能减退。

（七）先天遗传性

腺垂体激素合成障碍可有基因遗传缺陷,转录因子突变可见于特发性垂体单一或多激素缺乏症患者。

（八）垂体卒中

垂体瘤内突然出血,瘤体骤然增大,压迫正常垂体组织和邻近视神经束,可出现急症危象。

（九）其他

自身免疫性垂体炎、空泡蝶鞍、颞动脉炎、海绵窦处颈内动脉瘤均可引起腺垂体功能减退。

二、临床表现

垂体组织破坏达 95% 临床表现为重度,75% 临床表现为中度,破坏 60% 为轻度,破坏 50% 以下者不出现功能减退症状。促性腺激素、生长激素(GH)和催乳素(PRL)缺乏为最早表现;促甲状腺激素(TSH)缺乏次之;然后可伴有促皮质素(ACTH)缺乏。希恩综合征患者往往因围生期大出血休克而有全垂体功能减退症,即垂体激素均缺乏,但无占位性病变发现。腺垂体功能减退主要表现为相应靶腺(性腺、甲状腺、肾上腺)功能减退。

（一）靶腺功能减退表现

1.性腺(卵巢、睾丸)功能减退

常最早出现。女性多数有产后大出血、休克、昏迷病史,表现为产后无乳、绝经、乳房萎缩、性欲减退、不育、性交痛、阴道炎等。查体见阴道分泌物减少,外阴、子宫和阴道萎缩,毛发脱落,尤以阴毛、腋毛为甚。成年男子表现为性欲减退、阳痿、无男性气质等,查体见肌力减弱、皮脂分泌减少、睾丸松软缩小、胡须稀少、骨质疏松等。

2.甲状腺功能减退

表现与原发性甲状腺功能减退症相似,但通常无甲状腺肿。

3.肾上腺功能减退

表现与原发性慢性肾上腺皮质功能减退症相似,所不同的是本病由于缺乏黑素细胞刺激素,故皮肤色素减退,表现为面色苍白、乳晕色素浅淡,而原发性慢性肾上腺功能减退症则表现为皮肤色素加深。

4.生长激素不足

成人一般无特殊症状,儿童出现生长障碍,表现为侏儒症。

(二)垂体内或其附近肿瘤压迫症状

最常见的为头痛及视神经交叉受损引起的偏盲甚至失明。

(三)垂体功能减退性危象

在全垂体功能减退症基础上,各种应激如感染、败血症、腹泻、呕吐、失水、饥饿、寒冷、急性心肌梗死、脑血管意外、手术、外伤、麻醉及使用镇静药、安眠药、降糖药等均可诱发垂体功能减退性危象(简称垂体危象)。临床表现为:①高热型(体温＞40 ℃);②低温型(体温＜30 ℃);③低血糖型;④低血压、循环虚脱型;⑤水中毒型;⑥混合型。各种类型可伴有相应的症状,突出表现为消化系统、循环系统和神经精神方面的症状,如高热、循环衰竭、休克、恶心、呕吐、头痛、神志不清、谵妄、抽搐、昏迷等严重垂危状态。

三、辅助检查

(一)性腺功能测定

女性有血雌二醇水平降低,没有排卵及基础体温改变,阴道涂片未见雌激素作用的周期性改变;男性见血睾酮水平降低或正常低值,精液检查精子数量减少,形态改变,活动度差,精液量少。

(二)甲状腺功能测定

游离 T_4、血清总 T_4 均降低,而游离 T_3、总 T_3 可正常或降低。

(三)肾上腺皮质功能测定

24 小时尿 17-羟皮质类固醇及游离皮质醇排出量减少;血浆皮质醇浓度降低,但节律正常;葡萄糖耐量试验显示血糖曲线低平。

(四)腺垂体分泌激素测定

如 FSH、LH、TSH、ACTH、GH、PRL 均减少。

(五)腺垂体内分泌细胞的储备功能测定

可采用 TRH、PRL 和 LRH 兴奋试验。胰岛素低血糖激发试验忌用于老年人、冠心病、惊厥和黏液性水肿的患者。

(六)其他检查

通过 X 线、CT、MRI 无创检查来了解、辨别病变部位、大小、性质及其对邻近组织的侵犯程度。肝、骨髓和淋巴结等活检,可用于判断原发性疾病的原因。

四、诊断要点

本病诊断须根据病史、症状、体征,结合实验室检查和影像学发现进行全面分析,排除其他影响因素和疾病后才能明确。

五、治疗

(一)病因治疗

肿瘤患者可通过手术、放疗或化疗等措施缓解症状,对于鞍区占位性病变,首先必须解除压迫及破坏作用,减轻和缓解颅内高压症状;出血、休克而引起的缺血性垂体坏死,预防是关键,应加强产妇围生期的监护。

(二)靶腺激素替代治疗

需长期甚至终身维持治疗。

1.糖皮质激素

为预防肾上腺危象发生,应先补糖皮质激素。常用氢化可的松,20～30 mg/d,服用方法按照生理分泌节律为宜,剂量根据病情变化做相应调整。

2.甲状腺激素

常用左甲状腺素 50～150 μg/d,或甲状腺干粉片 40～120 mg/d。对于冠心病、老年人、骨密度低的患者,用药从最小剂量开始缓慢递增剂量,防止诱发危象。

3.性激素

育龄女性病情较轻者可采用人工月经周期治疗,维持第二性征和性功能;男性患者可用丙酸睾酮治疗,以改善性功能与性生活。

(三)垂体危象抢救

抢救过程见图 7-1。抢救过程中,禁用或慎用麻醉剂、镇静药、催眠药或降糖药等。

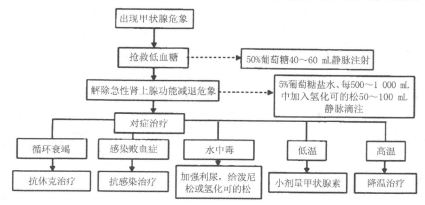

图 7-1 垂体危象抢救

六、护理诊断/问题

(一)性功能障碍

性功能障碍与促性腺激素分泌不足有关。

(二)自我形象紊乱

自我形象紊乱与身体外观改变有关。

(三)体温过低

体温过低与继发性甲状腺功能减退有关。

(四)潜在并发症

垂体危象。

七、护理措施

(一)安全与舒适管理

根据自身体力情况安排适当的活动量,保持情绪稳定,注意生活规律,避免感染、饥饿、寒冷、手术、外伤、过劳等诱因。更换体位时注意动作易缓慢,以免发生晕厥。

(二)疾病监测

1.常规监测

观察有无视力障碍,脑神经压迫症状及颅内压增高征象。

2.并发症监测

严密观察患者生命体征、意识、瞳孔变化,一旦出现低血糖、低血压、高热或体温过低、谵妄、恶心、呕吐、抽搐甚至昏迷等垂体危象的表现,立即通知医师并配合抢救。

(三)对症护理

对于性功能障碍的患者,应安排恰当的时间与患者沟通,了解患者目前的性功能、性活动与性生活情况。向患者解释疾病及药物对性功能的影响,为患者提供信息咨询服务的途径,如专业医师、心理咨询师、性咨询门诊等。鼓励患者与配偶交流感受,共同参加性健康教育及阅读有关性健康教育的材料。女性患者若存在性交痛,推荐使用润滑剂。

(四)用药护理

向患者介绍口服药物的名称、剂量、用法、剂量不足和过量的表现;服甲状腺激素应观察心率、心律、体温及体重的变化;嘱患者避免服用镇静剂、麻醉剂等药物。应用激素替代疗法的患者,应使其认识到长期坚持按量服药的重要性和随意停药的危险性。严重水中毒水肿明显者,应用利尿剂应注意观察药物治疗效果,加强皮肤护理,防止擦伤,皮肤干燥者涂以油剂。

(五)垂体危象护理

立即建立静脉通路,维持输液通畅,保证药物、液体输入;保持呼吸道通畅,氧气吸入;做好对症护理,低温者可用热水袋或电热毯保暖,但要注意防止烫伤;高热者应进行降温处理,如酒精擦浴、冰敷或遵医嘱用药。加强基础护理,如口腔护理、皮肤护理,防止感染。

八、健康指导

(一)预防疾病

保持皮肤清洁,注意个人卫生,督促患者勤换衣、勤洗澡。保持口腔清洁,避免到人多拥挤的公共场所。鼓励患者活动,减少皮肤感染和皮肤完整性受损的机会;告知患者要注意休息,保持心情愉快,避免精神刺激和情绪激动。

(二)管理疾病

指导患者定期复查,发现病情加重或有变化时及时就诊。嘱患者外出时随身携带识别卡,以便发生意外时能及时救治。

(三)康复指导

遵医嘱定时、定量服用激素,勿随意停药。若需要生育者,可在医师指导下使用性激素替代疗法,以期精子(卵子)生成。

(窦金艳)

第九节 骨质疏松症

骨质疏松症(osteoporosis,OP)是一种以骨量降低和骨组织微结构破坏为特征,导致骨脆性增加和易于骨折的代谢性疾病。本病各年龄段均可发病,但常见于老年人,尤其是绝经后女性,其发病居所有代谢性骨病的首位。

一、病因与发病机制

正常成熟骨的代谢主要以骨重建形式进行。凡使骨吸收增加和/或骨形成减少的因素都会导致骨丢失和骨质量下降,脆性增加,直至发生骨折。

(一)骨吸收及其影响因素

1.妊娠和哺乳

妊娠和哺乳期间,饮食含钙量不足,易导致母体骨质疏松。

2.性激素缺乏

雌激素缺乏使破骨细胞功能增强,骨丢失加速,这是绝经后骨质疏松症的主要病因。而雄激素缺乏在老年性 OP 的发病率中起重要作用。

3.活性维生素 D 缺乏和甲状旁腺激素(PTH)升高

由于高龄和肾功能减退等原因致肠钙吸收和 $1,25(OH)_2D_3$ 生成减少,PTH 呈代偿性分泌增多,加强了破骨细胞介导的骨吸收过程。

4.细胞因子表达紊乱

骨组织的 IL-1、IL-6 和 TNF 升高,导致破骨细胞活性增强和骨吸收增加。

(二)骨形成及其影响因素

1.遗传因素

青春发育期是人体骨量增加最快的时期,约在 30 岁达到峰值骨量(PBM)。遗传因素决定了 $70\%\sim80\%$ 的 PBM。

2.钙摄入量

钙是骨质中最基本的矿物质成分,当钙摄入量不足时,可造成峰值骨量下降。

3.生活方式和生活环境

活动过少或过度运动均容易发生骨质疏松症。高龄、吸烟、酗酒、长期卧床、长期服用糖皮质激素、光照减少、钙和维生素 D 摄入不足等均为骨质疏松症的易发因素。

4.骨重建功能衰退

可能是老年性 OP 的重要发病原因,成骨细胞的功能与活性缺陷导致骨形成不足和骨丢失量增多。

二、临床表现

(一)骨痛和肌无力

轻者无症状,较重者常诉腰背部疼痛、乏力或全身骨痛。骨痛通常为弥漫性,无固定部位,检查不能发现压痛区(点)。常于劳累或活动后加重,负重能力下降或不能负重。

(二)骨折

骨折是骨质疏松症最常见和最严重的并发症,常因轻微活动、创伤、弯腰、负重、挤压或跌倒后发生骨折。多发部位为脊柱、髋部和前臂。椎体骨折多见于绝经后骨质疏松,可引起驼背和身高变矮。

(三)并发症

驼背和胸廓畸形者常伴胸闷、气短、呼吸困难,甚至发绀等表现。髋部骨折者常因感染、心血管病或慢性衰竭而死亡;幸存者生活自理能力下降或丧失,需长期卧床,从而加重骨丢失,使骨折极难愈合。

三、辅助检查

(一)骨量的测定

骨量的测定包括单光子吸收测定法、双能 X 线吸收测定法、定量 CT 和超声检查。

(二)骨转换的生化测定

1.与骨吸收有关的生化指标

空腹尿钙或 24 小时尿钙排量测定是反映骨吸收状态最简易的方法。

2.与骨形成有关的生化指标

血清碱性磷酸酶、血清 Ⅰ 型前胶原羧基前肽和血骨钙素。

(三)骨形态计算和微损伤分析

主要用于探讨 OP 的早期形态与功能变化。

(四)X 线检查

操作简单,较易普及。

四、治疗要点

(一)一般治疗

1.适当运动

适当的运动对预防跌倒、减少骨折的发生有好处,运动的类型、方式和量应根据患者的具体情况而定。

2.合理膳食

补给足够的蛋白质有助于 OP 的治疗,多进富含异黄酮类食物,如大豆等。少饮酒、咖啡和浓茶,不吸烟。

3.补充钙剂和维生素 D

不论何种 OP 均应补充适量钙剂,使每天元素钙的总摄入量达 800～1 200 mg。除增加饮钙含量外,可补充碳酸钙、葡萄糖酸钙、枸橼酸钙等制剂,同时补充维生素 D 400～600 IU/d。

(二)特殊治疗

1.性激素补充疗法

雌激素是女性绝经后骨质疏松症的首选用药。雄激素则可用于男性老年患者。

2.应用抑制骨吸收药物

二磷酸盐能抑制破骨细胞生成和骨吸收,增加骨密度,缓解骨痛。常用制剂有依替膦酸二钠、帕米膦酸钠和阿伦膦酸钠。

3.介入治疗

介入治疗又称椎体成形术,是一种脊柱微创手术。适用于有疼痛症状的新鲜或陈旧性骨质疏松性椎体压缩性骨折。

(三)对症治疗

有疼痛者可给予适量非甾体镇痛药,如阿司匹林或吲哚美辛;发生骨折或遇顽固性疼痛时,可应用降钙素制剂。骨畸形者应局部固定或采用其他矫形措施以防止畸形加剧。骨折者应给予牵引、固定、复位或手术治疗,同时应尽早辅以物理康复治疗。

五、护理措施

(一)饮食护理

(1)指导患者摄入充足的富含钙食物,如牛奶、小鱼和海带。蛋白质的摄入也应保证,但动物蛋白不宜过多,可多摄入植物蛋白,如豆制品。

(2)应增加富含维生素 D、维生素 A、维生素 C 及含铁的食物,以利于钙的吸收。

(3)戒烟酒,少饮碳酸饮料,少吃糖及食盐。

(二)疼痛的护理

1.休息

使用硬板床,卧床休息数天到 1 周,可缓解疼痛。

2.对症护理

(1)使用骨科辅助物,必要时使用背架、紧身衣等,以限制脊柱的活动度和给予脊柱支持,从而减轻疼痛。

(2)物理疗法:对疼痛部位给予湿热敷,可促进血液循环,减轻肌肉痉挛,缓解疼痛。给予局部肌肉按摩,以减少因肌肉僵直所引发的疼痛。也可用各种物理治疗仪达到消炎和镇痛效果。

3.用药护理

正确评估疼痛程度,遵医嘱用药,并观察药物的效果和不良反应。

(三)用药护理

(1)服用钙剂时要增加饮水量,以增加尿量,减少泌尿系统结石形成的机会。空腹服用效果最好,服用维生素 D 时,不可同时进食绿叶蔬菜,以免形成钙螯合物而减少钙的吸收。

(2)性激素必须在医师的指导下使用,剂量要准确,并要与钙剂、维生素 D 同时服用。服用雌激素应定期进行妇科检查和乳腺检查,反复阴道出血应减少用量,甚至停药。服用雄激素应定期监测肝功能。

(3)服用二磷酸盐时,应晨起空腹服用,同时饮清水 200～300 mL,服药后至少半小时内不能进食或喝饮料,也不能平卧,应采取立位或坐位,以减轻对食管的刺激。同时,应嘱患者不要咀嚼或吮吸药片,以防发生口咽部溃疡。如果出现咽下困难、吞咽痛或胸骨后疼痛,警惕可能发生了食管炎、食管溃疡和食管糜烂情况,应立即停止用药。

(4)服用降钙素应注意观察不良反应,如食欲缺乏、恶心、颜面潮红等。

(5)镇痛药物如吲哚美辛、阿司匹林等应餐后服用,以减轻胃肠道反应。

(四)预防跌倒的护理

(1)保证住院环境安全:如走廊、厕所有扶手,病房和浴室地面干燥,灯光明暗适宜,过道避免有障碍物等。

(2)生活护理:指导患者维持良好姿势,且在改变体位时动作应缓慢,必要时建议患者使用手杖或助行器,以增加其活动时的稳定性;将日常用物放于患者随手可及处;鞋子大小适中,衣服穿着合适,有利于活动。

(3)加强巡视,防止意外发生。

(4)对使用利尿剂和镇静药的患者,应密切观察,防止其因频繁如厕或精神恍惚而发生意外。

(五)心理护理

骨质疏松患者由于疼痛及害怕骨折,常不敢运动而影响日常生活;当发生骨折时,需限制活动,不仅患者本身需要角色适应,其家属亦要面对此情境。因此,护士要协助患者及家属适应其角色,尽量避免对患者康复治疗不利的心理因素。

(六)健康指导

1.用药指导

嘱患者按时服用各种药物,学会自我监测药物不良反应。

2.预防跌倒

加强预防跌倒的宣传教育和保护措施,如家庭、公共场所防滑、防绊、防碰撞措施。

3.疾病预防

指导青少年合理的生活方式和饮食习惯,其中运动、充足的钙摄入较为可行有效。成年后的预防主要是尽量延缓骨丢失的速度和程度,除一般运动、生活指导外,绝经后骨质疏松患者应早期补充雌激素或雄、孕激素合剂。

4.适当运动

运动要循序渐进、持之以恒、因人而异。指导患者进行步行、游泳、慢跑、骑自行车等运动,应避免剧烈、有危险的运动。老年人规律的户外活动有助于全身肌肉和关节运动的协调性和平衡性,对预防跌倒、减少骨折的发生很有好处。

(窦金艳)

第十节　嗜铬细胞瘤

嗜铬细胞瘤起源于肾上腺髓质、交感神经节或其他部位的嗜铬组织,这种瘤持续或间断地释放大量儿茶酚胺,引起持续性或阵发性高血压和多个器官功能及代谢紊乱。本病以 20~50 岁最多见,男女发病率无明显差异。嗜铬细胞瘤大多为良性,如及早诊治,手术切除可根治。恶性肿瘤约占 10%,治疗困难,已发生转移者预后不一,重者在数月内死亡,少数可存活 10 年以上,5 年生存率为 45%。

一、病因与发病机制

发病原因尚不明确。肿瘤位于肾上腺者占 80%~90%,大多为一侧性,少数为双侧性或一侧肾上腺瘤与另一侧肾上腺外瘤并存,多见于儿童和家族性患者。

肾上腺髓质的嗜铬细胞瘤可产生去甲肾上腺素和肾上腺素,以前者为主,极少数只分泌肾上腺素,家族性者以肾上腺素为主,尤其在早期、肿瘤较小时;肾上腺外的嗜铬细胞瘤,除主动脉旁嗜铬体所致者外,只产生去甲肾上腺素,不能合成肾上腺素。

嗜铬细胞瘤可产生多种肽类激素,并可引起一些不典型的症状,如面部潮红、便秘、腹泻、面色苍白、血管收缩及低血压或休克等。

二、临床表现

以心血管症状为主,兼有其他系统的表现。

(一)心血管系统表现

1.高血压

高血压为最主要症状,有阵发性和持续性两型,持续性者亦可有阵发性加剧。

2.低血压、休克

本病可发生低血压,甚至休克;或出现高血压和低血压相交替的表现。这种患者还可发生急性腹痛、心前区痛、高热等。

3.心脏表现

大量儿茶酚胺可引起儿茶酚胺性心肌病,伴心律失常,如期前收缩、阵发性心动过速,甚至心室颤动。部分患者可发生心肌退行性变、坏死、炎性改变。

(二)代谢紊乱

1.基础代谢增高

肾上腺素可作用于中枢神经及交感神经系统控制下的代谢过程,使患者耗氧量增加。代谢亢进可引起发热、消瘦。

2.糖代谢紊乱

肝糖原分解加速及胰岛素分泌受抑制而致糖异生加强,可引起血糖过高,糖耐量减低。

3.脂代谢紊乱

脂肪分解加速、血游离脂肪酸增高。

4.电解质紊乱

少数患者可出现低钾血症、高钙血症。

(三)其他临床表现

1.消化系统

肠坏死、出血、穿孔、便秘、甚至肠扩张,且胆石症发生率较高。

2.腹部肿块

少数患者在左或右侧中上腹部可触及肿块,个别肿块可很大,扣及时应注意有可能诱发高血压。恶性嗜铬细胞瘤可转移到肝,引起肝大。

3.泌尿系统

肾功能减退、高血压发作、膀胱扩张,无痛性肉眼血尿。

4.血液系统

血容量减少,血细胞重新分布,周围血中白细胞增多,有时红细胞也可增多。

5.伴发其他疾病

嗜铬细胞瘤可伴发于一些因基因种系突变而致的遗传性疾病,如 2 型多发性内分泌腺瘤病、多发性神经纤维瘤等疾病。

三、辅助检查

(一)血、尿儿茶酚胺及其代谢物测定

持续性高血压型患者尿儿茶酚胺及其代谢物香草基杏仁酸(VMA)及甲氧基肾上腺素(MN)和甲氧基去甲肾上腺素(NMN)皆升高,常在正常高限的两倍以上。阵发性者平时儿茶酚胺可不明显升高,而在发作后才高于正常,故需测定发作后血或尿儿茶酚胺。摄入可乐、咖啡类饮料及左旋多巴、拉贝洛尔、普萘洛尔、四环素等药物可导致假阳性结果;休克、低血糖、高颅内压可使内源性儿茶酚胺增高。

(二)胰升糖素激发试验

对于阵发性,且一直等不到发作者可做该试验。

(三)影像学检查

(1)B超作肾上腺及肾上腺外肿瘤定位检查,对直径 1 cm 以上者,阳性率较高。

(2)CT 扫描,90％以上的肿瘤可准确定位。

(3)MRI 有助于鉴别嗜铬细胞瘤和肾上腺皮质肿瘤,可用于孕妇。

(4)放射性核素标记定位。

(5)静脉导管术。

四、诊断要点

本病的早期诊断尤为重要,诊断的重要依据必须建立在 24 小时尿儿茶酚胺或其他代谢产物增加的基础上。对于高血压呈阵发性或持续性发作的患者,尤其是儿童和年轻人,要考虑本病的可能性。并根据家族史、临床表现、实验室检查等确定诊断。并要与其他继发性高血压及原发性高血压相鉴别。

五、治疗

(一)药物治疗

嗜铬细胞瘤手术切除前可采用 α 受体阻断药使血压下降,减轻心脏负担,使原来缩减的血管容量扩大。常用口服的 α 受体阻断药有酚苄明、哌唑嗪。

(二)手术治疗

手术治疗可根治良性的嗜铬细胞瘤,但手术切除时有一定危险性。在麻醉诱导期,手术过程中,尤其在接触肿瘤时,可出现血压急骤升高、心律失常和休克。瘤被切除后,血压一般降至12.0/8.0 kPa(90/60 mmHg)。如血压低,表示血容量不足,应补充适量全血或血浆,必要时可静脉滴注适量去甲肾上腺素,但不可用缩血管药来代替补充血容量。

(三)并发症的治疗

当患者发生高血压危象时,应立即予以抢救(图 7-2)。

(四)恶性嗜铬细胞瘤的治疗

较困难,一般对放疗和化疗不敏感,可用抗肾上腺素药做对症治疗。

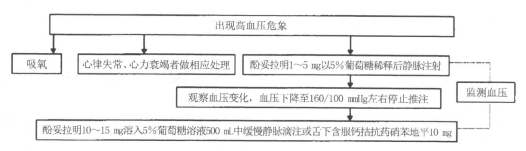

图 7-2 高血压危象抢救

六、护理诊断/问题

(一)组织灌注无效
组织灌注无效与去甲肾上腺素分泌过量致持续性高血压有关。

(二)疼痛
头痛与血压升高有关。

(三)潜在并发症
高血压危象。

七、护理措施

(一)安全与舒适管理
急性发作时应绝对卧床休息,保持环境安静,光线宜偏暗,避免刺激。护理人员操作应集中进行以免过多打扰患者。高血压发作间歇期患者可适量活动,但不能剧烈活动。

(二)饮食营养
给予高热量、高蛋白质、高维生素、易消化饮食,避免饮含咖啡因的饮料。

(三)疾病监测
1.常规监测

密切观察血压变化,注意阵发性或持续性高血压,或高血压和低血压交替出现,或阵发性低血压、休克等病情变化,定时、定血压计、定体位、定人进行血压测量;观察有无头痛及头痛程度、持续时间,是否有其他伴随症状;观察患者的发病是否存在诱发因素;记录液体出入量,监测患者水、电解质变化。

2.并发症监测

如患者出现剧烈头痛、面色苍白、大汗淋漓、恶心、呕吐、视力模糊、复视等高血压危象表现,或心力衰竭、肾衰竭、高血压脑病的症状和体征。应立即通知医师,并配合抢救。

(四)高血压危象急救配合
(1)卧床休息,吸氧,抬高床头以减轻脑水肿,加用床栏以防患者因躁动而坠床。

(2)按医嘱给予酚妥拉明等急救药。

(3)持续心电图、血压监测,每15分钟记录1次测量结果。

(4)因情绪激动、焦虑不安可加剧血压升高,应专人护理,及时解释病情变化,安抚患者,使其保持平静。

（5）若有心律失常、心力衰竭、高血压脑病、脑卒中和肺部感染者，协助医师处理并给予相应的护理。

（五）用药护理

α受体阻滞剂在降低血压的同时易引起直立性低血压，因此要严密观察血压变化及药物不良反应，指导患者服药后平卧30分钟，缓慢更换体位，防止意外发生。此外，患者还可能出现鼻黏膜充血、心动过速、低钠倾向等，要及时发现、及时处理；头痛剧烈者按医嘱给予镇静剂。

（六）心理护理

因本病发作突然，症状严重，患者常有恐惧感，渴望早诊早治。护士要主动关心患者，向其介绍有关疾病知识、治疗方法及注意事项。患者发作时，护士要守护在患者身边，使其具有安全感，消除恐惧心理和紧张情绪。

八、健康指导

（一）预防疾病

患者充分休息，生活有规律，避免劳累，保持情绪稳定、心情舒畅。

（二）管理疾病

告知患者当双侧肾上腺切除后，需终身应用激素替代治疗，并使患者知晓药物的作用、服药时间、剂量、过量或不足的征象、常见的不良反应。

（三）康复指导

嘱患者随身携带识别卡，以便发生紧急情况时能得到及时处理。并定期返院复诊，以便及时调整药物剂量。

（窦金艳）

第八章

感染科护理

第一节 甲型 H1N1 流感

一、疾病概述

(一)概念

2009 年 3 月,墨西哥暴发"人感染猪流感"疫情,造成人员死亡。随后,全球范围内暴发此疫情。普通猪流感是一种人畜共患传染性疾病,指发生于猪群的流感,通常人很少感染,患者大多数与病猪有直接接触史。研究发现,此次疫情是由新型猪源性甲型 H1N1 流感病毒引起的一种急性呼吸道传染病,其病原为变异后的新型甲型 H1N1 流感病毒,该毒株包含猪流感、禽流感和人流感 3 种流感病毒的基因片段,主要通过直接或间接接触、呼吸道等途径在人间传播。临床主要表现为流感样症状,多数患者临床表现较轻,少数患者病情重,进展迅速,可出现病毒性肺炎,合并呼吸衰竭、多脏器功能损伤,严重者可以导致死亡。由于人群普遍对该病毒没有天然免疫力,导致 2009 年甲型 H1N1 流感在全球范围内传播。2009 年 4 月 30 日,中华人民共和国国家卫生健康委员会宣布将"甲型 H1N1 流感"纳入《中华人民共和国传染病防治法》规定的乙类传染病,依照甲类传染病采取预防、控制措施。

(二)病原学

引起流行性感冒的主要病原体是流感病毒,属于正黏病毒科,流感病毒属。流感病毒具有包膜和分节段的单股负链 RNA,自外而内分为包膜、基质蛋白及核心三部分。根据基质蛋白抗原、基因特性和病毒颗粒核蛋白的不同,分为甲(A)、乙(B)、丙(C)三型。甲型流感可导致部分地区季节性流行,甚至能引起世界性暴发性大流行。

甲型 H1N1 流感病毒属正黏病毒科甲型流感病毒属的单链 RNA 病毒,根据病毒表面的糖蛋白血凝素(hemagglutinin,HA)和神经氨酸酶(neuraminidase,NA)的不同抗原特性可将甲型流感病毒分为多个亚型。HA 的作用像一把钥匙,帮助病毒打开宿主细胞的大门;NA 的作用是破坏细胞的受体,使病毒在宿主体内自由传播。这两种酶有高度的变异性,迄今为止已确定的甲型流感病毒都是根据 16 种 HA(H1～16)和 9 种 NA(N1～9)的排列组合从而命名各种亚型,如H1N1、H1N2、H5N1 等。其中HA1～3 型能够导致人类流感的大流行。由于大多数 H1N1 病毒株普遍存在于猪这种宿主体内,因此疾病暴发前期曾一度被世界卫生组织命名为"猪流感"。

甲型流感病毒表面 H 抗原具有高度易变性,因此,人类无法对该流感获得持久免疫力。流感病毒抗原性变异有抗原转变、抗原漂移两种形式,前者只在甲型流感病毒中发生。不同种属动物甲型流感病毒或不同亚型甲型流感病毒的核酸序列发生基因重排,形成重排病毒,即出现新毒株。由于病毒的抗原发生转变,人群对该病毒普遍缺乏免疫力,导致流感暴发或大流行。

典型的甲型 H1N1 流感病毒颗粒呈球状,直径为 80～120 nm,有囊膜。脂质囊膜上有许多放射状排列的突起糖蛋白(刺突),刺突分别是红细胞血凝素(HA)、神经氨酸酶(NA)和基质蛋白 M2,长度为 10～14 nm。基质蛋白(M1)位于病毒包膜内部。病毒颗粒内为核衣壳,呈螺旋状对称,直径为 10 nm,包含 RNA 片段、聚合酶蛋白(PB1、PB2、PA),一些酶(包括糖蛋白血凝素、神经氨酸酶、离子通道蛋白 M2 以及聚合酶蛋白)在病毒的整个生命周期中起着至关重要的作用。

甲型 H1N1 流感病毒为单股负链 RNA 病毒,基因组约为 13.6 kb,由大小不等的 8 个独立 RNA 片段组成,分别编码 10 种蛋白:NA、HA、PA(RNA 聚合酶亚基 PA)、PB1(RNA 聚合酶亚基 PB1)、PB2(RNA 聚合酶亚基 PB2)、M(基质蛋白,包括 M1 和 M2,由同一 RNA 片段编码)、NS(非结构蛋白,包括 N1 和 N2,由同一 RNA 片段编码)、NP(核蛋白)。甲型 H1N1 流感病毒由猪流感、禽流感和人流感 3 种流感病毒的基因片段组成,是猪流感病毒的一种新型变异株。

甲型 H1N1 流感病毒对热敏感,56 ℃ 条件下 30 分钟可灭活。对紫外线敏感,但用紫外线灭活猪流感病毒能引起病毒的多重复活。猪流感病毒为有囊膜病毒,对乙醇、碘伏、碘酊氯仿、丙酮等有机溶剂均敏感。

(三)流行病学

1.概述

全球历史上曾有多次流感大流行,发病率高,人群普遍对其易感,全球人群感染率为 5%～20%,病死率 0.1%。20 世纪共发生 5 次流感大流行,分别于 1900 年、1918 年、1957 年、1968 年和 1977 年,其中以 1918 年西班牙的大流感(H1N1)最严重,全球约 5 亿人感染,病死率 2.5%。尽管在 2010 年 8 月份,世界卫生组织宣布甲型 H1N1 流感大流行期已经结束,但甲型 H1N1 流感在世界各地均存在随时卷土重来之势。

甲型 H1N1 流感的传播方式主要为呼吸道传播,其传播途径多,速度快,容易在人员密集、空气不流通的场所生存和传播,并随着人员的流动把流感病毒传播到四面八方而造成流行。当一种新的流感病毒在人类引起大规模流行后,感染过或注射过疫苗的人就对这种病毒有了一定的抵抗力,再次流行时传播和感染强度会大大减弱。同样,甲型 H1N1 流感已逐渐转变为季节性流感,并成为流感主导毒株。其流行特点是流行强度和流行范围较小,重症患者发生率较低。

2.传染源

传染源主要为甲型 H1N1 流感患者和无症状感染者。虽然猪体内已发现甲型 H1N1 流感病毒,但目前尚无证据表明动物为传染源。

甲型 H1N1 流感患者的传染期是出现症状前 1 天至发病后 7 天,或至症状消失后 24 小时(以两者之间较长者为准)。年幼儿童、免疫力低下者或者重患者的传染期可能更长。部分人虽携带病毒而自身可不发病,但仍可传染他人。

3.传播途径

甲型 H1N1 流感病毒主要通过感染者打喷嚏或咳嗽等飞沫或气溶胶经呼吸道传播,也可通过口腔、鼻腔、眼睛等处黏膜直接或间接接触传播。接触患者的呼吸道分泌物、体液和被病毒污染的物品亦可能造成传播。此外,要考虑到粪口传播,因为许多患者有腹泻症状,可能存在粪便排毒。人类不会通过接触猪肉类或者食用猪肉类产品感染甲型 H1N1 流感。

4.易感人群

人群普遍易感,无特异免疫力,9～19 岁年龄发病率高,短期内学校可发生聚集性感染。以下人群为感染甲型 H1N1 流感病毒的高危患者:①妊娠期妇女。②肥胖者(体重指数≥40 危险度高,体重指数在 30～39 可能是高危因素)。③年龄＜5 岁的儿童(年龄＜2 岁更易发生严重并发症)。④年龄＞65 岁的老年人。⑤伴有以下疾病或状况者:慢性呼吸系统疾病、心血管系统疾病(高血压除外)、肾病、肝病、血液系统疾病、神经系统及神经肌肉疾病、代谢及内分泌系统疾病、免疫功能抑制(包括应用免疫抑制剂或 HIV 感染等致免疫功能低下)、19 岁以下长期服用阿司匹林者。以上人群如出现流感相关症状,较易发展为重症患者,应当给予高度重视,应尽早进行甲型 H1N1 流感病毒核酸检测及其他必要检查。

(四)发病机制与相关病理生理

甲型 H1N1 流感是一种流感病毒急性感染,发病机制既与病毒复制并直接造成细胞损伤和死亡有关,也与机体和病毒的免疫作用有关。病理发现主要来自尸体解剖,主要的病理改变为支气管和肺泡上皮细胞损伤,肺泡腔渗出、水肿,肺泡积血,中性粒细胞、淋巴细胞及单核样细胞浸润,部分肺组织形成以中性粒细胞浸润为主的脓肿灶。其他病理改变包括肺血栓形成和嗜血现象。

(五)临床特点

甲型 H1N1 流感是一种自限性的呼吸系统疾病,临床表现与季节性流感相似。大部分患者临床表现比较轻微,但具有高危因素的患者容易发展为重症甚至死亡。潜伏期一般为 1～7 天,多为 1～3 天,比普通流感、禽流感潜伏期长。

大多数患者有典型的流感样症状,表现为发热、咳嗽、咽痛和流鼻涕。8％～32％患者不发热。全身症状多见,如乏力、肌肉酸痛、头痛。恶心、呕吐和腹泻等消化道症状比季节性流感多见。严重症状包括气短、呼吸困难、长时间发热、神志改变、咯血、脱水症状、呼吸道症状缓解后再次加重。重症病毒性肺炎急性进展很常见,多出现起病后 4～5 天,可导致严重低氧血症、急性呼吸窘迫综合征、休克、急性肾衰竭。合并急性呼吸窘迫综合征的重症患者可以出现肺栓塞。14％～15％甲型 H1N1 流感表现为慢性阻塞性肺疾病或哮喘急性加重,或其他基础病急性加重。少见的临床综合征包括病毒性脑炎或脑病,出现意识不清、癫痫、躁动等神经系统症状以及急性病毒性心肌炎。新生儿和婴儿典型流感样症状少见,但可表现为呼吸暂停、低热、呼吸急促、发绀、嗜睡、喂养困难和脱水。儿童患者易出现喘息,部分儿童患者出现中枢神经系统损害。妊娠中晚期妇女感染甲型 H1N1 流感后较多表现为气促,易发生肺炎、呼吸衰竭等。妊娠期妇女感染甲型 H1N1 流感后可导致流产、早产、胎儿宫内窘迫、胎死宫内等不良妊娠结局。

(六)辅助检查

1.血常规检查

白细胞计数一般正常,重症患者可表现为淋巴细胞降低。部分儿童重症患者可出现白细胞计数升高。

2.血生化检查

部分患者出现低钾血症,少数患者肌酸激酶、天门冬氨酸氨基转移酶、丙氨酸氨基转移酶、乳酸脱氢酶升高。

3.病原学检查

(1)病毒核酸检测:以 RT-PCR(最好采用 real-time RT-PCR)法检测呼吸道标本(咽拭子、鼻拭子、鼻咽或气管抽取物、痰)中的甲型 H1N1 流感病毒核酸,结果可呈阳性。

(2)病毒分离:呼吸道标本中可分离出甲型 H1N1 流感病毒。

(3)血清抗体检查:动态检测双份血清甲型 H1N1 流感病毒特异性抗体水平呈 4 倍或 4 倍以上升高。

4.胸部影像学检查

甲型 H1N1 流感肺炎在胸部 X 线片和 CT 的基本影像表现为肺内片状影,为肺实变或磨玻璃密度,可合并网、线状和小结节影。片状影为局限性或多发、弥漫性分布,病变在双侧肺较多见。可合并胸腔积液。发生急性呼吸窘迫综合征时病变进展迅速,双肺有弥漫分布的片状影像。儿童患者肺炎出现较早,病变多为多发及弥漫分布,动态变化快,合并胸腔积液较多见。

(七)诊断

甲型 H1N1 流感的临床表现与季节性流感相同,因此,除流感病毒外,多种细菌、病毒、支原体、衣原体等亦可引起类似症状,包括呼吸道合胞病毒、副流感病毒、鼻病毒、腺病毒、冠状病毒、嗜肺军团菌感染等。临床表现均为不同程度的发热、咳嗽、咳痰、胸闷、气促、乏力、头痛和肌痛等,统称为流感样疾病。甲型 H1N1 流感病毒虽然是一种新型病毒,但是患者感染这种病毒后的症状表现却与上述疾病从临床表现上无法进行区分,很难从症状上判断是否感染了甲型 H1N1 流感。因此,最终确诊需要依据特异性的实验室检查,如血清学检查、核酸检测和病原体分离。

根据中华人民共和国国家卫生健康委员会甲型 H1N1 流感诊疗方案(2009 年第 3 版),本病的诊断主要结合流行病学史、临床表现和病原学检查,早发现、早诊断是防控与治疗的关键。

1.疑似患者

符合下列情况之一即可诊断为疑似患者。符合下述 3 种情况,在条件允许的情况下,可安排甲型 H1N1 流感病原学检查。

(1)发病前 7 天内与传染期的甲型 H1N1 流感疑似或确诊患者有密切接触,并出现流感样临床表现。密切接触是指在无有效防护的条件下照顾感染期甲型 H1N1 流感患者;与患者共同生活,暴露于同一环境;或直接接触过患者的气道分泌物、体液等。

(2)发病前 7 天内曾到过甲型 H1N1 流感流行(出现病毒的持续人间传播和基于社区水平的流行和暴发)的国家或地区,出现流感样临床表现。

(3)出现流感样临床表现,甲型 H1N1 流感病毒检测阳性,但未进一步排除既往已存在的亚型。

2.临床诊断患者

仅限于以下情况做出临床诊断:同一起甲型 H1N1 流感暴发疫情中,未经实验室确诊的流感样症状患者,在排除其他致流感样症状疾病时,可诊断为临床诊断患者。在条件允许的情况下,临床诊断患者可安排病原学检查。

甲型 H1N1 流感暴发是指一个地区或单位短时间内出现异常增多的流感样患者,经实验室检测确认为甲型 H1N1 流感疫情。

3.确诊患者

出现流感样临床表现,同时有以下一种或几种实验室检测结果即可确诊。

(1)甲型 H1N1 流感病毒核酸检测阳性(可采用 real-time RT-PCR 和 RT-PCR 方法)。

(2)血清甲型 H1N1 流感病毒的特异性中和抗体水平呈 4 倍或 4 倍以上升高。

(3)分离到甲型 H1N1 流感病毒。

4.重症与危重患者诊断

(1)重症患者:出现以下情况之一者为重症患者。①持续高热＞3 天,伴有剧烈咳嗽,咳脓痰、血痰,或胸痛。②呼吸频率快,呼吸困难,口唇发绀。③神志改变,反应迟钝、嗜睡、躁动、惊厥等。④严重呕吐、腹泻,出现脱水表现。⑤影像学检查有肺炎征象。⑥肌酸激酶和同工酶等心肌酶水平迅速增高。⑦原有基础疾病明显加重。

(2)危重患者:出现以下情况之一者为危重患者。①呼吸衰竭。②感染中毒性休克。③多脏器功能不全。④出现其他需进行监护治疗的严重临床情况。

(八)治疗原则

1.一般治疗

休息,多饮水,密切观察病情变化;对高热患者可给予退热治疗。

2.抗病毒治疗

此种甲型 H1N1 流感病毒目前对神经氨酸酶抑制剂奥司他韦、扎那米韦敏感,对金刚烷胺和金刚乙胺耐药。①奥司他韦:成人用量为 75 mg,每天 2 次,疗程为 5 天。对于危重或重症患者,奥司他韦剂量可酌情加至 150 mg,每天 2 次。对于病情迁延患者,可适当延长用药时间。1 岁及以上年龄的儿童患者应根据体重给药,体重不足 15 kg 者,予 30 mg,每天 2 次;体重 15～23 kg 者,予 45 mg,每天 2 次;体重 24～40 kg 者,予 60 mg,每天 2 次;体重＞40 kg 者,予 75 mg,每天 2 次。对于儿童危重症患者,奥司他韦剂量可酌情加量。②扎那米韦:用于成人及 5 岁以上儿童。成人用量为 10 mg 吸入,每天 2 次,疗程为 5 天。5 岁及以上儿童用法同成人。

对于临床症状较轻且无合并症的甲型 H1N1 流感患者,无须积极应用神经氨酸酶抑制剂。感染甲型 H1N1 流感的高危人群应及时给予神经氨酸酶抑制剂进行抗病毒治疗。开始给药时间应尽可能在发病 48 小时以内(以 36 小时内为最佳),不一定等待病毒核酸检测结果,即可开始抗病毒治疗。孕妇在出现流感样症状之后,宜尽早给予神经氨酸酶抑制剂治疗。对于就诊时即病情严重、病情呈进行性加重的患者,须及时用药,即使发病已超过 48 小时,亦应使用。

3.其他治疗

(1)如出现低氧血症或呼吸衰竭,应及时给予相应的治疗措施,包括氧疗或机械通气等。

(2)合并休克时给予相应抗休克治疗。

(3)出现其他脏器功能损害时,给予相应支持治疗。

(4)出现继发感染时,给予相应抗感染治疗。

(5)妊娠期的甲型 H1N1 流感危重患者,应结合患者的病情严重程度、并发症和合并症发生情况、妊娠周数及患者和家属的意愿等因素,考虑终止妊娠的时机和分娩方式。

(6)对危重患者,也可以考虑使用甲型 H1N1 流感近期康复者恢复期血浆或疫苗接种者免疫血浆进行治疗。对发病 1 周内的危重患者,在保证医疗安全的前提下,宜早期使用。推荐用法:一般成人100～200 mL,儿童酌情减量,静脉输入。必要时可重复使用。使用过程中,注意变态反应。

(九)预防

目前中国甲型 H1N1 流感虽处于低发期,但国外有些国家仍然处在高发状态,形势依然严峻,不能掉以轻心。控制人感染甲型 H1N1 流感病毒,其关键在于预防。

1.控制传染源

积极监测疫情变化。一旦监测发现甲型 H1N1 流感患者,立即按照有关规定对疫源地彻底消毒。对确诊患者、疑似患者进行住院观察、预防隔离治疗。对与患者有密切接触者进行登记,给予为期 7 天的医学观察和随访,并限制活动范围,做到早发现、早报告、早诊断、早治疗。

2.切断传播途径

消毒是切断传播途径控制甲型 H1N1 流感病毒感染的重要措施之一。

(1)彻底消毒感染者工作及居住环境,对病死者的废弃物应立即就地销毁或深埋。

(2)收治患者的门诊和病房按禽流感、SARS 标准做好隔离消毒:①医护人员要增强自我防护意识,进行标准防护。首先要勤洗手,养成良好的个人卫生习惯,用快速手消毒液消毒。进入污染区要穿隔离衣、戴口罩、帽子、手套,必要时戴目镜,学会正确穿脱隔离衣。②用过的体温计用 75% 的乙醇浸泡 15 分钟,干燥保存;血压器、听诊器每次使用前后用 75% 的乙醇擦拭消毒;隔离衣、压舌板使用一次性用品,保证不被交叉感染。③保持室内空气清新流通,对诊室、病房、教室、宿舍等公共场合进行空气消毒,采用循环紫外线空气消毒器,用乳酸 $2\sim4$ mL/100 m² 或者过氧乙酸 $2\sim4$ g/m³ 熏蒸,用 1%~2% 漂白粉或含氯消毒液喷洒。④防止患者排泄物及血液污染院内环境、医疗用品,一旦污染需用 0.2%~0.4% 的 84 消毒液擦拭消毒,清洗干净,干燥保管。⑤所用抹布、拖布清洁区、污染区分开使用,及时更换,经常用 0.2% 的 84 消毒液擦拭桌子表面、门把手等物体表面,感染性垃圾用黄色塑料袋分装,专人焚烧处理。

(3)患者的标本按照不明原因肺炎患者要求进行运送和处理。

3.保护健康人群

(1)保持室内空气流通,每天开窗通风 2 次,每次 30 分钟。注意家庭环境卫生,保持室内及周围环境清洁。

(2)避免接触生猪或前往有猪的场所;避免到人多拥挤或通风不良的公共场所,接触流感样症状(发热、咳嗽、流涕)或肺炎等呼吸道患者,特别是儿童、老年人、体弱者和慢性病患者。

(3)养成良好的个人卫生习惯,经常使用肥皂和清水洗手,尤其在咳嗽或打喷嚏时,应用使纸巾、手帕遮住口鼻,然后将纸巾丢进垃圾桶;打喷嚏、咳嗽和擦鼻子后要洗手,必要时应用乙醇类洗手液;接触呼吸道感染者及其呼吸道分泌物后要立即洗手,接触确诊或疑似患者时要戴口罩。

(4)保持良好的饮食习惯,注意多喝水,营养充分,不吸烟,不酗酒。保证充足睡眠,勤于锻炼,减少压力。

(5)如出现流感样症状(发热、咳嗽、流涕等),应及时到医院检查治疗,不要擅自购买和服用药物,并向当地卫生机构和检验部门说明。确诊为流感者应主动与健康人隔离,尽量不要去公共场所,防止传染他人。

(6)对健康人群进行甲型 H1N1 流感疫苗预防接种。疫苗能增加人群的免疫力和降低病毒的复制能力,减慢感染扩散,降低流行峰值的高度,是个人预防的重要措施。儿童免疫接种达到 70% 的覆盖率即能有效地减轻流感在儿童中的流行,并能降低与其接触的社区人群的感染率。灭活流感疫苗和减毒活疫苗是目前批准使用的甲型 H1N1 流感疫苗。美国推荐用常规灭活流感疫苗预防接种 6~59 个月的儿童,鼻喷剂减毒活疫苗只推荐在 5 岁以上儿童中使用。人群大规模接种流感疫苗可能会发生严重不良反应,必须引起高度重视。

二、护理评估

(一)流行病学评估

1.可能的传播途径

甲型 H1N1 流感病毒可通过感染者咳嗽和打喷嚏等传播,接触受感染的生猪、接触被人感染甲型 H1N1 流感病毒污染的环境、与感染甲型 H1N1 流感病毒的人发生接触。

2.传染源

甲型 H1N1 流感患者为主要传染源。虽然猪体内已发现甲型 H1N1 流感病毒,但目前尚无证据表明动物为传染源。

3.易感人群

老人和儿童、从疫区归来人员、甲型 H1N1 流感病毒实验室研究人员、体弱多病者易感。

(二)健康史评估

(1)了解患者的年龄、性别、身高、体重、营养状况等。

(2)询问患者起病的时间,起病急缓程度,有无发热、咳嗽、喉痛、头痛等全身症状。有无腹泻、呕吐肌肉痛等;询问患者既往治疗史,效果如何,服用过何种药物,服药的时间、剂量、疗效如何,有无不良反应。

(3)询问患者是否与猪流感患者有过密切接触。

(三)身体评估

(1)评估患者的体温、血压、脉搏;监测并记录体温的变化;评估患者的全身状况,有无身体疼痛、头痛、疼痛持续时间、头痛的性质,有无呕吐、腹泻,眼睛是否发红;进行体格检查。

(2)评估患者有无潜在并发症,如严重肺炎、急性呼吸窘迫综合征、肺出血、胸腔积液、全血细胞减少、肾衰竭、败血症、休克及 Reye 综合征等。

(四)心理-社会评估

由于患者对疾病缺乏认识,对隔离制度的不理解,容易产生恐惧、焦虑的心理,评估患者的精神状态,心理状况;评估其家庭支持系统对患者的关心和态度,对消毒隔离的认识。

(五)辅助检查结果评估

1.外周血象

白细胞计数一般不高或降低。

2.病原学检查

(1)病毒核酸检测:以 RT-PCR 法检测呼吸道标本中的甲型 H1N1 流感病毒核酸,结果可呈阳性。

(2)病毒分离:呼吸道标本中可分离出甲型 H1N1 流感病毒。合并病毒性肺炎时肺组织中亦可分离出该病毒。

3.血清学检查

动态检测血清甲型 H1N1 流感病毒特异性中和抗体水平呈 4 倍或 4 倍以上升高。

4.影像学检查

可根据病情行胸部影像学等检查。合并肺炎时肺内可见斑片状炎性浸润影。

三、护理诊断/问题

(一)体温过高
体温过高与病毒血症有关。

(二)焦虑
焦虑与知识缺乏、隔离治疗等有关。

(三)潜在并发症
潜在并发症如肺炎、急性呼吸窘迫综合征、肺出血、胸腔积液等。

(四)有传播感染的危险
传播感染与病原体播散有关。

四、护理措施

(一)隔离要求
1.疑似患者

疑似患者安排单间病室隔离观察,不可多人同室。

2.确诊患者

确诊患者由定点医院收治。收入甲型 H1N1 流感病房,可多人同室。

3.孕产期妇女感染甲型 H1N1 流感

孕妇感染甲型 H1N1 流感进展较快,较易发展为重症患者,应密切监测病情,必要时住院诊治,由包括产科专家在内的多学科专家组会诊,对孕产妇的全身状况以及胎儿宫内安危状况进行综合评估,并进行相应的处理。如果孕妇在妇幼保健专科医院进行产前检查,建议转诊至综合医院处理。接受孕产期妇女甲型 H1N1 流感转诊患者的医院必须具备救治危重新生儿的能力。孕产期妇女辅助检查应根据孕产期情况进行产科常规项目检查。孕妇行胸部影像学检查时注意做好对胎儿的防护。

(1)待产期的甲型 H1N1 流感患者应在通风良好的房间单独隔离。

(2)分娩期的甲型 H1N1 流感患者应戴口罩,防止新生儿感染甲型 H1N1 流感。分娩过程中加强监护,并使患者保持乐观情绪。与患者有接触的医护人员和其他人员均应戴防护面罩和手套,穿隔离衣。使用隔离分娩室或专用手术间,术后终末消毒。在产后立即隔离患甲型 H1N1 流感的产妇和新生儿,可降低新生儿感染的风险。新生儿应立即转移至距离产妇 2 m 外的辐射台上,体温稳定后立即洗澡。

(3)患甲型 H1N1 流感的产妇产后应与新生儿暂时隔离,直至满足以下全部条件:①服用抗病毒药物 48 小时后。②在不使用退烧药的情况下 24 小时没有发热症状。③无咳嗽、咳痰。满足上述条件的产妇,可直接进行母乳喂养。在哺乳前应先戴口罩,用清水和肥皂洗手,并采取其他防止飞沫传播的措施。在发病后 7 天之内,或症状好转 24 小时内都应采取上述措施。鼓励产后母乳喂养,母乳中的保护性抗体可帮助婴儿抵抗感染。为避免母乳喂养过程中母婴的密切接触,隔离期间可将母乳吸出,由他人代为喂养。

(4)甲型 H1N1 流感的患者分娩的新生儿属于高暴露人群,按高危儿处理,注意观察有无感染征象,并与其他新生儿隔离。

(5)曾患甲型 H1N1 流感的产妇出院时,应告知产妇、亲属和其他看护人预防甲型 H1N1 流感和其他病毒感染的方法,并指导如何监测产妇及婴儿的症状和体征。出院后加强产后访视和新生儿访视,鼓励产妇继续母乳喂养。

(二)常规护理

实行严密隔离制度,嘱患者多卧床休息,多饮水,进食清淡、易消化、富含营养的食物。

(三)病情观察

严密监测患者的生命体征,记录患者体温、血压、心率的变化,记录出入量;评估患者的精神状态,意识情况;观察患者有无呼吸困难、少尿等症状,若有,提示有并发症的发生,及时通知医师,配合治疗。

(四)用药护理

人类已研制出的所有流感疫苗对于猪流感都无效,但人感染猪流感是可防、可控、可治的。及早应用抗病毒药物,在进行常规抗病毒治疗的过程中,观察药物的疗效及不良反应,鼓励患者坚持治疗。为防止细菌感染的发生,可应用抗生素。

(五)心理护理

由于患者对甲型流感的认识不足,对隔离制度的不理解,容易产生焦虑、恐惧、孤独感;护理工作人员应热心地与患者交流,回答患者提出的问题,向患者及家属讲解此病的传播途径,隔离的意义,鼓励患者配合治疗,树立与疾病作斗争的信心,争取早日康复。

(六)健康教育

(1)勤洗手,养成良好的个人卫生习惯。

(2)睡眠充足,多喝水,保持身体健康。

(3)应保持室内通风,少去人多不通风的场所。

(4)做饭时生熟分开很重要,猪肉烹饪至 71 ℃以上,以完全杀死猪流感病毒。

(5)避免接触生猪或前往有猪的场所。

(6)咳嗽或打喷嚏时用纸巾遮住口鼻,如无纸巾不宜用手,而是用肘部遮住口鼻。

(7)常备治疗感冒的药物,一旦出现流感样症状(发热、咳嗽、流涕等),应尽早服药对症治疗,并尽快就医,不要上班或上学,尽量减少与他人接触的机会。

(8)避免接触出现流感样症状的患者。

(七)出院标准

根据中国卫生健康委员会甲型 H1N1 流感诊疗方案,达到以下标准可以出院。

(1)体温正常 3 天,其他流感样症状基本消失,临床情况稳定,可以出院。

(2)因基础疾病或合并症较重,需较长时间住院治疗的甲型 H1N1 流感患者,在咽拭子甲型 H1N1 流感病毒核酸检测转为阴性后,可从隔离病房转至相应病房做进一步治疗。

五、护理效果评估

(1)患者体温逐渐恢复正常。

(2)患者能自我调节情绪,焦虑减轻。

(3)患者遵守隔离制度,坚持合理用药。

(4)患者无并发症的发生。

(5)住院期间没有新的感染患者。

(种红侠)

第二节 麻 疹

麻疹是由麻疹病毒引起的具有高度传染性的急性呼吸道疾病。临床上以发热、流涕、咳嗽、眼结膜炎、特殊的口腔黏膜斑及皮肤斑丘疹为特征。自1965年广泛应用我国自制的麻疹减毒活疫苗以来,发病率迅速下降,目前已基本控制了麻疹的流行。只有执行计划免疫较差的农村偶有局部小流行。本病已被国际消灭疾病特别工作组(ITFDE)列入全球可能消灭的8种传染病之一。

麻疹病毒属副黏液病毒科,但无特殊的神经氨酸酶活力。为核糖核酸病毒(RNA),大亚型。电镜下一般呈球形,有时呈丝状。经组织细胞培养连续传代后逐渐失去致病性,但仍保留其免疫性。常以人羊膜、鸡胚细胞培养传代,适当减毒后制成疫苗。

麻疹病毒在体外极不稳定,对热、紫外线及脂肪溶剂(如乙醚、氯仿)极为敏感,56 ℃ 30分钟可灭活,pH=7时生存好,pH<5或>10时均被灭活。随飞沫排出的病毒在室温下其活力至少维持34小时,若病毒悬存于含有蛋白质的物质中,其存活时间可延长,受蛋白质保护的麻疹病毒可在−70 ℃保存活力五年以上。

麻疹病毒从上呼吸道及眼结膜侵入人体,先在黏膜上皮细胞内及附近淋巴组织进行繁殖,引起局部炎症后侵入血流,形成第一次病毒血症;病毒散布于全身单核-吞噬细胞系统大量繁殖,再次侵入血流形成第二次病毒血症,引起全身中毒症状和皮疹。

当麻疹病毒侵犯各种组织细胞时,主要引起单核细胞浸润,在这类病灶中可出现多核巨细胞。呼吸道分泌物中找到多核巨细胞有助于早期诊断。麻疹黏膜斑系黏膜下炎症,局部充血、渗出、细胞浸润、坏死与角化。皮疹系真皮层内毛细血管内皮细胞肿胀、增生、单核细胞浸润、毛细血管扩张、红细胞和血浆渗出所致。以后表皮细胞变性、坏死、角化,出现落屑现象。皮疹处毛细血管内血液淤滞,红细胞破坏,遗留色素沉着,2~3周消失。

一、护理评估

(一)流行病学资料

1.传染源

急性患者为唯一的传染源,患者从潜伏期最后1~2天(即接触患者后9~10天)起都具传染性,前驱期最显著,出疹后即很快降低,疹退时一般已无传染性。一般从接触患者后7天起到出疹后5天均应隔离。

2.传播途径

主要由急性期患者直接经呼吸道传播,病毒随飞沫到达受染者鼻部,也可能经眼结膜侵入。在密切接触的儿童之间也可经污染病毒的手传播,麻疹传染性极强。

3.人群易感性

未患过麻疹、也未接种过麻疹疫苗的人,无抵抗麻疹病毒的免疫力称为易感者,易感者接触患者后90%以上可得病。5岁以下的小儿普遍易感,在偏远山区易感人群的年龄可偏大。

4.流行特征

四季均可发病,在亚热带以冬春季多见,赤道地区以干热季节多见。发病率没有男女差别。

也无种族差异。根据流行病学调查发现,人群由隐性感染获得免疫力者不在少数,无麻疹病史者抗体阳性率可高达8.5%～33%。

(二)身心状态

1.症状、体征

(1)典型麻疹:潜伏期一般在6～21天,感染严重或因输血获感染者可短至6天,接受过免疫制剂或曾接种过麻疹疫苗而发病时,潜伏期可长至3～4周。典型麻疹可分为三个阶段。①前驱期:可持续1～8天,一般为3～5天,此期起病较急,主要表现为发热、咳嗽、流涕等上呼吸道感染症状及眼结膜充血、分泌物增加、畏光、流泪等结膜炎表现。口腔及咽部黏膜充血明显,发病后2～3天可在第一磨牙对面的颊黏膜上出现麻疹黏膜斑,为麻疹前驱期的特征性体征,有早期诊断价值,黏膜斑一般维持2～3天,迅速消失。②出疹期:起病后3～5天,当呼吸道症状及体温达高峰时开始出疹,常在黏膜斑出现后2天。出疹顺序首先从耳后、发际开始,渐及前额、面部、颈,自上而下至胸、腹、背,再至四肢,直到手心、足底,多在3天出齐。皮疹大小不等,稀疏分明,初为淡红色斑丘疹,压之褪色,而后皮疹增多加密,相互融合成片状,呈暗红色,疹间皮肤正常。随皮疹出现至高潮全身毒血症状亦渐加重,体温可达40℃以上,精神萎靡,咳嗽加剧,呼吸急促,结膜红肿,畏光,上睑水肿,可伴有消化道症状如腹泻、呕吐等。重者嗜睡、谵妄或抽搐。出疹期成人中毒症状常比小儿重,皮疹多密集,但并发细菌感染者较婴幼儿为少。③恢复期:当皮疹和中毒症状发展到高峰后,体温常于12～24小时内较快下降。随之呼吸道症状减轻,精神、食欲好转。热退后2～3天,皮疹按出疹顺序依次消退,留下浅棕色色素沉着斑,伴糠麸样细小脱屑,以躯干为多,2～3周内退尽。若无并发症,自起病至疹退为10～14天。

(2)非典型麻疹。分为以下三型。①重型麻疹:由于患者体弱、有病、免疫力低或继发细菌感染等并发症使病情加重,如出现严重中毒症状;伴有内脏出血;皮疹呈疱疹样并融合成大疱;或者出现呼吸循环衰竭。并发细菌性或其他病毒性肺炎也属重症。②轻型麻疹:人体对麻疹病毒有一定的免疫力或者第二次得麻疹均可表现为轻症。潜伏期长(3～4周),发病轻,前驱期短而不明显,呼吸道症状轻,麻疹黏膜斑不典型,全身症状轻微,皮疹稀疏色淡,病程短,较少发生并发症,但病后所获的免疫力与患典型麻疹者相同。③异型麻疹:主要发生在以往接种过麻疹灭活疫苗者。主要表现为前驱期突发高热,达39℃以上,常伴有头痛、肌痛、干咳、呕吐,大多无典型的麻疹黏膜斑。皮疹从四肢远端腕部、踝部开始,向心性扩散到达整个四肢及躯干。常伴有四肢水肿。上呼吸道症状不明显。多半无流涕、眼结膜炎等。

(3)并发症:部分患者可并发肺炎、喉炎、中耳炎、心功能不全、脑炎等并发症。①肺炎:由细菌或其他病毒引起的继发性肺炎,为麻疹最常见的并发症。大多发生在出疹期,以5岁以下小儿为多见。表现为皮疹出齐后发热持续不退,气急、缺氧症状加重,肺部啰音增多,中毒症状严重,可伴发吐泻、脱水、酸中毒,甚至出现昏迷、惊厥、心力衰竭等症状。金黄色葡萄球菌感染容易并发脓胸、脓气胸、肺脓肿、心包炎等。在麻疹住院患者中,麻疹并发肺炎为引起死亡的最主要原因。②喉炎:为常见的并发症,多由继发细菌感染所引起,表现为声嘶、哮吼、频咳、呼吸困难、缺氧及胸部三凹征等。呼吸道梗阻严重者宜及早作气管切开。③中耳炎:多发生于年幼儿,为常见的并发症,由继发细菌感染引起。而采用抗生素治疗后乳突炎已不多见。④心功能不全:麻疹出疹期中毒症状明显,2岁以下幼儿常导致心功能不全,表现为气促、面色苍白、发绀、烦躁不安、四肢厥冷、脉细速、心音低弱,皮疹不能诱发或突然隐退,肝脏可急剧增大,病情危重。少数患者可伴明显的心肌炎或心包炎。⑤神经系统并发症:麻疹脑炎是由麻疹病毒直接侵犯脑组织所致,主要表现为高热、头痛、呕吐、嗜睡、神志不清、惊厥及强直性瘫痪等。大多数患者可痊愈。少数患者可留有智力障碍、瘫痪、癫痫、失明、耳聋等后遗症,发病率为 $0.01\% \sim 0.5\%$。极少数(1/10 万)患者可发生亚急性硬化性全脑炎。

2.心理-社会评估

麻疹多为幼儿患病,患儿常易产生恐惧、烦躁、孤独等不良心理反应。当出现并发症时可出现害怕或淡漠等情绪反应,应及时评估患儿的心理状态,帮助其掌握对疾病的正确应对方式。要评估社区群众对疾病的了解程度及参与防治疾病的态度。

(三)实验室检查

白细胞计数正常或稍高,出疹期减少,淋巴细胞相对增多,病程第一周时,取患者鼻咽部分泌物涂片作瑞氏染色可找到多核巨细胞,对麻疹的诊断有重要参考意义。用荧光抗体检查脱落细胞中的麻疹病毒抗原,有早期快速诊断价值。用酶联免疫吸附试验或免疫血清荧光法检测患者血清中的麻疹 IgM 抗体,可作为早期特异性诊断方法。有条件者可做病毒分离,但阳性率低。

二、护理诊断

(一)体温过高

体温过高与病毒感染有关。

(二)有皮肤完整性受损的危险

危险与皮疹、麻疹黏膜斑有关。

(三)营养失调-低于机体需要量

营养失调-低于机体需要量与厌食、消耗增多有关。

(四)有传播感染的危险

危险与病原体播散有关。

(五)潜在并发症

1.肺炎

肺炎与继发感染有关。

2.心功能不全

心功能不全与心肌炎有关。

3.脑炎

脑炎与麻疹病毒侵犯脑组织有关。

三、护理目标

(1)体温恢复正常。

(2)出疹顺利。

(3)饮食合理,皮肤完整性保持良好。

(4)住院期间未产生新的并发症。

(5)不造成疾病的传播。

四、护理措施

(一)休息与营养

病室应保持安静,室温以 20 ℃左右为宜,相对湿度维持在50％～60％,室内空气要保持流通,不可紧闭门窗,也应避免直接吹风。室内光线要柔和,防止强光对患者眼睛的刺激。麻疹患者在病程中须卧床休息,并延长睡眠时间。医护人员要合理安排各种诊疗操作,尽量集中时间进行,以保证患者的休息和减少交叉感染的机会。待体温正常、皮疹消退且咳嗽停止后,方可允许患者下床活动。

饮食应富有营养且易于消化,如米汁、豆浆、牛奶、藕粉、稀饭、面条等,对有明显腹胀及消化不良者可暂时只给米汁及脱脂奶。各种饮食应避免油腻或含刺激性调料,并按少量多餐的原则轮流调换供给。给予维生素 A、B、C、D 以补充消耗。及时补充水分,随时给予果汁、鲜芦根水或开水。当患者有呛咳现象时饮水宜少量、频喂,以保证充足的水分供给和足够的尿量。至恢复期应逐渐增加患者饮食,保证营养。脱水、不能进食或进食过少者,应予以静脉输液,注意电解质及酸碱平衡。

(二)病情观察

注意观察体温、脉搏、呼吸及精神神志状态等。遇有体温过高、躁动不安、皮疹消退后再度发热、脉率及呼吸速率改变、呼吸困难、手足发凉及发绀等,均应及时报告医师并给予相应的处理。出疹期应密切观察出疹顺序、分布情况及皮疹色泽等。如出现体温过高或过低、皮肤灼热无汗、肢端发凉;或大汗淋漓、焦躁不安甚至谵妄、抽搐;或出疹延迟、分布稀少、隐约不出、出而复隐、疹色过淡、过暗等,均反映出疹过程不顺利,提示可能有并发症,需及时检查治疗。

(三)皮肤护理

(1)保持床褥干燥、清洁、无皱褶,盖被宜轻软,衣着应宽适,勤换内衣,切忌紧衣厚被"捂汗发疹"。

(2)每天常规行臀部及阴部护理一次,大小便后及时更换尿布,保持肛门及外阴清洁。腹泻者应在每次便后清洗肛门和会阴部,局部可撒滑石粉或痱子粉。

(3)出疹期宜保持皮肤温暖潮湿或微汗为宜。对皮肤灼热无汗、高热及皮疹迟迟不出者,应进行温水擦浴,可促进皮肤血液循环,增加机体散热,有助于皮疹的透发。

(4)疹盛时及疹退后患者常有皮肤瘙痒,应剪短指甲,防止抓伤皮肤。皮肤瘙痒者可擦以碳酸氢钠溶液或炉甘石洗剂。疹退后若皮肤干燥,可涂以油类或液状石蜡润滑皮肤。

(四)五官护理

1.眼

前驱期麻疹病毒所致的眼结膜炎很显著,严重者可导致永久性失明,故应密切观察眼部情况,做好眼部护理,预防眼部并发症。每天常规用生理盐水或 2％～4％硼酸溶液冲洗双眼 2～3 次,每次冲洗后滴0.25％氯霉素眼药水或涂抗生素眼膏。发现角膜干燥或夜盲现象等,可用鱼肝油眼液与氯霉素眼药水交替使用,同时口服浓缩鱼肝油滴剂或鱼肝油丸,必要时肌内注射维生素 A 和维生素 D 注射液。

2.耳

婴儿的咽鼓管短,位置低而平,患麻疹时上呼吸道炎性分泌物可随呛咳经咽鼓管进入鼓室,引起急性化脓性中耳炎,当患儿有高热、耳痛、烦躁哭闹、鼓膜充血、白细胞计数及中性粒细胞增高时,应警惕中耳炎的发生。可用3％过氧化氢液反复洗净外耳道后以棉签擦干,滴注 0.25％氯霉素或新霉素溶液,同时给予抗生素口服或肌内注射。

3.鼻

病程中应随时清除鼻腔分泌物,以保持鼻道通畅。对已形成的鼻痂需用温水或油类滋润后予以清除,对鼻腔黏膜充血肿胀显著而妨碍通气者,可滴入 0.5%～1% 麻黄素,每天 3～4 次,以促进血管收缩、黏膜消肿并减少鼻腔分泌物。

4.口腔

麻疹患者应做好口腔护理,每天常规用温水或朵贝氏液彻底清洗口腔 2～3 次,每次进食后用温水漱口,以保持口腔清洁,黏膜湿润。口唇或口角干裂者,应局部涂以甘油或 4% 硼酸软膏。口腔黏膜溃疡者,先以 1%～3% 过氧化氢溶液清洗干净,并发鹅口疮者,先以 2%～5% 碳酸氢钠溶液清洗,然后局部涂以西瓜霜、冰硼散或 1% 甲紫,合并坏死性龈口炎甚至走马疳的患者,除局部处理外,还应肌内注射足量青霉素,并给予各种维生素,必要时输血或血浆。

(五)对症护理

(1)高热对患者不利,但体温太低可影响发疹,故前驱期尤其是出疹期,如体温不超过 39 ℃,可不予处理。对体温过高或有高热惊厥史的婴幼儿,可酌情适当退热。高热无汗且伴出疹不顺利者,可用温水或温薰洗液擦浴,忌用酒精擦浴,以免刺激皮肤影响皮疹透发。也不可用冰敷或冰水灌肠,可服用小量退热剂如阿司匹林、对乙酰氨基酚等,以使体温略降为宜,防止大汗淋漓使体温骤降至常温以下引起虚脱,伴有烦躁不安者可酌情使用镇静剂如苯巴比妥钠等。

(2)患者出现频繁呛咳、影响进食和睡眠时可酌情给予止咳祛痰剂,如棕色合剂、复方喷托维林糖浆等。对咳嗽伴气急或呼吸困难者,需注意有无并发肺炎。

(3)患麻疹时肠道黏膜呈浆液性炎症改变,加之发热等中毒症状,婴幼儿常有腹胀、消化不良及腹泻。护理时应注意补充足够液体,保持臀部清洁干燥。给予果汁、藕粉等易消化食物,减少糖、脂肪及易发酵产气的饮食,并适当补充钾盐。频繁腹泻者可口服铋剂,如有电解质及酸碱平衡紊乱应及时予以纠正。若大便呈脓血状或应用广谱抗菌药物至恢复期仍腹泻频繁者,则应及时留取大便送检,观察是否有夹杂症或二重感染。

(六)并发症护理

1.肺炎

监测生命体征,加强巡视,密切观察病情变化,如出现高热、呼吸困难、发绀或出疹不顺利者,应立即与医师联系。呼吸困难者取半卧位,经常帮助患者翻身、排痰,保持患者舒适,有发绀者给氧,可采取鼻导管法或塑料漏斗法。及时清除呼吸道分泌物,适当给予止咳祛痰药。分泌物黏稠不易排除者,可予以药物雾化吸入,以改善呼吸功能。如继发细菌感染,应遵医嘱给予抗生素治疗,中毒症状重者加激素治疗和支持治疗。

2.心功能不全

监测生命体征和心电监护,密切观察病情变,化及时与医师联系。严重心肌炎患者遵医嘱给予激素治疗。心力衰竭者遵医嘱给予洋地黄制剂,每次用药前测脉搏或心率,婴幼儿低于 100 次/分或儿童低于80 次/分不可给药,并通知医师。在用洋地黄过程中,应密切观察有无恶心、呕吐、眩晕、头痛、心动过缓或心律失常等中毒症状。有末梢循环不良者按感染性休克处理。

(七)防止疾病的传播

1.健全疫情报告制度

注意早期发现并隔离好首例患者,对患者应严密隔离,对所有有接触史的易感者应在接触后第8～21天进行医学观察,如有发病立即隔离。一般呼吸道隔离至出疹后5天,有并发症者(如肺炎)可延长到出疹后10天。

2.定时开窗通风换气

患儿被褥、衣物及玩具可置流通空气或日光下消毒1～2小时,工作人员应严格执行消毒隔离及探视制度。患呼吸道感染或皮肤化脓感染者不得进入麻疹病区,更不能接触麻疹患者。

3.预防接种

每年流行期前一个月,对年龄8个月以上的易感者皮下注射麻疹疫苗0.2 mL,12天后开始产生抗体,免疫力可维持3～5年,以后可按期复种。有密切接触史的年幼或体弱易感儿,可进行被动免疫。被动免疫的方法有:①丙种球蛋白每千克体重0.2～0.3 mL,肌内注射;②胎盘球蛋白每千克体重0.4～0.6 mL,肌内注射;③成人全血30～60 mL,分别注入两侧臀肌内,或分2～3次逐天注射,若采用血浆,则剂量减半。被动免疫在接触后4天内给予,可免于发病;8天内给予,虽不能防止发病,但可减轻病情。

五、护理评价

(1)患者体温逐渐恢复正常。

(2)麻疹透发顺利。

(3)保持皮肤完整性。

(4)患者家属能提供符合要求的饮食,患者能按要求进食。

(5)家属了解麻疹的流行病学知识、临床经过及并发症,掌握有关的消毒隔离知识。

(6)住院期间患者没有发生新的潜在并发症。

(种红侠)

第三节　狂　犬　病

一、疾病概述

(一)概念和特点

狂犬病又名恐水症,是由狂犬病毒引起的,以侵犯中枢神经系统为主的急性人畜共患传染病,临床表现为特有的恐水、怕风、恐惧不安、流涎和咽肌痉挛、进行性瘫痪等。

狂犬病毒易为紫外线、季铵化合物、碘酒、高锰酸钾、酒精、甲醛等灭活,加热100 ℃,2分钟可灭活。传染源主要是狂犬,其次是猫、猪、牛及马等家畜和兽类。传播途径主要通过咬伤传播,也可由带病毒唾液经伤口、抓伤、舔伤的黏膜和皮肤侵入。人群普遍易感。

(二)发病机制与相关病理生理

狂犬病毒自皮肤或黏膜破损处侵入人体后,对神经组织有强大的亲和力,由于迷走、舌咽及舌下脑神经核受损,导致吞咽肌及呼吸肌痉挛,可出现恐水、吞咽和呼吸困难等症状。交感神经受累时可出现唾液分泌和出汗增多。迷走神经节、交感神经节和心脏神经节受损时引起心血管功能紊乱,可致猝死。病理变化主要为急性弥漫性脑脊髓炎,以大脑基底面海马回、脑干及小脑损害最为明显。特征性病变是神经细胞浆内可见嗜酸性包涵体,称为内格里小体,为狂犬病毒的集落,位于细胞质内,呈圆形或椭圆形,与红细胞大小相似,染色后呈樱桃红色,具有诊断意义。

(三)临床特点

潜伏期 5 天至 19 年或更长。潜伏期的长短与入侵病毒的数量、被咬部位和机体免疫力有关。典型患者可有三期经过,全程一般不超过 6 天。

1.前驱期

在愈合的伤口处及其相应的神经支配区有痒、痛、麻及蚁走等异样感觉,此为最有意义的早期症状。

2.兴奋期

高度兴奋,极度恐怖表情,发作性咽肌痉挛,有恐水、怕风、怕光、怕声等表现,其中恐水为本病的特征。严重发作时可出现全身肌肉阵发性抽搐,或因呼吸肌痉挛致呼吸困难和发绀。体温可上升至 38～40 ℃。交感神经功能亢进及不能吞咽,表现为大量流涎、大汗淋漓,心率加快,血压上升。患者神志清楚。

3.麻痹期

肌肉痉挛停止,全身弛缓性瘫痪,逐渐进入昏迷状态,最后因呼吸、循环衰竭而死亡。

(四)辅助检查

1.实验室检查

血常规及脑脊液检查,病毒分离检查,内格里小体检查。

2.免疫学检查

用酶联免疫吸附试验法检测脑组织涂片、唾液或尿沉渣中的病毒抗原。

3.核酸检测

RT-PCR 可用于检测狂犬病毒 RNA,灵敏度高。

(五)治疗原则

狂犬病目前尚无特效治疗方法,重点是暴露前和暴露后的预防接种以及伤口的及时处理。发病后以对症综合治疗为主。

1.对症治疗

补充水、电解质及热量,纠正酸碱失衡;对烦躁、痉挛的患者予镇静药;脑水肿患者予脱水治疗;必要时可行气管切开,给氧防止呼吸肌痉挛导致窒息。

2.抗病毒治疗

可用干扰素、胸腺素、阿糖腺苷等抗病毒治疗。

二、护理评估

(一)流行病学史评估

评估患者有无动物咬伤、抓伤、舔伤史。

(二)一般评估

(1)严密观察呼吸、脉搏、心率、心律、体温、意识及瞳孔变化,尤其是呼吸频率、节律的改变,注意有无呼吸困难、发绀,记录抽搐部位、发作次数和持续时间。

(2)观察伤口及患者有无主诉相应的神经支配区有痒、痛、麻及蚁走等异样感觉。注意患者有无高度兴奋、恐水、怕风表现,痉挛发作的部位、持续时间,发作时有无出现幻觉、精神异常。

（3）评估意识、生命体征、瞳孔、皮肤、出入量等记录结果。

（三）身体评估

1.头颈部

观察患者有无流涎，大汗淋漓，有无口唇发绀。

2.肺部

评估患者心肺听诊有无心动过速，双肺有无干、湿啰音。

3.腹部

腹部叩诊有无腹胀，有无尿潴留。

4.其他

评估患者咬伤部位情况。观察皮肤弹性情况，有无脱水。有无中枢神经系统受损相应的体征，腱反射有无消失。

（四）心理-社会评估

患者在疾病治疗过程中的心理反应与需求，家庭及社会支持情况，引导患者正确配合疾病的治疗与护理。

（五）辅助检查结果评估

评估患者电解质、酸碱平衡是否失衡。

（六）常用药物治疗效果的评估

1.镇静类药评估要点

评估患者是否逐渐平静，能否配合治疗；抽搐是否控制。

2.β受体阻滞剂评估要点

评估患者心动过速的控制情况，心律正常，血压维持正常。

三、护理诊断/问题

（一）皮肤完整性受损

皮肤完整性受损与病犬、病猫等动物咬伤或抓伤有关。

（二）有受伤的危险

受伤与患者兴奋、狂躁、出现幻觉等精神异常有关。

（三）有窒息的危险

窒息与病毒损害中枢神经系统导致呼吸肌痉挛有关。

（四）恐惧

恐惧与疾病引起死亡的威胁有关。

四、护理措施

（一）伤口处理

咬伤后迅速彻底清洗伤口能降低狂犬病的发病率。尽快用20％肥皂水或0.1％苯扎溴铵（季胺类消毒液）反复冲洗（季胺类与肥皂水不可合用）至少30分钟，尽量除去狗涎和污血。冲洗后，局部用70％乙醇和2％碘酊消毒。伤口较深者，清创后应在伤口底部和周围行抗狂犬病免疫球蛋白或抗狂犬病毒免疫血清局部浸润注射。伤口一般不宜缝合或包扎，以便排血引流。此外，尚需注意预防破伤风和细菌感染。

(二)暴露后预防接种

凡被猫、犬抓、咬伤后,或皮肤破损处被狂犬或狂犬病患者的唾液沾染后,均应进行疫苗接种。国内多采用地鼠肾疫苗 5 针免疫方案,即咬伤后 0 天、3 天、7 天、14 天和 30 天各肌内注射 1 次,每次 2 mL。成人必须注射于上臂三角肌,勿注射臀部,因其抗原性作用差。小儿注射于大腿肌肉前外侧区。严重咬伤者,疫苗可加至全程 10 针,即当天至第 6 天每天 1 针,然后于第 10 天、14 天、30 天、90 天各注射 1 针。接种期间应戒酒,多休息。

(三)安全护理

在标准预防的基础上,患者还应采用接触传播的隔离与预防,宜单间严格隔离。尽量减少光、风、声等对患者的刺激。狂躁、恐怖、激动或幻视、幻听患者加上床栏保护或适当约束,防止坠床或外伤。抽搐时给予牙垫,防止舌咬伤。

(四)心理护理

多数患者神志清楚,可因恐水、怕风等感觉痛苦,表现为焦虑、恐惧、情绪激动,应关心患者,使患者有安全感。

(五)对症护理

保持呼吸道通畅,及时清除口鼻及呼吸道分泌物,予吸氧。备好急救物品及器械,例如镇静剂、呼吸兴奋剂、气管插管及气管切开包、人工呼吸机等。有严重呼吸衰竭、不能自主呼吸者,配合医师行气管插管、气管切开或呼吸机辅助呼吸。

(六)健康教育

1.严格犬的管理

对家犬应进行登记与预防接种。

2.预防接种

高危人群,如兽医应作暴露前的疫苗接种(二倍体细胞疫苗或地鼠肾疫苗),每次 2 mL 肌内注射,共3 次,于 0 天、7 天、21 天进行;2～3 年加强注射 1 次。接种期间应戒酒,多休息。

五、护理效果评估

(1)患者及其家属了解了狂犬病的传播途径,能够积极配合隔离措施。

(2)严格的执行护理操作,避免对患者的刺激,保证患者的体液供给,维持其水、电解质的平衡。

(种红侠)

第四节 艾 滋 病

一、疾病概述

(一)概念和特点

艾滋病是获得性免疫缺陷综合征(acquired immune deficiency syndrome,AIDS)的简称,由人免疫缺陷病毒(human immunodeficiency virus,HIV)所引起的致命性慢性传染病。

HIV 对热敏感,56 ℃高温 30 分钟能灭活。25％以上浓度的酒精、0.2％次氯酸钠及漂白粉能灭活病毒。但 HIV 对 0.1% 甲醛溶液、紫外线和 γ 射线不敏感。

传染源为患者和无症状病毒携带者。主要通过性接触、注射途径、母婴及器官移植等进行传播。人群普遍易感,以 15～49 岁性活跃期青壮年发病率最高。切断传播途径是目前控制 AIDS 流行最有效的措施。

(二)发病机制与相关病理生理

HIV 特异性侵犯并破坏辅助性 T 淋巴细胞(CD4$^+$T 淋巴细胞),并使机体免疫细胞受损,最终并发各种严重的机会性感染和恶性肿瘤。

(三)临床表现

本病平均潜伏期为 10 年左右,最短 1 年,最长达 15 年不等。根据我国 AIDS 的诊疗标准,分为急性感染期、无症状感染期和艾滋病期。AIDS 的自然病程表现为渐进和连贯的发展过程,临床表现多种多样。艾滋病期为 HIV 感染的最终阶段,主要表现有全身症状(如持续发热、盗汗、腹泻、体重减轻、持续性全身淋巴结肿大等)、神经系统症状、严重机会性感染及继发性肿瘤等。艾滋病患者常见各系统的临床表现如下。

1.呼吸系统

发热、咳嗽、乏力不适等肺部感染症状。

2.消化系统

口腔溃疡、吞咽疼痛和胸骨后烧灼、慢性腹泻和体重减轻、肝损害等。

3.中枢神经系统

头晕、头痛、幻觉、癫痫、进行性痴呆、痉挛性共济失调及肢体瘫痪等。

4.泌尿生殖系统

外阴疱疹、尖锐湿疣及肾功能损害等。

5.血液系统

常见贫血和粒细胞、血小板计数减少及非霍奇金淋巴瘤等。

6.其他

(1)眼部受累亦较常见,有巨细胞病毒及弓形虫感染所致的视网膜炎和眼部卡波西肉瘤等。

(2)艾滋病患者可发生心血管系统病变,包括心肌炎、心内膜炎、心包炎及动脉瘤形成等。

(3)多数艾滋病患者有疱疹病毒或白色念珠菌所致的皮肤黏膜感染,亦可由卡波西肉瘤侵犯下肢皮肤和口腔黏膜而发生紫红色或紫蓝色浸润斑或结节,其表面常出现溃疡并向周围扩散。

(四)辅助检查

辅助检查主要包括外周血白细胞计数及血红蛋白量、T 淋巴细胞亚群检查、抗-HIV 抗体及 HIV-RNA检测等。艾滋病期可做各种病原体的检测、培养及其药物过敏试验等。

(五)治疗原则

艾滋病治疗包括抗病毒治疗、抗机会性感染与肿瘤治疗、支持性治疗、预防性治疗等。其中抗病毒治疗可明显缓解病情,减少机会性感染和肿瘤的发生,显著改善生活质量及预后,延长生存期。

目前国内主要的抗 HIV 药物有三大类:即核苷类似物反转录酶抑制剂(nucleoside reverse transcriptase inhibitors,NRTI)、非核苷类似物反转录酶抑制剂(non-nucleoside reverse transcriptase inhibitors,NNRTI)和蛋白酶抑制剂(protease inhibitor,PI)。仅用一种抗病毒药物易诱发 HIV 变异,产生耐药性,因而主张联合用药。常用 NRTI 有拉米夫定、齐多夫定、替诺福韦,

NNRTI 如依法韦伦、奈韦拉平,PI 如利托那韦、茚地那韦等。

二、护理评估

(一)流行病学史评估

评估患者有无男同性恋、性乱交者、静脉药瘾者、血友病和多次输血史等。

(二)一般评估

1.患者主诉

注意患者有无咳嗽、咳痰,食欲下降、体重减轻、腹泻、头痛、头晕、排便及排尿功能失调、肢体感觉及运动异常等。

2.生命体征

生命体征可作为患者病情,特别是感染、恶性肿瘤的参考指标。另外,患者精神、神经检查,可作为神经系统感染和肿瘤及艾滋病痴呆综合征的依据。

3.其他

艾滋病患者临床表现可涉及全身各器官系统,对具体的患者应根据其病情有重点进行评估,又应注意新的病情变化。

(三)身体评估

1.头颈部

注意眼部有无肿瘤侵犯及细菌和病毒的感染,有无口腔溃疡、口腔白斑。

2.胸部

注意有无肺炎体征。

3.腹部

注意有无肝脾大及腹部压痛。

4.皮肤黏膜

注意有无表浅淋巴结肿大、皮肤有无结节和颜色改变。

(四)心理-社会评估

注意保护患者的隐私权,多与患者及其主要家庭成员沟通,了解他们对 AIDS 及其传播预防认知程度,对社会可利用资源的知晓情况。

(五)辅助检查结果评估

抗-HIV 抗体对于 HIV 感染诊断有意义。HIV-RNA 检测一般用于抗病毒药物疗效评估。T 淋巴细胞亚群检查可判断患者病情进展及抗病毒药物治疗时机。影像学诊断、外周血白细胞计数、血红蛋白量、病原体检测或培养及其药物过敏试验等对感染的诊断及治疗有意义。

(六)常用药物治疗效果的评估

抗 HIV 常用药如下,用药后除观察变态反应外,还应注意其他药物不良反应及疗效。

1.双肽芝

注意骨髓抑制、恶心、头痛和肌炎等症状。

2.施多宁

要注意头晕、头痛、失眠及胃肠反应等。

3.佳息患

空腹服药,每 8 小时一次,服药期间每天饮水 1.5 L 以上,以防诱发肾结石,同时注意观察血脂、血糖、间接胆红素及消化道反应。

疗效主要观察 CD4$^+$T 细胞数与 HIV-RNA 水平,若 HIV-RNA 水平呈进行性降低且 CD4$^+$T 细胞数逐渐增加,说明病毒对所选药物敏感,疗效好。

三、护理诊断/问题

(一)感染

感染与免疫功能受损有关。

(二)营养失调

营养失调与食欲缺乏、慢性腹泻及艾滋病期并发各种机会性感染和肿瘤消耗有关。

(三)恐惧

恐惧与艾滋病预后不良、疾病折磨、担心受到歧视有关。

(四)疲乏

疲乏与 HIV 感染、并发各种机会性感染和肿瘤有关。

(五)家庭功能不足及社会歧视

家庭功能不足及社会歧视与患者致病的不良行为及对疾病的恐惧有关。

四、护理措施

(一)隔离及职业防护

按"血液-体液"接触隔离,医护人员工作中要严格按标准预防做好职业防护,遵守操作规程,谨防被污染的锐器刺伤及自身破损皮肤被污染。在采咽拭子标本、吸痰、气管插管或气管切开等有可能出现血液、体液喷溅时要戴口罩、手套及护目镜,必要时着隔离衣。给操作不合作患者进行有创操作要有配合者对患者进行妥善的固定和约束,避免误伤工作人员,工作人员要采取防护措施。

(二)消毒指引

对患者血液、体液、分泌物、组织等应消毒处理后废弃,其污染物要进行严格消毒处理后才能人工处理或按感染性医疗废物处理。患者有肺部感染时,病床边应备放有含氯消毒剂的痰杯,消毒液一天更换一次。

(三)休息与活动

在无症状 HIV 感染期可正常活动、工作、生活(防止传播措施见"健康教育")。当出现临床症状时应根据病情多卧床休息,适当活动。

(四)饮食护理

AIDS 患者的饮食要注意营养和卫生,食品要新鲜、煮熟。若出现消化道症状则应以低脂易消化半流质或流质饮食为主,根据病情需要,还可进行鼻饲和静脉营养。

(五)保护性隔离

(1)谢绝或减少探视和陪护,入内戴口罩,保持室内空气新鲜。必要时定时进行空气消毒。

(2)防着凉,注意个人卫生,加强口腔护理、保持皮肤及外阴清洁。避免进入公共场所,避免接触各种感染性疾病患者。尽量减少紫外线照射。

(六)对症护理

根据病情给予对症护理,如发热、腹泻、皮肤黏膜感染等。

(七)社会-心理支持

HIV 感染者是病毒的受害者,作为护士应帮助 HIV 感染者勇敢面对现实、承担起家庭和社会责任、主动预防疾病传播、扬起生活的风帆。同时还要帮助 HIV 感染者寻得家庭和社会的支持,要指导人们对 HIV 传染性有正确认识,消除恐惧心理,摒弃歧视态度,特别是至亲的家庭成员。

(八)健康教育

1.日常指导

按要求进行隔离、休息、饮食,并配合治疗护理。

2.免疫监测

一般进入"持续性全身淋巴结肿大期"后建议每 3～6 个月检查一次 CD4$^+$T 淋巴细胞计数及HIV-RNA定量检测,在使用抗病毒治疗期间每隔 4～8 周查一次血常规及血生化。

3.及时就诊指标

患者应注意自我观察,密切注意自身身体变化,如出现发热、咳嗽、咳痰、食欲下降、体重减轻、腹泻、头痛、头晕、排便及排尿功能失调、肢体感觉及运动异常;皮疹、皮肤及口腔溃疡、口腔白斑、外阴及眼部的感染等表现都应引起重视,及时就诊。

4.生活指导

在有良好的个人和家庭卫生习惯的家庭中,只要注意一般卫生便足以预防 HIV 的传播。HIV 感染者在无症状或有轻微症状时期可在家庭内生活,可以继续工作和参加一般的社会活动,并注意不要接触结核病、水痘、带状疱疹等感染性疾病患者。

5.预防传播措施

(1)纠正不良行为:同性恋、静脉吸毒、性生活混乱等。

(2)节制性生活:无论有否症状都应节制性生活。疾病诊断应告知性伴侣,只有在征得对方同意后才能进行性行为,并使用双层避孕套。对方生殖器有创伤时,要避免性行为。不得以任何方式故意传播性病,违反规定(《性病防治管理办法》)导致疾病传播扩散者,给他人人身、财产造成损害的,应当依法承担民事赔偿责任;构成犯罪的,依法追究刑事责任。

(3)避孕:男女双方中任何一方血清学阳性者都应避孕。

(4)防止血液、体液污染:生活中出现皮肤、黏膜损伤要妥善包扎处理,不要让自己的血液(包括经血)污染物品,敷料应焚烧,被污染物品应严格消毒。内裤应单独清洗晾晒。

(5)需进行手术、牙科治疗、侵入性检查、涉及出血的诊疗操作时,要向医护、化验人员说明自己是 HIV 感染者,同时医护人员为其"保密"。

(6)不能献血、供精子、供组织和器官,不要接触有免疫缺陷的患者。

五、护理效果评估

(1)无医院感染发生。

(2)患者及家属对疾病有良好的认识,家庭能对患者给予一定的支持。

(3)患者症状减轻,在医院感到舒适,无焦虑恐惧或焦虑恐惧减轻。

(4)无症状感染者知晓预防疾病传播的措施及自身的社会责任,能重返社会,并知道自我保健与观察方法。

(种红侠)

第九章

神经外科护理

第一节　颅内压增高

颅内压增高是由于颅内任何一种主要内容物(血液、脑脊液、脑组织)容积增加或者有占位性病变时，其所增加的容积超过代偿限度所致。正常人侧卧位时，测定颅内压(ICP)为 0.8～1.8 kPa(6～13.5 mmHg)，>2.0 kPa(15 mmHg)为颅内压增高，2.0～2.6 kPa(15～20 mmHg)为轻度增高，2.6～5.3 kPa(20～40 mmHg)为中度增高，>5.3 kPa(>40 mmHg)为重度增高。

一、病因与发病机制

引起颅内压增高的疾病很多，但发生颅内压增高的主要因素如下。

(一)脑脊液增多

(1)分泌过多，如脉络丛乳头状瘤。

(2)吸收减少：如交通性脑积水，蛛网膜下腔出血后引起蛛网膜粘连。

(3)循环交通受阻：如脑室及脑中线部位的肿瘤引起的梗阻性脑积水或先天性脑畸形。

(二)脑血液增多

(1)脑外伤后<24 小时的脑血管扩张、充血，以及呼吸道梗阻，呼吸中枢衰竭引起的二氧化碳蓄积，高碳酸血症和丘脑下部、鞍区或脑干部位手术，使自主神经中枢或血管运动中枢受刺激引起的脑血管扩张充血。

(2)颅内静脉回流受阻。

(3)出血。

(三)脑容积增加

正常情况下颅内容积除颅内容物体积外约有 8%～10%的缓冲体积即代偿容积。因此颅内容积很大，但代偿调节作用很小。常见脑水肿如下。①血管源性脑水肿：多见于颅脑损伤、脑肿瘤、脑手术后。②细胞毒性脑水肿：多见于低氧血症，高碳酸血症，脑缺血和缺氧。③渗透性脑水肿：常见于严重电解质紊乱(Na^+丢失)渗透压降低，水中毒。

(四)颅内占位病变

常见于颅内血肿，颅内肿瘤，脑脓肿和脑寄生虫等。

二、临床表现

(一)头痛

头痛是颅内压增高最常见的症状,有时是唯一的症状。可呈持续性或间歇性,当用力、咳嗽、负重,早晨清醒时和较剧烈活动时加重,其原因是颅内压增高使脑膜、血管或神经受挤压、牵扯或炎症变化的刺激所致。急性和重度的颅内压增高可引起剧烈的头痛并常伴喷射性呕吐。

(二)恶心呕吐

多数颅内压增高患者都伴有恶心、不思饮食,重度颅内压增高可引起喷射性呕吐,呕吐之后头痛随之缓解,小儿较成人多见,其原因是迷走神经中枢和神经受刺激所引起。

(三)视力障碍和眼底变化

长期颅内压增高,使视神经受压,眼底静脉回流受阻。引起视神经萎缩造成视力下降、模糊和复视,眼底视盘水肿,严重者出现失明和眼底出血。

头痛、恶心呕吐、视盘水肿为颅内压增高的三大主要症状。

(四)意识障碍

意识障碍是反映脑受压的可靠及敏感指标,当大脑皮质、脑干网状结构广泛受压和损害即可出现意识障碍。颅内压增高早期患者可出现烦躁、嗜睡和定向障碍等意识不清的表现,晚期则出现朦胧和昏迷。末期出现深昏迷。梗阻性脑积水所引起的颅内压增高一般无意识障碍。

(五)瞳孔变化

由于颅内压不断增高而引起脑移位,中脑和脑干移位压迫和牵拉动眼神经可引起瞳孔对光反射迟钝。瞳孔不圆,瞳孔忽大忽小,一侧瞳孔逐渐散大,光反射消失;末期出现双侧瞳孔散大、固定。

(六)生命体征变化

颅内压增高,早期一般不会出现生命体征变化,急性或重度的颅内压增高可引起血压增高,脉压增大,呼吸、脉搏减慢综合征。随时有呼吸骤停及生命危险。常见于急性脑损伤患者,而脑肿瘤患者则很少出现血压升高。

(七)癫痫发作

约有 20% 的颅内压增高患者发生癫痫,为局限性癫痫小发作,如口角、单侧上、下肢抽搐,或癫痫大发作,大发作时可引起呼吸道梗阻,加重脑缺氧、脑水肿而加剧颅内压增高。

(八)颅内高压危象(脑疝形成)

1.颞叶钩回疝

即幕上肿瘤、水肿、血肿引起急剧的颅内压力增高,挤压颞叶向小脑幕裂孔或下方移位,同时压迫动眼神经、大脑后动脉和中脑,使脑干移位,产生剧烈的头痛、呕吐,血压升高,呼吸、脉搏减慢、不规则。很快进入昏迷,一侧瞳孔散大,光反射消失,对侧肢体偏瘫,去脑强直。此时如未进行及时的降颅压处理则会出现呼吸停止,双侧瞳孔散大、固定、血压下降、心跳停止。

2.枕骨大孔疝

枕骨大孔疝又称小脑扁桃体疝,主要是幕下肿瘤、血肿、水肿致颅内压力增高,挤压小脑扁桃体进入压力偏低的枕骨大孔,压迫延脑和 $C_{1\sim2}$ 颈髓,患者出现剧烈头痛、呕吐、呼吸不规则、血压升高、心跳缓慢,随之很快出现昏迷、瞳孔缩小或散大、固定、呼吸停止。

三、护理

(一)护理目标

(1)了解引起颅内压增高的原因,及时对症处理。

(2)通过监测及早发现病情变化,避免意识障碍发生。

(3)颅内压得到控制,脑疝危象得以解除。

(4)患者主诉头痛减轻,自觉舒适,头脑清醒,睡眠改善。

(5)体液恢复平衡,尿比重在正常范围,无脱水症状和体征。

(二)护理措施

(1)观察神志、瞳孔变化1次/小时。如出现神志不清及瞳孔改变,预示颅内压力增高,需及时报告医师进行降颅内压处理。

(2)观察头痛的程度,有无伴随呕吐对剧烈头痛应及时对症降颅压处理。

(3)监测血压、脉搏、呼吸1次/1~2小时,观察有无呼吸、脉搏慢,血压高即"两慢一高"征。

(4)保持呼吸道通畅:呼吸道梗阻时,因患者呼吸困难,可致胸腔内压力增高、$PaCO_2$增高致脑血管扩张、脑血流量增多进而使颅内压增高。护理时应及时清除呼吸道分泌物和呕吐物。抬高床头15°~30°,持续或间断吸氧,改善脑缺氧,减轻脑水肿。

(5)如脱水治疗的护理:应用高渗性脱水剂,使脑组织间的水分通过渗透作用进入血循环再由肾脏排出,可达到降低颅内压的目的。常用20%甘露醇250 mL,15~30分钟内滴完,2~4次/天;呋塞米20~40 mg,静脉或肌内注射,2~4次/天。脱水治疗期间,应准确记录24小时出入液量,观察尿量、色,监测尿素氮和肌酐含量,注意有无水电解质紊乱和肝肾功能损害。脱水药物应严格按医嘱执行,并根据病情及时调整脱水药物的用量。

(6)激素治疗的护理:肾上腺皮质激素通过稳定血-脑屏障,预防和缓解脑水肿,改善患者症状。常用地塞米松5~10 mg,静脉注射;或氢化可的松100 mg静脉注射,1~2次/天;由于激素有引起消化道应激性溃疡出血、增加感染机会等不良反应,故用药的同时应加强观察,预防感染,避免发生并发症。

(7)颅内压监护。①监护方法:颅内压监护有植入法和导管法两种。植入法:将微型传感器植入颅内,传感器直接与颅内组织(硬脑膜外、硬脑膜下、蛛网膜下腔、脑实质等)接触而测压。导管法:以引流出的脑脊液或生理盐水充填导管,将传感器(体外传感器)与导管相连接,藉导管内的液体与传感器接触而测压。两种方法的测压原理均是利用压力传感器将压力转换为与颅内压力大小成正比的电信号,再经信号处理装置将信号放大后记录下来。植入法中的硬脑膜外法及导管法中的脑室法优点较多,使用较广泛。②颅内压监护的注意事项:监护的零点参照点一般位于外耳道的位置,患者需平卧或头抬高10°~15°;监护前注意记录仪与传感器的零点核正,并注意大气压改变而引起的"零点飘移";脑室法时在脑脊液引流期间每4~6小时关闭引流管测压,了解颅内压真实情况;避免非颅内情况而引起的颅内压增高,如出现呼吸不畅、躁动、高热或体位不舒适、尿潴留时应及时对症处理;监护过程严格无菌操作,监护时间以72~96小时为宜,防止颅内感染。③颅内压监护的优点:颅内压增高早期,由于颅内容积代偿作用,患者无明显颅内压增高的临床表现,而颅内压监护时可发现颅内压提高和基线不平稳;较重的颅内压升高[ICP>5.3 kPa(40 mmHg)]时,颅内压监护基线水平与临床症状出现及其严重程度一致;有些患者临床症状好转,但颅内压逐渐上升,预示迟发性(继发性)颅内血肿的形成;根据颅内压监护使用脱水剂,可以避免盲目使用脱水剂及减少脱水剂的用量,减少急性肾衰竭及电解质紊乱等并发症的发生。

(8)降低耗氧量:对严重脑挫裂伤、轴索损伤、脑干损伤的患者进行头部降温,降低脑耗氧量。有条件者行冬眠低温治疗。①冬眠低温的目的:降低脑耗氧量,维持脑血流和脑细胞能量代谢,减轻乳酸堆积,降低颅内压;保护血-脑屏障功能,抑制白三烯 B_4 生成及内源性有害因子的生成,减轻脑水肿反应;调节脑损伤后钙调蛋白酶Ⅱ活性和蛋白激酶活力,保护脑功能;当体温降至30 ℃,脑的耗氧量约为正常的 55%,颅内压力较降温前低 56%。②降温方法:根据医嘱首先给予足量冬眠药物,如冬眠Ⅰ号合剂(包括氯丙嗪、异丙嗪及哌替啶)或冬眠Ⅱ号合剂(哌替啶、异丙嗪、双氢麦角碱),待自主神经充分阻滞,御寒反应消失,进入昏睡状态后,方可加用物理降温措施。物理降温方法可采用头部戴冰帽,在颈动脉、腋动脉、肱动脉、股动脉等主干动脉表浅部放置冰袋,此外还可采用降低室温、减少被盖、体表覆盖冰毯等方法。降温速度以每小时下降 1 ℃为宜,体温降至肛温 33～34 ℃,腋温 31～33 ℃较为理想。体温过低易诱发心律失常、低血压、凝血障碍等并发症;体温＞35 ℃,则疗效不佳。③缓慢复温:冬眠低温治疗一般为 3～5 天,复温应先停物理降温,再逐步减少药物剂量或延长相同剂量的药物维持时间直至停用;加盖被毯,必要时用热水袋复温,严防烫伤;复温不可过快,以免出现颅内压"反跳"、体温过高或中毒等。④预防并发症:定时翻身拍背、吸痰,雾化吸入,防止肺部感染;低温使心排血量减少,冬眠药物使外周血管阻力降低,在搬动患者或为其翻身时,动作应轻稳,以防发生直立性低血压;观察皮肤及肢体末端,冰袋外加用布套,并定时更换部位,定时局部按摩,以防冻伤。

(9)防止颅内压骤然升高:对烦躁不安的患者查明原因,对症处理,必要时给予镇静剂,避免剧烈咳嗽和用力排便;控制液体摄入量,成人每天补液量＜2 000 mL,输液速度应控制在 30～40 滴/分;保持病室安静,避免情绪紧张,以免血压骤升而增加颅内压。

(徐西燕)

第二节 颅 脑 损 伤

颅脑损伤分为头皮损伤、颅骨损伤与脑损伤,三者可单独或合并存在。其发生率仅次于四肢损伤,占全身损伤的 15%～20%,常与身体其他部位的损伤复合存在,其致残率及致死率均居首位。常见于交通、工矿等事故,自然灾害、爆炸、火器伤、坠落、跌倒以及各种锐器、钝器对头部的伤害。颅脑损伤对预后起决定性作用的是脑损伤的程度及其处理效果。

一、头皮损伤

(一)解剖生理概要
头皮分为 5 层(图 9-1):由外及里依次为皮肤、皮下组织、帽状腱膜、帽状腱膜下层、骨膜层。其中浅部三层紧密连接,不易分离,深部两层之间连接疏松,较易分离。各层解剖特点如下。

1.皮肤层
皮肤层厚而致密,内含大量汗腺、皮脂腺、毛囊,具有丰富的血管,外伤时易致出血。

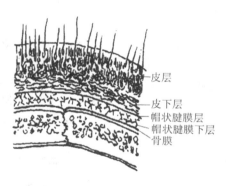

图 9-1 头皮解剖

2.皮下组织层

皮下组织层由致密的结缔组织和脂肪组织构成,前者交织成网状,内有血管、神经穿行。

3.帽状腱膜层

帽状腱膜层前连额肌,后连枕肌,两侧达颞肌筋膜,坚韧、富有张力。

4.帽状腱膜下层

帽状腱膜下层是位于帽状腱膜与骨膜之间的疏松结缔组织层,范围较广,前至眶上缘,后达上项线,其间隙内的静脉经导静脉与颅内静脉窦相通,是颅内感染和静脉窦栓塞的途径之一。

5.骨膜层

骨膜层是由致密结缔组织构成的,骨膜在颅缝处贴附紧密,其余部位贴附疏松,故骨膜下血肿易被局限。

头皮血液供应丰富,且动、静脉伴行,由颈内、外动脉的分支供血,左右各五支在颅顶汇集,各分支间有广泛的吻合支,其抗感染及愈合能力较强。

(二)分类与特点

头皮损伤是颅脑损伤中最常见的损伤,严重程度差别较大,可能是单纯损伤,也可能是合并颅骨及脑损伤。

1.头皮血肿

头皮血肿大多由钝器伤所致,按照血肿出现在头皮的层次分为以下三种。

(1)皮下血肿:血肿位于皮肤表层与帽状腱膜之间,因受皮下纤维隔限制,血肿体积小、张力高、压痛明显,有时因周围组织肿胀隆起,中央反而凹陷,易被误认为凹陷性颅骨骨折,需用颅骨X线摄片作鉴别。

(2)帽状腱膜下血肿:头部受到斜向暴力,头皮发生了剧烈滑动,撕裂该层间的导血管所致。由于该层组织疏松,出血易于扩散,严重时血肿边界可与帽状腱膜附着缘一致,覆盖整个穹隆部,蔓延至全头部,似戴一顶有波动的帽子。小儿及体弱者,可导致休克或贫血。

(3)骨膜下血肿:血肿因受到骨缝处骨膜牢固粘连的限制,多局限于某一颅骨范围内,多由颅骨骨折引起。

较小的头皮血肿,一般1～2周可自行吸收,无须特殊处理,早期可给予加压冷敷以减少出血和疼痛,24～48小时后改用热敷以促进血肿吸收,切忌用力揉搓。若血肿较大,则应在严格皮肤准备和消毒下,分次穿刺抽吸后加压包扎。处理头皮血肿同时,应警惕合并颅骨损伤及脑损伤的可能。

2.头皮裂伤

头皮裂伤多为锐器或钝器打击所致,是常见的开放性头皮损伤,由于头皮血管丰富,出血较多,可引起失血性休克。处理时须着重检查有无颅骨和脑损伤。头皮裂伤较浅时,因断裂血管受头皮纤维隔的牵拉,断端不能收缩,出血量反较帽状腱膜全层裂伤者多。现场急救可局部压迫止血,争取在24小时之内实施清创缝合。缝合前要检查伤口有无骨碎片及有无脑脊液或脑组织外溢。缝合前应剃净伤处头发,冲洗消毒伤口,实施清创缝合后,注射破伤风抗毒素。

3.头皮撕脱伤

头皮撕脱伤多因发辫受机械力牵拉,使大块头皮自帽状腱膜下层或连同骨膜一起被撕脱所致。可导致失血性或疼痛性休克。急救时,除加压包扎止血、防止休克外,应保留撕脱的头皮,避免污染,用无菌敷料包裹、隔水放置于有冰块的容器内,随伤员一同送往医院。手术应争取在伤后6～8小时内进行,清创植皮后,应保护植皮片不受压、不滑动,利于皮瓣成活。对于骨膜已撕脱者,在颅骨外板上多处钻孔达板障,待骨孔内肉芽组织生成后再行植皮。

二、颅骨损伤

颅骨骨折指颅骨受暴力作用致颅骨结构改变。颅骨骨折提示伤者受暴力较重,合并脑损伤概率较高。颅骨骨折不一定合并严重的脑损伤,没有骨折也可能合并脑损伤,其临床意义不在于骨折本身。颅骨骨折按骨折部位分为颅盖骨折和颅底骨折。按骨折形态分为线性骨折和凹陷性骨折。按骨折是否与外界相通分为开放性骨折与闭合性骨折。

(一)解剖生理概要

颅骨由颅盖和颅底构成,颅盖、颅底均有左右对称的骨质增厚部分,形成颅腔的坚强支架。

颅盖骨质坚实,由内、外骨板和板障构成。外板厚,内板较薄,内、外骨板表面均有骨膜覆盖,内骨膜也是硬脑膜外层,在颅骨的穹隆部,内骨膜与颅骨板结合不紧密,故颅顶部骨折时容易形成硬脑膜外血肿。

颅底骨面凹凸不平,厚薄不一,有两侧对称、大小不等的骨孔和裂隙,脑神经及血管由此出入颅腔。颅底被蝶骨嵴和岩骨嵴分为颅前窝、颅中窝和颅后窝。颅骨的气窦,如额窦、筛窦、蝶窦及乳突气房等均贴近颅底,气窦内壁与颅脑膜紧贴,颅底骨折越过气窦时,相邻硬脑膜常被撕裂,形成脑脊液外漏,易发生颅内感染。

(二)病因与发病机制

颅腔近似球体,颅骨有一定的弹性,有相当的抗压缩和抗牵张能力。颅骨受到暴力打击时,着力点局部可下陷变形,颅腔也可随之变形。当暴力强度大、受力面积小,颅骨多以局部变形为主,当受力点呈锥形内陷时,内板首先受到较大牵张力而折裂。此时若外力作用终止,则外板可弹回复位保持完整,仅造成内板骨折,骨折片可穿破硬脑膜造成局限性脑挫裂伤。如果外力继续存在,则外板也将随之折裂,形成凹陷性骨折或粉碎性骨折。当外力引起颅骨整体变形较重,受力面积又较大时,可不发生凹陷性骨折,而在较为薄弱的颞骨鳞部或颅底引发线性骨折,局部骨折线往往沿暴力作用的方向和颅骨脆弱部分延伸。当暴力直接打击在颅底平面上或暴力由脊柱上传时常引起颅底骨折。颅前窝损伤时可能累及的脑神经有嗅神经、视神经,颅中窝损伤可累及面神经、听神经,颅后窝少见。

(三)临床表现

1.颅盖骨折

(1)线性骨折:发生率最高,局部有压痛、肿胀。经颅骨 X 线摄片确诊。单纯线性骨折本身不需要特殊处理,但应警惕合并脑损伤或颅内出血,尤其是硬脑膜外血肿,有时可伴发局部骨膜下血肿。

(2)凹陷性骨折:局部可扪及局限性下陷区。若凹陷骨折位于脑重要功能区浅面,可出现偏瘫、失语、癫痫等病症。X 线摄片可见骨折片陷入颅内的深度,CT 扫描有助于骨折情况和合并脑损伤的诊断。

2.颅底骨折

多为强烈的间接暴力作用于颅底或颅盖骨折延伸到颅底所致,常为线性骨折。依骨折的部位不同可分为颅前窝、颅中窝和颅后窝骨折,临床表现各异。

(1)颅前窝骨折:骨折累及眶顶和筛骨,可有鼻出血、眶周("熊猫眼"征)及球结膜下瘀血斑。若脑膜、骨膜均破裂,则合并脑脊液鼻漏,即脑脊液经额窦或筛窦由鼻孔流出。若筛板或视神经管骨折,可合并嗅神经或视神经损伤。

(2)颅中窝骨折:骨折累及蝶骨,也可有鼻出血或合并脑脊液鼻漏。若累及颞骨岩部,且脑膜、骨膜及鼓膜均破裂时,则合并脑脊液耳漏,即脑脊液经中耳由外耳道流出;若鼓膜完整,脑脊液则经咽鼓管流向鼻咽部,常被误认为是鼻漏。颅中窝骨折常合并第Ⅶ、Ⅷ对脑神经损伤。若累及蝶骨和颞骨的内侧部,还可能损伤垂体或第Ⅱ、Ⅲ、Ⅳ、Ⅴ、Ⅵ对脑神经。若骨折伤及颈动脉海绵窦段,可因动静脉瘘的形成而出现搏动性突眼及颅内杂音。破裂孔或颈内动脉管处的破裂,可发生致命性的鼻出血或耳出血。

(3)颅后窝骨折:骨折累及颞骨岩部后外侧时,一般在伤后 1～2 天出现乳突部皮下淤血斑(Battle 征)。若累及枕骨基底部,可在伤后数小时出现枕下部肿胀及皮下淤血斑;枕骨大孔或岩尖后缘附近的骨折,可合并后组脑神经(第Ⅸ～Ⅻ对脑神经)损伤。

(四)辅助检查

1.X 线片

X 线片可显示颅内积气,但仅 30%～50%病例能显示骨折线。

2.CT 检查

CT 检查有助于眼眶及视神经管骨折的诊断,且显示有无脑损伤。

3.尿糖试纸测定

鉴别是否为脑脊液。

(五)诊断要点

外伤史、临床表现和颅骨 X 线摄片、CT 检查基本可以明确诊断和定位,对脑脊液外漏有疑问时,可收集流出液做葡萄糖定量来测定。

(六)治疗要点

1.颅盖骨折

(1)单纯线性骨折:无须特殊处理,仅需卧床休息,对症治疗,如止痛、镇静等。但须注意有无继发颅内血肿等并发症。

(2)凹陷性骨折:若凹陷性骨折位于脑重要功能区表面,有脑受压症状或大面积骨折片下陷,直径大于 5 cm,深度超过 1 cm 时,应手术整复或摘除碎骨片。

2.颅底骨折

颅底骨折无须特殊治疗,主要观察有无脑损伤及处理脑脊液外漏、脑神经损伤等并发症。一旦出现脑脊液外漏即属开放性损伤,应使用 TAT 及抗生素预防感染,大部分漏口在伤后 1~2 周自愈。若 4 周以上仍未自愈,可行硬脑膜修补术。若骨折片压迫视神经,应尽早手术减压。

(七)护理评估

1.健康史

了解受伤过程,如暴力大小、方向、受伤时有无意识障碍及口鼻出血情况,初步判断是否伴有脑损伤。同时了解患者有无合并其他疾病。

2.目前身体状况

(1)症状和体征:了解患者目前的症状和体征可判断受伤程度和定位,观察患者有无"熊猫眼"征、Battle 征,明确有无脑脊液外漏。鉴别血性脑脊液外漏与耳鼻损伤出血时,可将流出的血性液体滴于白色滤纸上,如见血迹外围有月晕样淡红色浸润圈,可判断为脑脊液外漏。有时颅底骨折虽伤及颞骨,且骨膜及脑膜均已破裂但鼓膜尚完整时,脑脊液可经咽鼓管流至咽部而被患者咽下,故应询问患者是否有腥味液体流至咽部。

(2)辅助检查:颅骨 X 线及 CT 检查结果,确定骨折的部位和性质。

3.心理、社会状况

了解患者可因头部外伤而出现的焦虑、害怕、恐惧等心理反应,以及对骨折能否恢复正常的担心程度。同时也应了解家属对疾病的认识及心理反应。

(八)常见护理诊断/问题

1.疼痛

疼痛与损伤有关。

2.有感染的危险

感染与脑脊液外漏有关。

3.感知的改变

感知的改变与脑神经损伤有关。

4.知识缺乏

缺乏有关预防脑脊液外漏逆行感染的相关知识。

5.潜在并发症

潜在并发症为颅内出血、颅内压增高、颅内低压综合征。

(九)护理目标

(1)患者疼痛与不适程度减轻。

(2)患者生命体征平稳,无颅内感染发生。

(3)颅神经损伤症状减轻。

(4)患者能够叙述预防脑脊液外漏逆行感染的注意事项。

(5)患者病情变化能够被及时发现和处理。

(十)护理措施

1.脑脊液外漏的护理

(1)保持外耳道、鼻腔和口腔清洁,清洁时注意棉球不可过湿,以免液体逆流入颅。

(2)在鼻前庭或外耳道口松松地放置干棉球,随湿随换,同时记录 24 小时浸湿的棉球数,以估计脑脊液外漏量。

（3）避免用力咳嗽、打喷嚏、擤鼻涕及用力排便，以免颅内压骤然升降导致脑脊液逆流。

（4）脑脊液鼻漏者不可经鼻腔吸痰或放置胃管，禁止耳、鼻滴药、冲洗和堵塞，禁忌做腰穿。

（5）取头高位及患侧卧位休息，将头抬高15°至漏液停止后3～5天，借重力作用使脑组织移至颅底硬脑膜裂缝处，促使局部粘连而封闭漏口。

（6）密切观察有无颅内感染迹象，根据医嘱预防性应用抗生素及破伤风抗毒素。

2.病情观察

观察有无颅内继发性损伤，如脑组织、脑膜、血管损伤引起的癫痫、颅内出血、继发性脑水肿、颅内压增高等。脑脊液外漏可推迟颅内压增高症状的出现，应严密观察意识、生命体征、瞳孔及肢体活动等情况，及时发现颅内压增高及脑疝的早期迹象。注意颅内低压综合征，若脑脊液外漏多，可使颅内压过低而导致颅内血管扩张，出现剧烈头痛、眩晕、呕吐、厌食、反应迟钝、脉搏细弱、血压偏低等。

（十一）护理评价

（1）患者疼痛是否缓解。

（2）患者有无颅内感染发生，脑脊液外漏是否如期愈合，护理措施是否得当。

（3）脑神经损伤症状是否减轻。

（4）患者能否叙述预防脑脊液外漏逆行感染的注意事项，遵医行为如何。

（5）患者病情变化是否被及时发现，并发症是否得到及时控制与预防和处理。

（十二）健康指导

对于颅底骨折合并脑脊液外漏者，主要是预防颅内感染，要劝告患者勿挖外耳道、抠鼻孔和擤鼻；注意预防感冒，以免咳嗽、打喷嚏；同时合理饮食，防止便秘，避免屏气、用力排便。

三、脑损伤

脑的被膜自外向内依次为硬脑膜、蛛网膜和软脑膜。硬脑膜坚韧且有光泽，由两层合成，外层兼具颅骨内膜的作用，内层较坚厚，两层之间有丰富的血管和神经。蛛网膜薄而透明，缺乏血管和神经，与硬脑膜之间有硬膜下腔，与软脑膜之间有蛛网膜下腔，充满脑脊液。脑脊液为无色透明液体，内含各种浓度不等的无机盐、葡萄糖、微量蛋白和淋巴细胞，对中枢神经系统起缓冲、保护、运输代谢产物及调节颅内压等作用。软脑膜薄且富有血管，覆盖于脑的表面并深入沟裂内。

脑损伤是指由于暴力作用使脑膜、脑组织、脑血管以及脑神经的损伤。根据伤后脑组织与外界是否相通，将脑损伤分为开放性和闭合性两类，前者多由锐器或火器直接造成，有头皮裂伤、颅骨骨折和硬脑膜破裂，常伴有脑脊液外漏；后者由头部接触较钝物体或间接暴力造成，脑膜完整，无脑脊液外漏。根据脑损伤机制及病理改变分为原发性脑损伤和继发性脑损伤，前者指暴力作用于头部时立即发生的脑损伤，且不再继续加重，主要有脑震荡、脑挫裂伤及原发性脑干损伤等；后者指受伤一定时间后出现的脑受损病变，主要有脑水肿和颅内血肿，颅内血肿往往需要开颅手术。

（一）病因与发病机制

颅脑损伤的程度和类型多种多样。引起脑损伤的外力除可直接导致颅骨变形外，也可使头颅产生加速或减速运动，致使脑组织受到压迫、牵张、滑动或负压吸附等多种应力。由于暴力作用部位不同,脑在颅腔内产生的超常运动也各异,其运动方式可以是直线性也可以是旋转性。如人体坠落时,运动的头颅撞击于地面,受伤瞬间头部产生减速运动,脑组织会因惯性力作用撞击于受力侧的颅腔内壁,造成减速性损伤(图9-2)。大而钝的物体向静止的头部撞击时,引起头部的加速运动而产生惯性力。当暴力过大并伴有旋转力时,可使脑组织在颅腔内产生旋转运动,不仅使脑组织表面在颅腔内摩擦、撞击引起损伤,而且在脑组织内不同结构间产生剪应力,引起更为严重的损伤。惯性力引起的脑损伤分散且广泛,常有早期昏迷的表现。由于颅前窝和颅中窝的凹凸不平,各种不同部位和方式的头部损伤,均易在额极、颞极及其底面发生惯性力的脑损伤。

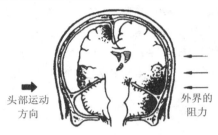

头部运动 方向　　　　外界的 阻力

图 9-2　头部作减速运动时的脑损伤机制

(二)临床表现

1.脑震荡

脑震荡是最常见的轻度原发性脑损伤,为受伤后立即出现短暂的意识障碍,可为神志不清或完全昏迷,持续数秒或数分钟,一般不超过30分钟,较重者出现皮肤苍白、出汗、血压下降、心动徐缓、呼吸微弱、肌张力减低、各种生理反射迟钝或消失。清醒后大多不能回忆受伤当时乃至伤前一段时间内的情况,临床称为逆行性遗忘。可能会伴有头痛、头昏、恶心、呕吐等症状,短期内可自行好转。神经系统检查无阳性体征,显微镜下可见神经组织结构紊乱。

2.脑挫裂伤

脑挫裂伤是常见的原发性脑损伤,包括脑挫伤及脑裂伤,前者指脑组织遭受破坏较轻,软脑膜尚完整;后者指软脑膜、血管和脑组织同时有破裂,伴有外伤性蛛网膜下腔出血。两者常同时存在,临床上又不易区别,合称为脑挫裂伤。脑挫裂伤可单发,也可多发,好发于额极、颞极及其基底。临床表现如下。

(1)意识障碍:是脑挫裂伤最突出的临床表现。伤后立即出现,其程度和持续时间与脑挫裂伤程度、范围直接相关。多数患者在半小时以上,严重者可长期持续昏迷。

(2)局灶症状和体征:受伤当时立即出现与伤灶区功能相应的神经功能障碍或体征,如运动区损伤出现锥体束征、肢体抽搐、偏瘫等;若仅伤及"哑区",可无神经系统缺损的表现。

(3)头痛、恶心、呕吐:与颅内压增高、自主神经功能紊乱或外伤性蛛网膜下腔出血有关。后者还可出现脑膜刺激征,腰穿脑脊液检查有红细胞。

(4)颅内压增高与脑疝:因继发颅内血肿或脑水肿所致,使早期的意识障碍或偏瘫程度加重,或意识障碍好转后又加重,同时有血压升高、心率减慢、瞳孔不等大以及锥体束征等表现。

3.原发性脑干损伤

原发性脑干损伤其症状与体征在受伤当时即已出现。单独的原发性脑干损伤较少,常与弥漫性损伤共存。患者常因脑干网状结构受损、上行激活系统功能障碍而持久昏迷,昏迷程度较深。伤后早期常出现严重生命体征变化,表现为呼吸节律紊乱,心率及血压波动明显。双侧瞳孔时大时小,对光反射无常,眼球位置歪斜或同向凝视。出现病理反射、肌张力增高、去皮质强直等。

4.弥散性轴索损伤

弥散性轴索损伤属于惯性力所致的弥散性脑损伤,由于脑的扭曲变形,脑内产生剪切或牵拉作用,造成脑白质广泛性轴索损伤。病变可分布于大脑半球、胼胝体、小脑或脑干。显微镜下所见为轴突断裂结构改变。可与脑挫裂伤合并存在或继发脑水肿,使病情加重。主要表现为受伤当时立即出现的较长时间昏迷。是由广泛的轴索损害,皮层与皮层下中枢失去联系所致。若累及脑干,患者出现一侧或双侧瞳孔散大,对光反应消失,或同向凝视等。神志好转后,可因继发脑水肿而再次昏迷。

5.颅内血肿

颅内血肿是颅脑损伤中最多见、最危险、却又是可逆的继发性病变。其严重性在于引起颅内压增高导致脑疝危及生命,早期发现和及时处理可改善预后。根据血肿的来源和部位可分为硬脑膜外血肿、硬脑膜下血肿和脑内血肿。根据血肿引起颅内压增高及早期脑疝症状所需时间分为 3 型。①急性型:72 小时内出现症状。②亚急性型:3 天至 3 周出现症状。③慢性型:3 周以上才出现症状。

(1)硬脑膜外血肿:是指出血积聚于颅骨与硬脑膜之间。与颅骨损伤有密切关系,症状取决于血肿的部位及扩展的速度。①意识障碍:可以是原发性脑损伤直接导致,也可由血肿本身导致颅内压增高、脑疝引起,前者较轻,最初的昏迷时间很短,与脑疝引起昏迷之间有一段意识清醒时间。后者常发生于伤后数小时至 1~2 天。经过中间清醒期,再度出现意识障碍,并渐次加重。如果原发性脑损伤较严重或血肿形成较迅速,也可不出现中间清醒期。少数患者可无原发性昏迷,而在血肿形成后出现昏迷。②颅内压增高及脑疝表现:出现头痛、恶心、呕吐剧烈、烦躁不安、淡漠、嗜睡、定向不准等症状。一般成人幕上血肿大于 20 mL,幕下血肿大于 10 mL,即可引起颅内压增高症状。幕上血肿者大多先经历小脑幕切迹疝,然后合并枕骨大孔疝,故严重的呼吸循环障碍常发生在意识障碍和瞳孔改变之后。幕下血肿者可直接发生枕骨大孔疝,瞳孔改变、呼吸骤停几乎同时发生。

(2)硬脑膜下血肿:硬脑膜下血肿是指出血积聚在硬脑膜下腔,是最常见的颅内血肿。急性硬脑膜下血肿症状类似硬脑膜外血肿,脑实质损伤较重,原发性昏迷时间长,中间清醒期不明显,颅内压增高与脑疝的其他征象多在伤后 1~3 天内进行性加重。由于病情发展急重,一经确诊应尽早手术治疗。慢性硬脑膜下血肿好发于老年人,大多有轻微头部外伤史,有的患者伴有脑萎缩、血管性或出血性疾病。由于致伤外力小,出血缓慢,患者可有慢性颅内压增高表现,如头痛、恶心、呕吐和视盘水肿等;血肿压迫症状,如偏瘫、失语和局限性癫痫等;有时可有智力下降、记忆力减退和精神失常。

(3)脑内血肿:有两种类型。①浅部血肿,出血均来自脑挫裂伤灶,少数与颅骨凹陷性骨折部位相应,好发于额叶和颞叶,常与硬脑膜下和硬膜外血肿并存。②深部血肿,多见于老年人,血肿位于白质深部,脑表面可无明显挫伤。临床表现以进行性意识障碍为主,若血肿累及重要脑功能区,可出现偏瘫、失语、癫痫等局灶症状。

(三)辅助检查

一般采用 CT、MRI 检查。脑震荡无阳性发现,可显示脑挫裂伤的部位、范围、脑水肿的程度及有无脑室受压及中线结构移位等;弥散性轴索损伤 CT 扫描可见大脑皮质与髓质交界处、胼胝体、脑干、内囊区域或三脑室周围有多个点状或小片状出血灶;MRI 能提高小出血灶的检出率;硬脑膜外血肿 CT 检查表现为颅骨内板与脑表面之间有双凸镜形或弓形密度增高影,常伴颅骨骨折和颅内积气;硬脑膜下血肿 CT 检查示颅骨内板下低密度的新月形、半月形或双凸镜形影;脑内血肿 CT 检查在脑挫裂伤灶附近或脑深部白质内见到圆形或不规则高密度血肿影,周围有低密度水肿区。

(四)诊断要点

患者外伤史、意识改变、瞳孔的变化、锥体束征,以及 CT、MRI 检查可明确诊断。

1.非手术治疗

(1)脑震荡:通常无须特殊治疗。一般卧床休息 1～2 周,可完全恢复。适当给予镇痛、镇静等对症处理,禁用吗啡及哌替啶。

(2)脑挫裂伤:以非手术治疗为主。①一般处理:静卧、休息,床头抬高,宜取侧卧位;保持呼吸道通畅;维持水、电解质、酸碱平衡;应用抗生素预防感染;对症处理;严密观察病情变化。②防治脑水肿:是治疗脑挫裂伤的关键。可采用脱水、激素或过度换气等治疗对抗脑水肿、降低颅内压;吸氧、限制液体入量;冬眠低温疗法降低脑代谢率等。③促进脑功能恢复:应用营养神经药物,如 ATP、辅酶 A、细胞色素 C 等,以供应能量,改善细胞代谢,促进脑细胞功能恢复。

2.手术治疗

(1)重度脑挫裂伤:经非手术治疗无效,颅内压增高明显甚至出现脑疝迹象时,应做脑减压术或局部病灶清除术。

(2)硬脑膜外血肿:一经确诊,立即手术,清除血肿。

(3)硬脑膜下血肿:多采用颅骨钻孔冲洗引流术,术后引流 48～72 小时。

(4)脑内血肿:一般经手术清除血肿。

(5)常见手术方式:开颅血肿清除术、去骨瓣减压术、钻孔探查术、脑室引流术、钻孔引流术。

(五)护理评估

1.健康史

详细了解受伤过程,如暴力大小、方向、性质、速度、患者当时有无意识障碍,其程度及持续时间,有无中间清醒期、逆行性遗忘,受伤当时有无口鼻、外耳道出血或脑脊液外漏发生,是否出现头痛、恶心、呕吐等情况;初步判断是颅伤、脑伤或是复合损伤;同时应了解现场急救情况;了解患者既往健康状况。

2.目前身体状况

评估患者的症状和体征,了解有无神经系统病征及颅内压增高征象;根据观察患者意识、瞳孔、生命体征及神经系统体征的动态变化,区分脑损伤是原发的还是继发的;结合 X 线、CT 以及MRI 检查结果判断损伤的严重程度。

3.心理、社会状况

了解患者及家属对颅脑损伤及其术后功能恢复的心理反应,常见心理反应有焦虑、恐惧等;了解家属对患者的支持能力和程度。

(六)常见护理诊断/问题

1.清理呼吸道无效

清理呼吸道无效与脑损伤后意识障碍有关。

2.疼痛

疼痛与颅内压增高和手术切口有关。

3.营养失调/低于机体需要量

其与脑损伤后高代谢、呕吐、高热、不能进食等有关。

4.体温过高

体温过高与脑干损伤有关。

5.潜在并发症

潜在并发症为颅内压增高、脑疝及癫痫发作。

(七)护理目标

(1)患者意识逐渐恢复,生命体征平稳,呼吸道通畅。

(2)患者的疼痛减轻,舒适感增加。

(3)患者营养状态能够维持或接近正常水平。

(4)患者体温维持正常。

(5)患者颅内压增高、脑疝的早期迹象及癫痫发作能够得到及时预防、发现和处理。

(八)护理措施

1.现场急救

及时而有效的现场急救,在缓解致命性危险因素的同时(如窒息、大出血、休克等)为进一步治疗创造了有利条件,如预防或减少感染机会,提供确切的受伤经过。

(1)维持呼吸道通畅:颅脑损伤患者常有不同程度的意识障碍,失去正常的咳嗽反射和吞咽功能,呼吸道分泌物不能有效排除,舌根后坠可引起严重呼吸道梗阻。应及时清除口咽部分泌物、呕吐物,将患者侧卧或放置口咽通气道,必要时行气管切开,保持呼吸道畅通。

(2)伤口处理:单纯头皮出血,清创后加压包扎止血;开放性颅脑损伤应剪短伤口周围头发,伤口局部不冲洗、不用药;外露的脑组织周围可用消毒纱布卷保护,外加干纱布适当包扎,避免局部受压。若伤情许可宜将头部抬高以减少出血。尽早进行全身抗感染治疗及破伤风预防注射。

(3)防治休克:有休克征象者,应查明有无颅外部位损伤,如多发性骨折、内脏破裂等。患者平卧,注意保暖,及时补充血容量。

(4)做好护理记录:准确记录受伤经过、初期检查发现、急救处理经过及生命体征、意识、瞳孔、肢体活动等病情,为进一步处理提供依据。

2.病情观察

动态的病情观察是鉴别原发性与继发性脑损伤的重要手段。观察内容包括意识、瞳孔、生命体征、神经系统体征等。

(1)意识状态:意识障碍是脑损伤患者最常见的变化之一。通过意识障碍的程度可判断颅脑损伤的轻重;意识障碍出现的迟早和有无继续加重,可作为区别原发性和继发性脑损伤的重要依据。

传统意识分法:分为清醒、模糊、浅昏迷、昏迷和深昏迷五级。①意识清醒:正确回答问题,判断力和定向力正常。②意识模糊:为最轻或最早出现的意识障碍,因而也是最需要关注的,能简单回答问题,但不确切,判断力和定向力差,呈嗜睡状。③浅昏迷:意识丧失,对疼痛刺激有反应,角膜、吞咽反射和病理反射尚存在,重的意识模糊与浅昏迷的区别仅在于前者尚能保持呼之能应或呼之能睁眼这种最低限度的合作;④昏迷:指痛觉反应已经迟钝、随意运动已完全丧失的意识障碍阶段,可有鼾声、尿潴留等表现,瞳孔对光反应与角膜反射尚存在。⑤深昏迷:对痛刺激无反应,各种反射消失,呈去皮质强直状态。

Glasgow 昏迷评分法:评定睁眼、语言及运动反应,以三者积分表示意识障碍程度,最高15分,表示意识清醒,8分以下为昏迷,最低3分(表9-1)。

表 9-1 Glasgow 昏迷评分法

睁眼反应		语言反应		运动反应	
能自行睁眼	4	回答正确	5	遵嘱活动	6
呼之能睁眼	3	回答错误	4	刺痛定位	5
刺痛能睁眼	2	语无伦次	3	躲避刺痛	4
不能睁眼	1	只能发声	2	刺痛肢屈	3
		不能发声	1	刺痛肢伸	2
				无反应	1

(2)生命体征:生命体征紊乱是脑干受损征象。为避免患者躁动影响准确性,应先测呼吸,再测脉搏,最后测血压。颅脑损伤患者以呼吸变化最为敏感和多变,注意节律、深浅。若伤后血压上升,脉搏缓慢有力,呼吸深慢,提示颅内压升高,应警惕颅内血肿或脑疝发生;伤后与意识障碍和瞳孔变化同时出现心率减慢和血压升高,为小脑幕切迹疝;枕骨大孔疝患者可未经明显的意识障碍和瞳孔变化阶段而突然发生呼吸停止。伤后早期,由于组织创伤反应,可出现中等程度发热;若累及间脑或脑干可导致体温调节紊乱,出现体温不升或中枢性高热。

(3)瞳孔变化:可因动眼神经、视神经以及脑干部位的损伤引起。正常瞳孔等大、圆形,在自然光线下直径 3～4 mm,直接、间接对光反应灵敏。伤后一侧瞳孔进行性散大,对侧肢体瘫痪伴意识障碍加重,提示脑受压或脑疝;伤侧瞳孔先短暂缩小继之散大,伴对侧肢体运动障碍,提示伤侧颅内血肿;双侧瞳孔散大、对光反应消失、眼球固定伴深昏迷或去皮质强直,多为原发性脑干损伤或临终表现。观察瞳孔时应排除某些药物、剧痛、惊骇等对瞳孔变化的影响。

(4)其他:观察有无脑脊液外漏、呕吐,有无剧烈头痛或烦躁不安等颅内压增高的表现或脑疝先兆。注意 CT 和 MRI 扫描结果及颅内压监测情况。

3.一般护理

(1)体位:抬高床头 15°～30°,以利脑静脉回流,减轻脑水肿。深昏迷患者取侧卧位或侧俯卧位,以利于口腔内分泌物排出。保持头与脊柱在同一直线上,头部过伸或过屈均会影响呼吸道通畅以及颈静脉回流,不利于降低颅内压。氧气吸入,做好气管插管、气管切开准备。

(2)营养与补液:及时、有效补充能量和蛋白质以减轻机体损耗。不能进食者在伤后 48 小时后可行全胃肠外营养。评估患者营养状况,如体重、氮平衡、血浆蛋白、血糖、血电解质等,以便及时调整营养素供给量和配方。

(3)卧床患者基础护理:加强皮肤护理、口腔护理、排尿排便等生活护理,尤其是意识不清昏迷患者预防各种并发症的发生。

(4)根据病情做好康复护理:重型颅脑损伤患者生命体征平稳后要及早进行功能锻炼,可减少日后的并发症和后遗症,主要通过姿势治疗、按摩、被动运动、主动运动等。

4.高热患者的护理

高热可造成脑组织相对缺氧,加重脑损害,故须采取积极降温措施。常用物理降温法有冰帽,或头、颈、腋、腹股沟等处放置冰袋或冰水毛巾等。如体温过高物理降温无效或引起寒战时,需采用冬眠疗法。常用氯丙嗪、异丙嗪各 25 mg 或 50 mg 肌内注射或静脉滴注,用药 20 分钟后开始物理降温。降温速度以每小时下降 1 ℃为宜,降至肛温为 32～34 ℃较为理想。可每 4～6 小时重复用药,一般维持 3～5 天。低温期间应密切观察生命体征并记录,若收缩压低于13.3 kPa(100 mmHg),呼吸次数减少或不规则时,应及时通知医师停止冬眠疗法或更换冬眠药物。观察局部皮肤、肢体末端和耳郭处血液循环情况,以免冻伤,并防止肺炎、压疮的发生。停用冬眠疗法时,应先停物理降温,再逐渐停冬眠药物。

5.颅内压增高的护理

见相关章节。

6.脑室引流管的护理

对有脑室引流管患者护理时应注意:①应严格无菌操作。②引流袋最高处距侧脑室的距离为10～15 cm。③注意引流速度,禁忌流速过快,避免颅内压骤降造成危险。④控制脑脊液引流量,每天不超过500 mL为宜。⑤注意观察脑脊液性状,若有大量鲜血提示脑室内出血,若为混浊则提示有感染。

(九)护理评价

(1)患者意识状态是否逐渐恢复,患者呼吸是否平稳,有无误吸发生。

(2)患者疼痛是否减轻。

(3)患者的营养状态如何,营养素供给是否得到保证。

(4)患者体温是否恢复正常。

(5)患者是否出现颅内压增高、脑疝以及癫痫发作等并发症,若出现是否得到及时发现和处理。

(十)健康指导

(1)康复训练:根据脑损伤遗留的语言、运动或智力障碍程度,制定康复训练计划,以改善患者生活自理能力以及社会适应能力。

(2)外伤性癫痫患者应定期服用抗癫痫药物,不能单独外出,以防发生意外。

(3)骨瓣去除患者应做好自我保护,防止因重物或尖锐物品碰撞患处而发生意外,尽可能取健侧卧位以防止膨出的脑组织受到压迫。3～6 个月后视情况可作颅骨修补术。

(徐西燕)

第三节　脑　出　血

脑出血是指原发于脑实质内的出血,主要发生于高血压和动脉硬化的患者。脑出血多发生于 55 岁以上的老年人,多数患者有高血压史。常在情绪激动或活动用力时突然发病,出现头痛、呕吐、偏瘫及不同程度昏迷等。

一、护理措施

(一)术前护理

(1)密切监测病情变化,包括意识、瞳孔、生命体征变化及肢体活动情况,定时监测呼吸、体温、脉搏、血压等,发现异常(瞳孔不等大、呼吸不规则、血压高、脉搏缓慢),及时报告医师立即抢救。

(2)绝对卧床休息,取头高位,15°～30°,头置冰袋可控制脑水肿,降低颅内压,利于静脉回流。吸氧可改善脑缺氧,减轻脑水肿。翻身时动作要轻,尽量减少搬动,加床档以防坠床。

(3)神志清楚的患者谢绝探视,以免情绪激动。

(4)脑出血昏迷的患者24～48小时内禁食,以防止呕吐物反流至气管造成窒息或吸入性肺炎,以后按医嘱进行鼻饲。

(5)加强排泄护理:若患者有尿潴留或不能自行排尿,应进行导尿,并留置尿管,定时更换尿袋,注意无菌操作,每天会阴冲洗1～2次,便秘时定期给予通便药或食用一些粗纤维的食物,嘱患者排便时勿用力过猛,以防再出血。

(6)遵医嘱静脉快速输注脱水药物,降低颅内压,适当使用降压药,使血压保持在正常水平,防止高血压引起再出血。

(7)预防并发症:①加强皮肤护理,每天小擦澡1～2次,定时翻身,每2小时翻身1次,床铺干净平整,对骨隆突处的皮肤要经常检查和按摩,防止发生压力性损伤。②加强呼吸道管理,保持口腔清洁,口腔护理每天1～2次;患者有咳痰困难,要勤吸痰,保持呼吸道通畅;若患者呕吐,应使其头偏向一侧,以防发生误吸。③急性期应保持偏瘫肢体的生理功能位。恢复期应鼓励患者早期进行被动活动和按摩,每天2～3次,防止瘫痪肢体的挛缩畸形和关节的强直疼痛,以促进神经功能的恢复,对失语的患者应进行语言方面的锻炼。

(二)术后护理

1.卧位

患者清醒后抬高床头15°～30°,以利于静脉回流,减轻脑水肿,降低颅内压。

2.病情观察

严密监测生命体征,特别是意识及瞳孔的变化。术后24小时内易再次脑出血,如患者意识障碍继续加重、同时脉搏缓慢、血压升高,要考虑再次脑出血可能,应及时通知医师。

3.应用脱水剂的注意事项

临床常用的脱水剂一般是20%甘露醇,滴注时注意速度,一般20%甘露醇250 mL应在20～30分钟内输完,防止药液渗漏于血管外,以免造成皮下组织坏死;不可与其他药液混用;血压过低时禁止使用。

4.血肿腔引流的护理

注意引流液量的变化,若引流量突然增多,应考虑再次脑出血。

5.保持出入量平衡

术后注意补液速度不宜过快,根据出量补充入量,以免入量过多,加重脑水肿。

6.功能锻炼

术后患者常出现偏瘫和失语,加强患者的肢体功能锻炼和语言训练。协助患者进行肢体的被动活动,进行肌肉按摩,防止肌肉萎缩。

(三)健康指导

1.清醒患者

(1)应避免情绪激动,去除不安、恐惧、愤怒、忧虑等不利因素,保持心情舒畅。

(2)饮食清淡,多吃含水分、含纤维素多的食物;多食蔬菜、水果。忌烟、酒及辛辣、刺激性强的食物。

(3)定期测量血压,复查病情,及时治疗可能并存的动脉粥样硬化、高脂血症、冠心病等。

(4)康复活动。

应规律生活,避免劳累、熬夜、暴饮暴食等不利因素,保持心情舒畅,注意劳逸结合。

坚持适当锻炼。康复训练过程艰苦而漫长(一般为1~3年,长者需终生训练),需要信心、耐心、恒心,在康复医师指导下,循序渐进、持之以恒。

2.昏迷患者

(1)昏迷患者注意保持皮肤清洁、干燥,每天床上擦浴,定时翻身,防止压力性损伤形成。

(2)每天坚持被动活动,保持肢体功能位置。

(3)防止气管切开患者出现呼吸道感染。

(4)不能经口进食者,应注意营养液的温度、保质期以及每天的出入量是否平衡。

(5)保持大小便通畅。

(6)定期高压氧治疗。

二、主要护理问题

(1)疼痛:与颅内血肿压迫有关。

(2)生活自理能力缺陷:与长期卧床有关。

(3)脑组织灌注异常:与术后脑水肿有关。

(4)有皮肤完整性受损的危险:与昏迷、术后长期卧床有关。

(5)躯体移动障碍:与出血所致脑损伤有关。

(6)清理呼吸道无效:与长期卧床所致的机体抵抗力下降有关。

(7)有受伤的危险:与术后癫痫发作有关。

(徐西燕)

第四节　脑　膜　瘤

一、疾病概述

脑膜瘤占颅内肿瘤的19.2%,男:女为1:2。一般为单发,多发脑膜瘤偶尔可见,好发部位依次为矢状窦旁、大脑镰、大脑凸面,其次为蝶骨嵴、鞍结节、嗅沟、小脑脑桥角与小脑幕等部位,生长在脑室内者很少,也可见于硬膜外。其他部位偶见。依肿瘤组织学特征,将脑膜瘤分为五种类型,即内皮细胞型、成纤维细胞型、血管瘤型、化生型和恶性型。

(一)临床表现

1.慢性颅压增高症状

因肿瘤生长较慢,当肿瘤达到一定体积时才引起头痛、呕吐及视力减退等,少数呈急性发病。

2.局灶性体征

因肿瘤呈膨胀性生长,患者往往以头疼和癫痫为首发症状。根据肿瘤位置不同,还可以出现视力、视野、嗅觉或听觉障碍及肢体运动障碍等。老年患者尤以癫痫发作为首发症状多见,颅压增高症状多不明显。

(二)辅助检查

1.头颅 CT 扫描

典型的脑膜瘤,显示脑实质外圆形或类圆形高密度,或等密度肿块,边界清楚,含类脂细胞者呈低密度,周围水肿带较轻或中度,且有明显对比增强效应。瘤内可见钙化、出血或囊变,瘤基多较宽,并多与大脑镰、小脑幕或颅骨内板相连,其基底较宽,密度均匀一致,边缘清晰,瘤内可见钙化。增强后可见肿瘤明显增强,可见脑膜尾征。

2.MRI 扫描

同时进行 CT 和 MRI 的对比分析,方可得到较正确的定性诊断。

3.脑血管造影

脑血管造影可显示瘤周呈抱球状供应血管和肿瘤染色。同时造影技术也为术前栓塞供应动脉,减少术中出血提供了帮助。

(三)鉴别诊断

需同脑膜瘤鉴别的肿瘤因部位而异,幕上脑膜瘤应与胶质瘤、转移瘤鉴别,鞍区脑膜瘤应与垂体瘤鉴别,桥小脑角脑膜瘤应与听神经瘤鉴别。

(四)治疗

1.手术治疗

手术切除脑膜瘤是最有效的治疗手段,应力争全切除,对受肿瘤侵犯的脑膜和颅骨,亦应切除之,以求达到根治。

(1)手术原则:控制出血,保护脑功能,争取全切除。对无法全切除的患者,则可行肿瘤次全切除或分次手术,以免造成严重残疾或死亡。

(2)术前准备:①肿瘤血运极丰富者可术前行肿瘤供应血管栓塞以减少术中出血。②充分备血,手术开始时做好快速输血准备。③鞍区肿瘤和颅压增高明显者,术前数天酌用肾上腺皮质激素和脱水治疗。④有癫痫发作史者,需术前应用抗癫痫药物、预防癫痫发作。

(3)术后并发症。①术后再出血:术后密切观察神志瞳孔变化,定期复查头部 CT 早期处理。②术后脑水肿加重:对于影响静脉窦和粗大引流静脉的肿瘤切除后应用脱水药物和激素预防脑水肿加重。③术后肿瘤残余和复发:需定期复查并辅以立体定向放射外科治疗等防止肿瘤复发。

2.立体定向放射外科治疗

因其生长位置,有 17%～50% 的脑膜瘤做不到全切,另外还有少数恶性脑膜瘤也无法全切。肿瘤位于脑深部重要结构难以全切除者,如斜坡、海绵窦区、视丘下部或小脑幕裂孔区脑膜瘤,应同时行减压性手术,以缓冲颅压力,剩余的瘤体可采用 γ 刀或 X 刀治疗,亦可达到很好效果。

3.放疗或化疗

恶性脑膜瘤在手术切除后,需辅以化疗或放疗,防止肿瘤复发。

4.其他治疗

其他治疗包括激素治疗、分子生物学治疗、中医治疗等。

二、护理

(一)入院护理

(1)入院常规护理;常规安全防护教育;常规健康指导。

(2)指导患者合理饮食,保持大便通畅。

(3)指导患者肢体功能锻炼;指导患者语言功能锻炼。

(4)结合患者的个体情况,每1～2小时协助患者翻身,保护受压部位皮肤;如局部皮肤有压红,可缩短翻身的间隔时间,受压部位应予软枕垫高减压。

(二)术前护理

(1)每1～2小时巡视患者,观察患者的生命体征、意识、瞳孔、肢体活动,如有异常及时通知医师。

(2)了解患者的心理状态,向患者讲解疾病的相关知识,介绍同种疾病手术成功的例子,增强患者治疗信心,减轻焦虑、恐惧心理。

(3)根据医嘱正确采集标本,进行相关检查。

(4)术前落实相关化验、检查报告的情况,如有异常立即通知医师。

(5)根据医嘱进行治疗、处置,注意观察用药后反应。

(6)注意并发症的观察和处理。

(7)指导患者练习深呼吸及有效咳嗽;指导患者练习床上大小便。

(8)指导患者修剪指(趾)甲、剃胡须,女性患者勿化妆及涂染指(趾)甲。

(9)指导患者戒烟、戒酒。

(10)根据医嘱正确备血(复查血型),行药物过敏试验。

(11)指导患者术前12小时禁食,8小时禁饮水,防止术中呕吐导致窒息;术前晚进半流质饮食,如米粥、面条等。

(12)指导患者保证良好的睡眠,必要时遵医嘱使用镇静催眠药。

(三)手术当日护理

1.送手术前

(1)术晨为患者测量体温、脉搏、呼吸、血压;如有发热、血压过高、女性月经来潮等情况均应及时报告医师,以确定是否延期手术。

(2)协助患者取下义齿、项链、耳钉、手链、发夹等物品,并交给家属妥善保管。

(3)皮肤准备(剃除全部头发及颈部毛发、保留眉毛)后,更换清洁的病员服。

(4)遵医嘱术前用药,携带术中用物,平车护送患者入手术室。

2.术后回病房

(1)每15～30分钟巡视患者,注意观察患者的生命体征、意识、瞳孔、肢体活动等,如异常及时通知医师。

(2)注意观察切口敷料有无渗血。

(3)密切观察引流液的颜色、性状、量等情况并记录,妥善固定引流管,引流袋置于头旁枕上或枕边,高度与头部创腔保持一致,保持引流管引流通畅,活动时注意引流管不要扭曲、受压,防止脱管。

(4)观察留置导尿患者尿液的颜色、性状、量,会阴护理每天2次。

(5)术后 6 小时内给予去枕平卧位,6 小时后可床头抬高,麻醉清醒的患者可以协助床上活动,保证患者舒适。

(6)保持呼吸道通畅。

(7)若患者出现不能耐受的头痛,及时通知医师,遵医嘱给予止痛药物,并密切观察患者的生命体征、意识、瞳孔等变化。

(8)精神症状患者的护理:加强患者安全防护,上床档,需使用约束带的患者,应告知家属并取得同意,定时松解约束带,按摩受约束的部位,24 小时有家属陪护,预防自杀倾向,同时做好记录。

(9)术后 24 小时内禁食水,可行口腔护理,每天 2 次。清醒患者可口唇覆盖湿纱布,保持口腔湿润。

(10)结合患者的个体情况,每 1～2 小时协助患者翻身,保护受压部位皮肤;如局部皮肤有压红,可缩短翻身的间隔时间,受压部位应予软枕垫高减压。

(四)术后护理

1.术后第 1 天～第 3 天

(1)每 1～2 小时巡视患者,注意观察患者的生命体征、意识、瞳孔、肢体活动等,如发现有头痛、恶心、呕吐等颅内压增高症状及时通知医师。

(2)注意观察切口敷料有无渗血。

(3)密切观察引流液的颜色、性状、量等情况并记录,妥善固定引流管,并保持引流管引流通畅,不可随意放低引流袋,以保证创腔内有一定的液体压力。若引流袋放低,会导致创腔内液体引出过多,创腔内压力下降,脑组织迅速移位,撕破大脑上静脉,从而引发颅内血肿。医师根据每天引流液的量调节引流袋的高度。

(4)观察留置导尿患者尿液的颜色、性状、量,会阴护理每天 2 次。

(5)术后引流管放置 3～4 天,引流液由血性脑脊液转为澄清脑脊液时,即可拔管,避免长时间带管形成脑脊液漏。拔除引流管后,注意观察患者的生命体征、意识、瞳孔等变化,切口敷料有无渗血、渗液及皮下积液等,如有异常及时通知医师。

(6)加强呼吸道的管理,鼓励深呼吸及有效咳嗽、咳痰,如痰液黏稠不易咳出可遵医嘱予雾化吸入,必要时吸痰。

(7)术后 24 小时如无恶心、呕吐等麻醉后反应,可遵医嘱进食,由流质饮食逐步过渡到普通饮食,积极预防便秘的发生。

(8)指导患者床上活动,床头摇高,逐渐坐起,逐渐过渡到床边活动(做好跌倒风险评估),家属陪同。活动时以不疲劳为宜。

(9)指导患者进行肢体功能锻炼;进行语言功能锻炼。

(10)做好生活护理,如洗脸、刷牙、喂饭、大小便等,定时协助患者翻身,保护受压部位皮肤,预防压疮的发生。

2.术后第 4 天～出院日

(1)每 1～2 小时巡视患者,注意观察患者的生命体征、意识、瞳孔、肢体活动等,如发现有头痛、恶心、呕吐等颅内压增高症状及时通知医师;注意观察切口敷料有无渗血。

(2)指导患者注意休息,病室内活动,活动时以不疲劳为宜。对高龄、活动不便、体质虚弱等可能发生跌倒的患者及时做好跌倒或坠床风险评估。

（五）出院指导

1.饮食指导

指导患者进食高热量、高蛋白、富含纤维素、维生素丰富、低脂肪、低胆固醇食物,如蛋、牛奶、瘦肉、新鲜鱼、蔬菜、水果等。

2.用药指导

有癫痫病史者遵医嘱按时、定量口服抗癫痫药物。不可突然停药、改药及增减药量,以避免加重病情。

3.康复指导

对肢体活动障碍者,户外活动须有专人陪护,防止意外发生,鼓励患者对功能障碍的肢体需经常做主动和被动运动,防止肌肉萎缩。

（徐西燕）

第五节　颅内动脉瘤

颅内动脉瘤是颅内动脉壁的囊性膨出,是自发性蛛网膜下腔出血（subarachnoid hemorrhage,SAH）的首位病因。颅内动脉瘤破裂导致的蛛网膜下腔出血的发病率位于脑血管意外中的第 3 位,仅次于脑梗死和高血压脑出血,可以发生于任何年龄,但多在 40～60 岁,女性略多于男性。

一、病因与病理

（一）病因

颅内动脉瘤发病原因尚不十分清楚,动脉壁先天缺陷学说认为,颅内 Willis 环的动脉分叉处的动脉壁先天性平滑肌层缺乏;动脉壁后天退变性学说则认为,颅内动脉粥样硬化和高血压,造成动脉内弹力板破坏,渐渐形成囊性膨出,即动脉瘤。颅内动脉瘤发生在血管分叉处或 Willis 动脉环周围。颅内动脉瘤大致由瘤顶部、瘤体部及瘤颈部构成,其中瘤顶部最为薄弱,98% 的动脉瘤出血部位为瘤顶部。

（二）病理

组织学检查发现动脉瘤壁仅存一层内膜,缺乏中层平滑肌组织,弹性纤维断裂或消失,巨大动脉瘤内常有血栓形成,甚至钙化。颅内动脉瘤为囊性,呈圆形或椭圆形,外观紫红色,瘤壁很薄,瘤内可见血流旋涡。

二、分类

（一）按动脉瘤位置

（1）颈内动脉系统动脉瘤,约占颅内动脉瘤 90%,包括颈内动脉-后交通动脉瘤、前交通动脉瘤、大脑中动脉动脉瘤。

（2）椎基底动脉系统动脉瘤,约占颅内动脉瘤 10%,包括椎动脉瘤、基底动脉瘤和大脑后动脉瘤等。

(二)按动脉瘤大小

分为微型(直径≤0.5 cm)、一般型(0.5 cm＜直径≤1.5 cm)、大型(1.5 cm＜直径≤2.5 cm)、巨大型(直径＞2.5 cm)。一般型动脉瘤出血概率大。

三、临床表现

(一)动脉瘤破裂出血症状

未破裂动脉瘤,临床可无任何症状。动脉瘤一旦破裂出血,表现为蛛网膜下腔出血,患者突然剧烈头痛、频繁呕吐、大汗淋漓、体温升高、颈项强直、克氏征阳性,重症者可出现意识障碍,甚至昏迷。部分患者出血前有劳累、情绪激动等诱因,亦有少部分患者无明显诱因或在睡眠中发病。约 1/3 的患者在动脉瘤破裂后病情进展迅速,且未及时恰当诊治导致呼吸循环衰竭而死亡。

多数动脉瘤破口周围会被凝血块封闭而暂时停止出血,病情逐渐稳定。随着动脉瘤破口周围血块溶解,动脉瘤可能再次破溃出血。再次出血多发生在第 1 次出血后 2 周内。血液破入蛛网膜下腔后,红细胞破坏分解可产生 5-羟色胺、儿茶酚胺等多种血管活性物质,这些物质作用于其周围的脑血管,导致血管痉挛发生,发生率为 21%～62%,多发生在出血后的 3～15 天。

(二)局灶症状

取决于颅内动脉瘤的部位、解剖结构、动脉瘤大小及破裂出血后形成较大血肿对周围脑组织的压迫。颈内动脉-后交通动脉瘤和大脑后动脉的动脉瘤常见动眼神经麻痹,表现为单侧眼睑下垂、瞳孔散大、内收、上视、下视不能,直接对光反应、间接对光反应消失。有时局灶症状出现在蛛网膜下腔出血之前,被视为动脉瘤出血的前兆症状,此时应警惕随之而来的蛛网膜下腔出血,如轻微偏头痛、眼眶痛,继之出现动眼神经麻痹等。大脑中动脉的动脉瘤出血如形成血肿,或其他部位动脉瘤出血后可发生脑血管痉挛,出现偏瘫、失语、视力视野障碍等症状。

(三)破裂动脉瘤患者的临床分级

为了便于判断病情、预后及有否手术适应证,国际常采用 Hunt 五级分类法。

(1)Ⅰ级:无症状,或有轻微头痛和颈强直。

(2)Ⅱ级:头痛较重,颈强直,除动眼神经等脑神经麻痹外,无其他神经症状。

(3)Ⅲ级:轻度意识障碍,躁动不安和轻度脑症状。

(4)Ⅳ级:半昏迷、偏瘫,早期去脑强直和自主神经障碍。

(5)Ⅴ级:深昏迷、去脑强直,濒危状态。

四、辅助检查

(一)CT 扫描

CT 可辅助判断出血部位、明确血肿大小、有无脑积水和脑血管痉挛后导致的脑梗死灶。前纵裂出血提示前交通动脉瘤;外侧裂出血提示大脑中动脉瘤,鞍上池出血提示颈内动脉-后交通动脉瘤,第四脑室出血提示后循环动脉瘤。

(二)数字减影血管造影(DSA)

DSA 是确诊动脉瘤最为可靠的方法。能显示动脉瘤的位置、数目、形态、大小、瘤周正常穿支血管走行及有无血管痉挛,为手术方案提供依据。首次造影阴性,可能因脑血管痉挛而动脉瘤未能显影,高度怀疑者,3 个月后应重复造影。

(三)MRI 成像扫描

MRI 优于 CT,动脉瘤可见流空效应。MRI 和 CT 脑血管造影(CTA)可提示不同部位动脉瘤,从不同角度了解动脉瘤与载瘤动脉关系。

(四)腰椎穿刺

怀疑蛛网膜下腔出血且 CT 扫描未见明显蛛网膜下腔出血时,可行腰椎穿刺检查,脑脊液多呈粉红色或血色。但腰椎穿刺可诱发动脉瘤破裂出血,不作为确诊 SAH 的首选检查法。

五、治疗要点

(一)治疗原则

颅内动脉瘤应进行手术治疗。采取保守治疗的患者约 70% 会死于动脉瘤二次出血。现代显微手术使颅内动脉瘤的手术死亡率已降至 2% 以下。

据 Hunt 五级分类法,病情在Ⅰ、Ⅱ级的患者应尽早进行造影和手术治疗。Ⅲ级以下患者出血后 3～4 天内手术夹闭动脉瘤,可以防止动脉瘤再次出血,减少血管痉挛发生。椎-基底或巨大动脉瘤,病情Ⅲ级以上,提示出血严重或存在血管痉挛和脑积水,手术危险性大,应待病情好转后手术。

(二)手术治疗

1.动脉瘤蒂夹闭术

开颅夹闭动脉瘤蒂是最理想的首选方法,它既不阻断载瘤动脉,又完全彻底清除动脉瘤,保持载瘤及供血动脉继续通畅,维持脑组织正常血运。

2.动脉瘤孤立术

动脉瘤孤立术则是把载瘤动脉在瘤的远端及近端同时夹闭,使动脉瘤孤立于血液循环之外。但在未能证明脑的侧支供血良好时应慎用。

3.动脉瘤包裹术

采用不同的材料加固动脉瘤壁,虽可减少破裂的机会,但疗效不肯定,应尽量少用。

4.血管内介入治疗

利用股动脉、颈动脉、桡动脉穿刺,将纤细的微导管放置于动脉瘤腔内或瘤颈部位,再经过微导管将柔软的钛合金弹簧圈送入动脉瘤腔内并将其充满,使得动脉瘤腔内血流消失,从而消除再次破裂出血的风险。

六、护理措施

(一)术前护理

目的在于防止再出血和预防血管痉挛。

1.卧床休息

绝对卧床休息,适当抬高头部,保持患者安静,对患者及其家属进行健康教育,为患者创造一个安静、清新、舒适的休养环境。

2.减轻焦虑

评估患者焦虑的程度,给患者提供适当的环境,让患者能够表达自己的焦虑,并且加强患者对疾病知识,尤其是疾病治疗方法及预后的了解。保持患者情绪稳定,避免不良刺激,任何负性情绪都可能导致瘤体破裂,危及患者生命。

3.控制血压

降低血压是减少再出血的重要措施之一。通常降低基础血压的 10%～20%，高血压患者则可降低动脉收缩压的 30%～50%。若出现头晕、意识障碍等缺血症状，应适当回升血压。

4.对症护理

严密观察患者血压、脉搏、体温、呼吸、瞳孔、意识状态及神经功能变化，预防再次破裂出血。遵医嘱正确应用降血压、降颅压、镇痛、镇静、抗纤维蛋白溶解剂及钙通道阻滞剂。

5.大小便管理

防止便秘，避免增加腹压而反射性增加颅内压导致的瘤体破裂。予营养丰富饮食，多食蔬菜和水果，避免辛辣食物，戒烟酒。遵医嘱应用缓泻剂。对不适应卧位小便者，予以指导进行排尿训练或留置导尿管。

6.预防和治疗脑血管痉挛

遵医嘱应用钙通道阻滞剂，改善微循环。

(二)术后护理

1.一般护理

全麻后取去枕平卧位，头偏向健侧，保持呼吸道通畅；患者清醒后，血压平稳者床头抬高 15°～30°；持续低流量吸氧，床旁心电监护，密切观察意识、瞳孔、生命体征、四肢活动及血氧饱和度情况；特别注意血压变化，根据医嘱控制血压在适当范围，防止术后发生出血；若患者出现头晕、头痛、呕吐、失语、肌力下降等症状，应立即报告医师，尽快采取紧急处理措施。

2.平稳度过水肿期

由于手术创伤、牵拉致脑组织受刺激，术后 2～4 天可发生脑组织水肿，应准确记录液体出入量，控制入液量，正确应用脱水剂，维持水、电解质平衡。术后高热患者及时采取降温措施，如头部冰帽、间断乙醇擦浴、温水擦浴等，因高热易造成脑组织相对低氧、水肿，加重脑损害。

3.营养支持

营养治疗是临床治疗的重要组成部分，也是一种基本治疗手段。因此，必须及时有效地补充能量和蛋白质，以减轻机体损耗。评估患者营养状况，如体重、氮平衡、血浆蛋白、血糖、电解质等，以便及时调整营养素供给量和配方，做好饮食指导。便秘者应多食富含纤维素的食物和蔬菜，必要时服用缓泻剂。

4.用药护理

及时观察药物治疗效果及发现不良反应。常规用药应掌握用药的方法及注意事项如下。①止血药物：用药期间注意肢体活动情况，抬高患肢，不在下肢静脉滴注此类药物，防止深静脉血栓形成。②防治脑血管痉挛药物：尼莫地平能优先作用于脑部小血管，改善脑供血，但在治疗过程中可出现头晕、血压下降、头痛、胃肠不适、皮肤发红、多汗、心动过缓等症状，应注意密切观察，防止低血压的发生；应静脉微量泵注入，避光使用，以 3～5 mL/h 速度持续泵入，尼莫地平10 mg 静脉滴注需要 10～12 小时，如为紧张造成血压升高，可适当增加流速，维持在术前平均血压水平；因尼莫地平制剂中含有一定浓度的乙醇，若患者出现心率增快、面色潮红、头疼、头晕及胸闷等不适症状，应适当减慢流速。

5.并发症的预防和护理

(1)脑血管痉挛：术后脑血管痉挛的发生率为 41%～47%，由此引起的延迟性脑缺血及脑水肿，是颅内动脉瘤术后死亡或致残的主要原因。护理的重点是术后动态观察患者的意识状况，观察有无新增神经功能障碍表现或原有神经症状的恶化等。脑血管痉挛的预防措施：①应用特异性解痉剂尼莫地平或法舒地尔；②提高脑血流的灌注压，提高血压和扩容；③改善血流变学，降低血液黏滞度；④调节控制吸氧浓度。

（2）再出血：术后搬运患者时，应注意保护头部，防止外力作用引起出血，头部引流管一般于术后 24～48 小时拔除，在此期间，应密切观察并记录引流液的颜色、性质、量及切口渗血情况。避免一切引起颅内压升高的因素，如用力咳嗽、排便、情绪激动等。注意观察患者有无突发的头痛、呕吐、意识障碍、脑膜刺激征等再出血征象。

（3）脑积水：遵医嘱准确应用脱水剂，并严密观察患者意识、瞳孔、生命体征，及时发现有无颅内压升高的症状。如果患者出现脑积水症状，如智力减退、记忆力减退、步态不稳及大小便失禁等，应及时通知医师，做好术前准备，配合医师尽早行"脑室-腹腔分流手术"治疗。

（4）颅内感染：保持伤口敷料清洁、干燥，无污染。观察患者体温、血象变化，有无脑膜刺激征。如果患者出现切口感染伴颅内感染，根据医嘱做皮下积液、脑脊液和血培养，根据培养结果选择有效抗生素，并按时、按量给药，保证血药浓度，同时观察疗效；高热患者给予物理降温；腰穿持续引流的患者，做好引流管的护理。

6.介入治疗术后护理

（1）预防出血：介入术后穿刺侧下肢应伸直并制动 24 小时，穿刺点用压迫止血器或消毒纱布卷及弹性绷带加压包扎固定 24 小时，密切观察穿刺部位局部有无渗血及血肿，观察术侧足背动脉搏动、足部皮肤色泽、肢体温度、痛觉及末梢循环等情况，并与对侧肢体比较，如有异常应及时报告医师处理。

（2）饮食护理：根据患者情况嘱患者多饮水，每天在 1 500 mL 以上，或遵医嘱给予利尿剂，促进造影剂的排出，术后 6 小时后嘱其进易消化饮食。

（3）过度灌注综合征：主要是由于颅内血管长期处于低血流灌注状态，一旦血管突然扩张，血流明显增多可发生脑过度灌注综合征。护理上需：观察患者有无头疼、头胀、恶心呕吐、癫痫和意识障碍等症状；监测血压、心率、呼吸、血氧饱和度的变化并记录；遵医嘱有效控制血压。

（4）急性脑梗死：栓塞术后脑梗死是严重的并发症之一，轻者发生偏瘫，重者导致死亡。其主要原因多由于导管在血管内停留时间过长，损伤内皮组织，还与球囊微导管弹簧圈过早脱离等因素有关。因此术后应严密观察患者的语言、运动、感觉功能的变化，病情有变化，及时通知医师。

（5）剧烈头痛：栓塞后第 1 天发生剧烈头痛是颅脑介入栓塞治疗术后常见的并发症，一般反应轻者1～2 天即痊愈，严重者可达 1 周以上。患者突发头痛并加重，应特别给予重视，及时发现病情变化报告医师，正确遵医嘱应用 20％甘露醇 125～250 mL 静脉滴注或泵入血管解痉剂。

七、健康指导

（一）服药

指导患者用药方法和注意事项，遵医嘱服用药物，若服用降压药、抗癫痫类及抗血管痉挛类药物，不可擅自减量。服抗凝药期间注意观察出血情况，定期复查凝血三项及肝肾功能。

（二）饮食

指导患者多吃富含维生素 A、维生素 C 的绿色蔬菜和水果，如胡萝卜、菠菜、白菜、番茄、苹果、芒果；常吃瘦肉、鸡蛋、新鲜的奶制品及深海鱼类等；低盐低脂饮食，少食胆固醇较高的食物，如蛋黄、动物内脏、猪油等。防止动脉硬化。

（三）运动

出院后注意休息，3个月后可做些简单的家务活，避免重体力劳动。适当锻炼，在体力允许的情况下逐渐增加活动量。出院后注意休息，在身体尚未恢复前，少去公共场所，注意自我保护，防止感染其他疾病。

（四）良好的生活习惯

注意戒烟，适当饮酒，保证充足的睡眠，保持愉快的心情。

（五）复诊

出院后遵医嘱到门诊复查。出现以下症状，应立即就诊：①头痛逐渐加重、恶心、呕吐；②癫痫、失语及肢体功能障碍加重；③精神萎靡不振，意识障碍等。

（徐西燕）

第六节　垂　体　瘤

垂体瘤是一组从腺垂体和神经垂体及颅咽管上皮残余细胞发生的肿瘤。此组肿瘤以腺垂体的腺瘤占大多数，来自神经垂体者少见。垂体瘤约占颅内肿瘤的10%，大部分为良性腺瘤，极少数为恶性。

一、病因及分类

（一）病因

垂体瘤的发病机制是一个多种因素共同参与的复杂的多步骤过程，至今尚未明确。主要包括两种假说：一是下丘脑调控异常机制，二是垂体细胞自身缺陷机制。人们对下丘脑-垂体轴生理功能的不断研究，发现腺垂体可分泌如下激素：生长激素（growth hormone，GH）、催乳素（prolactin，PRL）、促肾上腺皮质激素（adrenocorticotropic hormone，ACTH）、促甲状腺素（thyroid stimulating hormone，TSH）、促卵泡激素（follicle stimulating hormone，FSH）、黄体生成素（luteinizing hormone，LH）。

（二）分类

1.根据肿瘤细胞染色的特性

分为嫌色性、嗜酸性、嗜碱性细胞腺瘤。

2.根据肿瘤内分泌功能

分为催乳素瘤（PRL腺瘤）、生长激素瘤（GH腺瘤）、促肾上腺皮质激素瘤（ACTH腺瘤）、促甲状腺素瘤（TSH腺瘤）、促性腺素瘤（FSH和LH腺瘤）、混合性激素分泌瘤、无功能垂体腺瘤。

3.按肿瘤大小

分为微腺瘤（直径≤1 cm），大腺瘤（1 cm<直径≤3 cm），巨腺瘤（直径>3 cm）。

二、临床表现

垂体瘤可有一种或几种垂体激素分泌亢进的临床表现。除此之外，还可因肿瘤周围的正常垂体组织受压和破坏引起不同程度的腺垂体功能减退的表现；以及肿瘤向鞍外扩展压迫邻近组织结构的表现。

(一)激素分泌过多综合征

1.PRL 腺瘤

女性多见,典型表现为闭经、溢乳、不育。男性则表现为性欲减退、阳痿、乳腺发育、不育等。

2.GH 腺瘤

未成年人可表现为生长过速、巨人症。成人表现为肢端肥大。

3.ACTH 腺瘤

临床表现为向心性肥胖、满月脸、水牛背、多血质、皮肤紫纹、毳毛增多等。重者闭经、性欲减退、全身乏力,有的患者伴有高血压、糖尿病、低血钾、骨质疏松等。

4.TSH 腺瘤

少见,由于垂体促甲状腺激素分泌过盛,多引起甲状腺功能亢进症状。

5.FSH 和 LH 瘤

非常少见,有性功能减退、闭经、不育、精子数目减少等。

(二)激素分泌减少

某种激素分泌过多干扰了其他激素的分泌,或肿瘤压迫正常垂体组织而使激素分泌减少,表现为继发性性腺功能减退(最为常见)、甲状腺功能减退(次之)、肾上腺皮质功能减退。

(三)垂体周围组织压迫症

1.头痛

因为肿瘤造成鞍内压升高,垂体硬膜囊及鞍膈受压,多数患者出现头痛,主要位于前额、眶后和双颞部,程度轻重不同,间歇性发作。

2.视力减退、视野缺损

肿瘤向前上方发展压迫视交叉,多数为颞侧偏盲或双颞侧上方偏盲。

3.海绵窦综合征

肿瘤向侧方发展,压迫第Ⅲ、Ⅳ、Ⅵ对脑神经,引起上眼睑下垂、眼外肌麻痹和复视。

4.下丘脑综合征

肿瘤向上方发展,影响下丘脑可导致尿崩症、睡眠异常、体温调节障碍、饮食异常、性格改变。

5.脑脊液鼻漏

如肿瘤破坏鞍底可导致脑脊液鼻漏。

6.垂体卒中

由瘤体内出血、坏死导致。起病急骤,剧烈头痛、恶心、呕吐,并迅速出现不同程度的视力减退,严重者可在数小时内双目失明,常伴眼外肌麻痹,可出现神志模糊、定向力障碍、颈项强直甚至突然昏迷。

三、辅助检查

(一)激素测定

激素测定包括 PRL、GH、ACTH、TSH、FSH、LH、MSH、T_3、T_4 等。

(二)影像学检查

1.MRI 检查

垂体瘤的影像学检查首选 MRI,因其敏感,能更好地显示肿瘤及其与周围组织的解剖关系,可以区分视交叉和蝶鞍隔膜,清楚显示脑血管及垂体肿瘤是否侵犯海绵窦和蝶窦、垂体柄是否受压等情况,MRI 比 CT 检查更容易发现小的病变。MRI 检查的不足是它不能像 CT 一样显示鞍底骨质破坏征象以及软组织钙化影。

2.CT 检查

常规 5 mm 分层的 CT 扫描仅能发现较大的垂体占位病变。高分辨率多薄层(1.5 mm)冠状位重建 CT 在增强扫描检查时可发现较小的垂体瘤。

3.X 线平片检查

瘤体较大时平片可见蝶鞍扩大、鞍底呈双边,后床突及鞍背骨质吸收、变薄及向后竖起。

4.放射性核素检查

应用于鞍区疾病的放射性核素成像技术也发展迅速,如正电子断层扫描(PET)已开始用于临床垂体瘤的诊断。

(三)其他检查

垂体瘤的特殊检查主要指眼科检查。包括视野检查、视力检查和眼球活动度检查。肿瘤压迫视交叉或视束、视神经时可引起视野缺损,或伴有视力下降。

四、治疗要点

垂体瘤的治疗方法有手术治疗、放疗、药物治疗及激素替代治疗。

(一)手术治疗

瘤体微小限于鞍内者可经鼻蝶入路显微手术切除。有鼻部感染、鼻窦炎、鼻中隔手术史(相对),巨大垂体瘤明显向侧方、向额叶底、向鞍背后方发展者(相对),有凝血机制障碍或其他严重疾病的患者禁忌经鼻蝶手术方式,需经颅垂体瘤切除术。手术方法如下:

(1)经颅垂体瘤切除术:包括经额叶、经颞叶和经蝶骨嵴外侧入路。

(2)经蝶垂体瘤切除术:包括经口鼻蝶入路、经鼻(单侧或双侧)蝶窦入路,经筛窦蝶窦入路和上颌窦蝶窦入路。

(3)立体定向手术(经颅或经蝶),垂体内植入同位素 180,^{90}Ir,放射外科(γ 刀和 χ 刀)。

(二)放疗

放疗对无功能性垂体瘤有一定效果。适应证:①肿瘤体积较小,视力、视野未受影响。②患者全身情况差,年老体弱,有其他疾病,不能耐受手术者;③手术未能切除全部肿瘤,有残余肿瘤组织者,术后加放疗。

(三)药物治疗

常用药物为溴隐亭,可减少分泌性肿瘤过高的激素水平,改善临床症状及缩小肿瘤体积。

(四)激素替代治疗

有腺垂体功能减退者,应补充外源性激素,纠正内分泌紊乱。

五、护理措施

(一)术前护理

1.心理护理

垂体瘤由于病程长,常伴有头晕、头痛、视力减退、肢端肥大、性功能障碍、闭经、泌乳等症状,使患者思想负担重,精神压力大,常有恐惧、焦虑、自卑、抑郁等心理障碍。入院后护士应准确评估患者心理,加强沟通和交流,做好心理疏导。

2.术前准备

经蝶垂体瘤切除术准备如下。①经口呼吸训练:术后患者由于鼻腔填塞碘仿纱条及手术创伤切口疼痛,需经口呼吸,因此术前应训练患者经口呼吸,让患者或他人将双鼻腔捏紧。②鼻腔准备:因手术经鼻腔蝶窦暴露鞍底,经过鼻腔黏膜,因此需保持口、鼻腔清洁,用生理盐水棉签清洗鼻腔或眼药水滴鼻,注意保暖,防止感冒,术前剃鼻毛。

3.垂体卒中

应避免一切诱使颅内压升高的因素,防止感冒、咳嗽及保持排便通畅。如发生垂体卒中,应遵医嘱应用肾上腺皮质激素,并做好急诊手术的准备工作。

4.垂体功能低下

晚期由于肿瘤的压迫,垂体萎缩,腺体组织内分泌功能障碍,致垂体功能下降。表现为面色苍白、嗜睡、低体温、低血压、食欲缺乏。如出现上诉症状立即通知医师,遵医嘱应用激素替代治疗。

(二)术后护理

1.体位

麻醉完全清醒后取半卧位,床头抬高30°～60°,除有利于呼吸和颅内静脉回流,减轻脑水肿外,对经蝶垂体瘤切除的患者,还可减少创腔渗液,利于切口愈合。

2.气道管理

经鼻蝶垂体手术术后早期易发生气道梗阻,危险因素与手术入路和患者的基础疾病有关。鼻腔、口腔积血和鼻腔填塞物均可造成堵塞。护理上需注意:①及时清除口腔及呼吸道内分泌物。②由于鼻腔用凡士林纱布条或膨胀海绵填塞,吸氧管应放于口腔或行面罩吸氧,指导患者用口呼吸。③对经蝶入路患者,禁忌经鼻腔安置气管插管、鼻胃管以及经面罩无创正压通气。

3.视力、视野观察

密切观察患者视力、视野改变,若患者术后视力、视野同术前或较术前明显改善,但数小时后又出现视力、视野损害,甚至失明,应高度警惕继发鞍区血肿或水肿。

4.鼻部护理

鼻内镜下术后鼻腔伤口一般经过肿胀期、结痂期、恢复期。术后肿胀最为明显,患者术后鼻腔用高分子膨胀海绵填塞止血,由于手术和海绵的刺激,鼻腔常有少量液体渗出,术后应注意观察渗出液的颜色、性质及量,保持鼻前庭周围及敷料清洁,避免打喷嚏、擤鼻等动作,当咽部有异物感或窒息感时,立即通知医师处理,直至48小时后拔出纱条。

5.并发症的观察和护理

(1)出血:密切观察患者生命体征、意识状态,评估视力及视野变化以及有无剧烈头痛,如有异常,立即通知医师。

(2)水钠平衡失调:尿崩症是垂体瘤术后最常见的并发症之一,由于垂体柄和神经垂体受损,引起抗利尿激素分泌减少所致。多发生在术后48小时内,可出现烦渴、多饮多尿,每小时尿量大于250 mL,或24小时尿量在4 000～10 000 mL。尿比重<1.005。护理:①及时发现尿崩症状,根据医嘱应用垂体后叶素。②排除引起多尿的因素,如脱水剂的应用、大量饮水、大量及过快地补液等,准确记录尿量、尿比重,严格记录24小时出入液体量。③遵医嘱术后3天内每天2～3次检测血电解质,及时纠正电解质紊乱。④评估患者脱水情况,指导患者饮水。⑤部分患者表

现为低钠血症,需缓慢纠正,避免中枢脱髓鞘。

（3）脑脊液鼻漏：可出现拔出引流条后鼻腔有水样液体流出,患者坐起、低头时加重。

（4）消化道出血：由于下丘脑损伤使自主神经功能障碍所致。可出现呕吐或由胃管内抽出大量的咖啡色胃内容物,伴有呃逆、腹胀等症状。护理：①密切观察生命体征的变化。②保持静脉输液通畅。③出血期遵医嘱禁食,出血停止后给予温凉流质、半流质和易消化软食；④可遵医嘱给予预防消化道出血的药物。⑤出血后 3 天未排便者慎用泻药。

（5）高热：是由于下丘脑体温调节中枢受损所致。体温可高达 39～40 ℃,持续不降,肢体发凉。护理措施包括：①监测体温变化及观察周身情况。②给予物理降温,必要时应用药物降温。③及时更换潮湿的衣服、被褥、保持床单清洁干燥。④给予口腔护理,每天两次,鼓励患者多饮水。⑤给予清淡易消化的高热量、高蛋白流质或半流质饮食。

（6）垂体功能低下：护理同术前。

（7）激素替代治疗的护理：①用药时间。选择早晨静脉滴注或口服激素治疗,使激素水平的波动符合生理周期,减少不良反应。②预防应激性溃疡。应用抑酸剂预防应激性溃疡,增加优质蛋白的摄入,以减少激素的蛋白分解作用所致的营养不良。③监测生命体征。大剂量应用激素者需严格监测生命体征,激素在减量时注意观察患者的意识状态,若意识由清醒转为嗜睡、淡漠甚至昏迷需及时通知医师,同时监测血糖。

六、健康指导

（一）用药指导

指导患者用药方法和注意事项,自觉遵医嘱服用药物,若服用激素类药物,不可擅自减量,需经门诊检查后遵医嘱调整用量。

（二）活动指导

出院后注意休息,在体力允许的情况下逐渐增加活动量,避免劳累,少去公共场所,注意自我保护,防止感冒。视力、视野障碍未恢复时,尽量不外出,如需外出应有家人陪伴。

（三）饮食

进食清淡易消化饮食,勿食辛辣食物,戒烟酒；术后有尿崩者,需及时补充水分,以保证出入液量的平衡；口渴时喝水要慢,以延长水分在体内停留的时间；血钠过低的患者,可在水中加少许盐,饮食宜偏咸,以补充丢失的盐分。

（四）复诊

出院后 3 个月到门诊复查。出现以下症状,应立即就诊：①鼻腔流出无色透明液体；②头痛逐渐加重；③视力、视野障碍加重；④精神萎靡不振、食欲差、面色苍白、无力等。

（徐西燕）

第七节　脑　脓　肿

一、疾病的基本概论

脑脓肿为颅内严重感染性疾病,是以化脓性细菌侵入颅内引起。常见的致病菌包括金黄色葡萄球菌、溶血性链球菌以及厌氧链球菌,有时也可由产气荚膜杆菌的感染引起。外伤性脑脓肿早期表现为头疼、发热、颅内压增高以及局限性神经功能障碍等症状,脓肿形成之后,临床表现为颅内高压,头痛、嗜睡等症状,或伴有癫痫发作外。如果脓肿位于重要脑功能区,则常伴有局部神经缺损体征,有助于脓肿位置定位。

脑脓肿是一种严重的颅内感染,会造成头痛、嗜睡、颅内高压等症状,同时伴有颅内压增高。

(一)发病机制

(1)外伤后,伤口处理不当,头皮污垢引起感染,通过导血管侵入颅内,引起脑脓肿发生。头皮缺损,颅骨外漏、骨膜下血肿感染等,若感染没有及时控制也会通过导血管侵入颅内或者直接侵入颅内造成感染。

(2)开放性损伤或火器性外伤后,清创不及时、不彻底,有异物或碎骨片存留与脑内,一段时间(多数为数周内,少数可达到几年甚至更长)后形成脓肿。

(3)颅腔与感染区或污染区(如鼻窦、中耳)沟通。

(4)脑膨出直接感染引起。

(二)临床病理生理

脑脓肿形成主要分为 3 个阶段。

1.急性脑膜炎阶段

细菌侵入脑实质后发生急性局限性炎症,病灶可存在炎性细胞浸润,局部脑组织产生液化坏死,引起大范围水肿等病理变化。持续 1 周左右。

2.化脓阶段

脑实质坏死灶液化形成脓液,继而扩大形成脓腔。根据病灶个数分为单发脓腔和多发脓腔。

3.脓肿包裹形成阶段

脓液周围纤维组织,网状内皮细胞,以及星形细胞构成脓肿包膜,包膜开始于感染后 2～3 周,包膜形成时间与细菌种类、对抗生素敏感程度、机体抵抗力等有关。一般包膜形成时间越长,包膜越厚。完整包膜分为三层,内层为化脓性渗出物、肉芽组织和增生的胶质细胞等,中层为纤维结缔组织,外层为病灶周围脑组织反应区。

(三)危险因素

脓肿侵犯脑组织,出现头痛、呕吐、颅内压增高等症状,常伴有局部神经缺损体征,严重时甚至出现脑疝以及脓肿破裂。

二、临床表现

(一)全身感染症状

患者多有全身不适、发热、头痛、呕吐等急性脑炎或脑膜炎表现。表现一般在 2～3 周内症状减轻,少数可持续 2～3 月。当脓肿包膜形成后,患者体温大多正常或低热,但患者颅内压增高或脑功能缺损症状逐渐加重。脑脓肿进入局限阶段。临床上可出现一个潜伏期,潜伏期长短可由数天到数月甚至数年。在潜伏期内患者可有头痛、消瘦等症状。由于大剂量抗生素的使用,潜伏期往往比较长。

(二)颅内压增高症状

症状贯穿脑脓肿始终,患者常伴有不同程度的头痛,疼痛可为持续性并阵发性加剧,多清晨较重或用力时加重,可出现呕吐,尤其是小脑脓肿患者多呈喷射性呕吐。患者可伴有不同程度的精神和意识障碍,烦躁、嗜睡甚至昏迷,昏迷多见于危重患者。多数患者出现视盘水肿。颅内压增高常引起生命体征的改变,呈库欣反应。

(三)脑局灶定位症状和体征

常在外伤所致的脑功能障碍的基础上,使已有的症状逐渐加重或出现新的症状和体征。若为额叶脓肿时变现为精神症状和人格改变。幕上脓肿可表现为不同形式的癫痫发作。颞叶脓肿表现为中枢性面瘫,同向偏盲。左侧表现为感觉性失语,顶叶脓肿可有深浅感觉等。顶枕区和左颞顶脓肿可出现命令性失语。颅后窝脓肿可出现眼球震颤、吞咽困难等。

(四)脑疝形成或脓肿破溃

脑疝形成或脓肿破溃是脑脓肿患者两大严重危象。颅压增高导致脑疝形成,与其他颅内占位性病变(如颅内血肿)所致的脑疝相似,脓肿溃破为脓肿内压力骤然升高导致,脓液流入蛛网膜下腔或脑室内引起急性化脓性脑膜炎或脑室炎,患者突然出现高热、昏迷、抽搐、外周血白细胞剧增,脑脊液常呈脓汁样,若抢救不及时,会常致患者死亡。

三、相关检查

(一)实验室检查

1.腰椎穿刺与脑脊液检查

脓肿时腰椎穿刺表现为脑脊液压力增高。脑脓肿早期的颅内压常稍高,脑脊液中白细胞数增多,一般在$(5\sim10)\times10^8/L$范围。脑脊液蛋白含量大多增加至$2\sim4$ g/L或更高。糖和氯化物含量大致正常。腰椎穿刺术一般认为,腰椎穿刺对脑脓肿的诊断价值不大,同时腰椎穿刺可能诱发脑疝和脑脓肿破裂的危险,因此必要进行腰椎穿刺鉴别诊断时才可使用,但必须谨慎进行。

2.脓液检查和细菌培养

脓液的检查和培养可以了解感染的类型,药敏试验对选择抗生素有指导作用。

3.外周血象

70%~90%脑脓肿患者红细胞沉降率加快。C反应蛋白增加,可凭此与脑肿瘤相鉴别。

(二)影像学检查

1.X线片检查

急性颅骨改变不明显,慢性脑脓肿可显示颅内压增高的骨质改变或松果体向对侧移位。X线片可显示颅内是否存在碎骨片和金属异物。

2.颅脑CT扫描

脑脓肿的CT表现依脓肿发展阶段而异。急性脑膜脑炎阶段病灶表现为低密度区或混合密度区。脓肿形成后初期仍表现为低密度或混合密度占位性病灶,但增强扫描在低密度周围可呈轻度强化,表现为完整的不规则的浅淡环状强化。脓肿壁形成后,其低密度边缘密度较高,少数可显示脓肿壁,增强扫描可见完整、厚度均一的环状强化,周围有明显不规则的脑水肿和占位效应,低密度区为坏死脑组织和脓液,如产气杆菌感染,可呈现气体与液平面,如为多房性,低密度区内可呈现一个或多个间隔。CT不仅可以确定脓肿的存在、位置、大小、数目、形状和周围脑组织水肿情况而且可帮助确定治疗手段。

3.头颅MRI检查

急性脑炎期,T_1加权像上表现信号不清的低信号区,T_2加权像上为片状高信号影,有占位征,此期须与胶质瘤和转移瘤相鉴别。增强扫描比CT扫描更能早期显示脑炎期。当包膜形成完整后，T_1显示高信号影，有时尚可见到圆形点状血管流空影。通常注射 Gd-DTPA 后 5～15 分钟即可出现异常对比增强。延迟扫描增强度可向外进一步扩大，为脓肿周围血-脑脊液屏障的破坏。头颅 MRI 比 CT 对脑组织水含量变化更敏感，因此对坏死、液化和水肿的分辨率更强，能够更好地诊断脑脓肿。

四、基本诊断

（一）诊断

根据患者病史及体征结合 CT、MRI、X 线等检查手段，通过比对检查结果做出判断。

（二）鉴别诊断

1.化脓性脑膜炎

多起病急剧，神经系统的局灶定位体征不明显，颅脑 CT 扫描有助于鉴别。

2.硬膜外和硬膜下脓肿

多合并发生，通过 CT 或 MRI 可鉴别。

3.脑肿瘤

需仔细询问病史，结合各种化验以及影像学手段才能进一步鉴别。

五、治疗

（一）药物治疗

1.抗生素

主要根据抗生素对细菌的敏感程度，以及血-脑屏障通透性选择。首选对细菌的敏感程度高、血-脑屏障通透性强的药物。未能确定细菌时选择血-脑屏障通透性强的广谱性抗菌药物。常用药物包括青霉素、链霉素、庆大霉素、磺胺嘧啶以及头孢菌素等。一般采用静脉给药，根据病情必要时亦可采用鞘内、脑室和脓腔内注射。

2.降颅压药物

脑脓肿伴有颅内高压症状，根据颅压选择方案降低颅内压，缓解颅内压增高的症状，预防发生脑疝，常用脱水药物有高渗性脱水剂如甘露醇、甘油溶液，利尿药物如呋塞米、依他尼酸等。用药同时应注意肾功能、酸碱和水及电解质平衡的检查。

（二）手术治疗

1.脑脓肿穿刺术

该法简单、安全，对脑组织损伤小，适用于老人、小孩等不能耐受开颅手术者；脑深部和重要功能区脓肿患者；多房性脑脓肿或有异物者不适用。

2.快速钻颅脑脓肿穿刺术

单房性脓肿常用方法，有时为了抢救或在紧急情况下，在床边即可操作，做好定位后，直接快速钻颅，钻颅完成后，穿刺针穿刺脓肿。吸出脓液后其他步骤同上。

3.脓肿切开导管引流术

适用于脓肿位置过浅，并且与周围组织粘连紧密或者靠近功能区，不适用脓肿切除患者，通过穿刺又无法取出异物的患者。

4.颅脑脓肿切除术

适用于脑脓肿和多房性脓肿，以及含有异物的脓肿和多次穿刺无效的脓肿。也可用于时间较长,包膜较厚的脓肿。同时发生破溃或者脑疝的情况下应行急症手术。脓肿切除术需要注意避免损伤重要功能区。

(三)术后处理

(1)术后继续抗感染治疗,防止脓肿复发以及感染扩散。

(2)注意纠正水、电解质和酸碱平衡。

(3)防治并发症。

六、术前护理常规

(1)执行外科术前护理常规。

(2)病情观察:观察体温、脉搏、呼吸、血压、意识的变化。早期感染侵入颅内,呈持续性高热,遵医嘱给予抗生素,体温过高者给予药物或物理降温。颅内压增高者出现脉搏、血压、意识的改变,应及时观察并记录,预防脑疝。

(3)颅内压增高者,执行颅内压增高护理常规。

(4)饮食护理:给予高维生素、高蛋白、易消化的饮食。

七、术后护理常规

(1)执行外科术后护理常规。

(2)执行全身麻醉后护理常规。

(3)执行术后疼痛护理常规。

(4)病情观察:密切观察患者意识、瞳孔、生命体征、肢体活动变化及有无展神经麻痹、脑病灶症状等,并记录。必要时通知医师,对症处理。

(5)遵医嘱给予抗生素,若出现高热,及时给予药物或物理降温。

(6)脓腔引流护理:①根据切开部位取合理卧位,抬高床头 15°～30°,引流瓶(袋)应至少低于脓腔30 cm。②术后 24 小时、创口周围初步形成粘连后可进行囊内冲洗,先用生理盐水缓慢注入腔内,再轻轻抽出,注意不可过分加压,冲洗后注入抗菌药物,然后夹闭引流管 2～4 小时。③脓腔闭合时拔管。继续用脱水剂降低颅内压。患者长期高热,消耗热量明显,应注意加强营养,必要时给予支持疗法。

(徐西燕)

第十章

骨科护理

第一节 颈 椎 病

颈椎病是指颈椎间盘退行性变及其继发性椎间关节退行性变所致的脊髓、神经、血管损伤以及由此所表现出的相应症状和体征。

一、护理问题

(一)焦虑、恐惧

焦虑、恐惧与预感到个体健康受到威胁、形象将受到破坏,如肢体神经功能受损等有关;不理解手术的程序,担心手术后的效果,不适应住院的环境等。

(二)舒适的改变

舒适的改变与神经根受压、脊髓受压、交感神经受刺激、椎动脉痉挛、颈肩痛及活动受限有关。

(三)有受伤的危险

有受伤的危险与椎动脉供血不足引起的眩晕、神经功能受损、头痛等因素有关。

(四)知识缺乏

缺乏功能锻炼及疾病预防的有关知识。

(五)自理能力缺陷

自理能力缺陷与颈肩痛及活动受限有关。

(六)潜在并发症

术后出血、呼吸困难。

二、护理目标

(1)焦虑、恐惧感缓解或消失。

(2)患者疼痛减轻或消失,舒适感增加。

(3)患者组织灌注量良好,无眩晕和意外发生。

(4)患者能复述功能锻炼及疾病预防的知识并掌握其方法。

(5)患者日常活动能达到最大限度的自理。

(6)术后出血、呼吸困难等并发症得到预防或及时发现及处理。

三、护理措施

(一)非手术治疗的护理

1.病情观察

(1)询问患者主诉,观察颈部及肢体活动情况,是否有麻木感及活动受限,触压时是否有压痛。

(2)在牵引过程中,观察患者是否有头晕、恶心、心悸,发现上述症状,要停止牵引,让患者卧床休息。

(3)注意观察牵引的姿势、位置及牵引的重量是否合适。

(4)观察患者的心理变化,是否有焦虑、恐惧、悲观等情绪变化。

(5)患者卧床时间较长时,应注意观察受压部位皮肤是否受损,要进行预防。

2.心理护理

向患者解释病情,让其了解颈椎病的发病是一个缓慢的过程,治疗也不可能立竿见影。鼓励患者消除其悲观的心理,增强对治疗的信心,主要包括以下几点。

(1)耐心倾听患者的诉说,理解和同情患者的感受,与患者一起分析焦虑产生的原因及不适,尽可能消除引起焦虑的因素。

(2)对患者提出的问题,如治疗效果、疾病预后等给予明确、有效和积极的信息,建立良好的护患关系,使其能积极配合治疗。

(3)为患者创造安静、无刺激的环境,限制患者与具有焦虑情绪的患者及亲友接触。

(4)向患者婉言说明焦虑对身体健康可能产生的不良影响。对患者的合作与进步及时给予肯定和鼓励,并利用护理手段给予患者身心方面良好的照顾,从而使焦虑程度减轻。

3.康复护理

(1)做颈椎牵引时,要让患者有正确舒适的牵引姿势,采取坐位卧位,保持患者舒适。牵引的目的是解除颈部肌肉痉挛和增大椎间隙,以减轻椎间盘对神经根的压迫作用,减轻神经根的水肿,增加舒适。牵引重量为3~6 kg,每天1次,2周为1个疗程。牵引期间,必须做好观察,以防止过度牵引造成的颈髓损伤。

(2)睡眠时要注意枕头的高低及位置,平卧时枕头不可过高。

(3)鼓励患者主动加强各关节活动,维持肢体功能。指导患者做捏橡皮球或毛巾的训练,以及手指的各种动作。

(4)天气寒冷,注意保暖,特别是枕部、颈部、肩部,防止着凉。

(5)帮助患者挑选合适型号的围领,并示范正确的佩戴方法。告知患者应用围领的目的是限制颈椎的活动,防止颈部脊髓或神经的进一步损伤,尤其适用于颈椎不稳定患者。起床活动时需要戴上围领,卧床时可以不用。

4.生活护理

(1)备呼叫器,常用物品放置患者床旁易取到的地方。

(2)及时提供便器,协助大、小便,并做好便后的清洁卫生。

(3)提供合适的就餐体位与床上餐桌板。保证食物软硬适中,以适合咀嚼和吞咽能力。

（4）为患者提供良好的住院环境。

（5）热敷等理疗可促进局部血液循环，减轻肌肉痉挛，也可缓解疼痛。疼痛明显的患者可口服非甾体抗炎药。

（6）防止意外性伤害。症状发作期患者应卧床休息，病室内应有防摔倒设施，防止由于步态不稳、眩晕而导致的摔倒。

5.保持大小便通畅

（1）了解患者便秘的程度、排尿的次数，以判断其排泄型态。了解其正常的排便习惯，以便重建排便型态。

（2）鼓励患者摄入果汁、液体及富有纤维素的食物，以预防便秘。必要时遵医嘱适当应用轻泻剂、缓泻剂，以解除便秘。

（3）训练反射性排便，养成定时排便的习惯，训练膀胱的反射性动作。

（4）嘱患者以最理想的排尿姿势排尿，并利用各种诱导排尿法，如听流水声、热敷等。

6.给药护理

（1）严格按医嘱给药，掌握给药途径。

（2）要按时送药，协助患者服下，交代其注意事项，观察药物反应。

（3）给中药时，应严格掌握服药时间。颈椎病的中药治疗，一般是通经活络，宜饭后服药，温度34～36 ℃。

（二）手术治疗的护理

1.心理护理

（1）向患者做好病情解释，特别是手术前应向患者解释手术的目的，介绍手术室完整的抢救设备、手术医师及麻醉师的技术水平，介绍本院的治愈病例，列举同类治愈患者是如何调整情绪、配合医师手术等，消除恐惧心理，增强战胜疾病的信心。

（2）讲述不良情绪对疾病的影响及其内在联系。恐惧和焦虑可引起全身各系统产生不良的反应。如焦虑可使睡眠欠佳，以致加重颈椎病的症状即头晕、头痛，还可引起食欲缺乏，导致营养供应不足，使机体抵抗力下降，不良情绪可使机体产生恶性循环等。促使患者保持最佳精神状况，以利于疾病的康复。

2.术前准备

（1）完善各种术前检查：对于存在心、肺、肝、肾功能不良的患者，应给予相应的有效治疗，以改善患者的手术耐受力。按常规进行手术区和供区的皮肤准备。

（2）术前特殊训练：无论是颈前路手术还是颈后路手术，由于术中和术后对患者体位的特殊要求，必须在术前进行认真的加强训练，避免因此而影响手术的正常进行与术后康复。内容主要包括以下几点。①床上肢体功能锻炼：主要为上、下肢的屈伸，持重上举与手、足部活动，这既有利于手术后患者的功能恢复，又可增加心脏每搏量，从而提高术中患者对失血的耐受能力；②床上大、小便训练：应于手术前在护士的督促下进行适应性训练，以减少术后因不能卧床排便而需要进行插管的机会；③俯卧位卧床训练：由于颈后路手术患者的术中需保持较长时间的俯卧位，且易引起呼吸道梗阻，所以术前必须加以训练使其适应。开始时可每次10～30分钟，每天2～3次，逐渐增加至每次2～4小时。对涉及高位颈部脊髓手术者，为防止术中呼吸骤停；④气管、食管推移训练：主要用于颈前路手术。因颈前路手术的入路经内脏鞘（包绕在甲状腺、气管与食管三者的外面）与血管神经鞘间隙抵达椎体前方，故术中需将内脏鞘牵向对侧，以显露椎体前方

（或侧前方）。术前应嘱患者用自己的 2～4 指在皮外插入切口侧的内脏鞘与血管神经鞘间隙处，持续地向非手术侧推移，或是用另一手进行牵拉，必须将气管推过中线。开始时每次持续 10～20 分钟，逐渐增加至 30～60 分钟，每天 2～3 次，持续 3～5 天。体胖颈短者应适当延长时间。患者自己不能完成时，可由护士或家属协助完成。这种操作易刺激气管引起反射性干咳等症状。因此，必须向患者及家属反复交代其重要性，如牵拉不合乎要求，不仅术中损伤大和出血多，而且可因无法牵开气管或食管而发生损伤，甚至破裂。

3.术后护理

（1）体位护理：由于颈椎手术的解剖特殊性，在接手术患者时应特别注意保持颈部适当的体位，稍有不慎，即可发生意外，尤其是上颈椎减压术后以及内固定不稳定者。颈椎手术患者应注意：①搬运患者时必须注意保持颈部的自然中立位，切忌扭转、过伸或过屈，特别是放置植骨块以及人工关节者。有颅骨牵引者，搬运时仍应维持牵引；②头颈部制动，尤其是手术后 24 小时内，头颈部应尽可能减少活动的次数以及幅度，颈部两侧各放置一个沙袋，24 小时后可改用颈围加以固定和制动；③患者下床活动前，需根据病情以及手术情况，颈部要戴石膏颈围或塑料颈围。

（2）病情观察：①术后使用心电监护仪：监测血压、脉搏、呼吸、血氧饱和度。②观察伤口局部的渗血和渗液情况：术后 2 小时内须特别注意伤口部位的出血情况，短时间内出血量多并且伴有生命体征改变者，应及时报告医师进行处理。颈后路手术患者还应注意伤口的渗液情况。有引流管者注意保持引流通畅并记录引流量。③观察患者吞咽与进食情况：颈前路手术 24～48 小时后，咽喉部水肿反应逐渐消退，疼痛减轻，患者吞咽与进食情况应逐渐改善。如果疼痛反而加重，则有植骨块滑脱的可能，应及时进行检查和采取相应的处理措施。

（3）预防并发症：采取的措施主要有术中确实固定，术后用颈托，进行翻身时注意颈部的制动，将颈部的活动量降到最低程度。术后勿过早进食固体食物，以免吞咽动作过大，防止颈部过屈。高位颈椎术后，必须加强对生命体征的监护，保持呼吸通畅，若发现异常变化，应及时报告医师进行处理。①出血：多见于手术后当天，尤以 12 小时内多见。颈前路术后的颈深部血肿危险性大，严重者可因压迫气管引起窒息而死亡。因此，颈前路术后患者必须加强护理与观察，必要时术后 24 小时应用沙袋压迫伤口。血肿患者常常表现为颈部增粗，发声改变，严重时可出现呼吸困难、口唇鼻翼翕动等窒息症状。在紧急情况下，必须在床边立即拆除缝线，取出血块（或积血），待呼吸情况稍有改善后再送往手术室做进一步的处理。对颈后路的深部血肿，如果没有神经压迫症状，一般不宜做切口开放。除非血肿较大，多数可自行吸收。②植骨块滑脱：实施颈椎植骨融合术的患者，可因术中固定不确实、术后护理不当等原因引起植骨块滑脱，若骨块压迫食管、气管可引起吞咽或呼吸困难，须及时进行手术取出；若滑脱的骨块压迫脊髓，则可引起瘫痪或死亡（高位者），应特别注意预防。③颈前路手术患者，由于术中对咽、喉、食管和气管的牵拉，术中几乎所有的病例都伴有短暂的声音嘶哑与吞咽困难，一般可在手术后 3～5 天自行消失。严重的喉头水肿与痉挛虽不多见，但一旦发生，即可引起窒息甚至死亡，必须提高警惕，尤其是术后早期（24 小时以内）。④伤口感染：颈后路较颈前路易发生，主要原因为术后长时间仰卧、局部潮湿不透气、伤口渗血多或血肿等为细菌繁殖提供了有利条件。术后应加强伤口周围的护理，及时更换敷料，保持局部清洁、干燥。注意观察患者体温的变化、局部疼痛的性质。如发生感染，应加大抗生素的用量，可拆除数针缝线以利于引流，必要时视具体情况做进一步的处理。

（4）饮食护理：颈前路术后 24～48 小时内以流质饮食为宜，可嘱患者多食冰冷食物，如冰砖、雪糕等，以减少咽喉部的水肿与渗血，饮食从流质、半流质逐步过渡到普食。可给予高蛋白、高维生素、低脂饮食,食物种类应多样化。长期卧床的患者,应多饮水,多吃蔬菜、水果,预防便秘。手术后期可给予适当的药膳,以增加食欲。

(5)压力性损伤、肺部及泌尿系统感染的预防及护理:实施颈后路手术者,尤应注意防止切口部位的皮肤发生压迫性坏死,可定时将颈部轻轻托起按摩,并保持局部的清洁、干燥。睡石膏床的患者,石膏床内的骨突出部位都应衬以棉花,定时检查、按摩。

(李　腾)

第二节　脊　柱　骨　折

脊柱骨折和脱位发生在活动度大的胸、腰椎交界处及 $C_{5,6}$ 部位。多因间接暴力引起,如由高处坠落,头、肩或臀、足着地造成脊柱猛烈屈曲;或弯腰工作时,重物打击头、肩、背部使脊柱急剧前屈。直接暴力损伤为枪弹伤或车祸直接撞伤。

一、分类

根据受伤时暴力的方向可分为:①屈曲型损伤。②过伸型损伤。③屈曲旋转型损伤。④垂直压缩型损伤。

根据损伤的程度又可分为:①单纯椎体压缩骨折。②椎体压缩骨折合并附件骨折。③椎骨骨折脱位。单纯压缩骨折,椎体压缩不超过原高度的 1/3 和 $L_{4\sim5}$ 以上的单纯附件骨折,不易再移位,为稳定性骨折。椎体压缩超过 1/3 的单纯压缩骨折或粉碎压缩骨折(图 10-1)、骨折脱位、C_1 前脱位或半脱位、$L_{4\sim5}$ 的椎板或关节突骨折,复位后易再移位,为不稳定性骨折。

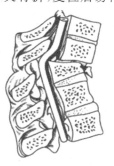

图 10-1　脊柱骨折椎体压缩

二、临床表现

颈椎损伤者伤后头颈部疼痛、不敢活动,常用双手扶着颈部;合并脊髓损伤者,可出现四肢瘫痪、呼吸困难、尿潴留等;胸、腰段骨折,脊柱出现后突畸形,局部疼痛、不能站立,翻身困难,检查局部压痛明显,伴腹膜后血肿刺激腹腔神经节,可出现腹痛、腹胀甚至肠麻痹等症状;合并脊髓损伤者,可出现双下肢感觉、运动功能障碍。

三、诊断

根据外伤史、临床表现及 X 线表现可以确定诊断。X 线检查不仅可明确诊断,还可以确定骨折类型、移位情况。CT、MRI 检查,可进一步明确骨折移位、脊髓受损情况。

四、急救

现场急救的正确搬动方法对伤员非常重要。对疑有脊柱骨折者,必须三人同时搬运,保持脊柱伸直位,平托或轴向滚动伤员,用硬板担架运送(图 10-2)。严禁一人搂抱或两人分别抬上肢和下肢的错误搬运。对颈椎损伤者,应有专人托扶固定头部,并略加牵引,始终使头部伸直与躯干保持一致,缓慢移动,严禁强行搬头。

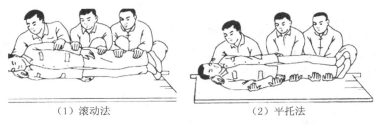

　　　　(1)滚动法　　　　　　　　　　　　(2)平托法

图 10-2　脊柱骨折正确搬运

五、治疗

合并其他重要组织器官损伤者,应首先抢救危及生命的损伤,待病情平稳后再处理骨折。

(一)颈椎骨折压缩或移位较轻者

可用枕颌带卧位牵引,重量 3～5 kg。复位后,用头颈胸石膏固定 3 个月。有明显压缩和脱位者,可用持续颅骨牵引,重量从 3～5 kg 开始,可逐渐增加到 6～10 kg。应及时摄片,观察复位情况。骨折复位后,用头颈胸石膏固定 3 个月。

(二)胸腰段单纯椎体压缩骨折不到 1/3 者

可卧硬板床,骨折部加垫,使脊柱后伸,指导患者及早做腰背肌功能锻炼。患者仰卧位由五点支撑弓腰开始,逐渐进行三点支撑弓腰、两点支撑弓腰。然后转换为腹卧位,抬头挺胸,两小腿后伸抬高腹部着床,如"燕飞"姿势。

(三)骨折脱位伴脊髓损伤者

手术治疗,实行椎管减压术,脊柱骨折 DCP 钢板、椎弓根钢板螺丝钉内固定术。

六、护理

(一)术前护理

(1)疼痛:剧烈者可使用止痛药。

(2)密切观察其心理变化,耐心讲解手术的目的、必要性及简单过程,使患者主动积极配合治疗。

(3)每 2 小时翻身一次,预防压疮,采用轴线翻身法。

(二)术后护理

(1)严密观察生命体征并了解术中情况、出血量、检查各管道是否通畅。

（2）密切观察伤口敷料有无渗血、引流液性质及量并记录，引流管妥善固定，避免扭曲和受压。

（3）术后认真检查患者肢体感觉及运动情况。

（李　腾）

第三节　肩关节脱位

一、基础知识

（一）解剖生理

肩关节由肩胛骨的关节盂与肱骨头构成，为上肢最大最灵活的关节。关节盂周缘有盂唇，略增加关节盂的深度。关节囊在肩胛骨附着于关节盂的周缘，肱骨则附着于解剖颈。肩关节囊薄而松弛，囊的上部有韧带，囊的后部和前方有肌肉，以增强联结。此外，关节腔内有肱二头肌腱通过，经结节间沟出关节囊。在肩关节的上方还有喙肩韧带和肌肉，最为薄弱，因此，临床上常见的肩关节脱位以前下方脱位最常见，好发于青壮年，在全身关节脱位中居第 2 位。肩关节在冠状轴上可做屈、伸运动；矢状轴上可做内收、外展运动；垂直轴上可做内旋、外旋运动，此外还可做旋转运动。

（二）病因

肩关节脱位多由间接暴力所致，当跌倒时手掌或肘部撑地，肩关节外展、外旋，使肩关节前方关节囊破裂，肱骨头滑出肩胛盂而脱位。肩关节脱位的主要病理改变是关节囊撕裂和肱骨头移位。

（三）分类

肩关节脱位分为前脱位、后脱位、下脱位和盂上脱位，以前脱位多见。前脱位根据肱骨头的位置可分为喙突下脱位、盂下脱位和锁骨下脱位。脱位时可合并肱骨大结节撕脱骨折。

1.喙突下脱位

患者侧向跌倒，上肢呈高度外展、外旋位，手掌或肘部着地，地面的反作用力由下向上，经手掌沿肱骨纵轴传递到肱骨头，肱骨头向肩胛下肌与大圆肌的薄弱部分冲击，将关节囊的前下部顶破而脱出，加之喙肱肌等的痉挛，将肱骨头拉至喙突下凹陷处，形成喙突下脱位。

2.锁骨下脱位

在形成喙突下脱位的同时，若外力继续作用，肱骨头可被推至锁骨下部，形成锁骨下脱位。

3.胸腔内脱位

若暴力强大，则肱骨头可冲破肋骨进入胸腔，形成胸腔内脱位。

（四）临床表现

1.症状

患肩疼痛、肿胀、功能障碍，患者不敢活动肩关节。

2.体征

三角肌塌陷，肩部失去正常轮廓，成方肩畸形，关节盂空虚，在关节盂外可触及肱骨头。搭肩试验阳性,即患侧手掌搭于健侧肩部时,肘部不能紧贴胸壁。如果肘部紧贴胸壁,患侧手掌无法搭于健侧肩部,而正常情况下则可以做到。

3.X线检查

能明确脱位的类型及有无合并骨折。

二、治疗原则

新鲜肩关节脱位,一般采用手法复位,肩部"∞"字绷带贴胸固定即可;大结节骨折,腋神经及血管受压,往往可随脱位整复使骨折复位,血管神经受压解除;陈旧性脱位先试行手法复位,若不能整复,则根据年龄、职业及其他情况,考虑做切开复位;合并肱骨外科颈骨折,新鲜者,可先试行手法复位;若手法复位不成功或陈旧者,应考虑切开复位内固定;习惯性脱位,可做关节囊缩紧术。

(一)手法复位

一般在局麻下行手法复位,复位手法有牵引推拿法、手牵足蹬法、拔伸托入法、椅背整复法、膝顶推拉法、牵引回旋法等。临床最常用的为手牵足蹬法和牵引回旋法。

(二)固定

复位后,一般采用胸壁绷带固定,将肩关节固定于内收、内旋位,肘关节屈曲 90°~120°,前臂依附胸前,用绷带将上臂固定在胸壁,前臂用颈腕带或三角巾悬吊于胸前、腋下。患侧腋下及肘部内侧放置纱布棉垫,固定时间为 2~3 周,如合并撕脱骨折,可适当延长固定时间。肩关节后脱位不能用腕颈带悬吊。悬吊即又脱位,需用外展石膏管型或外展支架将患肢固定于肩关节外展80°、背伸 30°~40°的位置,肘关节屈曲位 3~4 周。

(三)功能锻炼

固定期间须活动腕部与手指,解除固定后,鼓励患者主动进行肩关节各方向活动的功能锻炼。

三、护理

(一)护理问题

(1)焦虑:与自理能力下降有关。

(2)疼痛。

(3)知识缺乏:缺乏有关功能锻炼的方法。

(二)护理措施

1.对自理能力下降的防护措施

(1)护理人员应热情接待患者,关心体贴患者,消除其紧张恐惧心理,使患者尽快进入角色转位,以利配合治疗。

(2)患者固定后,生活很不方便,护理人员应帮助患者生活所需,真正做到"急患者所急,想想者所想"。

(3)加强饮食调护,宜食易消化、清淡且富有营养之品,忌食辛辣之物。

2.疼痛护理

(1)给予活血化瘀、消肿止痛药物:如内服舒筋活血汤、活血止痛汤或筋骨痛消丸等,外敷活血散、消定膏等。

（2）分散患者注意力,如听一些轻松愉快的音乐或针刺止痛等,必要时口服止痛药物。

3.指导患者功能锻炼

（1）向患者介绍功能锻炼的目的和方法,尤其是老年人,以提高其对该病的认识,取得合作。

（2）固定后即鼓励患者做手腕及手指活动:新鲜脱位 1 周后去绷带,保留三角巾悬吊前臂,开始练习肩关节前屈,后伸运动;2 周后去除三角巾,开始逐渐做有关关节向各方向的主动功能锻炼,如手拉滑车、手指爬墙等运动,并配合按摩理疗等,以防肩关节周围组织粘连和挛缩,加快肩关节功能恢复。

（3）在固定期间,禁止做上臂外旋活动,以免影响软组织修复;固定去除后,禁止做强力的被动牵拉活动,以免造成软组织损伤及并发骨化性肌炎。

（4）陈旧性脱位固定期间应加强肩部按摩理疗。

（李　腾）

第四节　肱骨髁上骨折

肱骨髁上骨折系指肱骨远端内外髁上方的骨折,多发年龄为 5～12 岁,有时可有血管、神经损伤等严重并发症。

一、病因及分类

肱骨髁上骨折多由间接暴力所致。根据骨折两端的关系,通常将其分为伸直型与屈曲型两种。

（一）伸直型

此型多见,跌倒时肘关节半屈位手掌着地,暴力经前臂传导至肱骨下端,导致肱骨髁上部骨折,骨折线由上至下斜行经过。又可由骨折远端桡侧移位或尺侧移位分为桡偏型及尺偏型。

（二）屈曲型

此型较少见,多系肘关节屈曲位肘后着地导致髁上骨折,骨折线自前上方斜向下方。

二、临床表现及诊断

肱骨髁上骨折的诊断较容易,伤后肘关节肿胀、疼痛,肘关节功能障碍,髁上部位压痛明显,并可触及骨擦感和反常活动。肘关节骨性标志肘后三角关系正常时,关节正、侧位片可显示骨折的类型和移位的程度。同时应常规检查有无肱动脉、正中神经、桡神经及尺神经损伤。

三、治疗

（一）无移位的骨折

后侧石膏托固定肘关节于 90°屈曲位 3 周。

（二）有明显移位骨折

应尽早施行闭合复位,复位时应先纠正旋转移位再矫正侧方移位,最后矫正前后移位。对尺偏型矫正时,应保持轻度桡偏,以防肘内翻发生。

(三)伸直型骨折

复位满意后应用后侧石膏托固定于适当的屈肘位,一般采取 60°～90°的屈曲位,以不致使桡动脉减弱为准。2 周后换石膏托固定肘于钝角位,3 周后拆除石膏练习活动。屈曲型骨折则于伸肘位牵引整复并固定于伸肘位 2 周,其后再屈曲伤肘至 90°,并用石膏托继续固定 3 周。

(四)对有前臂缺血表现者

应放松屈肘角度重新固定,以免发生缺血性肌挛缩。

(五)手术治疗

对开放性骨折、断端间夹有软组织影响复位或合并有血管损伤时,可行切开复位克氏针内固定,术后长臂用石膏托固定 3 周。

肱骨髁上骨折处理不当引起前臂缺血性肌挛缩和肘内翻畸形,神经损伤以正中神经为最多,但多为挫伤。3 个月内若无恢复可能为神经断裂,应行手术探查。肘内翻畸形轻度无须处理,畸形明显可于 14 岁后行髁上楔形截骨矫正术。

四、护理问题

(一)有体液不足的危险

危险与创伤后出血有关。

(二)疼痛

疼痛与损伤、牵引有关。

(三)有周围组织灌注异常的危险

危险与神经血管损伤有关。

(四)有感染的危险

危险与损伤有关。

(五)躯体移动障碍

躯体移动障碍与骨折脱位、制动、固定有关。

(六)潜在并发症

脂肪栓塞综合征、骨筋膜室综合征、关节僵硬等。

(七)知识缺乏

缺乏康复锻炼知识。

(八)焦虑

焦虑与担忧骨折预后有关。

五、护理目标

(1)患者生命体征稳定。

(2)患者疼痛缓解或减轻,舒适感增加。

(3)能维持有效的组织灌注。

(4)未发生感染或感染得到控制。

(5)保证骨折固定效果,患者在允许的限度内保持最大的活动量。

(6)预防并发症的发生或及早发现及时处理。

(7)患者了解功能锻炼知识。

(8)患者焦虑程度减轻。

六、护理措施

(一)非手术治疗及术前护理

1.心理护理

因儿童语言表达能力差,不能准确叙述自己的不适及要求,应关心爱护患儿,及时解决他们的痛苦与需要。

2.饮食

给予高蛋白、高维生素,含钙丰富的饮食,注意食物的色、香、味,增加患儿食欲。

3.体位

患肢采用石膏托于肘关节屈曲位固定,于患肢下垫枕,使其高于心脏水平,减轻肿胀。行尺骨鹰嘴持续骨牵引治疗时,取平卧位。

4.合并症

伴有正中神经损伤时,注意观察神经功能恢复情况,并给予相应的护理。

5.警惕前臂骨筋膜室综合征

由于肱动脉受压或损伤,或严重的软组织肿胀可引起前臂骨筋膜室综合征。如不及时处理,可引起前臂缺血性肌挛缩。当患儿啼哭时,应密切观察是否有"5P"征象。①剧烈疼痛(pain):一般止痛剂不能缓解,晚期严重缺血后神经麻痹即转为无痛;②患肢苍白(pallor)或发白;③肌肉麻痹(paralysis):患肢进行性肿胀,肌腹处发硬,压痛明显;手指处于屈曲位,主动或被动牵伸手指时,疼痛加剧;④感觉异常(paresthesia):患肢出现套状感觉减退或消失;⑤无脉(pulselessness):桡动脉搏动减弱或消失。如出现上述表现,应立即松开所有包扎的石膏、绷带和敷料,并立即报告医师,紧急手术切开减压。

6.功能锻炼

向患儿及家长讲明功能锻炼的重要性,取得家长的重视、理解和合作。反复示范功能锻炼的动作要领,直到家长和患儿学会为止。

(1)早、中期:复位及固定后当天开始做握拳、伸指练习。第2天增加腕关节屈伸练习。患肢三角巾或前臂吊带胸前悬挂位,做肩前后、左右摆动练习。1周后增加肩部主动练习,包括肩屈、伸、内收、外展与耸肩,并逐渐增加其运动幅度。

(2)晚期:骨折固定去除后增加关节活动范围的主动练习,包括肘关节屈、伸、前臂旋前和旋后。恢复肘关节活动度的练习,伸展型骨折着重恢复屈曲活动度,屈曲型骨折则增加伸展活动度。应以主动锻炼为主,被动活动应轻柔,以不引起剧烈疼痛为度,禁止被动反复粗暴屈伸肘关节,以免引起再度损伤或发生骨化性肌炎,加重肘关节僵硬。

(二)术后护理

1.维持有效固定

(1)经常观察患者,查看固定位置有无变动,有无局部压迫症状,保持患肢功能位;如肘关节屈曲角度过大,影响桡动脉搏动时,应予调整后再固定。

(2)告知患儿及家长固定时限为3~4周,以便配合。

2.功能锻炼

详见非手术治疗相关内容。

七、健康指导

(一)饮食
高蛋白、高热量、含钙丰富且易消化的饮食,多食蔬菜及水果。

(二)休息
与体位行长臂石膏托固定后,卧床时患肢垫枕与躯干平行;离床活动时,用三角巾或前臂吊带悬吊于胸前。

(三)功能锻炼
家长应督促并指导患儿按计划进行功能锻炼,最大限度地恢复患肢功能。

(四)复查的指征及时间
石膏固定后,如患肢皮肤发绀、发凉、剧烈疼痛或感觉异常,应立即就诊。自石膏固定之日起,2周后复诊,分别在骨折后1个月、3个月、6个月复查X线片,了解骨折的愈合情况,以便及时调整固定,防止畸形愈合。

(李　腾)

第五节　肱骨干骨折

肱骨干骨折指肱骨髁上与胸大肌止点之间的骨折。

一、解剖概要

肱骨干中段后外侧有桡神经沟,桡神经在其内紧贴。当肱骨中、下1/3交界处骨折时,易合并桡神经损伤。上臂有多个肌肉附着点,故不同平面骨折所致骨折移位也不同。

二、病因及移位

(一)直接暴力
多致中、上1/3骨折,多为横行或粉碎骨折。

(二)传导暴力
多见于中、下1/3段骨折,多为斜行或螺旋形。

(三)旋转暴力
多可引起肱骨中、下1/3交界处骨折,所引起的肱骨骨折多为典型螺旋形骨折。

如骨折平面在三角肌止点上者,近折端受胸大肌、大圆肌、背阔肌牵拉向内移位,远折端因三角肌、肱二头肌、肱三头肌做外上移位。如骨折平面在三角肌止点以下,近折端受三角肌和喙肱肌牵拉向外前移位,远折端受肱二头肌、肱三头肌作用向上重叠移位。

三、临床表现及诊断

此种骨折均有明显的外伤史。若有局部肿胀、压痛、畸形、反常活动及骨擦音,均可诊断骨折。X线检查可确诊骨明确骨折部位、类型及移位情况,以供治疗参考。如合并神经损伤者,可出现典型垂腕、伸拇及伸掌指关节功能丧失以及手背桡侧皮肤有大小不等的感觉麻木区。

四、治疗

肱骨被丰厚的肌肉包绕,轻度的成角短缩畸形在外观不明显,对功能也无影响。因此无须为追求良好的复位而滥用手术治疗。

(一)横断、斜行或粉碎性骨折

可于复位后用夹板或石膏练习,肩关节活动时应弯腰90°,做钟摆样活动。因为直立位练习易引起骨折部位成角畸形。

(二)螺旋形或长斜行骨折

可采用小夹板固定,亦可采用悬垂石膏固定,通过石膏重量牵引使骨折复位,但患者不能平卧,睡觉时需取半卧位。

(三)肱骨开放性骨折

断端嵌入软组织或手法复位失败的闭合骨折,同一肢体多发骨折或合并神经血管损伤需手术探查者,可行切开复位内固定。

闭合性肱骨干骨折合并桡神经损伤时,一般采用非手术方法治疗。观察2～3个月后,若桡神经仍无神经功能恢复的表现,可再行手术探查。在观察期间将腕关节置于功能位,多做伤侧手指伸直活动以防畸形或僵硬。

五、护理问题

(一)有体液不足的危险

危险与创伤后出血有关。

(二)疼痛

疼痛与损伤、牵引有关。

(三)有周围组织灌注异常的危险

危险与神经血管损伤有关。

(四)有感染的危险

危险与损伤有关。

(五)躯体移动障碍

躯体移动障碍与骨折脱位、制动、固定有关。

(六)潜在并发症

脂肪栓塞综合征、骨筋膜室综合征、关节僵硬等。

(七)知识缺乏

缺乏康复锻炼知识。

(八)焦虑

焦虑与担忧骨折预后有关。

六、护理目标

(1)患者生命体征稳定。

(2)患者疼痛缓解或减轻,舒适感增加。

(3)能维持有效的组织灌注。

(4)未发生感染或感染得到控制。

(5)保证骨折固定效果,患者在允许的限度内保持最大的活动量。

(6)预防并发症的发生或及早发现及时处理。

(7)患者了解功能锻炼知识。

(8)患者焦虑程度减轻。

七、护理措施

(一)手术治疗及术前护理

1.心理护理

肱骨干骨折,特别是伴有桡神经损伤时,患肢伸腕、伸指功能障碍,皮肤感觉减退,患者心理压力大,易产生悲观情绪。应向患者介绍神经损伤修复的特殊性,告知骨折端将按 1 mm/d 的速度由近端向远端生长,治疗周期长,短期内症状改善不明显,使患者有充分的思想准备。关注患者感觉和运动恢复的微小变化,并以此激励患者,使其看到希望。

2.饮食

给予高蛋白、高热量、高维生素、含钙丰富的饮食,以利于骨折愈合。

3.体位

U 形石膏托固定时可平卧,患侧肢体以枕垫起,保持复位的骨折不移动。悬垂石膏固定 2 周内只能取坐位或半卧位,以维持其下垂牵引作用。但下垂位或过度牵引,易引起骨折端分离,特别是中、下 1/3 处横行骨折,其远折端血供差,可致骨折延迟愈合或不愈合,需予以注意。

4.皮肤护理

桡神经损伤后,引起支配区域皮肤营养改变,使皮肤萎缩干燥,弹性下降,容易受伤,而且损伤后伤口易形成溃疡。

预防:①每天用温水擦洗患肢,保持清洁,促进血液循环;②定时变换体位,避免皮肤受压引起压疮;③禁用热水袋,防止烫伤。

5.观察病情

(1)夹板或石膏固定者,观察伤口及患肢的血运情况,如出现患肢青紫、肿胀、剧痛等,应立即报告医师处理。

(2)伴有桡神经损伤者,应观察其感觉和运动功能恢复情况。通过检查汗腺功能,可了解自主神经恢复情况。

(3)如骨折后远端皮肤苍白、皮温低,且摸不到动脉搏动,在排除夹板、石膏固定过紧的因素外,应考虑有肱动脉损伤的可能;如前臂肿胀严重,皮肤发绀、湿冷,则可能有肱静脉损伤。出现上述情况应及时报告医师处理。

6.功能锻炼

(1)早、中期:骨折固定后立即进行上臂肌肉的早期舒缩活动,可加强两骨折端在纵轴上的压力,以利于愈合。握拳、腕屈伸及主动耸肩等动作每天 3 次,并根据骨折的部位,选择相应的锻炼方法。

肱骨干上 1/3 段骨折,骨折远端向外上移位:①第 8 天站立位,上身向健侧侧屈并前倾30°,患肢在三角巾或前臂吊带支持下,自由下垂 10~20 秒,做 5~10 次;②第 15 天增加肩前后摆动 8～20 次,做伸肘的静力性收缩练习 5～10 次,抗阻肌力练习,指屈伸、握拳和腕屈伸练习,前臂旋前、旋后运动;③第 22 天增加身体上身向患侧侧屈,患肢在三角巾或吊带支持下左右摆动 8～20 次。

肱骨干中 1/3 段骨折,骨折远端向上、向内移位:①第 8 天站立位上身向患侧侧屈并前倾约30°,患肢在三角巾或吊带支持下,自由下垂 10～20 秒,做 5～10 次;②第 15 天增加肩前后摆动练习,做屈伸肘的静力性收缩练习 5～10 次。伴有桡神经损伤者,用弹性牵引装置固定腕关节功能位,用橡皮筋将掌指关节牵拉,进行手指的主动屈曲运动。在健肢的帮助下进行肩、肘关节的运动,健手握住患侧腕部,使患肢向前伸展,再屈肘后伸上臂。

肱骨干下 1/3 段身骨折:此型骨折易造成骨折不愈合,更应重视早期锻炼。①第 3 天患肢三角巾胸前悬吊位,上身向患侧侧屈并前倾约 30°做患肢前后、左右摆动各 8～20 次;②第 15 天增加旋转肩关节运动,即身体向患侧倾斜,屈肘 90°,使上臂与地面垂直,以健手握患侧腕部做画圆圈动作。双臂上举运动,即两手置于胸前,十指相扣,屈肘 45°,用健肢带动患肢,先使肘屈曲120%双上臂同时上举,再缓慢放回原处。

(2)晚期:①去除固定后第 1 周可进行肩摆动练习,站立位上身向患侧侧屈并略前倾,患肢做前后、左右摆动,垂直轴做绕环运动;②第 2 周用体操棒协助进行肩屈、伸、内收、外展、内旋、外旋练习,并做手爬墙练习,用拉橡皮带做肩屈、伸、内收、外展及肘屈等练习,以充分恢复肩带肌力。

(二)术后护理

1.体位

内固定术后,使用外展架固定者,以半卧位为宜。平卧位时,可于患肢下热垫一软枕,使之与身体平行,并减轻肿胀。

2.疼痛的护理

(1)找出引起疼痛的原因:手术切口疼痛在术后 3 天内较剧烈,以后逐日递减。组织缺血引起的疼痛表现为剧烈疼痛且呈进行性,肢体远端有缺血体征。手术 3 天后,如疼痛呈进行性加重或搏动性疼痛,伴皮肤红、肿、热、伤口有脓液渗出或有臭味,则多为继发感染引起。

(2)手术切口疼痛可用镇痛药;缺血性疼痛须及时解除压迫,松解外固定物;如发生骨筋膜室综合征须及时切开减压;发现感染时报告医师处理伤口,并应用有效抗生素。

(3)移动患者时,对损伤部位要重点托扶保护,缓慢移至舒适体位,以免引起或加重疼痛。

3.预防血管痉挛

行神经修复和血管重建术后,可能出现血管痉挛。①避免一切不良刺激:严格卧床休息,石膏固定患肢 2 周;患肢保暖,保持室温 25 ℃左右。不在患肢测量血压、镇痛,禁止吸烟与饮酒。②1 周内应用扩血管、抗凝药,保持血管的扩张状态。③密切观察患肢血液循环的变化:检查皮肤颜色、温度、毛细血管回流反应、肿胀或干瘪、伤口渗血等。

4.功能锻炼

详见术前护理相关内容。

八、健康指导

(一)饮食

多食高蛋白、高维生素、含钙丰富的饮食。

（二）体位

对桡神经损伤后行外固定者，应确保外固定的稳定，以保持神经断端于松弛状态有利于恢复。

（三）药物

对伴有神经损伤者，遵医嘱口服营养神经药物。

（四）进行功能锻炼

防止肩、肘关节僵硬或强直而影响患肢功能。骨折4周内，严禁做上臂旋转活动。

（五）复查指征及时间

U形石膏固定的患者，在肿胀消退后，石膏固定会松动，应复诊；悬吊石膏固定2周后，更换长臂石膏托，继续维持固定6周左右。伴桡神经损伤者，定期复查肌电图，了解神经功能恢复情况。

（李　腾）

第六节　手部骨折与脱位

一、病史

（1）了解是因直接暴力还是间接暴力所致伤。手部受伤时姿势如何。
（2）受伤后手部疼痛及肿胀范围。
（3）有无运动障碍和异常活动。

二、检查

（一）体检

1.舟状骨骨折
（1）腕部肿胀，以桡侧为重，鼻烟窝消失。
（2）腕舟骨结节及鼻烟窝内有明显压痛。

2.月骨脱位
（1）腕关节活动受限，手指呈半屈曲立，被动伸展手指时，正中神经支配区出现麻痛感。
（2）脱位的月骨在腕管内压迫或损伤正中神经，出现感觉和运动障碍。
（3）第3掌骨头塌陷，并有纵向叩击痛。

3.经舟骨-月骨周围脱位
（1）腕关节伸直立固定，腕部活动受限。
（2）腕部周围有明显肿胀及压痛。

4.掌骨骨折
（1）手背部有明显肿胀及压痛。
（2）第1掌骨干骨折，因内收肌牵拉，可向桡背侧成角畸形，拇指呈内收位。
（3）第1掌骨基底部骨折伴掌腕关节脱位（Bernnett骨折），则可出现第1掌骨基底部向桡背侧突出,按压即可复位,松开后第1掌骨基底部又弹出。拇指呈内收状,外展及对掌功能受限。

(4)第2～5掌骨干骨折,常因屈指肌腱及骨间肌牵拉,向背侧成角,也可产生侧方移位。

5.掌指关节脱位

(1)受伤处有明显肿胀及压痛。

(2)掌指关节背伸,指间关节半屈位畸形,若伴有侧副韧带损伤时,可出现尺、桡偏畸形。

(3)脱位的掌骨头于皮下可触及。

6.近侧指间关节脱位

(1)局部肿胀,可出现侧偏畸形,伴有侧副韧带断裂时,关节侧方活动度增大。

(2)患者缩短畸形,指骨头突出于皮下可触及。

(3)此关节呈弹性固定。

7.指骨骨折

(1)骨折处有明显畸形。当骨折发生在近节指骨时,骨折的近端受骨间肌、蚓状肌牵拉,形成向掌侧成角畸形。

(2)中节指骨骨折时,若骨折处位于指浅屈肌腱止点近端,则骨折向背侧成角畸形,当骨折处位于指浅屈肌腱止点的远端,骨折向掌侧成角畸形。

(3)末节指骨骨折常为粉碎性骨折,多移位不大,仅有局部肿胀。

(二)实验室检查

血、尿常规检查。

(三)特殊检查

手部X线拍片,可证实骨折与脱位,并了解移位的情况。

三、处理

(一)舟状骨骨折

(1)早期一旦发现,应及时采用无衬垫前臂管形石膏于腕关节轻度背伸、尺偏位、拇指对掌位固定,做到固定可靠,3个月后复查。

(2)有明显的外伤史及上述体征,虽经X线拍片未发现骨折,但仍以按舟状骨骨折固定,两周后再行X线拍片复查。然后根据复查结果,做出下一步处理。如无骨折时,可以拆除固定,发现有骨折时,则继续上述固定。

(3)陈旧性舟状骨骨折不愈合,如症状轻微,无须特殊处理,做功能锻炼。

(4)桡骨茎突切除术适用于舟状骨腰部骨折、骨折线无明显硬化者。

(5)自体骨栓植骨术适用于骨折线清晰、两侧有轻度硬化、腕关节桡偏活动好且桡骨茎突不触及骨折部者。

(6)近排腕骨切除术适用于同时伴有月骨或头状骨病变、复位不满意而无明显的创伤性关节炎者,术后尚可保留一定的腕关节活动度。

(7)腕关节融合适用于舟状骨骨折不连接伴有严重的创伤性关节炎者。

(二)月骨脱位

(1)早期的闭合性脱位,采用手法复位,复位后,石膏托固定腕关节屈曲位3周,然后行功能锻炼。

(2)手法复位有困难时,可行手术复位。也可在X线透视下,用细克氏针经皮肤穿刺,直接推动月骨使之复位。

（3）陈旧性月骨脱位手法难以复位，可行手术复位，术中应注意保护月骨与桡骨相连的韧带，保证月骨的血液供应，防止月骨坏死。在手术复位亦有困难时，可以摘除脱位的月骨。

（4）月骨脱位后伴有无菌性坏死者，手术切除坏死的月骨，术后腕关节功能位固定3周，然后再行功能锻炼。

（三）经舟骨-月骨周围脱位

（1）要求做到早期、及时处理。

（2）早期可以手法复位，复位后以石膏托或夹板在屈腕位固定3周，然后再按舟状骨骨折处理。

（3）手法复位有困难时，改用手术复位。

（4）陈旧性经舟骨-月骨周围脱位，可以考虑做近排腕骨切除术。

（四）掌骨骨折

（1）第1掌骨干骨折经手法复位后，采用石膏托于前臂旋后，腕背伸，拇指背伸及外展位固定4～6周。

（2）第1掌骨基底部骨折伴掌腕关节脱位复位容易，但固定难，经手法复位后，在第一掌骨外展位固定，必须注意保证掌骨外展，防止仅做掌指关节外展，如固定不可靠，可用细克氏针经皮闭合穿刺复位内固定，仍不满意者，可行切开复位内固定。

（3）第2～5掌骨骨折无移位者，可用石膏或铝板固定4周。骨背侧成角或侧方移位时，经手法复位后稳定者，仍采用上法固定。掌骨斜面形骨折为不稳定骨折，在手法复位以后，采用管形石膏加铅丝胶布持续牵引，其方法是在前臂管形石膏上加两条铅丝，待石膏结晶后，将置于掌面的铅丝连同手指一起至功能位，此时即可借用屈曲的力量予以牵引，然后固定于屈曲位持续牵引。

（4）掌骨颈骨折常产生骨折向背侧成角，掌指关节过伸畸形，因此复位后，用石膏托固定掌指关节屈曲90°位，以保证掌指关节侧副韧带紧张状态，限制手指活动，使复位后不再发生移动。固定时间4～6周。

（5）以上骨折经手法复位后，固定确有困难，可采用手术复位及内固定术。开放性骨折，经清创后同时完成手术复位内固定术。

（6）陈旧性第2～5掌骨骨折对功能影响较小者，无须特殊处理。对手部功能影响较大时，可重新手术复位，并予以内固定。

（7）陈旧性第一掌骨基底部骨折伴掌腕关节脱位，严重影响第一掌骨外展时可做关节功能位融合术。

（五）掌指关节脱位

（1）先行手法复位，牵引患指后，同时推挤脱位的掌骨头和指骨基底部，使其复位。复位后，掌指关节半屈曲位固定3周。

（2）脱位的掌骨头有时被四周的肌腱及韧带卡住，手法复位不易成功，此时可以考虑手术切开复位，同时修补破裂的侧副韧带。术后固定方式同上。

（3）陈旧性掌指关节脱位伴有损伤性关节炎时，掌指关节活动受限，可行关节成形术或人工关节置换术。

(六)近侧指间关节脱位

(1)早期采用手法复位多无困难,复位后用小夹板或铝板将指间关节固定于屈曲 40°~60°位 3 周。3 周后拆除固定,开始功能锻炼。

(2)如有破裂的韧带卡在关节内而致手法复位不满意时,应予以手术切开复位,同时修复损伤的关节囊及侧副韧带。术后屈曲位固定 3 周。

(3)陈旧性近侧指间关节脱位若对功能影响较小时,不必做特殊处理。若关节疼痛、无力,影响工作时,行手术复位或关节融合术。条件允许时也可做人工关节置换术。

(七)指骨骨折

(1)多为开放性骨折,可按开放性损伤的处理原则进行处理;不稳定的骨折,可用克氏针内固定。

(2)无移位的指骨骨折经复位后较稳定时,可用铝板固定 4~6 周。

(3)向背侧成角的骨折,应固定于伸直位,但这种非功能位固定时间不宜太长。向掌侧成角的骨折,可固定于手指半屈曲位。

(4)末节指骨骨折多无移位,可按软组织损伤处理。若为背侧基底部撕脱性骨折,则按锤状指进行处理。

四、疗效评价

(一)治愈

(1)脱位复位后,关节运动恢复。

(2)骨折复位后,无骨不连接及严重畸形,手部运动无障碍。

(二)好转

骨折或脱位复位后,手部功能有所改善。

五、护理问题

(一)自理缺陷

(1)骨折。

(2)医疗限制:牵引、石膏固定等。

(3)瘫痪。

(4)卧床治疗。

(5)体力或耐力下降。

(6)意识障碍,如合并有脑外伤。

(二)疼痛

(1)化学刺激:炎症、创伤。

(2)缺血、缺氧:创伤、局部受压。

(3)机械性损伤:体位不当,组织受到牵拉。

(4)温度不宜:热或冷。

(5)心理因素:幻觉痛,紧张。

(三)有皮肤受损的危险

神经损伤后手部感觉、运动障碍和肌萎缩。

(1)患者了解皮肤受损的危险因素与避免方法。

(2)患者未出现皮肤受损。

(四)潜在并发症

手部血液循环障碍。

(1)骨折。

(2)外伤:如骨筋膜室综合征。

(3)血管损伤。

(4)局部受压。

(五)知识缺乏

(1)缺乏医学知识。

(2)不了解功能锻炼的重要性和方法。

(3)疼痛、畏惧。

六、护理目标

(一)自理缺陷

(1)患者卧床期间生活需要能得到满足。

(2)患者能恢复或部分恢复到原来的自理能力。

(3)患者能达到病情允许下的最佳自理水平,如截瘫患者能坐轮椅进行洗漱、进食等。

(二)疼痛

(1)患者疼痛的刺激因素或被消除或减弱。

(2)患者痛感消失或减轻。

(三)有皮肤受损的危险

神经损伤后手部感觉、运动障碍和肌萎缩。

(1)患者了解皮肤受损的危险因素与避免方法。

(2)患者未出现皮肤受损。

(四)肢体血液循环障碍

(1)四肢损伤、手术患者肢体血液循环得到重点观察。

(2)患者一旦出现血液循环障碍能得到及时处理。

(五)知识缺乏

(1)患者及其家属了解功能锻炼对手外伤治疗与康复的重要性。

(2)患者基本掌握功能锻炼的计划、步骤与方法。

(3)患者未出现或少出现功能障碍。

七、护理措施

(一)术前护理

1.心理护理

意外致伤,顾虑手术效果,易产生焦虑心理。应给予耐心地开导,介绍治疗方法及预后情况,并给予悉心地护理,同时争取家属的理解与支持,减轻或消除心理问题,积极配合治疗。

2.体位

平卧位,患手高于心脏,有利于血液回流,减轻水肿和疼痛。

3.症状护理

手部创伤常伴有明显疼痛,与手部神经末梢丰富、感觉神经末端的位置表浅(特别是在桡侧与尺侧)、腕管内容相对拥挤有关。剧烈的疼痛会引起血管痉挛,还可引起情绪、凝血机制等一系列的变化,因此,应及时遵医嘱使用止痛药。

4.病情观察

病情观察包括生命体征及患肢局部情况,尤其应警惕失血性休克,正确使用止血带。

(二)术后护理

1.体位

平卧位,抬高患肢,以利静脉回流,防止和减轻肿胀。手部尽快消肿,可减少新生纤维组织的形成,防止关节活动受限。

2.饮食

宜高能量、高蛋白、高维生素、高铁、粗纤维饮食。

3.局部保温

应用 60～100 W 照明灯,距离 30～40 cm 照射局部,保持室温在 22～25 ℃(当室温接近30 ℃时可免用烤灯),使局部血管扩张,改善末梢血液循环。术后 3～4 天内进行持续照射,以后可以在早晨、夜间室温较低时照射,术后 1 周即可停用。

4.用药护理

及时、准确地执行医嘱,正确使用解痉、抗凝药物,如罂粟碱、妥拉苏林、右旋糖酐-40,以降低红细胞之间的凝集作用和对血管壁的附着作用,并可增加血容量,降低血液的黏稠度,利于血液的流通及伤口愈合;用药过程中,注意观察药物不良反应(如出血倾向等)。

5.病情的观察与处理

(1)全身情况:伤员经受创伤和手术后,失血较多而致低血压。而低血压容易使吻合的血管栓塞,直接影响肢体的成活。因此,术后要及时补充血容量,纠正贫血。

(2)局部情况:手部皮肤颜色、温度、毛细血管回流反应、有无肿胀等。损伤后的肿胀程度与损伤部位的结缔组织特征和血管分布有关,即结缔组织、血管丰富的部位肿胀明显。疼痛与损伤的程度和局部活动度有关:损伤越严重,局部活动度越大,疼痛越剧烈。疼痛一般在伤后 2～3 天开始缓解,1 周左右可适应。此时,若疼痛未减轻且有加重趋势,应考虑感染的可能。

6.潜在并发症的预防

(1)感染:①患者入院后,注意保护患手,避免或防止污染程度增加;②妥善固定患肢,防止加重损伤;③术前认真细致地备皮;④及时应用破伤风抗毒素和广谱抗生素。

(2)关节活动障碍:①手指尽量制动在功能位;②尽量缩小固定范围和缩短固定时间,如血管吻合后固定 2 周,肌腱缝合后固定 3～4 周,神经修复后固定 4～6 周;③一旦拆除固定,及时进行患肢功能练习,以免造成关节僵直。

(3)肌肉失用性萎缩:①患肢充分进行肌力练习;②新近修复的肌腱肌肉,在静息约 2 周后应随着缝合处抗扩张强度的恢复而逐渐开始由轻而重的主动收缩;③肌力为 1～2 级时进行感应电刺激;④肌力达 3 级以上时必须进行抗阻练习,如揉转石球、捏皮球或海绵卷及挑皮筋网。

7.功能锻炼

（1）主动练习法：一般可在术后 3～4 周开始。主动充分地屈曲和伸直手的各关节,以减少肌腱粘连。对于肌腱移位术后的患者,在主动锻炼其移位的肌腱功能时,应结合被移植的肌腱原先的功能进行锻炼。

（2）被动活动法：被动活动开始的时间及力量大小,要依手术缝合方法、愈合是否牢固而定。如编织法缝合可在术后 5～6 周开始被动活动,力量由小到大,缓慢进行,不可用力过猛;在开始锻炼之前先做物理疗法,如理疗、按摩等。术后 5 周内不做与缝合肌腱活动方向相反的被动活动及牵拉肌腱活动,可做被动牵拉肌腱活动,使轻度的粘连被动拉开,但不可用力过猛,以防肌腱断裂。

（3）作业疗法：为患者提供有助于改善关节活动度、肌力及手部协调运动的练习,如包装、木工、装配、编织、镶嵌、制陶、园艺、弹奏乐器、玩纸牌、球类活动等。

八、健康指导

（1）讲究卫生,及时修剪指甲,保持伤口周围皮肤清洁。

（2）注意营养,有利神经、血管的修复。

（3）坚持康复训练,改善手部功能用两手相对练习腕背伸,两手背相对练掌屈,手掌平放桌上练腕背伸,腕放桌边练掌屈,拇指外展练习虎口,手部关节按压练习等。避免过度用力,以防神经损伤、肌腱断裂。

（4）复诊：①神经损伤的患者,3 周时进行肌电图检查,此后每隔 3 个月复查 1 次,观察神经功能恢复情况。同时测试患指的感觉和运动情况;②肌腱损伤患者出院后 3 周复查。此后可在1.5 个月、3 个月、6 个月复查。

（李　腾）

第七节　髋关节脱位

一、基础知识

（一）解剖生理

髋关节是由股骨头和髋臼构成,股骨头呈球形,约占圆球的 2/3,股骨头的方向朝向上、内、前方;髋臼为半球形,深而大,能容纳股骨头的大部分,属杵臼关节,其关节面部分是马蹄形,覆以关节软骨,周围有坚强的韧带及肌肉保护,结构稳固,脱位的发生率较低。髋关节是全身最深最大的关节,也是最完善的球窝关节（杵臼关节）,髋关节位于全身的中间部分,其主要功能是负重和维持相当大范围的活动。因此,髋关节的特点是稳定、有力而灵活,当髋部损伤时,以上功能就会丧失或减弱。

（二）病因

髋关节脱位多由强大的外力作用导致,且致伤暴力多为杠杆暴力、传导暴力、旋扭暴力等间接暴力。

（三）分类

按股骨头脱位后的位置可分为后脱位、前脱位和中心脱位，其中以后脱位最为常见。当髋关节屈曲或屈曲内收时，暴力从膝部向髋部冲击，使股骨头穿出后关节囊；或者在弯腰工作时，重物砸于腰骶部，使股骨头向后冲破关节囊，造成髋关节后脱位。

（四）临床表现和诊断

1.症状

患侧髋关节疼痛，主动活动功能丧失，被动活动时引起剧痛。

2.体征

患侧下肢呈屈曲、内收、内旋和短缩畸形，臀后隆起，可触及脱位的股骨头。

3.X线检查

可了解脱位及有无合并髋臼或股骨头骨折。

二、治疗原则

（一）复位

1.手法复位

在全麻或腰麻下进行手法复位，力争在24小时内复位，常用的复位方法有提拉法和旋转法。

2.手术复位

对闭合复位失败者应采用手术切开复位加内固定。

（二）固定

复位后置下肢于外展中立位，皮肤牵引3～4周。

（三）功能锻炼

制动早期，应鼓励患者进行患肢肌肉等长收缩锻炼，以后逐步开始关节的各方向活动锻炼。

三、护理

（一）护理问题

（1）肿胀。

（2）疼痛。

（3）有患肢感觉运动异常的可能。

（4）有患肢血液循环障碍的可能。

（5）有发生意外的可能。

（6）有髋关节再脱位的可能。

（7）知识缺乏：缺乏有关功能锻炼的知识。

（二）护理措施

（1）髋关节前脱位尤其是前上方脱位时，股骨头可挤压致损伤股动、静脉，所以应密切观察患肢末梢血液循环情况。

（2）当股骨头后脱位时，易顶撞、牵拉或挤夹坐骨神经，因此，应注意观察患肢感觉、运动情况。

（3）经常观察患肢髋部畸形是否消失，两下肢是否等长，预防发生再脱位。

（4）如进行切开复位者，应注意观察伤口渗血情况，如渗血较多，应及时更换敷料。同时应严密观察生命体征的变化,为治疗提供依据。

(5)固定开始即嘱患者做股四头肌的收缩运动,加强功能锻炼,并经常督促检查,使其积极配合。

(6)保持有效的牵引固定,防止再脱位。

(7)牵引固定期间,应指导患者进行股四头肌等长收缩,同时,可配合手指推拿髌骨的锻炼,以防膝关节僵硬。

(8)解除固定后,指导患者进行髋关节自主功能锻炼并按摩活筋,可持拐下床行走,但不宜过早负重。

(三)出院指导

(1)继续加强髋关节功能锻炼,以促使关节早日恢复正常活动度。

(2)股骨头脱位后有发生缺血性坏死的可能,因此患肢不宜过早负重。3个月后拍片复查,证实股骨头血循环良好,再逐渐负重行走。

(3)不能从事站立和过多行走的工作,5年内应定期拍 X 线片复查,如发现有股骨头无菌性坏死或骨性关节炎征象,应尽早接受治疗。

(李　腾)

第八节　股骨粗隆间骨折

一、基础知识

(一)解剖生理

股骨粗隆间骨折也叫转子间骨折,是指发生在大小粗隆之间的骨折。股骨大粗隆呈长方形,罩于股骨颈后上部,它的后上面无任何结构附着,由直接暴力引起骨折机会较大。小粗隆在股骨干之后上内侧,在大粗隆平面之下,髂腰肌附着其上。股骨粗隆部的结构主要是骨松质,老年时变得脆而疏松,易发生骨折,其平均年龄较股骨颈骨折还要高。骨折多沿粗隆间线由外上斜向小粗隆,移位多不大。由于该部周围有丰富的肌肉层,血运丰富,且骨折的接触面大,所以容易愈合,极少发生不愈合或股骨头缺血性坏死。但复位不良或负重过早常会造成畸形愈合,较常见的为髋内翻,并由于承重线的改变,可能在后期引起患侧创伤性关节炎。

(二)病因

股骨粗隆间骨折,多为间接外力损伤,好发于 65 岁以上老人,由于年老肝肾衰弱,骨质疏松变脆,关节活动不灵,应变能力较差,突遭外力身体失去平衡,仰面或侧身跌倒,患肢因过度外旋或内旋,或内翻而引起;或下肢于固定情况下,上身突然扭旋,以及跌倒时大粗隆与地面碰撞等扭旋、内翻和过伸综合伤所致。

(三)分型

股骨粗隆间骨折,根据损伤机制、骨折线的走行方向和骨折的局部情况,可分为顺粗隆间型、反粗隆间型和粉碎型骨折三种,其中以顺粗隆间型骨折最为多见。根据骨折后的移位情况,可分为无移位型和移位型两种,而无移位型骨折较为少见。根据受伤时间长短,可分为新鲜性和陈旧性骨折两种。

(四)临床表现

肿胀、疼痛、功能受限，有些可沿内收大肌和阔筋膜张肌向下、后出现大片瘀血斑，患肢可有程度不等的短缩，多有明显外旋畸形。X线检查可明确骨折的类型和移位程度。

二、治疗原则

(一)无移位骨折

无须整复，只需在大粗隆部外贴接骨止痛之消定膏，患肢固定于 30°～40°外展位，或配合皮牵引。6 周左右骨折愈合后，可扶拐下床活动。

(二)顺粗隆间型骨折

手法整复，保持对位，以 5 kg 重量皮肤或胫骨结节牵引，维持患肢于 45°外展位，6～8 周后酌情去除牵引，扶拐下床活动。此型骨折也可用外固定器固定，固定后根据患者全身情况，1～2 周后下床扶拐活动，2～3 月 X 线检查骨折愈合后，去除固定。

(三)粉碎性粗隆间骨折

手法复位后以胫骨结节或皮肤牵引，维持肢体于外展 45°位 8～10 周，骨折愈合后去除牵引，扶拐下床活动。

(四)反粗隆间型骨折

手法复位后采用股骨髁上或胫骨结节牵引，以 5～8 kg 重量，维持肢体于外展 45°位，固定 10 周左右，骨折愈合后去除牵引，扶拐下床活动。

(五)陈旧性粗隆间骨折

骨折时间 1 个月左右，全身情况允许，可在麻醉下进行手法复位，用胫骨结节或股骨髁上牵引，重量 6～8 kg，维持患肢外展 45°位，6～8 周骨折愈合后，去除牵引，扶拐下床活动。

三、护理

(一)护理要点

1.股骨粗隆间骨折

股骨粗隆间骨折多见于老年人，感觉及反应都比较迟钝，生活能力低下，并且有不少老年人合并有其他疾病，如心脏病、高血压、糖尿病、脑血栓、偏瘫、失语、大小便失禁、气管炎、哮喘病等。因此，护理人员首先应细致地观察、了解病情，给予及时适当的治疗和护理，同时要加强基础护理，预防肺炎、泌尿系统感染、褥疮等并发症的发生。

2.牵引固定

应严密观察患者体位摆放是否正确，应保持患肢外展中立位，切忌内收，保持有效牵引。

(二)护理问题

有发生髋内翻的可能。

(三)护理措施

1.一般护理措施

(1)创伤骨折、外固定过紧、压迫、伤口感染等均可引起疼痛，针对引起疼痛的不同原因对症处理，对疼痛严重而诊断已明确者，在局部对症处理前可应用吗啡、哌替啶、布桂嗪、曲马朵等镇痛药物，减轻患者的痛苦。

（2）适当抬高患肢，如无禁忌应及早恢复肌肉、关节的功能锻炼，促进损伤局部血液循环，以利于静脉血液及淋巴液回流，防止、减轻或及早消除肢体肿胀。

（3）突然的创伤刺激及较重的伤势，可能会遗留较严重的肢体功能障碍或丧失，患者会有焦虑、恐惧、忧郁、消沉、悲观失望等应激的心理反应，要有针对性地进行医疗卫生知识宣教，及时了解患者的思想情绪波动，通过谈心、聊天，有的放矢地进行心理护理。

（4）有些骨折的老年患者合并有潜在的心脏病、高血压、糖尿病等疾患，受到疼痛刺激后，可能诱发脑血管意外、心肌梗死、心脏骤停等意外的发生，应予以密切观察，以防发生意外。

（5）加强营养，提高机体的抗病能力，对严重营养缺乏的患者可从静脉补充脂肪乳剂、氨基酸、人血清蛋白等。

（6）股骨粗隆间骨折因牵引、手术或保持有效固定的被迫体位，长期不能下床，导致生活自理能力下降。应从生活上关心体贴患者，以理解宽容的态度主动与患者交往，了解生活所需，尽量满足患者的要求，并引导患者做一些力所能及的事，以助于锻炼和增强信心，并告诫患者力所不及的事不要勉强去做，以免影响体位，引起骨折错位。

（7）因疼痛、恐惧、焦虑、对环境不熟悉、生活节奏被打乱等常导致患者失眠，应同情、关心、体贴患者，消除影响患者情绪的不良因素，使患者尽快适应医院环境。避免一切影响患者睡眠的不良刺激，如噪声、强光等，为患者创造一个安静舒适的优良环境，鼓励患者适当娱乐，分散患者对疾病的注意力。

（8）注意观察伤口情况，伤口疼痛的性质是否改变，有无红肿、波动感。对于伤口污染或感染严重的，应根据情况拆除缝线敞开伤口、中药外洗、抗生素湿敷等。定期细菌培养，合理有效使用抗生素，积极控制感染。

（9）保持病室空气新鲜，温湿度适宜，定期紫外线消毒，预防感染。鼓励患者做扩胸运动、深呼吸、拍背咳痰、吹气球等，以改善肺功能，预防发生坠积性肺炎。保持床铺平整、松软、清洁、干燥、无皱褶、无渣屑。经常为患者温水擦浴，保持皮肤清洁。每天定时按摩骶尾部、膝关节、足跟等受压部位，预防褥疮发生。督促患者多饮水，便后清洗会阴部，预防泌尿系统感染。多食新鲜蔬菜和水果，以防发生胃肠道感染和大便秘结。鼓励患者及早进行正确的活动锻炼，如肌肉的等长收缩、关节活动，辅以肌肉按摩，指导髌骨以及关节的被动活动，以促进血液循环、维持肌力和关节的正常活动度，以防止发生肌肉萎缩、关节僵硬、骨质疏松等并发症。

2.股骨粗隆间骨折的特殊护理

（1）早期满意的整复和有效固定是防止发生髋内翻畸形的关键。因此，在整复对位后应向患者说明保持正确体位的重要性和必要性，以取得他们的配合。

（2）保持患肢外展、中立位，切忌内收，保持有效牵引，预防内收肌牵拉引起髋内翻畸形。

（3）为了防止患肢内收，应将骨盆放正，必要时进行两下肢同时外展中立位牵引，预防髋内翻畸形。

（4）牵引或外固定解除后，仍应保持患肢外展位，避免过早离拐。应在 X 线片检查骨折已坚固愈合后，方可弃拐负重行走。

（李　腾）

第九节 膝关节脱位

膝关节外伤性脱位不多见,但损伤的严重程度和涉及组织之广,居各类关节损伤之首。近年其发病率有明显增长趋势,多为高能量创伤所致。

膝关节是人体最复杂的关节,其骨性结构由股骨远端、胫骨近端和髌骨构成。膝关节缺乏球与窝,仅胫骨内、外髁关节面轻度凹陷。缺乏骨结构的自然稳定性,关节的稳定主要靠周围软组织来维持。

膝关节囊宽阔松弛,各部厚薄不一,周围有许多韧带。主要有前方的髌韧带,两侧的胫侧副韧带及腓侧副韧带,可防止膝关节向前及侧方移动。关节腔内有前、后交叉韧带,可防止胫骨的前、后移位。膝部前方有股四头肌,外侧有股二头肌,髂胫束止于腓骨小头等,其中尤以股四头肌及内侧韧带对稳定膝关节起重要作用(图 10-3)。

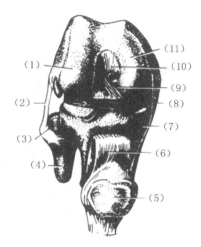

(1)外侧髁;(2)腓侧副韧带;(3)腓骨头韧带;(4)腓骨;(5)髌骨;(6)髌韧带;(7)胫侧副韧带;(8)膝横韧带;(9)前交叉韧带;(10)后交叉韧带;(11)内侧髁

图 10-3 膝关节及其周围结构

膝关节后方的腘窝内,由浅入深走行有胫神经、腘静脉及腘动脉,在膝关节脱位时,上述血管神经有可能受到损伤。

膝关节的稳定性,主要依靠关节周围坚强的软组织来维持,在遭受强大暴力发生脱位时,可并发关节周围软组织损伤,甚至出现骨折及血管神经损伤。当合并腘动脉损伤时,若诊治不当,有导致下肢截肢的危险,必须高度重视。

一、病因病机

膝关节脱位多由强大的直接暴力或间接暴力引起,以直接暴力居多。如从高处跌下、车祸、塌方等暴力直接撞击股骨下端或胫骨上端而致脱位。

(一)脱位类型(图 10-4)

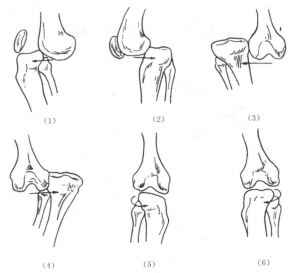

(1)　　　　　　　(2)　　　　　　　(3)

(4)　　　　　　　(5)　　　　　　　(6)

图 10-4　膝关节脱位

(1)前脱位;(2)后脱位;(3)外侧脱位;(4)内侧脱位;(5)、(6)旋转脱位

1.前脱位

膝关节屈曲时,外力由前方作用于股骨下端,或外力由后向前作用于胫骨上端,使胫骨向前移位。

2.后脱位

当屈膝时,暴力由前向后作用于胫骨上端,使其向后移位。这类脱位较少见,但损伤极为严重。由于膝关节内侧关节囊与内侧副韧带和胫骨、股骨内侧紧密相连,故有限制后脱位的作用,另外,伸膝装置也有同样的限制作用。故膝关节后脱位时,必然合并严重的交叉韧带、内侧副韧带、内侧关节囊的撕裂伤,并可能发生肌腱断裂及髌骨撕脱骨折。同时,也常并发腓总神经损伤。

3.外侧脱位

强大外翻暴力或外力直接由外侧作用于股骨下端,而使胫骨向外侧移位。

4.内侧脱位

强大外力由外侧作用于胫腓骨上端,使胫骨向内侧脱位。

5.旋转脱位

为旋转暴力所引起,多发生在膝关节微屈位,小腿固定,股骨头发生旋转,迫使膝关节承受扭转压力而产生膝关节旋转脱位。这种旋转脱位可因位置不同分为前内、前外、后内、后外 4 种类型,以向后外侧脱位居多。

(二)并发症

1.关节囊损伤

关节脱位时,多伴有关节囊撕裂。如外侧脱位时,关节囊及内侧副韧带断裂后嵌入关节内,可造成手法复位困难。后外侧旋转脱位时,股骨外髁可被关节囊纽扣状裂口卡住影响复位。

2.韧带损伤

可见前、后交叉韧带,内、外侧副韧带,髌韧带的损伤,这些韧带损伤可单独发生,也可合并出现。韧带损伤后,影响关节的稳定性。

3.肌腱损伤

脱位时,膝关节周围肌腱,如腘绳肌、腓肠肌、股四头肌、腘肌等会有不同程度损伤。

4.骨折

(1)肌腱、韧带附着部的撕脱骨折。如胫骨结节、胫骨髁间嵴、股骨髁、胫骨髁撕脱骨折。

(2)挤压骨折。如内、外侧脱位时,合并对侧胫骨平台挤压骨折。

5.半月板损伤

脱位时,可合并内外侧半月板不同程度损伤。

6.血管损伤

脱位后可造成腘动、静脉的损伤,轻者为血管受压狭窄,供血下降;重则血管内膜撕裂形成动脉栓塞,引起肢端缺血坏死,甚至动脉断裂,膝以下组织血供中断,腘窝部大量出血而形成巨大血肿,出血后向下流入小腿筋膜间隔,加重膝以下缺血,处理不及时,可导致肢体坏死而截肢。

7.神经损伤

脱位后,神经受压迫或牵拉,重者出现挫伤及撕裂伤。神经损伤后,出现支配区肌肉运动及皮肤感觉功能障碍。

二、诊断要点

(一)症状体征

有严重外伤史,伤后膝关节剧烈疼痛、肿胀、功能丧失。不全脱位者,由于胫骨平台和股骨髁之间不易交锁,脱位后常自行复位而没有畸形。完全脱位者,患膝明显畸形,下肢缩短,筋肉在膝部松软堆积,可出现侧方活动与弹性固定,在患膝的前、后或侧方可摸到脱出的胫骨上端与股骨下端。

前、后交叉韧带断裂时,抽屉试验阳性;内外侧副韧带断裂时,侧向试验阳性。值得注意的是,韧带损伤早期难以做出正确判断,因脱位早期关节肿痛,肌肉紧张,影响上述检查结果的真实性。如有血管损伤迹象时,上述试验被视为禁忌,可在病情稳定或闭合复位数天后复查。

血管损伤的主要体征是足背动脉、胫后动脉无搏动,足部温度降低,小腿与足趾苍白,足趾感觉减退,腘部进行性肿胀。即使足部动脉可触及和足部温暖,绝不能排除血管损伤,足趾感觉消失是明确的缺血征象。此外,膝以下虽尚温暖,但动脉搏动持续消失,亦有动脉损伤的可能。

腓总神经损伤时,可见胫前肌麻痹,足下垂,踝及足趾背伸无力,小腿与足背前外侧皮肤感觉减弱或消失。注意区分神经本身损伤和缺血所致损伤。

(二)辅助检查

1.X线片检查

膝关节正、侧位片可明确脱位的类型及有无骨折。

2.CT、MRI检查

CT对股骨髁、胫骨髁间嵴、胫前平台骨折的显示优于X线平片,有时可发现X线片上表现不明显的骨折。MRI对韧带及半月板损伤诊断有帮助。

3.关节镜检查

可在直视下了解前后交叉韧带、关节囊及半月板的损伤情况。

4.多普勒及血管造影

当有血管损伤征象时,需要血管超声多普勒或动脉造影检查。有专家建议,对前、后交叉韧带同时断裂的脱位,无论有无真正的脱位表现,均应行多普勒和动脉造影,尤其是后脱位患者,至少先做多普勒检查,必要时再进一步进行动脉造影,以免造成不可挽救的后果。

5.肌电图检查

有神经损伤者,肌电图检查可进一步了解神经损伤的具体情况。

三、治疗方法

(一)整复固定方法

1.手法复位外固定

膝关节脱位属急症,一旦确诊,应在充分麻醉下及早手法复位。

(1)整复方法:患者取仰卧位,一助手用双手握住患侧大腿,另一助手握住患侧踝部及小腿做对抗牵引,保持膝关节半屈伸位置。术者用双手按脱位的相反方向推挤或提托股骨下端与胫骨上端,如有入臼声,畸形消失,即表明已复位。复位后,将膝关节轻柔屈伸数次,检查关节间是否完全吻合,并可理顺被卷入关节间的关节囊、韧带和移位的半月板。

(2)固定方法:脱位整复后,可用长腿石膏托将膝关节固定在20°～30°中立位,固定6～8周。禁止伸直位固定,以免加重血管神经损伤。适当抬高患肢,以利消肿。

外固定期间应注意观察伤肢肿胀情况及外固定松紧、位置,及时调整。注意观察患肢末梢血运、感觉、运动功能,发现异常,及时处理。

2.手术治疗

(1)适应证:①韧带、肌腱或关节囊嵌顿,手法难以复位者。②严重半月板损伤者。③合并骨折、韧带、血管及神经损伤者。

(2)手术方法。①切开复位:将关节囊纽扣状裂口纵向延长,使股骨髁还纳,同时修复关节囊、韧带、肌腱,清理关节内软骨碎屑,对严重损伤的半月板给予修复。②切开复位内固定:合并髁部骨折者,应及时手术撬起塌陷的髁部,并以螺栓、拉力螺钉或特制的"T"形钢板固定,否则骨性结构紊乱带来的关节不稳定将在后期给患者造成严重后遗症。③韧带修复、重建:需掌握修复的时机和范围。全面的韧带修复,只有在肯定无血管合并症时才可急性期进行。如有血管损伤或血运障碍,不应在急性期修复,可进行二期修复或重建。④血管探查及修复术:有血管损伤时,应毫不迟疑地进行手术探查、修复,不能只切除腘动脉血栓或结扎动脉,否则有肢体坏死而截肢可能。目前主张利用大隐静脉修复腘动脉,同时处理损伤的腘静脉,并同期进行筋膜切开术。⑤神经探查及修复术:一般不必立即处理,在血运改善后神经功能随之改善者,可继续观察治疗,3个月后如无恢复,可进行二期手术探查、修复。对确有神经撕裂者,则应及早修复。

(二)药物治疗

初期以活血化瘀,消肿止痛为主,服用桃红四物汤加牛膝、延胡索、川楝子、泽泻、茯苓或服用跌打丸等;中后期选用强筋壮骨的正骨紫金丹或健步虎潜丸。脱位整复后,早期可外敷消肿止痛膏;中期可用消肿活血汤外洗以活血舒筋;后期可用苏木煎熏洗以利关节。若有神经损伤,早期内服药中可加全虫、白芷;后期宜益气通络,祛风壮筋,服用黄芪桂枝五物汤加川断、五加皮、桑寄生、牛膝、全虫、僵蚕、制马钱子等。

(三)功能康复

复位固定后,即可做股四头肌舒缩及踝、趾关节屈伸练习。4～6周后,可在外固定下,进行扶双拐不负重步行锻炼,8周后可解除外固定。先在床上练习膝关节屈伸,待股四头肌肌力量恢复及膝关节屈伸活动等稳定以后,才可逐步负重行走。

四、术后康复及护理

康复有赖于手术执行的情况和外伤的程度。在伤后 3～5 天内进行关节内修复和重建关节结构时,如果固定时间长于 3～5 天,可能会产生严重的关节纤维化。在非手术治疗时,仅靠物理治疗的方法难以恢复关节活动度,应该直接在麻醉下进行手法活动。不同的手术设计需要不同的康复手段,早期的 PCL 修复术可在铰链膝支架保护下很快恢复关节活动度,这样下一阶段的 ACL 重建通常可在 6 周内进行。当进行急性手术时,PCL 重建需进行早期积极的关节活动练习,密切观察患者以确保能完全伸直且屈曲度逐渐改进。不推荐在 PCL 重建后用缓慢的活动度练习手段,且对于行急性或亚急性膝关节脱位的重建是不适合的。必须制定积极的关节活动度练习,但在任何进行自体同侧中 1/3 髌腱重建时,均需要严密监测。

(李　腾)

第十节　髌　骨　骨　折

髌骨古称连骸骨,俗称膝盖骨、镜面骨。髌骨为人体最大的籽骨,位于膝关节之前。髌骨骨折占全部骨折损伤的 10%,多见成年人。

髌骨略呈三角形,尖端向下,被包埋在股四头肌腱部,其后方是软骨面,与股骨两髁之间软骨面相关节,即髌股关节。髌骨后方之软骨面有条纵嵴,与股骨髁滑车的凹陷相适应,并将髌骨后软骨面分为内外两部分,内侧者较厚,外侧者扁宽。髌骨下端通过髌韧带连于胫骨结节。

髌骨是膝关节的一个组成部分,切除髌骨后,在伸膝活动中可使股四头肌肌力减少 30% 左右。因此,髌骨有保护膝关节、增强股四头肌肌力、伸直膝关节最后 10°～15° 的作用,除不能复位的粉碎性骨折外,应尽量保留髌骨。髌骨后面是完整的关节面,其内外侧分别与股骨内外髁前面形成髌股关节,在治疗中应尽量使关节面恢复平整,减少髌骨关节炎的发生。横断骨折有移位者,均有股四头肌腱扩张部断裂,致使股四头肌失去正常伸膝功能,故治疗髌骨骨折时,应修复肌腱扩张部的连续性。

一、病因

骨折病因为直接暴力和肌肉强力收缩所致。直接暴力多因外力直接打击在髌骨上,如撞伤、踢伤等,骨折多为粉碎性,其髌前腱膜及髌骨两侧腱膜和关节囊多保持完好,骨折移位较小,亦可为横断骨折、边缘骨折或纵形劈裂骨折。肌肉强力收缩者,多由于股四头肌猛力收缩所形成的牵拉性损伤,如突然滑倒时,膝关节半屈曲位,股四头肌骤然收缩,牵拉髌骨向上,髌韧带则固定髌骨下部,而股骨髁部向前顶压髌骨形成支点,三种力量同时作用造成髌骨骨折。肌肉强力收缩多造成髌骨横断骨折,上下骨块有不同程度的分离移位,髌前筋膜及两侧扩张部撕裂严重。

二、诊断要点

有明显外伤史,伤后膝前方疼痛、肿胀,膝关节活动障碍。检查时在髌骨处有明显压痛,粉碎骨折可触及骨擦感,横断骨折有移位时可触及一凹沟。膝关节正侧位 X 线片可明确诊断。

X 线检查时需注意:侧位片虽然对判明横断骨折以及骨折块分离最为有用,但不能了解有无纵形骨折以及粉碎骨折的情况。而斜位片可以避免髌骨与股骨髁重叠,既可显示其全貌,更有利于诊断纵形骨折、粉碎骨折及边缘骨折。斜位摄片时,若为髌骨外侧损伤可采用外旋 45°位。如怀疑内侧有损伤时,则可取内旋 45°。如临床高度怀疑有髌骨骨折而斜位及侧位 X 线片均未显示时,可再照髌骨切位 X 线片(图 10-5)。

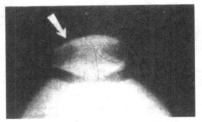

图 10-5　髌骨切线位 X 线片

三、治疗方法

髌骨骨折属关节内骨折,在治疗时必须达到解剖复位标准并修复周围软组织损伤,才能恢复伸膝装置的完整,防止创伤性关节炎的发生。

(一)整复固定方法

1.手法整复外固定

(1)整复方法:复位时先将膝关节内积血抽吸干净,注入 1%普鲁卡因 5～10 mL,起局部麻醉作用,而后患膝伸直,术者立于患侧,用两手拇食指分别捏住上下方骨块,向中心对挤即可合拢复位。

(2)固定方法。①石膏固定法:用长腿石膏固定患膝于伸直位。若以管型石膏固定,则应在石膏塑形前摸出髌骨轮廓,并适当向髌骨中央挤压使骨折块断面充分接触,这样固定作用可靠,可在早期进行股四头肌收缩锻炼,预防肌肉萎缩和粘连。外固定时间不宜过长,一般不要超过 6 周。髌骨纵形骨折一般移位较小,用长腿石膏夹固定 4 周即可。②抱膝圈固定法:可根据髌骨大小,用胶皮电线、纱布、棉花做成套圈,置于髌骨处,并将四条布带绕于托板后方收紧打结,托板的两端用绷带固定于大小腿上。固定 2 周后,开始进行股四头肌收缩锻炼,3 周后下床练习步行,4～6 周后去除外固定,做膝关节不负重活动。此方法简单易行,操作方便,但固定效果不够稳定,有再移位的可能,注意固定期间应定时检查纠正。同时注意布带有否压迫腓总神经,以免造成腓总神经损伤。③闭合穿针加压内固定:适用于髌骨横形骨折者。皮肤常规消毒、铺巾后,在无菌操作下,用骨钻在上下骨折块分别穿入一根钢针,注意进针方向须与髌骨骨折线平行,两根针亦应平行,穿针后整复。骨折对位后,将两针端靠拢拉紧,使两骨折块接触,稳定后再拧紧固定器螺钉,如无固定器亦可代之以不锈钢丝。然后用乙醇纱布保护针孔,防止感染,术后用长木板或石膏托将膝关节固定于伸直位(图 10-6)。④抓髌器固定法:患者取仰卧位,股神经麻醉,在无菌操作下抽净关节内积血,用双手拇、食指挤压髌骨使其对位。待复位准确后,先用抓髌器较窄的一侧钩刺入皮肤,钩住髌骨下极前缘和部分髌腱。如为粉碎性骨折,则钩住其主要的骨块和最大的骨块,然后再用抓髌器较宽的一侧,钩住近端髌骨上极前缘即张力带处。如为上极粉碎性骨折,则先钩住上极粉碎性骨块,再钩住远端骨块。注意抓髌器的双钩必须抓牢髌骨上下极的前侧缘,最后将加压螺旋稍加拧紧使髌骨相互紧密接触。固定后要反复伸屈膝关节以磨造关节面,达到最佳复位。骨折复位后应注意抓髌器螺旋盖压力的调整,因为其为加压固定的关键部位,松则不能有效地维持对位,紧则不能产生骨折自身磨造的效应(图 10-7)。⑤髌骨抱聚器固定法:电视 X 线透视下无菌操作,先抽尽膝关节腔内积血,利用胫骨结节髌骨外缘的关系,在胫骨结节偏内上部位,将抱聚器的下钩刺穿皮肤,进入髌骨下极非关节面的下方,并向上提拉,确定是否抓持牢固。并用拇指后推折块,让助手两手拇指在膝关节两旁推挤皮肤及皮下组织向后以矫正翻转移位。然后将上针板刺入皮肤,扎在近折块的前侧缘上,术者一手稳住上下针板,令助手拧动上下手柄,直至针板与内环靠近;术者另一手的拇指按压即将接触的折端,并扣压内外侧缘,以防侧方错位,并加压固定。再利用髌骨沿股间窝下滑及膝关节伸屈角度不同和髌股关节接触面的变化,伸屈膝关节,纠正残留成角和侧方移位。应用髌骨抱聚器治疗髌骨骨折具有骨折复位稳定、加速愈合、关节功能恢复理想的优点(图 10-8)。

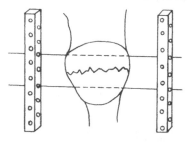

图 10-6　闭合穿针加压内固定

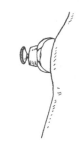

图 10-7　抓髌器固定法

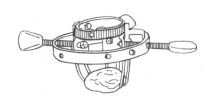

图 10-8　髌骨抱聚器固定法

2.切开复位内固定

切开复位内固定适用于髌骨上下骨折块分离在 1.5 cm 以上、不易手法复位或其他固定方法失败者。方法是在硬膜外麻醉或股神经加坐骨神经阻滞麻醉下,取膝前横弧形切口,切开皮肤皮下组织后,即进入髌前及腱膜前区,此时可见到髌骨的折面及撕裂的支持带,同时有紫红色血液由裂隙涌出,吸净积血,止血,进行内固定。目前以双 10 号丝线、不锈钢丝、张力带钢丝固定为常用(图 10-9)。

(二)药物治疗

髌骨骨折多瘀肿严重,初期可用利水逐瘀法以祛瘀消肿,具体药方参照股骨髁间骨折。若采用穿针或外固定器治疗者,可用解毒饮加泽泻、车前子;肿胀消减后,可服接骨丹。后期关节疼痛活动受限者,可服养血止痛丸。外用药初期肿胀严重者,可外敷消肿散。无移位骨折,可外贴接骨止痛膏。去固定后,关节僵硬疼痛者,可按摩展筋丹或展筋酊,并可用活血通经舒筋利节的苏木煎外洗。

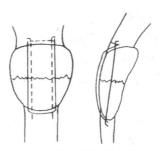

图 10-9　张力带钢丝内固定

（三）功能康复

复位固定肿胀消退后，即可下床活动，让膝关节有小量的伸屈活动，使髌骨关节面得以在股骨滑车的磨造中愈合，有利于关节面的平复。第 2～3 周，有托板固定者应解除，有限度地增大膝关节的活动范围。6 周后骨折愈合去固定后，可用指推活髌法解除髌骨粘连，以后逐步加强膝关节屈伸活动锻炼，使膝关节功能早日恢复。

四、术后康复和护理

骨折固定稳定，可实施早期被动关节活动练习，用 CPM 或铰链型关节固定支具。24～48 小时后拔除关节腔内引管，疼痛消失后指导患者进行股四头肌等长收缩练习及踝、髋关节主动活动，直腿抬高练习可于术后 1～2 天开始。股四头肌等长运动练习和早期关节活动练习可防止粘连并维持股四头肌的紧度。X 线证实骨折愈合后 4～6 周，就应开始抗阻力运动。体育运动或充分的活动应该待持续康复完成后进行，这需要 3～6 个月的时间。在髌骨部分切除术后，功能的恢复主要依赖腱-骨交界面的愈合和修复情况。术后应对膝关节进行保护并制动 3～4 周，对于伸肌结构大范围的修复或者软组织缺陷的补救的病例来说，需要制动 4～6 周。在这期间患者可在铰链型膝关节固定支具保护下进行有限的活动。这些患者需要几个月的功能锻炼、系统康复，才能获得最大的活动度和力量。

（李　腾）

第十一节　踝关节骨折

一、基础知识

（一）解剖生理

踝关节由胫腓骨下段和距骨组成，胫骨下端后缘稍向下突出、呈唇状者为后踝，外踝比内踝宽而长，其尖端在内踝尖端下 0.5～1 cm，且位置比内踝偏后约 1 cm，内、外、后三踝构成踝穴，将距骨包裹于踝穴内。胫腓二骨下端形成胫腓联合，被坚强而有弹性的骨间韧带、胫腓下前后联合韧带及横韧带联合在一起。当踝背伸时，因较宽的距骨体前部进入踝穴，胫腓二骨可稍分开；跖屈时二骨又相互接近。踝关节的周围有肌腱包围，但缺乏肌肉和其他软组织遮盖。关节的活动范围因人而异，一般背伸可达 70°，跖屈可达 140°，有 70°活动范围。

（二）病因

踝部骨折是最常见的关节内骨折,因外力作用的方向、大小和肢体受伤时所处位置的不同,可造成各种不同类型的骨折,或合并各种不同程度的韧带损伤和不同方向的关节脱位。在检查踝部骨折时,必须了解受伤原因,详细检查临床体征,对照 X 线片,确定骨折类型,决定治疗、护理措施。

（三）分型

踝部骨折可分为外旋、外翻、内翻、纵向挤压、侧方挤压,踝关节强力跖屈、背伸和踝上骨折七型,前三型又按其损伤程度各分为三度。

（四）临床表现

（1）局部疼痛、肿胀甚至有水疱。广泛性瘀斑,踝关节内翻或外翻畸形,如外翻的内踝撕脱骨折,肿胀疼痛及压痛都局限于内踝骨折部;足外翻时内踝部疼痛加剧,内翻内踝骨折则不然,外侧韧带一般都有严重撕裂,断裂部疼痛加剧。

（2）局部压痛明显,可检查出骨擦音。

（3）活动踝关节时,受伤部位疼痛加剧。

（4）功能受限。

（5）X 线检查可明确骨折类型和移位程度,必要时进行内翻或外翻摄片,以鉴别有无合并韧带损伤及距骨移位。

二、治疗原则

踝关节骨折,属关节内骨折,应力求复位准确,固定可靠。在不影响骨折复位稳定的情况下,尽早指导踝关节功能活动,使骨折得以在距骨的磨造活动中愈合。复位可在坐骨神经阻滞麻醉下进行,其治疗原则是反伤因情况下的复位固定。

（一）踝关节闭合性骨折

（1）闭合性的外旋外翻、内翻和侧方挤压的第一、二度骨折,均可采用手法整复,外贴消定膏止痛,用踝关节塑形夹板,固定踝关节于中立位,4~5 周即可拆除。

（2）单纯的下胫腓分离,手法挤压复位后,于无菌和局部麻醉下,进行内、外踝上部经皮钳夹固定。其方法为保持对位,选好进针点,钳的两尖端同时刺入或先刺进一侧、再刺另一侧,亦可以直达骨皮质,加压使下胫腓分离复位固定、旋紧旋钮,去除把柄。将钳尖刺进皮部用无菌敷料包扎,4~5 周即可拆除。

（3）内翻双踝、三踝骨折,手法整复后,踝关节两侧衬以棉垫或海绵垫,用踝关节塑形夹板固定踝关节于外翻位。

（4）外旋型双踝、三踝骨折复位后,若后踝折块较大,超过踝关节面 1/4 且复位后不稳定者,可在无菌、局部麻醉和 X 线监视下,用直径为 2 mm 的钢针固定或交叉固定。上述内翻、外翻、外旋三型骨折,复位后若内踝前侧张口而背伸位难以维持者,也可采用 U 型石膏托固定。

（5）纵向挤压骨折关节面紊乱者,经手法整复后,应用超踝夹板固定,控制侧方移位,结合跟骨牵引,防止远近段重叠。

（6）新鲜 Lange-Hansen 旋后外旋型,旋前外旋型、旋后内收型,旋前外展型不稳定型踝关节骨折,可采用在股神经、坐骨神经阻滞麻醉、C 型臂电视机透视下进行。无菌条件,按孟氏整复方法进行复位后,用仿手法式踝关节骨折复位固定器固定。6 周左右骨折愈合后去除固定器,下地负重活动。

（7）侧方挤压的内外踝骨折虽移位不多，但多呈粉碎性，局部外固定后，应尽早活动。

（8）胫骨下关节面前缘大块骨折，复位后不稳定者，可于无菌、局部麻醉和 X 线监视下，进行 1 或 2 根钢针交叉固定，用后石膏托固定踝关节于中立位，骨折愈合后拔针扶拐活动。

（二）踝关节开放性骨折

彻底清创、直观复位后，外踝可用长螺钉或钢针交叉固定，然后在无张力下缝合伤口，无菌包扎，前后以石膏托固定踝关节于中立位，小腿抬高置于枕上以利消肿。第 2 周拍 X 线片，5～6 周骨折愈合后，可去除固定、扶拐活动，直到骨折愈合坚牢，方可去除钢针及螺钉。

三、护理

（一）护理要点

（1）观察患者神志、体温、脉搏、呼吸、血压、尿量、贫血征象，以及情绪、睡眠、饮食营养状况及大小便等变化。手法整复牵拉时应严密观察患者面色及生命体征的变化，以防诱发心脑血管系统疾病。

（2）观察固定针是否脱出，针锁、钳夹固定栓有无松动。如发现钢针被衣被挂松脱出，针锁、钳夹松动者，应及时调整，必要时拍片检查，以防骨折移位。

（3）观察夹板、石膏固定的骨突部皮肤，如内外踝部是否受压，发现红肿、有水疱破溃者，应及时调换衬垫，薄者应加厚，脱落者应重新垫好；观察皮牵引时皮肤有无变态反应，起水疱，发现变态反应者，立即改换其他方法；有水疱者穿刺抽液，破溃者及时换药，并保持清洁干燥，避免感染；各种针、钳经皮处有无渗血、渗液等，如有压伤、渗血、渗液者应及时换药处理。

（4）观察牵引、外固定装置是否合适有效，如夹板的松紧度应以绑扎以后带子上下推移活动 1 cm 为度，因为过松则起不到固定作用，过紧会影响血液运行，造成肢体肿胀和缺血挛缩甚至坏死。应确保石膏无挤压、无断裂或过松，保持牵引重量适宜，轴线对应，滑轮灵活，重力锤悬空等，发现异常，及时调整。

（5）观察肢端血液循环是否障碍，血管、神经有无损伤。由于肢体过度肿胀、外固定过紧等因素可致末梢血循环障碍。因此，应经常触摸足背及胫后动脉搏动，如发现搏动减弱或摸不清晰，末梢皮肤温度降低，感觉运动异常，应及时报告进行处理。

（6）观察踝关节固定后的摆放位置及肿胀的程度，若踝部骨折肿胀较甚，应抬高患侧小腿略高于心脏的位置，以利于肿胀消退。如果严重肿胀，皮肤张紧发亮，出现张力性水疱，应注意观察患肢远端皮肤温度、颜色、足背动脉搏动等情况。

（7）手术后患者除观察生命体征外，应注意观察伤口有无渗血、渗液，引流管是否通畅及有无感染征象等。

（二）护理问题

（1）对功能锻炼方法缺乏了解。

（2）有踝关节僵硬的可能。

（三）护理措施

（1）讲明功能锻炼的重要性，取得主动合作。

（2）有计划地指导功能锻炼，贯彻筋骨并重原则，预防后期并发症：①一般骨折整复固定者麻醉消退后，应对肿胀足背进行按摩，并鼓励患者主动活动足趾，自我操练踝背伸蹬腿和踝背伸、膝关节伸屈、抬举等活动。双踝骨折从第 2 周起,可以加大踝关节自主活动范围,并辅助以被动活动。被动活动时,只能做背伸及跖屈活动,不能旋转及翻转。2 周后患者可扶拐下地轻负重步行。三踝骨折对上述活动步骤可稍晚 1 周,使残余的轻微错位随距骨的活动磨造而恢复,可通过收缩肌肉尽早消除肿胀,从而减少并发症。②踝关节骨折复位固定器固定者,在麻醉消失后,即指导患者做踝关节跖背屈功能锻炼。大块后踝骨折未固定者,跖屈幅度不可过大,以防距骨压迫使后踝骨折错位。术后 1 周无疼痛反应,针孔干燥,双踝骨折和后踝骨折不足关节 1/4 的三踝骨折患者,可下地负重活动,以促使患者快速康复。③骨折愈合去固定后,可做摇足旋转、斜坡练步、站立屈膝背伸和下蹲背伸等踝关节的自主操练,再逐步练习行走。

(3)骨折愈合后期,在外用展筋酊按摩,中药熏洗踝部的基础上,配合捏摆松筋,牵扯抖动等方法以理筋通络,并可采用推足背伸、按压跖屈、牵拉旋转、牵扯伸屈等手法活动,以加快关节功能恢复,预防踝关节僵硬。

(李　腾)

第十一章

产 科 护 理

第一节 自 然 流 产

妊娠不足 28 周、胎儿体重不足 1 000 g 而终止者,称为流产。妊娠 12 周前终止者,称为早期流产,妊娠 12 周至不足 28 周终止者,称为晚期流产。流产分为自然流产和人工流产。自然流产占妊娠总数的 10%～15%,其中早期流产占 80% 以上。

一、病因

自然流产病因包括胚胎因素、母体因素、免疫功能异常和环境因素。

(一)胚胎因素

染色体异常是早期流产最常见的原因。半数以上与胚胎染色体异常有关。染色体异常包括数目异常和结构异常。除遗传因素外,感染、药物等因素也可引起胚胎染色体异常。若发生流产,多为空孕囊或已退化的胚胎。少数至妊娠足月可能娩出畸形儿,或有代谢及功能缺陷。

(二)母体因素

1.全身性疾病

孕妇患全身性疾病(如严重感染、高热等疾病)刺激子宫强烈收缩导致流产;引发胎儿缺氧(如严重贫血或心力衰竭)、胎儿死亡(如细菌毒素和某些病毒如巨细胞病毒、单纯疱疹病毒经胎盘进入胎儿血循环)或胎盘梗死(如孕妇患慢性肾炎或高血压)均可导致流产。

2.生殖器官异常

子宫畸形(如子宫发育不良、双子宫、子宫纵隔等),子宫肿瘤(如黏膜下肌瘤等),均可影响胚胎着床发育而导致流产。宫颈重度裂伤、宫颈内口松弛引发胎膜早破而发生晚期自然流产。

3.内分泌异常

黄体功能不足、甲状腺功能减退、严重糖尿病血糖未能控制等,均可导致流产。

4.强烈应激与不良习惯

妊娠期无论严重的躯体(如手术、直接撞击腹部、性交过频)或心理(过度紧张、焦虑、恐惧、忧伤等精神创伤)的不良刺激均可导致流产。孕妇过量吸烟、酗酒,过量饮咖啡、二醋吗啡(海洛因)等毒品,均有导致流产的报道。

5.免疫功能异常

胚胎及胎儿属于同种异体移植物。母体对胚胎及胎儿的免疫耐受是胎儿在母体内得以生存的基础。若孕妇于妊娠期间对胎儿免疫耐受降低可致流产。

6.环境因素

过多接触放射线和砷、铅、甲醛、苯、氯丁二烯、氧化乙烯等化学物质,都有可能引起流产。

二、病理

孕 8 周前的早期流产,胚胎多先死亡。随后发生底蜕膜出血并与胚胎绒毛分离、出血,已分离的胚胎组织作为异物有可引起子宫收缩,妊娠物多能完全排出。因这时胎盘绒毛发育不成熟,与子宫蜕膜联系尚不牢固,胚胎绒毛易与底蜕膜分离,出血不多。早期流产时胚胎发育异常,一类是全胚发育异常,即生长结构障碍,包括无胚胎、结节状胚、圆柱状胚和发育阻滞胚;另一类是特殊发育缺陷,以神经管畸形、肢体发育缺陷等最常见。孕 8～12 周时胎盘绒毛发育茂盛,与底蜕膜联系较牢固,流产的妊娠物往往不易完整排出,部分妊娠物滞留在宫腔内,影响子宫收缩,导致出血量较多。孕 12 周以后的晚期流产,胎盘已完全形成,流产时先出现腹痛,然后排出胎儿、胎盘。胎儿在宫腔内死亡过久,被血块包围,形成血样胎块而引起出血不止。也可因血红蛋白长久被吸收而形成肉样胎块,或胎儿钙化后形成石胎。其他尚可见压缩胎儿、纸样胎儿、浸软胎儿、脐带异常等病理表现。

三、临床表现

主要为停经后阴道流血和腹痛。

(一)孕 12 周前的早期流产

开始时绒毛与蜕膜剥离,血窦开放,出现阴道流血,剥离的胚胎和血液刺激子宫收缩,排出胚胎或胎儿,产生阵发性下腹部疼痛。胚胎或胎儿及其附属物完全排出后,子宫收缩,血窦闭合,出血停止。

(二)孕 12 周后的晚期流产

晚期流产的临床过程与早产和足月产相似,胎儿娩出后胎盘娩出,出血不多。

由此可见,早期流产的临床全过程表现为先出现阴道流血,而后出现腹痛。晚期流产的临床全过程表现为先出现腹痛(阵发性子宫收缩),而后出现阴道流血。

四、临床类型

按自然流产发展的不同阶段,分为以下临床类型。

(一)先兆流产

先兆流产是指妊娠 28 周前先出现少量阴道流血,常为暗红色或血性白带,无妊娠物排出,随后出现阵发性下腹痛或腰背痛。妇科检查宫颈口未开,胎膜未破,子宫大小与停经周数相符。经休息及治疗后症状消失,可继续妊娠;若阴道流血量增多或下腹痛加剧,可发展为难免流产。

(二)难免流产

难免流产是指流产不可避免。在先兆流产基础上,阴道流血量增多,阵发性下腹痛加剧,或出现阴道流液(胎膜破裂)。产科检查宫颈口已扩张,有时可见胚胎组织或胎囊堵塞于宫颈口内,子宫大小与停经周数基本相符或略小。

(三)不全流产

不全流产是指难免流产继续发展,部分妊娠物排出宫腔,且部分残留于宫腔内或嵌顿于宫颈口处,或胎儿排出后胎盘滞留宫腔或嵌顿于宫颈口,影响子宫收缩,导致大量出血,甚至发生休克。产科检查见宫颈口已扩张,宫颈口有妊娠物堵塞及持续性血液流出,子宫小于停经周数。

(四)完全流产

完全流产是指妊娠物已全部排出,阴道流血逐渐停止,腹痛逐渐消失。产科检查宫颈口已关闭,子宫接近正常大小。

自然流产的临床过程简示如下。

$$先兆流产\begin{cases}继续妊娠\\难免流产\begin{cases}不全流产\\完全流产\end{cases}\end{cases}$$

(五)其他特殊情况

流产有以下 3 种特殊情况。

1.稽留流产

稽留流产又称过期流产。指胚胎或胎儿已死亡滞留宫腔内未能及时自然排出者。典型表现为早孕反应消失,有先兆流产症状或无任何症状,子宫不再增大反而缩小。若已到中期妊娠,孕妇腹部不见增大,胎动消失。产科检查宫颈口未开,子宫较停经周数小,质地不软,未闻及胎心。

2.复发性流产

复发性流产是指连续自然流产 3 次及 3 次以上者。每次流产多发生于同一妊娠月份,其临床经过与一般流产相同。早期流产常见原因为胚胎染色体异常、免疫功能异常、黄体功能不足、甲状腺功能减退症等。晚期流产常见原因为子宫畸形或发育不良、宫颈内口松弛、子宫肌瘤等。宫颈内口松弛常发生于妊娠中期,胎儿长大,羊水增多,宫腔内压力增加,羊膜囊经宫颈内口突出,宫颈管逐渐缩短、扩张。患者常无自觉症状,一旦胎膜破裂,胎儿迅即娩出。

3.流产合并感染

在流产过程中,若阴道流血时间长,有组织残留于宫腔内或非法堕胎,有可能引起宫腔感染,常为厌氧菌及需氧菌混合感染,严重感染可扩展至盆腔、腹腔甚至全身,并发盆腔炎、腹膜炎、败血症及感染性休克。

五、处理

确诊流产后,应根据自然流产的不同类型进行相应处理。

(一)先兆流产

卧床休息,禁性生活,必要时给予对胎儿危害小的镇静剂。黄体功能不足者可肌内注射黄体酮注射液 10~20 mg,每天或隔天一次,也可口服维生素 E 保胎治疗;甲状腺功能减退者可口服小剂量甲状腺片。经治疗 2 周,若阴道流血停止,B 超检查提示胚胎存活,可继续妊娠。若临床症状加重,B 超检查发现胚胎发育不良(β-hCG 持续不升或下降),表明流产不可避免,应终止妊娠。此外,应重视心理治疗,使其情绪安定,增强信心。

(二)难免流产

一旦确诊,应尽早使胚胎及胎盘组织完全排出。早期流产应及时行刮宫术,对妊娠物应仔细检查,并送病理检查。晚期流产时,子宫较大,出血较多,可用缩宫素 10~20 U 加于 5% 葡萄糖注射液 500 mL 中静脉滴注,促进子宫收缩。当胎儿及胎盘排出后检查是否完全,必要时刮宫以清除宫腔内残留的妊娠物,并给予抗生素预防感染。

(三)不全流产

一经确诊,应尽快行刮宫术或钳刮术,清除宫腔内残留组织。阴道大量出血伴休克者,应同时输血输液,并给予抗生素预防感染。

(四)完全流产

流产症状消失,B 超检查证实宫腔内无残留物,若无感染征象,不需特殊处理。

(五)稽留流产

处理较困难,胎盘组织机化,与子宫壁紧密粘连,致使刮宫困难。稽留时间过长可能发生凝血功能障碍,导致弥散性血管内凝血(DIC),造成严重出血。处理前应检查血常规、出凝血时间、血小板计数、血纤维蛋白原、凝血酶原时间、凝血块收缩试验及血浆鱼精蛋白副凝试验(3P 试验)等,并做好输血准备。子宫<12 孕周者,可行刮宫术,术中肌内注射缩宫素,手术应特别小心,避免子宫穿孔,一次不能刮净,于 5～7 天后再次刮宫。子宫>12 孕周者,应静脉滴注缩宫素,促使胎儿、胎盘排出。若出现凝血功能障碍。应尽早使用肝素、纤维蛋白原及输新鲜血、新鲜冷冻血浆等,待凝血功能好转后,再行刮宫。

(六)复发性流产

染色体异常夫妇应于孕前进行遗传咨询。确定是否可以妊娠;女方通过产科检查、子宫输卵管造影及宫腔镜检查明确子宫有无畸形与病变,有无宫颈内口松弛等。宫颈内口松弛者应在妊娠前行宫颈内口修补术,或于孕 14～18 周行宫颈内口环扎术,术后定期随诊,提前住院,待分娩发动前拆除缝线。若环扎术后有流产征象,治疗失败,应及时拆除缝线,以免造成宫颈撕裂。当原因不明的习惯性流产妇女出现妊娠征兆时,应及时补充维生素 E、肌内注射黄体酮注射液10～20 mg,每天 1 次,或肌内注射绒毛膜促性腺激素(HCG)3 000 U,隔天 1 次,用药至孕 12 周时即可停药。应安定患者情绪并嘱卧床休息、禁性生活。有学者对不明原因的复发流产患者行主动免疫治疗,将丈夫的淋巴细胞在女方前臂内侧或臀部作多点皮内注射,妊娠前注射 2～4 次,妊娠早期加强免疫 1～3 次,妊娠成功率达 86％以上。

(七)流产合并感染

治疗原则为在控制感染的同时尽快清除宫内残留物。若阴道流血不多,先选用广谱抗生素2～3 天,待感染控制后再行刮宫。若阴道流血量多,静脉滴注抗生素及输血的同时,先用卵网钳将宫腔内残留大块组织夹出,使出血减少,切不可用刮匙全面搔刮宫腔,以免造成感染扩散。术后应继续用广谱抗生素,待感染控制后再行彻底刮宫。若已合并感染性休克者,应积极进行抗休克治疗,病情稳定后再行彻底刮宫。若感染严重或有盆腔脓肿形成,应行手术引流,必要时切除子宫。

六、护理

(一)护理评估

1.病史

停经、阴道流血和腹痛是流产孕妇的主要症状。应详细询问患者停经史、早孕反应情绪;阴道流血的持续时间与阴道流血量;有无腹痛,腹痛的部位、性质及程度。此外,还应了解阴道有无水样排液,排液的色、量和有无臭味,以及有无妊娠产物排出等。对于既往病史,应全面了解孕妇在妊娠期间有无全身性疾病、生殖器官疾病、内分泌功能失调及有无接触有害物质等，以识别发生流产的诱因。

2.身心诊断

流产孕妇可因出血过多而出现休克，或因出血时间过长、宫腔内有残留组织而发生感染。因此，护士应全面评估孕妇的各项生命体征。判断流产类型，尤其须注意与贫血及感染相关的征象（表 11-1）。

表 11-1　各型流产的临床表现

类型	病史			妇科检查	
	出血量	下腹痛	组织排出	宫颈口	子宫大小
先兆流产	少	无或轻	无	闭	与妊娠周数相符
难免流产	中～多	加剧	无	扩张	相符或略小
不全流产	少～多	减轻	部分排出	扩张或有物堵塞或闭	小于妊娠周数
完全流产	少～无	无	全部排出	闭	正常或略大

流产孕妇的心理状况以焦虑和恐惧为特征。孕妇面对阴道流血往往会不知所措，甚至有过度严重化情绪，同时对胎儿健康的担忧也会直接影响孕妇的情绪反应，孕妇可能会表现伤心、郁闷、烦躁不安等。

3.诊断检查

（1）产科检查：在消毒条件下进行妇科检查，进一步了解宫颈口是否扩张、羊膜是否破裂、有无妊娠产物堵塞于宫颈口内；子宫大小与停经周数是否相符、有无压痛等，并应检查双侧附件有无肿块、增厚及压痛等。

（2）实验室检查：多采用放射免疫方法对绒毛膜促性腺激素（HCG）、胎盘生乳素（HPL）、雌激素和孕激素等进行定量测定，如测定的结果低于正常值，提示有流产可能。

（3）B 超显像：超声显像可显示有无胎囊、胎动、胎心等，从而可诊断并鉴别流产及其类型，指导正确处理。

（二）可能的护理诊断

1.有感染的危险

与阴道出血时间过长、宫腔内有残留组织等因素有关。

2.焦虑

与担心胎儿健康等因素有关。

（三）预期目标

（1）出院时护理对象无感染征象。

（2）先兆流产孕妇能积极配合保胎措施，继续妊娠。

（四）护理措施

对于不同类型的流产孕妇，处理原则不同，其护理措施亦有差异。护理在全面评估孕妇身心状况的基础上，综合病史及诊断检查，明确基本处理原则，认真执行医嘱，积极配合医师为流产孕妇进行诊断，并为之提供相应的护理措施。

1.先兆流产孕妇的护理

先兆流产孕妇需卧床休息，禁止性生活，禁用肥皂水灌肠，以减少各种刺激。护士除了为其提供生活护理外,通常遵医嘱给孕妇适量镇静剂、孕激素等。随时评估孕妇的病情变化,如是否腹痛加重、阴道流血量增多等。此外,由于孕妇的情绪状态也会影响其保胎效果,因此护士还应注意观察孕妇的情绪反应,加强心理护理,从而稳定孕妇情绪,增强保胎信心。护士须向孕妇及家属讲明以上保胎措施的必要性,以取得孕妇及家属的理解和配合。

2.妊娠不能再继续者的护理

护士应积极采取措施,及时采取终止妊娠的措施,协助医师完成手术过程,使妊娠产物完全排出,同时开放静脉,做好输液、输血准备。并严密检测孕妇的体温、血压及脉搏。观察其面色、腹痛、阴道流血及与休克有关的征象。有凝血功能障碍者应予以纠正,然后再行引产或手术。

3.预防感染

护士应检测患者的体温、血象及阴道流血,以及分泌物的性质、颜色、气味等,并严格执行无菌操作规程,加强会阴部的护理。指导孕妇使用消毒会阴垫,保持会阴部清洁,维持良好的卫生习惯。当护士发现感染征象后应及时报告医师,并按医嘱进行抗感染处理。此外,护士还应嘱患者流产后1个月返院复查,确定无禁忌证后,方可开始性生活。

4.协助患者顺利渡过悲伤期

患者由于失去婴儿,往往会出现伤心、悲哀等情绪反应。护士应给予同情和理解,帮助患者及家属接受现实,顺利渡过悲伤期。此外,护士还应与孕妇及家属共同讨论此次流产的原因,并向他们讲解有关流产的相关知识,帮助他们为再次妊娠做好准备。有习惯性流产史的孕妇在下一次妊娠确诊后卧床休息,加强营养,禁止性生活。补充B族维生素、维生素E、维生素C等,治疗期必须超过以往发生流产的妊娠月份。病因明确者,应积极接受对因治疗。黄体功能不足者。按医嘱正确使用黄体酮治疗,以预防流产;子宫畸形者须在妊娠前先进行矫正手术。宫颈内口松弛者应在未妊娠前做宫颈内口松弛修补术。如已妊娠,则可在妊娠14～16周时行子宫内口缝扎术。

(五)护理评价

(1)护理对象体温正常,血红蛋白及白细胞数正常,无出血、感染征象。

(2)先兆流产孕妇配合保胎治疗,继续妊娠。

(何家俊)

第二节　过期妊娠

平时月经周期规则,妊娠达到或超过42周(＞294天)尚未分娩者,称为过期妊娠。其发生率占妊娠总数的3％～15％。过期妊娠使胎儿窘迫、胎粪吸入综合征、过熟综合征、新生儿窒息、围生儿死亡、巨大儿,以及难产等不良结局发生率增高,并随妊娠期延长而增加。

一、病因

过期妊娠可能与下列因素有关。

(一)雌、孕激素比例失调

内源性前列腺素和雌二醇分泌不足而孕酮水平增高,导致孕激素优势抑制前列腺素和缩宫素的作用,延迟分娩发动。导致过期妊娠。

(二)头盆不称

部分过期妊娠胎儿较大,导致头盆不称和胎位异常,使胎先露部不能紧贴子宫下段及宫颈内口,反射性子宫收缩减少,容易发生过期妊娠。

(三)胎儿畸形

如无脑儿,由于无下丘脑,垂体肾上腺轴发育不良或缺如,促肾上腺皮质激素产生不足,胎儿肾上腺皮质萎缩,使雌激素的前身物质 16α-羟基硫酸脱氢表雄酮不足,从而雌激素分泌减少;小而不规则的胎儿不能紧贴子宫下段及宫颈内口诱发宫缩,导致过期妊娠。

(四)遗传因素

某家族、某个体常反复发生过期妊娠,提示过期妊娠可能与遗传因素有关。胎盘硫酸酯酶缺乏症是一种罕见的伴性隐性遗传病,可导致过期妊娠。其发生机制是因胎盘缺乏硫酸酯酶,胎儿肾上腺与肝脏产生的 16α-羟基硫酸脱氢表雄酮不能脱去硫酸根转变为雌二醇及雌三醇,从而使血雌二醇及雌三醇明显减少,降低子宫对缩宫素的敏感性,使分娩难以启动。

二、临床表现

(一)胎盘

过期妊娠的胎盘病理有两种类型:一种是胎盘功能正常,除重量略有增加外。胎盘外观和镜检均与妊娠足月胎盘相似;另一种是胎盘功能减退,肉眼观察胎盘母体面呈片状或多灶性梗死及钙化,胎儿面及胎膜常被胎粪污染,呈黄绿色。

(二)羊水

正常妊娠 38 周后,羊水量随妊娠推延逐渐减少,妊娠 42 周后羊水减少迅速,约 30% 减至 300 mL 以下;羊水粪染率明显增高,是足月妊娠的 2～3 倍,若同时伴有羊水过少,羊水粪染率达 71%。

(三)胎儿

过期妊娠胎儿生长模式与胎盘功能有关,可分以下 3 种。

1.正常生长及巨大儿

胎盘功能正常者,能维持胎儿继续生长,约 25% 成为巨大儿,其中 1.4% 胎儿出生体重 $>4\,500$ g。

2.胎儿成熟障碍

10%～20% 过期妊娠并发胎儿成熟障碍。胎盘功能减退与胎盘血流灌注不足、胎儿缺氧及营养缺乏等有关。由于胎盘合成、代谢、运输及交换等功能障碍,胎儿不易再继续生长发育。临床分为3期:第Ⅰ期为过度成熟期,表现为胎脂消失、皮下脂肪减少、皮肤干燥松弛多皱褶,头发浓密,指(趾)甲长,身体瘦长,容貌似"小老人"。第Ⅱ期为胎儿缺氧期,肛门括约肌松弛,有胎粪排出,羊水及胎儿皮肤黄染,羊膜和脐带绿染,同胎儿患病率及围生儿死亡率最高。第Ⅲ期为胎儿全身因粪染历时较长广泛黄染,指(趾)甲和皮肤呈黄色,脐带和胎膜呈黄绿色,此期胎儿已经历和渡过第Ⅱ期危险阶段,其预后反较第Ⅱ期好。

3.胎儿生长受限

小样儿可与过期妊娠共存,后者更增加胎儿的危险性,约 1/3 过期妊娠死产儿为生长受限小样儿。

三、处理原则

应根据胎盘功能、胎儿大小、宫颈成熟度综合分析,以确诊过期妊娠,并选择恰当的分娩方式终止妊娠,在产程中密切观察羊水情况、胎心监护,出现胎儿窘迫征象,行剖宫产尽快结束分娩。

四、护理

(一)护理评估

1.病史

准确核实孕周,确定胎盘功能是否正常是关键。诊断过期妊娠之前必须准确核实孕周。

2.身心诊断

平时月经周期规则,妊娠达到或超过 42 周(>294 天)未分娩者,可诊断为过期妊娠。由于孕妇结果的不可预知、恐惧、焦虑、猜测是过期妊娠孕妇常见的情绪反应。

3.诊断检查

实验室检查:①根据 B 超检查确定孕周,妊娠 20 周内,B 超检查对确定孕周有重要意义。妊娠 5~12 周内以胎儿顶臀径推算孕周较准确,妊娠 12~20 周以内以胎儿双顶径、股骨长度推算预产期较好。②根据妊娠初期血、尿 HCG 增高的时间推算孕周。

(二)可能的护理诊断

1.有新生儿受伤的危险

与过期胎儿生长受限有关。

2.焦虑

与担心分娩方式、过期胎儿预后有关。

(三)预期目标

(1)新生儿不存在因护理不当而产生的并发症。

(2)患者能平静地面对事实,接受治疗和护理。

(四)护理措施

1.预防过期妊娠

(1)加强孕期宣教,使孕妇及家属认识过期妊娠的危害性。

(2)定期进行产前检查,适时结束妊娠。

2.加强监测,判断胎儿在宫内情况

(1)教会孕妇进行胎动计数:妊娠超过 40 周的孕妇,通过计数胎动进行自我监测尤为重要。胎动计数>30 次/12 小时为正常,<10 次/12 小时或逐日下降,超过 50%,应视为胎盘功能减退,提示胎儿宫内缺氧。

(2)胎儿电子监护仪检测:无应激试验(NST)每周 2 次,胎动减少时应增加检测次数;住院后需每天1 次监测胎心变化。NST 无反应型需进一步做缩宫素激惹试验(OCT),若多次反复相互现胎心晚期减速,提示胎盘功能减退、胎儿明显缺氧。因 NST 存在较高假阳性率,需结合 B 超检查,估计胎儿安危。

3.终止妊娠应根据胎盘功能、胎儿大小、宫颈成熟度综合分析,选择恰当的分娩方式

(1)终止妊娠的指征:已确诊过期妊娠,严格掌握终止妊娠的指征有:①宫颈条件成熟;②胎儿体重>4 000 g 或胎儿生长受限;③12 小时内胎动<10 次或 NST 为无反应型,OCT 可疑;

④尿E/C比值持续低值;⑤羊水过少(羊水暗区<3 cm)和/或羊水粪染;⑥并发重度子痫前期或子痫。终止妊娠的方法应酌情而定。

(2)引产:宫颈条件成熟、Bishop评分>7分者,应予引产;胎头已衔接者,通常采用人工破膜,破膜时羊水多而清者,可静脉滴注缩宫素。在严密监视下经阴道分娩。对羊水Ⅱ度污染者,若阴道分娩,要求在胎肩娩出前用负压吸管或吸痰管吸净胎儿鼻咽部黏液。

(3)剖宫产:出现胎盘功能减退或胎儿窘迫征象,不论宫颈条件成熟与否,均应行剖宫产尽快结束分娩。过期妊娠时,胎儿虽有足够储备力,但临产后宫缩应激力的显著增加超过其储备力,出现隐性胎儿窘迫,对此应有足够认识。最好应用胎儿监护仪,及时发现问题,采取应急措施,适时选择剖宫产挽救胎儿。进入产程后。应鼓励产妇左侧卧位、吸氧。产程中最好连续监测胎心,注意羊水性状,必要时取胎儿头皮血测pH,及早发现胎儿窘迫,并及时处理。过期妊娠时,常伴有胎儿窘迫、羊水粪染,分娩时应做相应准备。胎儿娩出后立即在直接喉镜指引下行气管插管吸出气管内容物,以减少胎粪吸入综合征的发生。过期儿患病率和死亡率均增高,应及时发现和处理新生儿窒息、脱水、低血容量及代谢性酸中毒等并发症。

(五)护理评价

(1)患者能积极配合医护措施。

(2)新生儿未发生窒息。

(何家俊)

第三节 妊 娠 剧 吐

少数孕妇早孕反应严重,频繁恶心呕吐,不能进食,以致发生体液失衡及新陈代谢障碍,甚至危及孕妇生命,称为妊娠剧吐。发病率0.35%～0.47%。

一、临床表现

恶心呕吐,头晕,厌食,甚则食入即吐,或恶闻食气,不食也吐。体格检查见精神萎靡消瘦,严重者可见血压下降,体温升高,黄疸,嗜睡和昏迷。

二、治疗

对妊娠剧吐者,应给予安慰,注意其精神状态,了解其思想情绪,解除顾虑。通常应住院治疗。应先禁食2～3天,每天静脉滴注葡萄糖液及葡萄糖盐水共3 000 mL。输液中加入氯化钾、维生素C及维生素B_6,同时肌内注射维生素B_1。合并有代谢性酸中毒者,应根据血二氧化碳结合力值或血气分析结果,静脉滴注碳酸氢钠溶液。每天尿量至少应达到1 000 mL。一般经上述治疗2～3天后,病情多迅速好转。呕吐停止后,可以试进饮食。若进食量不足,应适当补液,经上述治疗,若病情不见好转,体温增高达38 ℃以上,心率每分钟超过120次或出现黄疸时,应考虑终止妊娠。

三、护理

(一)护理措施

1.心理护理

了解患者的心理状态,充分调动患者的主动性,帮患者分析病情,使患者了解妊娠剧吐是一种常见的生理现象,经过治疗和护理是可以预防和治愈的,消除不必要的思想顾虑,克服妊娠剧吐带来的不适,树立妊娠的信心,提高心理舒适度。

2.输液护理

考虑患者的感受,输液前做好解释工作,操作时做到沉着、稳健、熟练、一针见血,尽可能减少穿刺中的疼痛,经常巡视输液情况,观察输液是否通畅,针头是否脱出,输液管有无扭曲、受压,注射部位有无液体外溢、疼痛等。

3.饮食护理

妊娠剧吐往往与孕妇自主神经系统稳定性、精神状态、生活环境有密切关系,患者在精神紧张下,呕吐更加频繁,引起水及电解质紊乱,由于呕吐后怕进食,长期饥饿热量摄入不足,故在治疗同时应注意患者的心理因素,予以解释安慰,妊娠剧吐患者见到食物往往有种恐惧心理,胃纳差,因此,呕吐时禁食,使胃肠得到休息。但呕吐停止后应适当进食,饮食以清淡、易消化为主,还应含丰富蛋白质和碳水化合物,可少量多餐,对患者进行营养与胎儿发育指导,把进餐当成轻松愉快的享受而不是负担,使胎儿有足够的营养,顺利度过早孕反应期。

4.家庭护理

(1)少吃多餐,选择能被孕妇接受的食物,以流质为主,避免油腻、异味。吐后应继续再吃,若食后仍吐,多次进食补充,仍可保持身体营养的需要,同时避免过冷过热的食物。必要时饮口服补液盐。

(2)卧床休息,环境安静,通风,减少在视线范围内引起不愉快的情景和异味。呕吐时作深呼吸和吞咽动作即大口喘气,呕吐后要及时漱口,注意口腔卫生。另外要保持外阴的清洁,床铺的整洁。

(3)关心、体贴孕妇,解除不必要的顾虑,孕妇保持心情愉快,避免急躁和情绪激动。

(4)若呕吐导致体温上升,脉搏增快,眼眶凹陷,皮肤无弹性,精神异常,要立即送医院。

5.健康教育

(1)保持情绪的安定与舒畅。呕吐严重者,须卧床休息。

(2)居室尽量布置得清洁、安静、舒适。避免异味的刺激。呕吐后应立即清除呕吐物,以避免恶性刺激,并用温开水漱口,保持口腔清洁。呕吐较剧者,可在食前口中含生姜1片,以达到暂时止呕的目的。

(3)注意饮食卫生,饮食宜营养价值稍高且易消化为主。可采取少吃多餐的方法。为防止脱水,应保持每天的液体摄入量,平时宜多吃一些西瓜、生梨、甘蔗等水果。

(4)保持大便的通畅。

(二)护理效果评估

(1)患者呕吐减轻,水电解质平衡。

(2)患者情绪稳定。

（何家俊）

第四节 妊娠期高血压疾病

妊娠期高血压疾病是妊娠期特有的疾病。发病率我国9.4%～10.4%,国外7%～12%。本病命名强调生育年龄妇女发生高血压、蛋白尿症状与妊娠之间的因果关系。多数病例在妊娠期出现一过性高血压、蛋白尿症状,分娩后即随之消失。该病严重影响母婴健康,是孕产妇和围生儿患病率及死亡率的主要原因。

一、高危因素与病因

(一)高危因素

流行病学调查发现与妊娠期高血压疾病发病风险增加密切相关有如下高危因素:初产妇、孕妇年龄过小或大于35岁、多胎妊娠、妊娠期高血压病史及家族史、慢性高血压、慢性肾炎、抗磷脂抗体综合征、糖尿病、肥胖、营养不良、低社会经济状况。

(二)病因

妊娠期高血压疾病至今病因不明,多数学者认为当前可较合理解释的原因有如下几种。

1.异常滋养层细胞侵入子宫肌层

研究认为,子痫前期患者胎盘有不完整的滋养层细胞侵入子宫动脉,蜕膜血管与血管内滋养母细胞并存,子宫螺旋动脉发生广泛改变,包括血管内皮损伤、组成血管壁的原生质不足、肌内膜细胞增殖及脂类,首先在肌内膜细胞,其次在吞噬细胞中积聚,最终发展为动脉粥样硬化而引发妊娠期高血压疾病的一系列症状。

2.免疫机制

妊娠被认为是成功的自然同种异体移植。胎儿在妊娠期内不受排斥是因胎盘的免疫屏障作用、母体内免疫抑制细胞及免疫抑制物的作用。研究发现子痫前期呈间接免疫,子痫前期孕妇组织相容性抗原 HLA-DR4 明显高于正常孕妇。HLA-DR4 在妊娠期高血压疾病发病中的作用可能为:①直接作为免疫基因,通过免疫基因产物,如抗原影响 R 噬细胞呈递抗原;②与疾病致病基因连锁不平衡;③使母胎间抗原呈递及识别功能降低,导致封闭抗体产生不足,最终导致妊娠期高血压疾病的发生。

3.血管内皮细胞受损

炎性介质如肿瘤坏死因子、白细胞介素-6、极低密度脂蛋白等可能促成氧化应激,导致类脂过氧化物持续生成,产生大量毒性因子,引起血管内皮损伤,干扰前列腺素平衡而使血压升高,导致一系列病理变化。研究认为这些炎性介质、毒性因子可能来源于胎盘及蜕膜。因此,胎盘血管内皮损伤可能先于全身其他脏器。

4.遗传因素

妊娠期高血压疾病的家族多发性提示遗传因素与该病发生有关。研究发现血管紧张素原基因变异 T235 的妇女妊娠期高血压疾病的发生率较高。也有人发现妇女纯合子基因突变有异常滋养细胞浸润。遗传性血栓形成可能发生于子痫前期。单基因假设能够解释子痫前期的发生,但多基因遗传也不能排除。

5.营养缺乏

已发现多种营养如低清蛋白血症、钙、镁、锌、硒等缺乏与子痫前期发生发展有关。研究发现妊娠期高血压疾病患者细胞内钙离子升高、血清钙下降,导致血管平滑肌细胞收缩,血压上升。

6.胰岛素抵抗

近年研究发现妊娠期高血压疾病患者存在胰岛素抵抗,高胰岛素血症可导致一氧化氮(NO)合成下降及脂质代谢紊乱,影响前列腺素 E_2 的合成,增加外周血管的阻力,升高血压。因此认为胰岛素抵抗与妊娠期高血压疾病的发生密切相关,但尚需进一步研究。

二、病理生理变化

本病基本病理生理变化是全身小血管痉挛,内皮损伤及局部缺血,全身各系统各脏器灌流减少。由于小动脉痉挛,造成管腔狭窄、血管外周阻力增大、内皮细胞损伤、通透性增加、体液和蛋白质渗漏,表现为血压上升、蛋白尿、水肿和血液浓缩等。全身各组织器官因缺血、缺氧而受到不同程度损害。严重者脑、心、肝、肾及胎盘等的病理变化可导致抽搐、昏迷、脑水肿、脑出血,以及心、肾衰竭、肺水肿、肝细胞坏死及被膜下出血。胎盘绒毛退行性变、出血和梗死,胎盘早期剥离以及凝血功能障碍而导致 DIC 等。主要病理生理变化简示如下(图 11-1)。

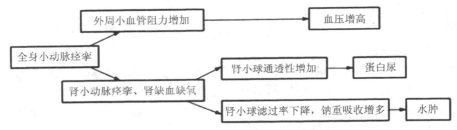

图 11-1　妊娠期高血压疾病病理生理变化示意图

三、临床表现与分类

妊娠期高血压疾病分类与临床表现见表 11-2。

需要注意以下几方面。

(1)通常正常妊娠、贫血及低蛋白血症均可发生水肿,妊娠期高血压疾病之水肿无特异性,因此不能作为其诊断标准及分类依据。

(2)血压较基础血压升高 4.0/2.0 kPa(30/15 mmHg),但低于 18.7/12.0 kPa(140/90 mmHg)时,不作为诊断依据,但必须严密观察。

(3)重度子痫前期是妊娠 20 周后出现高血压、蛋白尿,且伴随以下至少一种临床症状或体征者,见表 11-3。

子痫前可有不断加重的重度子痫前期,但子痫也可发生于血压升高不显著、无蛋白尿或水肿者。通常产前子痫较多,约 25% 子痫发生于产后 48 小时。

子痫抽搐进展迅速,前驱症状短暂,表现为抽搐、面部充血、口吐白沫、深昏迷;随之深部肌肉僵硬。很快发展成典型的全身阵挛性惊厥、有节律的肌肉收缩和紧张,持续 1～1.5 分钟,期间患者无呼吸动作,此后抽搐停止,呼吸恢复,但患者仍昏迷,最后意识恢复,但有困顿、易激惹、烦躁等症状。

表 11-2　妊娠期高血压疾病分类及临床表现

分类	临床表现
妊娠期高血压	妊娠期首次出现血压≥18.7/12.0 kPa(140/90 mmHg),并于产后 12 周恢复正常;尿蛋白(－); 少数患者可伴有上腹部不适或血小板减少,产后方可确诊
子痫前期	
轻度	妊娠 20 周以后出现血压≥18.7/12.0 kPa(140/90 mmHg);尿蛋白＞0.3 g/24 h 或随机尿蛋白 (＋)可伴有上腹不适、头痛等症状
重度	血压≥21.3/14.7 kPa(160/110 mmHg);尿蛋白＞2.0 g/24 h 或随机尿蛋白＞(＋＋);血清肌酐 ＞10^6 mmol/L,血小板低于 $100×10^9$/L;血 LDH 升高;血清 ALT 或 AST 升高;持续性头痛或 其他脑神经或视觉障碍;持续性上腹不适
子痫	子痫前期孕妇抽搐不能用其他原因解释
慢性高血压并发 子痫前期	高血压孕妇妊娠 20 周以前无尿蛋白,若出现尿蛋白＞0.3 g/24 h;高血压孕妇妊娠 20 周后突然 尿蛋白增加或血压进一步升高或血小板＜$100×10^9$/L
妊娠合并慢性高血压	妊娠前或妊娠 20 周前舒张压＞12.0 kPa(90 mmHg)(除外滋养细胞疾病),妊娠期无明显加重; 或妊娠 20 周后首次诊断高血压并持续到产后 12 周后

表 11-3　重度子痫前期的临床症状和体征

收缩压＞21.3～24.0 kPa(160～180 mmHg),或舒张压＞14.7 kPa(110 mmHg)
24 小时尿蛋白＞3.0 g,或随机尿蛋白(＋＋＋)以上
中枢神经系统功能障碍
精神状态改变和严重头痛(频发,常规镇痛药不缓解)
脑血管意外
视力模糊,眼底点状出血,极少数患者发生皮质性盲
肝细胞功能障碍,肝细胞损伤,血清转氨酶至少升高 2 倍
上腹部或右上象限痛等肝包膜肿胀症状,肝被膜下出血或肝破裂
少尿,24 小时尿量＜500 mL
肺水肿,心力衰竭
血小板＜$100×10^9$/L
凝血功能障碍
微血管病性溶血(血 LDH 升高)
胎儿生长受限、羊水过少、胎盘早剥

四、处理原则

妊娠期高血压疾病的治疗目的和原则是争取母体可以完全恢复健康,胎儿生后能够存活,以对母儿影响最小的方式终止妊娠。对于妊娠期高血压可住院也可在家治疗,应保证休息,加强孕期检查,密切观察病情变化,以防发展为重症。子痫前期应住院治疗、积极处理,防止发生子痫及并发症。治疗原则为解痉、降压、镇静,合理扩容及利尿,适时终止妊娠。

常用的治疗药物如下。①解痉药物:以硫酸镁为首选药物。硫酸镁有预防和控制子痫发作的作用,适用于子痫前期和子痫的治疗。②镇静药物:适用于对硫酸镁有禁忌或疗效不明显时,但分娩时应慎用,以免药物通过而对胎儿产生影响,主要用药有地西泮和冬眠合剂。③降压药物:仅适用于血压过高,特别是舒张压高的患者,舒张压≥14.7 kPa(110 mmHg)或平均动脉压≥14.7 kPa(110 mmHg)者,可应用降压药物。选用的药物以不影响心排血量、肾血流量及子宫胎盘灌注量为宜。常用药物有肼屈嗪、硝苯地平、尼莫地平等。④扩容药物:扩容应在解痉的基础上进行。扩容治疗时,应严密观察脉搏、呼吸、血压及尿量,防止肺水肿和心力衰竭的发生。常用的扩容剂有清蛋白、全血、平衡液和右旋糖酐-40。⑤利尿药物:仅用于全身性水肿、急性心力衰竭、肺水肿、脑水肿、血容量过高且伴有潜在肺水肿者。用药过程中应严密监测患者的水和电解质平衡情况,以及药物的毒副反应。常用药物有呋塞米、甘露醇。

五、护理

(一)护理评估

1.病史

详细询问患者与孕前及妊娠20周前有无高血压、蛋白尿和/或水肿及抽搐等征象;既往病史中有无原发性高血压、慢性肾炎及糖尿病;有无家族史。此次妊娠经过,出现异常现象的时间及治疗经过。

2.身心状况

除评估患者一般健康状况外,护士需重点评估患者的血压、蛋白尿、水肿、自觉症状,以及抽搐、昏迷等情况。在评估过程中应注意以下几方面。

(1)初测高血压有升高者,需休息1小时后再测,方能正确反映血压情况。同时不要忽略测得血压与其基础血压的比较。而且也可经过翻身试验(roll over test,ROT)进行判断,即孕妇左侧卧位时测血压直至血压稳定后,嘱其翻身卧位5分钟再测血压,若仰卧位舒张压较左侧卧位≥2.7 kPa(20 mmHg),提示有发生先兆子痫的倾向。

(2)留取24小时尿进行尿蛋白检查。凡24小时蛋白尿定量≥0.3 g者为异常。由于蛋白尿的出现及量的多少反映了肾小管痉挛的程度和肾小管细胞缺氧及其功能受损的程度,护士应给予高度重视。

(3)妊娠后期水肿发生的原因除妊娠期高血压疾病外,还可由于下腔静脉受增大子宫压迫使血液回流受阻、营养不良性低蛋白血症以及贫血等引起,因此水肿的轻重并不一定反应病情的严重程度。但是水肿不明显者,也有可能迅速发展为子痫,应引起重视。此外,还应注意水肿不明显,但体重于1周内增加超过0.5 kg的隐性水肿。

(4)孕妇出现头痛、眼花、胸闷、恶心、呕吐等自觉症状时提示病情的进一步发展,即进入子痫前期阶段,护士应高度重视。

(5)抽搐与昏迷是最严重的表现,护士应特别注意发作状态、频率、持续时间、间隔时间、神智情况,以及有无唇舌咬伤、摔伤,甚至发生骨折、窒息或吸入性肺炎等。

妊娠期高血压疾病孕妇的心理状态与病情程度密切相关。妊娠期高血压孕妇由于身体尚未感明显不适,心理上往往易忽略,不予重视。随着病情的发展,当血压明显升高,出现自觉症状时,孕妇紧张、焦虑、恐惧的心理也会随之加重。此外,孕妇的心理状态还与孕妇对疾病的认识,以及其支持系统的认识与帮助有关。

3.诊断检查

(1)尿常规检查:根据蛋白尿量确定病情严重程度;根据镜检出现管型判断肾功能受损情况。

(2)血液检查:①测定血红蛋白、血细胞比容、血浆黏度、全血黏度,以了解血液浓缩程度;重症患者应测定血小板数、凝血时间,必要时测定凝血酶时间、纤维蛋白原和鱼精蛋白副凝试验(3P试验)等,以了解有无凝血功能异常。②测定血电解质及二氧化碳结合力,以及时了解有无电解质紊乱及酸中毒。③肝、肾功能测定:如进行丙氨酸氨基转移酶(ACT)、血尿素氮、肌酐及尿酸等测定。④眼底检查:重度子痫前期时,眼底小动脉痉挛、动静脉比例可由正常的2:3变为1:2甚至1:4,或出现视网膜水肿、渗出、出血,甚至视网膜剥离、一时性失明等。⑤其他检查:如心电图、超声心动图、胎盘功能、胎儿成熟度检查等,可视病情而定。

(二)护理诊断

1.体液过多

与下腔静脉受增大子宫压迫或血液回流受阻或营养不良性低蛋白血症有关。

2.有受伤的危险

与发生抽搐有关。

3.潜在并发症

胎盘早期剥离。

(三)预期目标

(1)妊娠期高血压孕妇病情缓解,不发展为中、重度。

(2)子痫前期病情控制良好、未发生子痫及并发症。

(3)妊娠高血压疾病孕妇明确孕期保健的重要性。积极配合产前检查及治疗。

(四)护理措施

1.妊娠期高血压疾病的预防

护士应加强孕早期健康教育,使孕妇及家属了解妊娠期高血压疾病的知识及其对母儿的危害,从而促使孕妇自觉于妊娠早期开始做产前检查,并坚持定期检查,以便及时发现异常,及时得到治疗和指导。同时,还应指导孕妇合理饮食,增加蛋白质、维生素以及富含铁、钙、锌的食物,减少过量脂肪和盐的摄入,对预防妊娠期高血压疾病有一定作用。尤其是钙的补充,可从妊娠20周开始。每天补充钙剂2 g,可降低妊娠期高血压疾病的发生。此外,孕妇应采取左侧卧位休息以增加胎盘绒毛血供,同时保持心情愉快也有助于妊娠期高血压疾病的预防。

2.妊娠期高血压的护理

(1)保证休息:妊娠期高血压孕妇可在家休息,但需注意适当减轻工作,创造安静、清洁环境,以保证充分的睡眠(8~10 h/d)。在休息和睡眠时以左侧卧位为宜,在必要时也可换成右侧卧位,但要避免平卧位,其目的是解除妊娠子宫下腔静脉的压迫,改善子宫胎盘循环。此外,孕妇精神放松、心情愉快也有助于抑制妊娠期高血压疾病的发展。因此,护士应帮助孕妇合理安排工作和生活,既不紧张劳累,又不单调郁闷。

(2)调整饮食:妊娠期高血压孕妇除摄入足量的蛋白质(100 g/d以上)、蔬菜,补充维生素、铁和钙剂。食盐不必严格限制,因为长期低盐饮食可引起低钠血症,易发生产后血液循环衰竭,而且低盐饮食也会影响食欲,减少蛋白质的摄入,加强母儿不利。但全身水肿的孕妇应限制食盐的摄入量。

(3)加强产前保健:根据病情需要适当增加检查次数,加强母儿监测措施,密切注意病情变化,防止发展为重症。同时向孕妇及家属讲解妊娠期高血压疾病相关知识,便于病情发展时孕妇能及时汇报,并督促孕妇每天数胎动。检测体重,及时发现异样,从而提高孕妇的自我保健意识,并取得家属的支持和理解。

3.子痫前期的护理

(1)一般护理。①轻度子痫前期的孕妇需住院治疗,卧床休息。左侧卧位。保持病室安静,避免各种刺激。若孕妇为重度子痫前期患者,护士还应准备以下物品:呼叫器、床档、急救车、吸引器、氧气、开口器、产包以及急救药品,如硫酸镁、葡萄糖酸钙等。每 4 小时测 1 次血压,如舒张压渐上升,提示病情加重。并随时观察和询问孕妇有无头晕、头痛、恶心等自觉症状。注意胎心变化,以及胎动、子宫敏感度(肌张力)有无变化。②重度子痫前期孕妇应根据病情需要,适当限制食盐摄入量(每天少于 3 g),每天或隔天测体重,每天记录液体出入量、测尿蛋白。必要时测 24/小时蛋白定量,测肝肾功能、二氧化碳结合力等项目。

(2)用药护理:硫酸镁是目前治疗子痫前期的首选解痉药物。镁离子能抑制运动神经末梢对乙酰胆碱的释放,阻断神经和肌肉间的传导,使骨骼肌松弛;镁离子可以刺激血管内皮细胞合成前列环素,降低机体对血管紧张素 Ⅱ 的反应,缓解血管痉挛状态,从而预防和控制子痫的发作。同时,镁离子可以提高孕妇和胎儿血红蛋白的亲和力,改善氧代谢。护士应明确硫酸镁的用药方法、毒性反应以及注意事项。

用药方法:硫酸镁可采用肌内注射或静脉用药。①肌内注射:通常于用药 2 小时后血液浓度达高峰,且体内浓度下降缓慢,作用时间长,但局部刺激性强,患者常因疼痛而难以接受。注射时应注意使用长针头行深部肌内注射,也可加利多卡因于硫酸镁溶液中,以缓解疼痛刺激,注射后用无菌棉球或创可贴覆盖针孔,防止注射部位感染,必要时可行局部按揉或热敷,促进肌肉组织对药物的吸收。②静脉用药:可行静脉滴注或推注,静脉用药后可使血中浓度迅速达到有效水平,用药后约 1 小时血浓度可达高峰,停药后血浓度下降较快,但可避免肌内注射引起的不适。基于不同用药途径的特点,临床多采用两种方式互补长短。

毒性反应:硫酸镁的治疗浓度和中毒浓度相近,因此在进行硫酸镁治疗时应严密观察其毒性作用,并认真控制硫酸镁的入量。通常主张硫酸镁的滴注速度以 1 g/h 为宜,不超过 2 g/h,每天维持用量15～20 g。硫酸镁过量会使呼吸和心肌收缩功能受到抑制,危及生命。中毒现象首先表现为膝反射减弱或消失,随着血镁浓度的增加可出现全身肌张力减退及呼吸抑制,严重者心跳可突然停止。

注意事项:护士在用药前及用药过程中均应检测孕妇血压,同时还应检测以下指标。①膝腱反射必须存在;②呼吸不少于 16 次/分;③尿量每 24 小时不少于 600 mL,或每小时不少于 25 mL,尿少提示排泄功能受抑制。镁离子易蓄积发生中毒。由于钙离子可与镁离子争夺神经细胞上的同一受体,阻止镁离子的继续结合,因此应随时准备好 10% 的葡萄糖酸钙注射液,以便出现毒性作用时及时予以解毒。10% 葡萄糖酸钙 10 mL 在静脉推注时宜在 3 分钟内推完,必要时可每小时重复 1 次,直至呼吸、排尿和神经抑制恢复正常,但 24 小时内不超过 8 次。

4.子痫患者的护理

子痫为妊娠期高血压疾病最严重的阶段,直接关系到母儿安危,因此子痫患者的护理极为重要。

(1)协助医师控制抽搐:患者一旦发生抽搐,应尽快控制。硫酸镁为首选药物,必要时可加强有力的镇静药物。

(2)专人护理,防止受伤:在子痫发生后,首先应保持患者的呼吸道通畅。并立即给氧,用开口器或于上、下磨牙间放置一缠好纱布的压舌板,用舌钳固定舌头,以防咬伤唇舌或发生舌后坠。使患者取头低侧卧位,以防黏液吸入呼吸道或舌头阻塞呼吸道,也可避免发生低血压综合征。必要时,用吸引器吸出喉部黏液或呕吐物,以免窒息。在患者昏迷或未完全清醒时,禁止给予一切饮食和口服药,防止误入呼吸道而致吸入性肺炎。

(3)减少刺激,以免诱发抽搐:患者应安置于单人暗室,保持绝对安静,以避免声、光刺激;一切治疗活动和护理操作尽量轻柔且相对集中,避免干扰患者。

(4)严密监护:密切注意血压、脉搏、呼吸、体温及尿量(留置尿管)、记出入量,及时进行必要的血、尿化验和特殊检查,及早发现脑出血、肺水肿、急性肾衰竭等并发症。

(5)为终止妊娠做好准备:子痫发作者往往在发作后自然临产,应严密观察并及时发现产兆,且做好母子抢救准备。如经治疗病情得以控制仍未临产者,应在孕妇清醒后 24~48 小时内引产,或子痫患者经药物控制后 6~12 小时,需考虑终止妊娠。护士应做好终止妊娠的准备。

5.妊娠期高血压疾病

孕妇的产时及产后护理妊娠期高血压疾病孕妇的分娩方式应根据母儿的情形而定。若决定经阴道分娩,在第一产程中,应密切检测患者的血压、脉搏、尿量、胎心和子宫收缩情况,以及有无自觉症状;血压升高时应及时与医师联系。在第二产程中应尽量缩短产程,避免产妇用力,初产妇可行会阴侧切并用产钳助产。在第三产程中,需预防产后出血,在胎儿娩出前肩后立即静脉推注缩宫素(禁用麦角新碱),及时娩出胎盘并按摩宫底,观察血压变化,重视患者的主诉。病情较重者于分娩开始即需开放静脉。胎盘娩出后测血压,病情稳定者,方可送回病房。重症患者产后应继续硫酸镁治疗 1~2 天,产后 21 小时至 5 天内仍有发生子痫的可能,故不可放松治疗及其护理措施。

妊娠期高血压疾病孕妇在产褥期仍需继续监测血压,产后 48 小时内应至少每 4 小时观察 1 次血压,即使产前未发生抽搐,产后 48 小时亦有发生的可能,故产后 48 小时内仍应继续硫酸镁的治疗和护理。使用大量硫酸镁的孕妇,产后易发生子宫收缩乏力,恶露较常人多,因此应严密观察子宫复旧情况,严防产后出血。

(五)护理评价

(1)妊娠期高血压孕妇休息充分、睡眠良好、饮食合理,病情缓解,未发展为重症。

(2)子痫前期预防病情得以控制,未发生子痫及并发症。

(3)妊娠期高血压孕妇分娩经过顺利。

(4)治疗中,患者未出现硫酸镁的中毒反应。

(何家俊)

第五节 羊 水 异 常

一、概述

(一)定义及发病率

(1)羊水过多:妊娠期间羊水量超过 2 000 mL 者,称为羊水过多。羊水的外观和性状与正常无异样,多数孕妇羊水增多缓慢,在较长时间内形成,称为慢性羊水过多;少数孕妇可在数天内羊水急剧增加,称为急性羊水过多。其发生率为 0.5%～1%。

(2)妊娠晚期羊水量少于 300 mL 称为羊水过少。羊水过少的发病率为 0.4%～4%。羊水过少严重影响胎儿预后,羊水量少于 50 mL,围生儿的死亡率也高达 88%。

(二)主要发病机制

胎儿畸形羊水循环障碍,多胎妊娠血压循环量增加胎儿尿量增加,胎盘病变、妊娠合并症等导致羊水过多或过少。

(三)治疗原则

取决于胎儿有无畸形、孕周大小及孕妇自觉症状的严重程度,羊水过多时在分娩期应警惕脐带脱垂和胎盘早剥的发生。

二、护理评估

(一)健康史

详细询问病史,了解孕妇年龄、有无妊娠合并症、有无先天畸形家族史及生育史。羊水过少同时了解孕妇自觉胎动情况。

(二)生理状况

1.症状体征

(1)羊水过多:①急性羊水过多较少见。多发生于妊娠 20～24 周,由于羊水量急剧增多,在数天内子宫急剧增大,横膈上抬,患者出现呼吸困难,不能平卧,甚至出现发绀,孕妇表情痛苦,腹部因张力过大而感到疼痛,食量减少。由于胀大的子宫压迫下腔静脉,影响静脉回流,导致孕妇下肢及外阴部水肿、静脉曲张。②慢性羊水过多较多见。多发生于妊娠晚期,羊水可在数周内逐渐增多,多数孕妇能适应,常在产前检查时发现。孕妇子宫大于妊娠月份,腹部膨隆,腹壁皮肤发亮、变薄,触诊时感到皮肤张力大,胎位不清,胎心遥远或听不到。羊水过多孕妇容易并发妊娠期高血压疾病、胎位不正、早产等。患者破膜后因子宫骤然缩小,可以引起胎盘早剥。产后因子宫过大可引起子宫收缩乏力而致产后出血。

(2)羊水过少:孕妇于胎动时感觉腹痛,检查时发现宫高、腹围小于同期正常妊娠孕妇,子宫的敏感度较高,轻微的刺激即可引起宫缩,临产后阵痛剧烈,宫缩不协调,宫口扩张缓慢,产程延长。羊水过少若发生在妊娠早期,可以导致胎膜与胎体相连;若发生妊娠中、晚期,子宫周围压力容易对胎儿产生影响,造成胎儿斜颈、曲背、手足畸形等异常。

2.辅助检查

(1)B超:测量单一最大羊水暗区垂直深度(AFV)≥8 cm 即可诊断为羊水过多,其中,若用羊水指数法,羊水指数(AFI)≥25 cm 为羊水过多。测量单一最大羊水暗区垂直深度≤2 cm 即可考虑为羊水过少;≤1 cm 为严重羊水过少;若用羊水指数法,AFI≤5.0 cm 诊断为羊水过少;<8.0 cm 应警惕羊水过少的可能。除羊水测量外,B超还可判断胎儿有无畸形,羊水与胎儿的交界情况等。

(2)神经管缺陷胎儿的检测:此类胎儿可做羊水及母血甲胎蛋白(AFP)测定。若为神经管缺陷胎儿,羊水中的甲胎蛋白均值超过正常妊娠平均值 3 个标准差以上有助于诊断。

(3)电子胎儿监护:可出现胎心变异减速和晚期减速。

(4)胎儿染色体检查:需排除胎儿染色体异常时可做羊水细胞培养,或采集胎儿脐带血细胞培养,做染色体核型分析,荧光定量 PCR 法快速诊断。

（5）羊膜囊造影：用以了解胎儿有无消化道畸形，但应注意造影剂对胎儿有一定损害，还可能引起胎儿早产和宫腔内感染，应慎用。

3.高危因素

胎儿畸形、胎盘功能减退、羊膜病变、双胎、母胎血型不合、糖尿病、母体妊娠期高血压疾病可能导致的胎盘血流减少等。

4.心理-社会因素

孕妇及家属因担心胎儿可能会有某种畸形，会感到紧张、焦虑不安，甚至产生恐惧心理。

三、护理措施

（一）一般护理

向孕妇及其家属介绍羊水过多或过少的原因及注意事项，包括指导孕妇摄取低钠饮食，防止便秘；减少增加腹压的活动以防胎膜早破。改善胎盘血液供应；自觉胎动监测；出生后的胎儿应认真全面评估，识别畸形。

（二）症状护理

观察孕妇的生命体征，定期测量宫高、腹围和体重，判断病情进展，并及时发现并发症。观察胎心、胎动及宫缩，及早发现胎儿宫内窘迫及早产的征象。羊水过多时人工破膜应密切观察胎心和宫缩，及时发现胎盘早剥和脐带脱垂的征象。产后应密切观察子宫收缩及阴道流血情况，防止产后出血。发生羊水过少时，严格B超监测羊水量。并注意观察有无胎儿畸形。

（三）孕产期处理

（1）羊水过多：腹腔穿刺放羊水时应防止速度过快、量过多，一次放羊水量不超过 1 500 mL，放羊水后腹部放置沙袋或加腹带包扎以防血压骤降发生休克。腹腔穿刺放羊水注意无菌操作，防止发生感染，同时按医嘱给予抗感染药物。

（2）羊水过少合并有过期妊娠、胎儿生长受限等需及时终止妊娠者，应遵医嘱做好阴道助产或剖宫产的准备。若羊水过少合并胎膜早破或者产程中发现羊水过少，需遵医嘱进行预防性羊膜腔灌注治疗者，应注意严格无菌操作，防止发生感染，同时按医嘱给予抗感染药物。有国外文献报道羊膜腔输液的治疗方法不降低剖宫产和新生儿窒息的发生率，反而可能增加胎粪吸入综合征的发生率，此项治疗手段现已较少应用。

（四）心理护理

让孕妇及家人了解羊水过多或过少的发生发展过程，正确面对羊水过多或过少可能给胎儿带来的不良结局，引导孕产妇减少焦虑，主动配合参与治疗护理过程。

四、健康指导

羊水过多或过少胎儿正常者，母婴健康平安，做好正常分娩及产后的健康指导；羊水过多或过少合并胎儿畸形者，积极进行健康宣教，引导孕产妇正确面对，终止妊娠，顺利度过产褥期。

五、注意事项

腹腔穿刺放羊水时严格操作注意事项；严密观察羊水量、性质、病情等变化。

（何家俊）

第六节 脐带异常

一、概述

(一)定义

脐带异常包括脐带先露或脱垂、脐带缠绕、脐带长度异常、脐带打结、脐带扭转等,可引起胎儿急性或慢性缺氧,甚至胎死宫内。本节以脐带先露与脱垂为例进行讨论。脐带先露是指胎膜未破时脐带位于胎先露部前方或一侧,脐带脱垂是指胎膜破裂后脐带脱出于宫颈口外,降至阴道内甚至露于外阴部。

(二)病因

导致脐带先露与脱垂的主要原因有头盆不称、胎头入盆困难、胎位异常(如臀先露、肩先露、枕后位)、胎儿过小、羊水过多、脐带过长、脐带附着异常及低置胎盘等。

(三)治疗原则

早期发现脐带异常,迅速解除脐带受压,选择正确的分娩方式,保障胎儿安全。

二、护理评估

(一)健康史

详细了解产前检查结果,有无羊水过多、胎儿过小、胎位异常、低置胎盘等。

(二)生理状况

1.症状

若脐带未受压可无明显症状,若脐带受压,产妇自觉胎动异常甚至消失。

2.体征

出现频繁的变异减速,上推胎先露部及抬高臀部后恢复,若胎儿缺氧严重可伴有胎心消失。胎膜已破者,阴道检查可在胎先露旁或其前方触及脐带,甚至脐带脱出于外阴。

3.辅助检查

(1)产科检查:在胎先露旁或其前方触及脐带,甚至脐带脱出于外阴。

(2)胎儿电子监护:伴有频繁的变异减速,甚至胎心音消失。

(3)B超检查:有助于明确诊断。

(三)心理-社会因素

评估孕产妇及家属有无焦虑、恐慌等心理问题,对脐带脱垂的认识程度及家庭支持度。

(四)高危因素

(1)胎儿过小者。

(2)羊水过多者。

(3)脐带过长者。

(4)胎先露部入盆困难者。

(5)胎位异常者,如肩先露、臀先露等。

(6)胎膜早破而胎先露未衔接者。

(7)脐带附着位置低或低置胎盘者。

三、护理措施

(一)一般护理

除产科一般护理外,还需注意协助孕妇取臀高位卧床休息,缓解脐带受压。

(二)分娩方式的选择

1.脐带先露

若为经产妇、胎膜未破、宫缩良好,且胎心持续良好者,可在严密监护下经阴道分娩;若为初产妇或足先露、肩先露者,应行剖宫产术。

2.脐带脱垂

胎心尚好,胎儿存活者,应尽快娩出胎儿。若宫口开全,胎先露部已达坐骨棘水平以下者,还纳脐带后行阴道助产术;若宫口未开全,应立即协助产妇取头低臀高位,将胎先露部上推,还纳脐带,应用宫缩抑制剂,缓解脐带受压,严密监测胎心的同时尽快行剖宫产术。

(三)心理护理

(1)了解孕产妇及家属的心理状态,并予以心理支持,缓解其紧张、焦虑情绪。

(2)讲解脐带脱垂相关知识,以取得其对诊疗护理工作的配合。

四、健康指导

(1)教会孕妇自数胎动,以便早期发现胎动异常。

(2)督促其定期产前检查,妊娠晚期及临产后再次行超声检查。

五、注意事项

脐带脱垂为非常紧急的情况,一旦发现,应立即进行脐带还纳并保持手在阴道内直到胎儿娩出。

(何家俊)

第七节 胎位异常

一、概要

胎位异常是造成难产的常见因素之一。最常见的异常胎位为臀位,占3%～4%。本节仅介绍持续性枕后位、枕横位、臀先露、肩先露。

(一)持续性枕后位、枕横位

在分娩过程中,胎头以枕后位或枕横位衔接。在下降过程中,胎头枕部因强有力宫缩绝大多数能向前转,转成枕前位自然分娩。仅有5%～10%胎头枕骨持续不能转向前方,直至分娩后期仍位于母体骨盆后方或侧方,致使分娩发生困难者,称持续性枕后位或持续性枕横位。国外报道

329

发病率均为 5％左右。

(二)臀先露

臀先露是最常见的异常胎位,占妊娠足月分娩总数的 3％~4％,多见于经产妇。臀先露以骶骨为指示点,有骶左前、骶左横、骶左后、骶右前、骶右横、骶右后 6 种胎位。根据胎儿两下肢所取姿势,分为 3 类:单臀先露或腿直臀先露,最多见;完全臀先露或混合臀先露,较多见;不完全臀先露或足位,较少见。

(三)肩先露

胎体纵轴与母体纵轴相垂直为横产式。胎体横卧于骨盆入口之上,先露部为肩,称肩先露,又称横位,占妊娠足月分娩总数的 0.25％,是一种对母儿最不利的胎位。胎儿极小或死胎浸软极度折叠后才能自然娩出外,正常大小的足月胎儿不可能从阴道自产。根据胎头在母体左或右侧和胎儿肩胛朝向母体前或后方,有肩左前、肩左后、肩右前、肩右后 4 种胎位。

二、护理评估

(一)病史

骨盆形态、大小异常是发生持续性枕后位、枕横位的重要原因。胎头俯屈不良、子宫收缩乏力、头盆不称、前置胎盘、膀胱充盈、子宫下段宫颈肌瘤等均可影响胎头内旋转,形成持续性枕横位或枕后位。

肩先露与臀先露发生原因相似有:①胎儿在宫腔内活动范围过大,如羊水过多、经产妇腹壁松弛以及早产儿羊水相对过多,胎儿容易在宫腔内自由活动形成臀先露。②胎儿在宫腔内活动范围受限,如子宫畸形、胎儿畸形等。③胎头衔接受阻,如狭窄骨盆,前置胎盘易发生。

(二)身心状况与检查

1.持续性枕后位、枕横位

(1)表现:临产后胎头衔接较晚及俯屈不良,常导致协调性宫缩乏力及宫口扩张缓慢,产妇自觉肛门坠胀及排便感,致使宫口尚未开全时过早使用腹压。持续性枕后位常致活跃期晚期及第二产程延长。

(2)腹部检查:在宫底部触及胎臀,胎背偏向母体后方或侧方,在对侧明显触及胎儿肢体。若胎头已衔接,有时可在胎儿肢体侧耻骨联合上方扪到胎儿颏部。胎心在脐下一侧偏外方听得最响亮,枕后位时因胎背伸直,前胸贴近母体腹壁,胎心在胎儿肢体侧的胎胸部位也能听到。

(3)肛门检查或阴道检查:当肛查宫口部分扩张或开全时,若为枕后位,感到盆腔后部空虚,查明胎头矢状缝位于骨盆斜径上。前囟在骨盆右前方,后囟(枕部)在骨盆左后方则为枕左后位,反之为枕右后位。查明胎头矢状缝位于骨盆横径上,后囟在骨盆左侧方,则为枕左横位,反之为枕右横位。当出现胎头水肿,颅骨重叠,囟门触不清时,需行阴道检查借助胎儿耳郭及耳屏位置及方向判定胎位,若耳郭朝向骨盆后方,诊断为枕后位;若耳郭朝向骨盆侧方,诊断为枕横位。

(4)B超检查:根据胎头颜面及枕部位置,能准确探清胎头位置以明确诊断。

(5)危害:①对产妇的影响有:胎位异常导致继发性宫缩乏力,使产程延长,常需手术助产,容易发生软产道损伤,增加产后出血及感染机会。若胎头长时间压迫软产道,可发生缺血坏死脱落,形成生殖道瘘。②对胎儿的影响有:第二产程延长和手术助产机会增多,常出现胎儿窘迫和新生儿窒息,使围生儿死亡率增高。

2.臀先露

(1)表现:孕妇常感肋下有圆而硬的胎头。常致宫缩乏力,宫口扩张缓慢,产程延长。

(2)腹部检查:子宫呈纵椭圆形,胎体纵轴与母体纵轴一致。在宫底部可触到圆而硬,按压时有浮球感的胎头。若未衔接,在耻骨联合上方触到不规则、软而宽的胎臀,胎心在脐左(或右)上方听得最清楚。衔接后,胎臀位于耻骨联合之下,胎心听诊以脐下最明显。

(3)肛门检查及阴道检查:肛门检查时,触及软而不规则的胎臀或触到胎足、胎膝(图 11-2、图 11-3)。

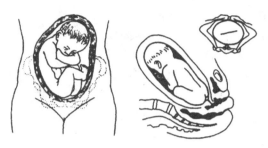

图 11-2　臀先露检查示意图

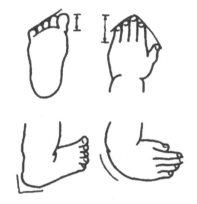

图 11-3　胎手与胎足的鉴别

(4)B超检查:可明确诊断,能准确探清臀先露类型以及胎儿大小,胎头姿势等。

(5)危害:①对产妇的影响有容易发生胎膜早破或继发性宫缩乏力,使产后出血与产褥感染的机会增多,容易造成宫颈撕裂甚至延及子宫下段。②对胎儿及新生儿的影响有胎臀高低不平,对前羊膜囊压力不均匀,常致胎膜早破,发生脐带脱垂是头先露的 10 倍,脐带受压可致胎儿窘迫甚至死亡;胎膜早破,使早产儿及低体重儿增多。后出胎头牵出困难,常发生新生儿窒息,臂丛神经损伤及颅内出血。

3.肩先露

(1)表现:分娩初期,因先露部高,不能紧贴子宫下段及宫颈内口,缺乏直接刺激,容易发生宫缩乏力;由于先露部不能紧贴骨盆入口,致前后羊水沟通,当宫缩时,宫颈口处胎膜所承受的压力很大,胎肩对宫颈压力不均,容易发生胎膜破裂及脐带脱垂。破膜后羊水迅速外流,胎儿上肢或脐带容易脱出,导致胎儿窘迫甚至死亡。羊水流出后,胎体紧贴宫壁,宫缩转强,胎肩被挤入盆腔,胎臀可脱出于阴道口外,而胎头和胎体则被阻于骨盆入口之上,称为"忽略性横位。"此时由于羊水流失殆尽,子宫不断收缩,上段越来越厚,下段异常伸展变薄,出现"病理性缩复环",可导致子宫破裂。由于失血、感染及水电解质发生紊乱等,可严重威胁产妇生命,多数胎儿因缺氧而死亡。有时破膜后,分娩受阻,子宫呈麻痹状态,产程延长,常并发严重宫腔感染。

(2)腹部检查:外形呈横椭圆形,子宫底部较低,耻骨联合上方空虚,在腹部一侧可触到大而硬的胎头,对侧为臀,胎心在脐周两旁最清晰。子宫呈横椭圆形,子宫长度低于妊娠周数,子宫横径宽。宫底部及耻骨联合上方较空虚,在母体腹部一侧触到胎头,另侧触到胎臀。肩前位时,胎背朝向母体腹壁,触之宽大平坦;肩后位时,胎儿肢体朝向母体腹壁,触及不规则的小肢体。胎心在脐周两侧最清楚。根据腹部检查多能确定胎位。

(3)肛门检查或阴道检查:在临产初期,先露部较高,不易触及,当宫口已扩开。由于先露部不能紧贴骨盆入口,致前后羊水沟通,当宫缩时,宫颈口处胎膜所承受的压力很大,易发生胎膜破裂及脐带或胎臂脱垂。胎膜未破者,因胎先露部浮动于骨盆入口上方,肛查不易触及胎先露部。若胎膜已破,宫口已扩张者,阴道检查可触到肩胛骨或肩峰,肋骨及腋窝。肩胛骨朝向母体前或后方,可决定肩前位或肩后位。例如,胎头在母体右侧,肩胛骨朝向后方,则为肩右后位。胎手若已脱出于阴道口外,可用握手法鉴别是胎儿左手或右手。

(4)B超检查:能准确探清肩先露,并能确定具体胎位。

三、护理诊断

(一)恐惧
恐惧与分娩结果未知及手术有关。

(二)有新生儿受伤的危险
有新生儿受伤的危险与胎儿缺氧及手术产有关。

(三)有感染的危险
有感染的危险与胎膜早破有关。

(四)潜在并发症
产后出血、子宫破裂、胎儿窘迫。

四、护理目标

(1)产妇恐惧感减轻,积极配合医护工作。

(2)孕产妇及新生儿未出现因护理不当引起并发症。

(3)产妇与家属对胎儿夭折能正确面对。

五、护理措施

(一)及早发现异常并纠正
妊娠期加强围生期保健,宣传产前检查,妊娠发现胎位异常者,配合医师进行纠正。28周以前臀位多能自行转成头位,可不予处理。30周以后仍为臀位者,应设法纠正。常用的矫正方法有以下几种。

1.胸膝卧位

让孕妇排空膀胱,松解裤带,做胸膝卧位姿势,每天2次,每次15分钟,使胎臀离开骨盆腔,有助于自然转正。为了方便进行早晚各做一次为宜,连做1周后复查。

2.激光照射或艾灸至阴穴

激光照射至阴穴,左右两侧各照射 10 分钟,每天 1 次,7 次为 1 个疗程,有良好效果。也可用艾灸条,每天 1 次,每次 15～20 分钟,5 次为 1 个疗程。1 周后复查 B 超。

3.外转胎位术

现已少用。腹壁较松子宫壁不太敏感者,可试外倒转术,将臀位转为头位。倒转时切勿用力过猛,亦不宜勉强进行,以免造成胎盘早剥。倒转前后均应仔细听胎心音。

(二)执行医嘱,协助做好不同方式分娩的一切准备

1.持续性枕后位、枕横位

在骨盆无异常,胎儿不大时,可以试产。试产时应严密观察产程,注意胎头下降,宫口扩张程度,宫缩强弱及胎心有无改变。

(1)第一产程。①潜伏期:需保证产妇充分营养与休息。若有情绪紧张,睡眠不好可给予派替啶或地西泮。②活跃期宫口开大 3～4 cm,产程停滞除外头盆不称可行人工破膜;若产力欠佳,静脉滴注缩宫素。在试产过程中,出现胎儿窘迫征象,应行剖宫产术结束分娩。

(2)第二产程:若第二产程进展缓慢,初产妇已近 2 小时,经产妇已近 1 小时,应行阴道检查。当胎头双顶径已达坐骨棘平面或更低时,可先行徒手将胎头枕部转向前方;若转成枕前位有困难时,也可向后转成正枕后位,再以产钳助产。若以枕后位娩出时,需做较大的会阴后一斜切开。若胎头位置较高,疑有头盆不称,需行剖宫产术,中位产钳禁止使用。

(3)第三产程:因产程延长,容易发生产后宫缩乏力,胎盘娩出后应立即静脉注射或肌内注射子宫收缩剂,以防发生产后出血。有软产道裂伤者,应及时修补。新生儿应重点监护。产后应给予抗生素预防感染。

2.臀先露

臀位分娩的关键在于胎头能否顺利娩出,胎头娩出的难易,与胎儿与骨盆的大小以及与宫颈是否完全扩张有直接关系。对疑有头盆不称、高龄初产妇及经产妇屡有难产史者,均应仔细检查骨盆及胎儿的大小,常规做 B 超以进一步判断胎儿大小,排除胎儿畸形。未发现异常者,可从阴道分娩,如有骨盆狭窄或相对头盆不称(估计胎儿体重≥3 500 g),或足先露、胎膜早破、胎儿宫内窘迫、脐带脱垂者,以剖宫取胎为宜。因此应根据产妇年龄,胎产次,骨盆类型,胎儿大小,胎儿是否存活,臀先露类型以及有无合并症,于临产初期做出正确判断,决定分娩方式。

(1)择期剖宫产的指征:狭窄骨盆,软产道异常,胎儿体重≥3 500 g,胎儿窘迫,高龄初产,有难产史,不完全臀先露等,均应行剖宫产术结束分娩。

(2)决定经阴道分娩的处理。①第一产程:待产时应耐心等待,做好产妇的思想工作,以解除顾虑,产妇应侧卧,不宜站立走动,少做肛查,不灌肠,尽量避免胎膜破裂。勤听胎心音,一旦破膜,应立即听胎心。若胎心变慢或变快,应行肛查,必要时行阴道检查,了解有无脐带脱垂。若有脐带脱垂,胎心尚好,宫口未开全,为抢救胎儿,需立即行剖宫产术。若无脐带脱垂,可严密观察胎心及产程进展。若出现协调性宫缩乏力,应设法加强宫缩。臀位接产的关键在于胎头的顺利娩出,而胎头的顺利娩出有赖于产道,特别是宫颈是否充分扩张。胎膜破裂后,当宫口开大 4～5 cm时,胎臀或胎足出现于阴道口时,消毒外阴之后,用一消毒巾盖住,每次阵缩用手掌紧紧按住使之不能立即娩出,使用"堵"外阴方法。此法有利于后出胎头的顺利娩出。在"堵"的过程中,应每隔 10～15 分钟听胎心一次,并注意宫口是否开全。宫口已开全再堵易引起胎儿窘迫或子宫破裂。宫口近开全时,要做好接产和抢救新生儿窒息的准备。"堵"时用力要适当,忌用暴力,直到胎臀显露于阴道口,检查宫口确已开全为止。"堵"的时间一般需 0.5～1 小时,初产妇有时需堵2～3 小时。②第二产程:臀位阴道分娩,有自然娩出、臀位助产及臀位牵引等 3 种方式。自然分娩系胎儿自行娩出;臀位助产系胎臀及胎足自行娩出后,胎肩及胎头由助产者牵出;臀位牵引系胎儿全部由助产者牵引娩出,为手术的一种,应有一定适应证。后者对胎儿威胁较大。接产前,应导尿排空膀胱。初产妇应作会阴切开术。3 种分娩方式分述如下。①自然分娩:胎儿自然娩出,不作任何牵拉。极少见,仅见于经产妇,胎儿小,宫缩强,骨盆腔宽大者。②臀助产术:当胎臀自然娩出至脐部后,胎肩及后出胎头由接产者协助娩出。脐部娩出后,一般应在 2～3 分钟娩出胎头,最长不能超过 8 分钟。后出胎头娩出有主张用单叶产钳,效果佳。③臀牵引术:胎儿全部由接产者牵拉娩出,此种手术对胎儿损伤大,一般情况下应禁止使用。③第三产程:产程延长易并发子宫收缩乏力性出血。胎盘娩出后,应肌内注射缩宫素或麦角新碱,防止产后出血。行手术操作及有软产道损伤者,应及时检查并缝合,给予抗生素预防感染。

3.肩先露

妊娠期发现肩先露应及时矫正。可采用胸膝卧位,激光照射(或艾灸)至阴穴。上述矫正方法无效,应试行外转胎位术转成头先露,并包扎腹部以固定胎头。若行外转胎位术失败,应提前住院决定分娩方式。

分娩期应根据产妇年龄、胎产次、胎儿大小、骨盆有无狭窄、胎膜是否破裂、羊水留存量、宫缩强弱、宫颈口扩张程度、胎儿是否存活、有无并发感染及子宫先兆破裂等决定分娩方式。

(1)足月活胎,对于有骨盆狭窄、经产妇有难产史、初产妇横位估计经阴道分娩有困难者,应于临产前行择期剖宫产术结束分娩。

(2)初产妇,足月活胎,临产后应行剖宫产术。如系经产妇,宫缩不紧,胎膜未破,仍可试外倒转术,若外倒转失败,也可考虑剖宫产。

(3)破膜后,立即做阴道检查,了解宫颈口扩张情况、胎方位及有无脐带脱垂等。如胎心好,宫颈口扩张不大,特别是初产妇有脐带脱垂,估计短时期内不可能分娩者,应即剖宫取胎。如系经产妇,宫颈口已扩张至 5 cm 以上,胎膜破裂不久,可在全麻麻醉下试做内倒转术,使横位变为臀位,待宫口开全后再行臀位牵引术。如宫口已近开全或开全,倒转后即可做臀牵引。

(4)破膜时间过久,羊水流尽,子宫壁紧贴胎儿,胎儿存活,已形成忽略性横位时,应立即剖宫取胎。如胎儿已死,可在宫颈口开全后做断头术,出现先兆子宫破裂或子宫破裂征象,无论胎儿死活,均应立即行剖宫产术。如宫腔感染严重,应同时切除子宫。

(5)胎儿已死,无先兆子宫破裂征象,若宫口近开全,在全麻下行断头术或碎胎术。

(6)胎盘娩出后应常规检查阴道、宫颈及子宫下段有无裂伤,并及时做必要的处理。如有血尿,应放置导尿管,以防尿瘘形成。产后用抗生素预防感染。

(7)临时发现横位产及无条件就地处理者,可给哌替啶100 mg 或氯丙嗪50 mg,设法立即转院,途中尽量减少颠簸,以防子宫破裂。

(何家俊)

第八节　产道异常

产道是胎儿经阴道娩出时必经的通道,包括骨产道及软产道。产道异常可使胎儿娩出受阻,临床上以骨产道异常多见。

一、骨产道异常

(一)疾病概要

骨盆是产道的主要构成部分,其大小和形状与分娩的难易有直接关系。骨盆结构形态异常,或径线较正常为短,称为骨盆狭窄。

1.骨盆入口平面狭窄

我国妇女状况常见有单纯性扁平骨盆和佝偻病性扁平骨盆两种类型。狭窄分级见表11-4。

表 11-4　骨盆入口狭窄分级

分级	狭窄程度	分娩方式选择
1 级临界性狭窄(临床常见)	骶耻外径 18 cm 入口前后径 10 cm	绝大多数可经阴道分娩
2 级相对狭窄(临床常见)	骶耻外径 16.5～17.5 cm 入口前后径 8.5～9.5 cm	需经试产后才能决定可否阴道分娩
3 级绝对狭窄	骶耻外径≤16.0 cm 入口前后径≤8.0 cm	必须剖宫产结束分娩

2.中骨盆及出口平面狭窄

我国妇女状况常见有漏斗骨盆和横径狭窄骨盆两种类型。狭窄分级见表11-5。

表 11-5　骨盆中骨盆及出口狭窄分级

分级	狭窄程度	分娩方式选择
1 级临界性狭窄	坐骨棘间径 10 cm 坐骨结节间径 7.5 cm	根据头盆适应情况考虑可否经阴道分娩。不宜试产,考虑助产或剖宫产结束分娩。
2 级相对狭窄	坐骨棘间径 8.5～9.5 cm 坐骨结节间径 6.0～7.0 cm	
3 级绝对狭窄	坐骨棘间径≤8.0 cm 坐骨结节间径≤5.5 cm	

3.骨盆三个平面狭窄

骨盆三个平面狭窄称为均小骨盆。骨盆形状正常,但骨盆入口、中骨盆及出口平面均狭窄,各径线均小于正常值 2 cm 或以上,多见于身材矮小、体型匀称妇女。

4.畸形骨盆

畸形骨盆见于小儿麻痹后遗症、先天性畸形、长期缺钙、外伤以及脊柱与骨盆关节结核病等。骨盆变形,左右不对称,骨盆失去正常形态称畸形骨盆。

(二)护理评估

1.病史

询问孕妇幼年有无佝偻病、脊髓灰质炎、脊柱和髋关节结核以及外伤史。对经产妇,应了解既往有无难产史及其发生原因,新生儿有无产伤等。

2.身心状态

(1)骨盆入口平面狭窄的临床表现。①胎头衔接受阻:若入口狭窄时,即使已经临产而胎头仍未入盆,经检查胎头跨耻征阳性。胎位异常如臀先露,颜面位或肩先露的发生率是正常骨盆的3倍。②临床表现为潜伏期及活跃期早期延长:若已临产,根据骨盆狭窄程度,产力强弱,胎儿大小及胎位情况不同,临床表现也不尽相同。

(2)中骨盆平面狭窄的临床表现。①胎头能正常衔接:潜伏期及活跃期早期进展顺利。当胎头下降达中骨盆时,由于内旋转受阻,胎头双顶径被阻于中骨盆狭窄部位之上,常出现持续性枕横位或枕后位。同时出现继发性宫缩乏力,活跃期后期及第二产程延长甚至第二产程停滞。②中骨盆狭窄的临床表现:当胎头受阻于中骨盆时,有一定可塑性的胎头开始变形,颅骨重叠,胎头受压,使软组织水肿,产瘤较大,严重时可发生脑组织损伤,颅内出血及胎儿宫内窘迫。若中骨盆狭窄程度严重,宫缩又较强,可发生先兆子宫破裂及子宫破裂,强行阴道助产,可导致严重软产道裂伤及新生儿产伤。

(3)骨盆出口平面狭窄的临床表现:骨盆出口平面狭窄与中骨盆平面狭窄常同时存在。若单纯骨盆出口平面狭窄者,第一产程进展顺利,胎头达盆底受阻,胎头双顶径不能通过出口横径。强行阴道助产,可导致软产道,骨盆底肌肉及会阴严重损伤。

3.检查

(1)一般检查:测量身高,孕妇身高<145 cm均应警惕小骨盆。观察孕妇体型,步态有无跛足,有无脊柱及髋关节畸形,米氏菱形窝是否对称,有无尖腹及悬垂腹等。

(2)腹部检查。①腹部形态:观察腹型,尺测子宫长度及腹围,预测胎儿体重,判断能否通过骨产道。②胎位异常:骨盆入口狭窄往往因头盆不称,胎头不易入盆导致胎位异常,如臀先露、肩先露。③估计头盆关系:正常情况下,部分初孕妇在预产期前2周,经产妇于临产后,胎头应入盆。如已临产,胎头仍未入盆,则应充分估计头盆关系。检查头盆是否相称的具体方法:孕妇排空膀胱,仰卧,两腿伸直。检查者将手放在耻骨联合上方,将浮动的胎头向骨盆腔方向推压。若胎头低于耻骨联合前表面,表示胎头可以入盆,头盆相称,称胎头跨耻征阴性;若胎头与耻骨联合前表面在同一平面,表示可疑头盆不称,称胎头跨耻征可疑阳性;若胎头高于耻骨联合前表面,表示头盆明显不称,称胎头跨耻征阳性。图11-4为头盆关系检查。

(3)骨盆测量。①骨盆外测量:骨盆外测量各径线<正常值2 cm或以上为均小骨盆。骶耻外径<18 cm为扁平骨盆。坐骨结节间径<8 cm,耻骨弓角度<90°,为漏斗骨盆。骨盆两侧径(以一侧髂前上棘至对侧髂后上棘间的距离)及同侧(从髂前上棘至同侧髂后上棘间的距离)直径相差大于1 cm为偏斜骨盆。②骨盆内测量:骨盆外测量发现异常,应进行骨盆内测量。对角径<11.5 cm,骶岬突出为骨盆入口平面狭窄,属扁平骨盆。中骨盆平面狭窄及骨盆出口平面狭窄往往同时存在,应测量骶骨前面弯度,坐骨棘间径,坐骨切迹宽度。若坐骨棘间径<10 cm,坐骨

切迹宽度<2横指,为中骨盆平面狭窄。若坐骨结节间径<8 cm,应测量出口后矢状径及检查骶尾关节活动度,估计骨盆出口平面的狭窄程度。若坐骨结节间径与出口后矢状径之和<15 cm,为骨盆出口狭窄。图11-5为"对角径"测量法。

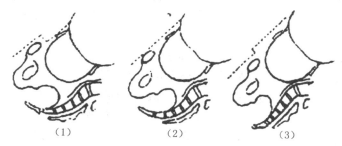

图11-4　头盆关系检查

(1)头盆相称;(2)头盆可能不称;(3)头盆不称

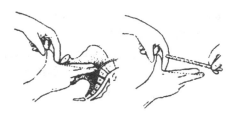

图11-5　"对角径"测量法

(三)护理诊断

1.恐惧

恐惧与分娩结果未知及手术有关。

2.有新生儿受伤的危险

有新生儿受伤的危险与手术产有关。

3.有感染的危险

有感染的危险与胎膜早破有关。

4.潜在并发症

失血性休克。

(四)护理目标

(1)产妇恐惧感减轻。

(2)孕产妇及新生儿未出现因护理不当引起并发症。

(五)护理措施

1.心理支持及一般护理

在分娩过程中,应安慰产妇,使其精神舒畅,信心倍增,保证营养及水分的摄入,必要时补液。还需注意产妇休息,要监测宫缩强弱,应勤听胎心,检查胎先露部下降及宫口扩张程度。

2.执行医嘱

(1)明确狭窄骨盆类别和程度,了解胎位,胎儿大小,胎心率,宫缩强弱,宫口扩张程度,破膜与否,结合年龄,产次,既往分娩史进行综合判断,决定分娩方式。

（2）骨盆入口平面狭窄在临产前或在分娩发动时有下列情况时实施剖宫产术。①明显头盆不称（绝对性骨盆狭窄）：骶耻外径≤16.0 cm，骨盆入口前后径≤8.0 cm，胎头跨耻征阳性者。若胎儿死亡，如骨盆入口前后径＜6.5 cm时，虽碎胎也不能娩出，必须剖宫。②轻度狭窄，同时具有下列情况者：胎儿大、胎位异常、高龄初产妇、重度妊高征及胎儿珍贵患者。③屡有难产史且无一胎儿存活者。

（3）试产：骨盆入口平面狭窄属轻度头盆不称（相对性骨盆狭窄）：骶耻外径16.5～17.5 cm，骨盆入口前后径8.5～9.5 cm，胎头跨耻征可疑阳性。足月活胎体重＜3 000 g，胎心率和产力正常，可在严密监护下进行试产。试产时应密切观察宫缩、胎心音及胎头下降情况，并注意产妇的营养和休息。如宫口渐开大，儿头渐下降入盆，即为试产成功，多能自产，必要时可用负压吸引或产钳助产。若宫缩良好，经2～4小时（视头盆不称的程度而定）胎头仍不下降、宫口扩张迟缓或停止扩张者，表明试产失败，应及时行剖宫产术结束分娩。若试产时出现子宫破裂先兆或胎心音有改变，应从速剖宫，并发宫缩乏力、胎膜早破及持续性枕后位者，也以剖宫为宜。如胎儿已死，则以穿颅为宜。

（4）中骨盆及骨盆出口平面狭窄的处理：中骨盆狭窄者，若宫口已开全，胎头双顶径下降至坐骨棘水平以下时，可采用手法或胎头吸引器将胎头位置转正，再行胎头吸引术或产钳术助产；若胎头双顶径阻滞在坐骨棘水平以上时，应行剖宫产术。

出口狭窄多伴有中骨盆狭窄。出口是骨产道最低部位，应慎重选择分娩方式。出口横径＜7 cm时，应测后矢状径，即自出口横径的中心点至尾骨尖的距离。如横径与后矢状径之和＞15 cm，儿头可通过，大都须作较大的会阴切开，以免发生深度会阴撕裂。如二者之和＜15 cm，则胎头不能通过，需剖宫或穿颅。

（5）骨盆三个平面狭窄的处理：若估计胎儿不大，胎位正常，头盆相称，宫缩好，可以试产，通常可通过胎头变形和极度俯屈，以胎头最小径线通过骨盆腔，可能经阴道分娩。若胎儿较大，有明显头盆不称，胎儿不能通过产道，应尽早行剖宫产术。

（6）畸形骨盆的处理：根据畸形骨盆种类，狭窄程度，胎儿大小，产力等情况具体分析。若畸形严重，明显头盆不称者，应及时行剖宫产术。

二、软产道异常

软产道异常亦可引起难产，软产道包括子宫下段、宫颈、阴道及外阴。软产道异常所致的难产少见，容易被忽视。应于妊娠早期常规行双合诊检查，以了解外阴、阴道及宫颈情况，以及有无盆腔其他异常等，具有一定临床意义。

（一）外阴异常

有会阴坚韧、外阴水肿、外阴瘢痕等。

（二）阴道异常

有阴道横隔、阴道纵隔、阴道狭窄、阴道尖锐湿疣、阴道囊肿和肿瘤等。

（三）宫颈异常

有宫颈外口黏合、宫颈水肿、宫颈坚韧常见于高龄初产妇、宫颈瘢痕、宫颈癌、宫颈肌瘤、子宫畸形等。

（四）盆腔肿瘤

有子宫肌瘤或卵巢肿瘤等。

（何家俊）

第九节 产力异常

一、疾病概要

产力是以子宫收缩力为主,子宫收缩力贯穿于分娩全过程。在分娩过程中,子宫收缩的节律性,对称性及极性不正常或强度、频率发生改变时,称子宫收缩力异常,简称产力异常。子宫收缩力异常临床上分为子宫收缩乏力和子宫收缩过强两类,每类又分为协调性子宫收缩和不协调收缩性子宫收缩,具体分类见(图11-6)。

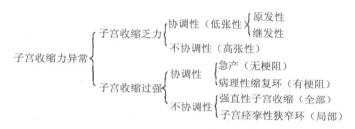

图 11-6　子宫收缩力异常的分类

二、子宫收缩乏力

(一)护理评估

1.病史

有头盆不称或胎位异常;胎儿先露部下降受阻;子宫壁过度伸展;多产妇子宫肌纤维变性;子宫发育不良或畸形;产妇精神紧张及过度疲劳;内分泌失调产妇体内雌激素、缩宫素、前列腺素、乙酰胆碱等分泌不足;过多应用镇静剂或麻醉剂等因素。

2.身心状况

(1)宫缩乏力:有原发性和继发性两种。原发性宫缩乏力是指产程开始就出现宫缩乏力,宫口不能如期扩张,胎先露部不能如期下降,导致产程延长;继发性宫缩乏力是指产程开始子宫收缩正常,只是在产程较晚阶段(多在活跃期后期或第二产程),子宫收缩转弱,产程进展缓慢甚至停滞。

协调性宫缩乏力(低张性宫缩乏力):子宫收缩具有正常的节律性、对称性和极性,但收缩力弱,宫腔内压力低,表现为持续时间短,间歇期长且不规律,宫缩<2次/10分钟。此种宫缩乏力,多属继发性宫缩乏力。协调性宫缩乏力时由于宫腔内压力低,对胎儿影响不大。

不协调性宫缩乏力(高张性宫缩乏力):子宫收缩的极性倒置,宫缩的兴奋点不是起自两侧宫角部,而是来自子宫下段的一处或多处冲动,子宫收缩波由下向上扩散,收缩波小而不规律,频率高,节律不协调;宫腔内压力虽高,但宫缩时宫底部不强,而是子宫下段强,宫缩间歇期子宫壁也不完全松弛,表现为子宫收缩不协调,宫缩不能使宫口扩张,不能使胎先露部下降,属无效宫缩。

(2)产程延长:通过肛查或阴道检查,发现宫缩乏力导致异常(图11-7)。

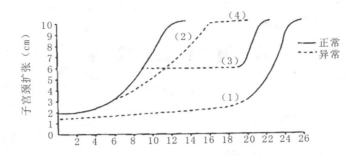

图 11-7　产程异常示意图

(1)潜伏期延长;(2)活跃期延长;(3)活跃期停滞;(4)第二产程延长

产程延长有以下 7 种。①潜伏期延长:从临产规律宫缩开始至宫口扩张 3 cm 称潜伏期。初产妇潜伏期正常约需 8 小时,最大时限 16 小时,超过 16 小时称潜伏期延长。②活跃期延长:从宫口扩张 3 cm 开始至宫口开全称活跃期。初产妇活跃期正常约需 4 小时,最大时限 8 小时,超过 8 小时称活跃期延长。③活跃期停滞:进入活跃期后,宫口扩张无进展达 2 小时以上,称活跃期停滞。④第二产程延长:第二产程初产妇超过 2 小时,经产妇超过 1 小时尚未分娩,称第二产程延长。⑤第二产程停滞:第二产程达 1 小时胎头下降无进展,称第二产程停滞。⑥胎头下降延缓:活跃期晚期至宫口扩张 9～10 cm,胎头下降速度每小时少于 1 cm,称胎头下降延缓。⑦胎头下降停滞:活跃期晚期胎头停留在原处不下降达 1 小时以上,称胎头下降停滞。

以上 7 种产程进展异常,可以单独存在,也可以合并存在。当总产程超过 24 小时称滞产。

(3)对产妇的影响:由于产程延长可出现疲乏无力,肠胀气,排尿困难等,影响子宫收缩,严重时可引起脱水,酸中毒,低钾血症;由于第二产程延长,可导致组织缺血,水肿,坏死,形成膀胱阴道瘘或尿道阴道瘘;胎膜早破以及多次肛查或阴道检查增加感染机会;产后宫缩乏力影响胎盘剥离,娩出和子宫壁的血窦关闭,容易引起产后出血。

(4)对胎儿的影响:协调性宫缩乏力容易造成胎头在盆腔内旋转异常,使产程延长,增加手术产机会,对胎儿不利。不协调性宫缩乏力,不能使子宫壁完全放松,对子宫胎盘循环影响大,胎儿在子宫内缺氧,容易发生胎儿窘迫。胎膜早破易造成脐带受压或脱垂,造成胎儿窘迫甚至胎死宫内。

(二)护理诊断

1.疼痛

腹痛,与不协调性子宫收缩有关。

2.有感染的危险

有感染的危险与产程延长、胎膜破裂时间延长有关。

3.焦虑

焦虑与担心自身和胎儿健康有关。

4.潜在并发症

胎儿窘迫,产后出血。

(三)护理目标

(1)疼痛减轻,焦虑减轻,情绪稳定。

(2)未发生软产道损伤、产后出血和胎儿缺氧。

(3)新生儿健康。

(四)护理措施

首先配合医师寻找原因,估计不能经阴道分娩者遵医嘱做好剖宫产术准备。或阴道分娩过程中应做好助产的准备。估计能经阴道分娩者应实施下列护理措施。

1.加强产时监护

改善产妇全身状况加强产程观察,持续胎儿电子监护。第一产程应鼓励产妇多进食,必要时静脉补充营养;避免过多使用镇静药物,注意及时排空直肠和膀胱。

2.协助医师加强宫缩

(1)协调性宫缩乏力应实施下列措施。①人工破膜:宫口扩张 3 cm 或 3 cm 以上,无头盆不称,胎头已衔接者,可行人工破膜。②缩宫素静脉滴注:适用于协调性宫缩乏力,宫口扩张3 cm,胎心良好,胎位正常,头盆相称者。使用方法和注意事项如下:取缩宫素 2.5 U 加入 5% 葡萄糖液 500 mL 内,使每滴糖液含缩宫素 0.33 mU,从 4~5 滴/分即 12~15 mU/min,根据宫缩强弱进行调整,通常不超过 40 滴,维持宫缩为间歇时间 2~3 分钟,持续时间 40~60 秒。对于宫缩仍弱者,应考虑到酌情增加缩宫素剂量。在使用缩宫素时,必须有专人守护,严密观察,应注意观察产程进展,监测宫缩、听胎心率及测量血压。

(2)不协调性宫缩乏力应调节子宫收缩,恢复其极性。要点是:①给予强镇静剂哌替啶100 mg,或地西泮 10 mg 静脉推注,不协调性宫缩多能恢复为协调性宫缩。②在宫缩恢复为协调性之前,严禁应用缩宫素。③若经处理,不协调性宫缩未能得到纠正,或伴有胎儿窘迫征象,或伴有头盆不称,均应行剖宫产术。④若不协调性宫缩已被控制,但宫缩仍弱时,可用协调性宫缩乏力时加强宫缩的各种方法处理。

3.预防产后出血及感染

破膜 12 小时以上应给予抗生素预防感染。当胎儿前肩娩出时,给予缩宫素 10~20 U 静脉滴注,使宫缩增强,促使胎盘剥离与娩出及子宫血窦关闭。

(五)护理教育

应对孕妇进行产前教育,使孕妇了解分娩是生理过程,增强其对分娩的信心。分娩前鼓励多进食,必要时静脉补充营养;避免过多使用镇静药物,注意检查有无头盆不称等,均是预防宫缩乏力的有效措施;注意及时排空直肠和膀胱,必要时可行温肥皂水灌肠及导尿。

三、子宫收缩过强

(一)护理评估

1.协调性子宫收缩过强(急产)

子宫收缩的节律性,对称性和极性均正常,仅子宫收缩力过强、过频。若产道无阻力,宫口迅速开全,分娩在短时间内结束,总产程不足 3 小时,称急产。经产妇多见。

对产妇及胎儿新生儿的影响:宫缩过强过频,产程过快,可致初产妇宫颈、阴道以及会阴撕裂伤;接产时来不及消毒可致产褥感染;胎儿娩出后子宫肌纤维缩复不良,易发生胎盘滞留或产后出血;宫缩过强,过频影响子宫胎盘血液循环,胎儿在宫内缺氧,易发生胎儿窘迫,新生儿窒息甚至死亡;胎儿娩出过快,胎头在产道内受到的压力突然解除,可致新生儿颅内出血;接产时来不及消毒,新生儿易发生感染;若坠地可致骨折、外伤。

2.不协调性子宫收缩过强

由于分娩发生梗阻或不适当地应用缩宫素,粗暴地进行阴道内操作或胎盘早剥血液浸润子宫肌层等因素造成。引起宫颈内口以上部分的子宫肌层出现强直性痉挛性收缩,宫缩间歇期短或无间歇。产妇烦躁不安,持续性腹痛,拒按。胎位触不清,胎心听不清。有时可出现病理缩复环,血尿等先兆子宫破裂征象。子宫壁局部肌肉呈痉挛性不协调性收缩形成的环状狭窄,持续不放松,称子宫痉挛性狭窄环。狭窄环可发生在宫颈,宫体的任何部分,多在子宫上下段交界处,也可在胎体某一狭窄部,以胎颈,胎腰处常见。

(二)护理措施

(1)有急产史的孕妇,在预产期前1~2周不应外出远走,以免发生意外,有条件应提前住院待产。临产后不应灌肠,提前做好接产及抢救新生儿窒息的准备。胎儿娩出时,勿使产妇向下屏气。若急产来不及消毒及新生儿坠地者,新生儿应肌内注射维生素 K_1 10 mg预防颅内出血,并尽早肌内注射精制破伤风抗毒素1 500 U。产后仔细检查软产道,若有撕裂应及时缝合。若属未消毒的接产,应给予抗生素预防感染。

(2)确诊为强直性宫缩,应及时给予宫缩抑制剂,如25%硫酸镁20 mL加入5%葡萄糖液20 mL内缓慢静脉推注(不少于5分钟)。若属梗阻性原因,应立即行剖宫产术。若仍不能缓解强直性宫缩,应行剖宫产术。

(3)子宫痉挛性狭窄环,应认真寻找导致子宫痉挛性狭窄环的原因,及时纠正,停止一切刺激,如禁止阴道内操作,停用缩宫素等。若无胎儿窘迫征象,给予镇静剂,也可给予宫缩抑制剂,一般可消除异常宫缩。

(4)经上述处理,子宫痉挛性狭窄环不能缓解,宫口未开全,胎先露部高,或伴有胎儿窘迫征象,均应立即行剖宫产术。若胎死宫内,宫口已开全,可行乙醚麻醉,经阴道分娩。

(何家俊)

第十二章

老年病护理

第一节 白 内 障

一、基本概念

老年性白内障是占全球第一位的致盲性眼病,其发病率及致盲率与年龄的增长密切相关,又称为年龄相关性白内障。50岁以上人群多发,多为双眼发病,但发病可有先有后。主要表现为无痛性、进行性视力减退。世界卫生组织(WTO)从群体防盲治盲的角度出发,将晶状体混浊且矫正视力不足0.5以下称为临床有意义的白内障。

二、流行病学资料

老年性白内障在各类白内障中所占比例最大,世界各国均在50%左右。我国目前白内障的流行病学调查主要参照1982年WHO与美国国家眼科研究所制定的标准,视力<0.7,晶状体混浊并且无其他导致视力下降的眼病是我国白内障的诊断标准。据调查显示,我国白内障患病率50~59岁为5.23%~18.79%,60~69岁为43.2%~51.6%,70岁以上可达63.20%~86.91%,随着年龄的增加,白内障的患病率明显增高。男性患病率为40.40%,女性患病率为51.20%,女性白内障患病率明显高于男性。还有调查研究显示,白内障发生存在明显的地区差异,低纬度地区、高原地区、日照时间长地区的白内障患者患病率明显高于其他地区。

三、临床表现与并发症

(一)临床表现

1.症状

视力呈渐进性无痛性减退,严重者仅存光感,眼前出现固定不动的黑点,亦可有单眼复视或多视、屈光改变等症状。

2.体征

根据晶状体开始出现的部位,老年性白内障分为3种类型:皮质性、核性以及后囊下性,以皮质性白内障为最常见。

(1)皮质性白内障：根据病程可分为四期。①初发期：仅有晶状体周边部皮质混浊，呈楔状，尖端指向中央，瞳孔区透明不易看到混浊，无视力障碍。散瞳后检查，可见到楔状混浊或辐射状混浊。②未成熟期或称膨胀期：混浊逐渐向中央发展，并伸入瞳孔区，瞳孔区的晶状体也可见辐射状或弥漫性皮质混浊，视力明显减退。由于晶状体纤维水肿，将虹膜推向前，使前房变浅，可诱发闭角型青光眼急性发作。因晶状体皮质层尚未完全混浊，前皮质下仍有透明皮质，所以当裂隙光斜照到晶状体时，可看到虹膜的新月形投影现象，称虹膜投影，为此期特点。③成熟期：晶状体几乎全部混浊，视力仅剩光感或手动，前房深度恢复正常，虹膜投影消失。④过熟期：成熟期持续时间过长，晶状体皮质溶解液化，晶状体核下沉，躲开了瞳孔区，视力有所提高；由于核下沉，上方前房变深，虹膜失去支撑而出现虹膜震颤。液化的皮质漏到囊外时，可引起晶状体过敏性葡萄膜炎和晶状体溶解性青光眼。同时由于悬韧带的退行性变化，也可发生晶状体脱位。

(2)核性白内障：自晶状体的核发生混浊，逐渐向成年核进展。早期晶状体核呈黄白色混浊，由于周边部透明，因此视力不受影响，散瞳后眼底检查，瞳孔中央可见盘状黑影，可由周边部看清眼底。由于屈光指数的增加，可发生近视。当晶状体核逐渐呈深棕色或棕黑色，患者视力极度减退。

(3)后囊下白内障：自晶状体后囊膜下浅层皮质出现金黄色细小颗粒状的混浊，随着混浊的加重，散瞳后可见呈盘状混浊，患者出现明显的视力障碍。

（二）并发症

1.急性闭角型青光眼

眼压急剧升高，眼部混合性充血，极浅的前房，有散大而固定的瞳孔。

2.晶状体过敏性葡萄膜炎

有眼痛、发红及视力减退史，眼压急剧升高，角膜水肿，房角开放，可能出现前房积脓，持续一段时间后，可形成周边虹膜前粘连及虹膜后粘连。

3.晶状体溶解性青光眼

晶状体溶解性青光眼是一种继发性开角型青光眼，多见于 60～70 岁老年人。均有视力减弱的长期白内障病史，突然发病，眼痛、结膜充血、视力锐减，伴同侧头痛，同时伴有全身症状，如恶心、呕吐、眼压急剧升高，常为 4.0～6.7 kPa(30～50 mmHg)，有些患者可达 10.7 kPa(80 mmHg)以上。角膜常为弥漫性水肿，房角始终保持开放。

四、治疗原则

目前药物治疗效果不肯定，手术为治疗本病的主要方法。

（一）手术治疗

1.手术时机

过去认为白内障成熟期为最佳手术时机。目前，由于白内障患者视力下降是一个缓慢的过程，某些要求精细视力的职业，在工作中将遇到很大困难，因此，只要患者的白内障足以影响他们的生活和工作即可行手术。

2.手术方式

(1)白内障囊外摘除及后房型人工晶状体植入术：手术将晶状体取出，保留完整的后囊膜，再植入后房型人工晶状体的术式。适用于成熟期白内障或角膜内皮不佳者，因术后可迅速恢复视力，具有物象放大倍率小、周边视野正常、并发症少等优点，但后发性白内障的发生率高。

（2）超声乳化白内障吸出术：使晶状体核在囊袋内乳化后吸出，保留完整的后囊膜。是目前被公认的最安全的白内障手术方法之一，其优点是手术切口小，术后炎症反应轻，术后角膜散光小，视力恢复更快，手术时间短，并且可同时进行人工晶状体植入。

（3）白内障囊内摘除术：是将晶状体连同晶状体囊一起摘出。手术切口大，术后并发症多，不常用术式。

（二）药物治疗

1.局部用药

卡他灵、消白灵、法可灵、视明露、谷胱甘肽等。

2.口服用药

口服维生素 C、维生素 E 等抗氧化剂，补充锌等微量元素，以及应用中药：石斛夜光丸、杞菊地黄丸等。

五、护理干预

（一）预防

1.定期检查

教育中老年人要定期进行眼部检查，通过多种形式进行白内障知识宣传和教育，比如老年俱乐部、微信平台、社区服务站等。

2.戴深色眼镜

长时间的太阳光照射，可使晶状体蛋白质变性、变混，加大患白内障的可能性。外出时可戴深色眼镜或遮阳帽来减少太阳对眼睛的照射。

3.摄入足够的维生素 C 和蛋白质

维生素 C 能减弱光线对晶状体的损害，含维生素 C 丰富的食物有大枣、西红柿、菠菜、油菜、山楂、柑橘、草莓等；在眼球角膜或视网膜、晶状体的日常代谢过程中需要消耗大量的蛋白质，应适当补充蛋白质，可多吃瘦肉、鱼类、蛋类、乳类和大豆制品等。

4.戒烟

有研究显示核性白内障与吸烟有关，戒烟能降低患白内障的风险。

5.健康的生活方式

生活有规律，注意劳逸结合，保持心情舒畅，避免过度情绪激动。

6.其他

积极治疗糖尿病、高血压、高血脂等全身性疾病。

（二）围术期护理

1.术前护理

（1）入院评估：①评估患者全身情况，是否有既往手术史、外伤史或有无青光眼、高血压、糖尿病、冠心病等病史。②评估患者视力下降时间、程度，发展的速度和治疗经过等。③评估患者生活自理能力：依据日常生活能力量表（ADL）评定；评估患者是否有跌倒坠床发生的风险，依据跌倒危险评估量表（Morse）评定。④测量生命体征：高血压患者注意患者血压控制水平，高血压容易引起手术中出血，如果患者过于紧张，术前可予镇静药以减少紧张焦虑的情绪，而且术中也要严密观测血压情况；糖尿病患者术前最好血糖能控制在正常水平，有些病史长患者很难控制在正常水平的患者，最好空腹血糖控制在 8.3 mmol/L 以下；冠心病患者要了解其心功能状况，必要时需由专科医师进行风险评估。⑤做好环境宣教、安全宣教:责任护士向患者及家属介绍病房环境和安全措施,指导其使用呼叫器;走廊活动时扶着两侧的扶手;穿防滑拖鞋;避免裤脚过长;对于有跌倒、坠床风险的高危人群,在床头悬挂警示标识,提醒每班护士重点观察和护理,患者需要的物品放在方便取用的地方,嘱患者不能坐在床上去拿远处床头桌里的物品,坐在椅子上会更为安全;需要夜间使用尿壶的患者,为其在床边放置椅子,尿壶放其上面;指导患者掌握"三个30秒":醒来睁开眼躺30秒,坐起30秒后再下床,下床站立30秒再开始走路。

(2)术前准备:①用通俗易懂的语言向患者介绍手术注意事项,消除患者对手术的恐惧感;嘱咐患者术中保持头部固定,不要左右移动,双手放在身体两侧;手术时消毒巾会覆盖口鼻,若出现呼吸不顺畅现象,请在手术开始前通知医师,给予持续吸氧治疗;术中如果出现身体不适时,如咳嗽、打喷嚏,可举手示意通知医师;术中也会出现牵拉情况,嘱患者不必过度紧张;患者应摘除手表、义齿、饰物、不化妆,穿开身的衣服,以应对术中意外的发生。交流的过程中应注意与患者的态度及语速,让年龄大的患者有时间接受并理解。②术前3天予抗生素眼药水滴眼,术前1天剪睫毛,生理盐水冲洗泪道及结膜囊,术晨再次冲洗结膜囊,术前1小时用复方托吡卡胺眼药水散瞳至瞳孔保持最大。术前核查医师用皮肤记号笔标记的术眼标识是否正确。③术前晚淋浴,男患者应刮胡须,更换干净的病号服。

(3)心理护理:由于长期的视力下降和随之而来的手术刺激,患者会出现烦躁不安、焦虑恐惧的心理,这种心理状态会影响患者的手术治疗效果,因此,做好老年性白内障患者全程的心理护理是手术成功的一项重要内容。术前护理人员应该多与患者交流,了解患者的心理状态,采用个性化的心理护理干预,不断鼓励患者积极接受并配合治疗。向患者介绍手术的方法、手术的成功率、手术的先进性;找手术治疗成功的患者现身说法,传授亲身手术治疗的体验;指导患者采用放松疗法,听音乐、深呼吸、转移注意力等;给患者营造一个整洁、安静、舒心的病房环境同样可以减缓患者的焦虑情绪。

(4)饮食指导:嘱患者忌暴饮暴食,多食富含高纤维食物,宜清淡、低盐、低糖低脂、蛋白质丰富的食物及水果,保持大便通畅,必要时通知医师予通便药物。

2.术中护理

(1)核对患者资料及术眼和人工晶状体的度数,护理人员要认真协助医师仔细检查超声乳化仪器的运转情况。

(2)搀扶患者至手术台上,摆好体位,尽可能地提高患者的舒适度。

(3)严密观测患者的生命体征,防止手术的刺激带来的应激反应,以防血压、血糖及心血管相关疾病的发作。

(4)护理人员应用亲切、温馨的语言和患者交流,以分散患者的注意力,消除患者的恐惧感。

3.术后护理

(1)术眼观察:①伤口敷料的观察,如观察敷料有无松动、渗血、渗液,保持伤口敷料清洁干燥。②眼痛的护理,主动询问患者是否有眼部不适,以免有些老年患者因怕麻烦而隐瞒,错过了及时治疗的最佳时期;如患者出现眼部疼痛时,评估疼痛的性质及程度,及时通知医师,遵医嘱采取相应的护理措施。

(2)药物治疗:术后用药为局部使用抗生素眼药水及糖皮质激素眼药水滴眼为主。滴眼药水前洗手,用无菌棉签轻拉患者的下眼睑,在距眼2 cm处将眼药水滴入下穹隆处,每次1滴或2滴,嘱患者轻轻闭眼2分钟以上,每种眼药相隔时间为5~10分钟。

（3）基础护理：术后患者应平卧位多休息，避免剧烈活动、头部晃动、低头取重物、突然坐起、弯腰、大声说笑、用力咳嗽和打喷嚏等，防止晶状体移位或脱出；患者术后不能揉眼睛，避免脏水进入术眼；术后由于术眼有纱布遮盖，协助其生活护理，如倒水、如厕、晨晚间护理，以防烫伤、跌倒等意外事件的发生；手术当日不能用热水泡脚。

（4）心理护理：经常关心患者，告诉患者术后会出现畏光、轻度红肿、异物感、流泪属正常术后反应，多在 1 周内逐渐消失，嘱患者不要过于紧张、焦虑，减轻患者因担心手术不成功所带来的心理负担。

（5）饮食指导：嘱患者勿食辛辣刺激性食物，勿喝浓茶、咖啡；不吃坚果类等比较硬的食物；多食蛋白质、钙质、微量元素、维生素含量丰富的食物；糖尿病患者应控制血糖，餐后 2 小时血糖应该控制在11.1 mmol/L以下。

4.术后常见并发症及护理

（1）角膜水肿：表现为视力下降和异物感。①心理护理：安抚患者，告知患者角膜水肿是术后常见并发症，通过积极的治疗和护理，轻度水肿多在数天内消失。②单纯的角膜水肿，一般可自行恢复，无须特殊治疗。术后早期角膜水肿，局部予糖皮质激素眼药水滴眼，并予重组牛碱性成纤维细胞生长因子滴眼液滴眼促进角膜修复和再生；持续的角膜水肿或有大泡病变出现，应定期做内皮细胞检查，根据病因进行治疗。③嘱患者应严格卧床休息，取平卧位。

（2）前房积血：表现为视力急剧下降，并有眼前黑影飘动。护理：①嘱患者少活动、多卧床休息，少者可自行吸收，多者可取半卧位；②密切观察血压变化；③保持大便通畅，嘱患者不要用力排便。

（3）高眼压症：表现为恶心、呕吐、眼胀、眼痛、头痛及视力下降等症状。护理：①及时通知医师测量眼压；②遵医嘱予局部或全身应用降眼压药物。

（4）人工晶状体移位：表现为突然的视物模糊、复视、视力下降、眼痛、头痛等。护理：①嘱患者平卧位安静休息，翻身等活动动作要轻、勿震动眼部；②一经确诊，及时行人工晶状体悬吊术。

（5）眼内炎：表现为眼痛、视力下降、球结膜水肿、睫状充血、前房积脓、玻璃体混浊。是白内障最严重的并发症。护理：①立即通知医师，进行房水和玻璃体细菌培养，同时行眼内抗生素注射或联合玻璃体切除术治疗；②眼药隔离，眼药放置患者处，并予在床头卡上贴上隔离标识；③及时清洁患者眼周分泌物，更换敷料，保持眼部清洁；④最后给眼内炎患者点眼药，每次点完眼药一定要清洁双手；⑤心理护理：多关心患者，帮助患者重塑对治疗的信心。

六、延续护理

延续护理可以通过电话随访、家庭随访、建立患者俱乐部、构建信息化网络平台等形式来实现。

（一）电话随访和家庭随访

1.制订随访计划

（1）责任护士根据患者的经济能力、社会角色、家庭背景、文化程度及居住地的医疗条件，制订个性化的健康教育手册，手册包含具体的出院指导内容，文字配合图片形式最好。

（2）出院前一天或当天对患者开展一对一的出院指导，给予健康教育手册。

出院指导内容具体包括：①办理出院手续流程；②出院后到门诊复查时间；③眼药的使用方法；④术眼预防感染的指导；⑤生活方式调整的指导；⑥电话或家庭随访的时间。

2.随访内容

(1)了解患者用药依从性,是否遵医嘱每天按时点眼药及点眼药方法是否正确,是否有注意手卫生。

(2)了解患者视力恢复情况,和出院当天对比,是否有所提高或保持稳定。

(3)了解患者术眼是否存在并发症的发生。

(4)了解患者在生活及护理上是否得到了家庭的支持,是否是空巢老年人。

(5)了解患者心理状态,是否存在焦虑、抑郁情绪,是否对疾病的康复持有很大的信心。

(6)询问患者住院感受进行满意度调查,根据患者的需求不断改进医疗和护理服务。

(二)建立患者俱乐部

患者俱乐部是由眼科专科医务人员组织的患者互助小组,由医护人员、患者、家属、社会志愿者共同参与,在眼科医护人员组织下,对疾病的诊治、康复、自我护理举办讲座和组织小组讨论,或开展知识竞赛,使患者相互支持与交流,共同分享成功或分担苦恼,得到社会的支持,树立战胜疾病的信心。

(三)构建信息化网络平台

在信息化网络时代,网络已经步入了每个家庭,通过创建微信平台,随时发布有关老年性白内障疾病相关知识或健康知识讲座,患者也可以通过此平台进行康复咨询,达到普及知识的效果。

七、居家护理

居家护理是延续护理的一部分,在延续护理过程中,追踪了老年性白内障患者术后出院的居家护理需求,从而制订出更合理和有针对性的居家护理措施。

(一)良好的遵医行为

患者出院回家后,离开了医护人员的管理和指导,有的患者记忆力差,忘记了用药,有的患者认为自己没有特殊感觉,不需要再继续点眼药治疗,而擅自停药,甚至有的患者没有按照出院指导来医院定期复查,因此,早期对患者进行居家护理干预尤为重要。

(1)向患者说明术后恢复期对影响手术效果的重要性。

(2)每天按时点眼药,正确的点眼药顺序,先点透明的眼药再点混悬液类的眼药,混悬液类的眼药,使用前要摇匀,使用后予阴暗避光处保存。

(二)注意保养眼睛

由于老年性白内障手术后视力恢复快,患者心情激动,就不注重保护眼睛,读书、看报甚至看电视时间过长,导致有些患者视力在术后恢复期,没有提高反而下降。

(1)嘱患者平时应该多休息,少用眼,适当的控制看书报和电视的时间,每次时间控制在半小时,然后闭眼休息一会,也可以去户外走走,看看绿色植物。

(2)有屈光改变的患者,不能继续戴之前的眼镜,待术后3个月视力稳定后,再次验光配镜。

(三)建立健康的生活方式

(1)培养老年人良好的起居卫生习惯,注意平时手的卫生,点眼药之前一定要洗干净双手。

(2)培养良好的排便习惯,多食粗纤维含量高的食物和水果,避免用力排便。

(3)3个月内不能做剧烈运动,锻炼身体以散步为主。

(4)如果室外光线太强不适应,可戴上墨镜以遮挡强光。

（5）平时应注意保暖,防止感冒咳嗽,如已有咳嗽,应及时进行治疗,告诉患者咳嗽时将舌头顶住上腭,使气流缓慢地释放出来。

（四）建立家庭支持系统

由于患者家属在经济、精神及生活上的支持会直接影响着患者的遵医行为及心理状态,因此,更应重视患者家属健康教育,鼓励让家属和患者共同参与居家护理;近年来,我国空巢家庭一直呈上升之势,对于空巢老年人来说,在家自行护理存在一定的困难,所以,早期对空巢老年人进行居家护理干预,可以及时地对患者进行康复指导、督促其树立良好的用药依从性,同时在交流的过程中鼓励老年人积极融入社会中,提高空巢老年人的生活质量。

（郝保廷）

第二节　耳　聋

一、疾病概念

老年性聋是指因听觉系统老化引起的耳聋;或者指老年人中出现的、而非由其他原因引起的耳聋。其病理改变主要在耳蜗及耳蜗后。典型临床表现为逐渐加重的双侧感音神经性聋,以高频损害为主,逐渐累及中低频,多伴高调耳鸣及言语识别力下降。

二、临床表现与并发症

（一）双侧听力进行性下降

可以先为一侧,而后发展为两侧。以高频听力下降为主,对高频声响不敏感,病情逐渐发展后期,对中、低频的声响亦感到困难。需排除爆震史、耳硬化症、突发性聋、中毒性聋等其他原因造成的听力损失。

（二）言语识别能力下降

患者能听到声音但分辨不清言语,中、重度老年性聋言语识别率与纯音听力改变不同步的下降。

（三）声音定向能力下降

患者分辨不出声音来源的方向,这与老年人感觉器官敏感性降低、反应迟钝有关,双耳听力严重不对称者声音定向能力更差。

（四）重振现象

重振现象即随着声音强度逐渐增加,老年性聋患者感到响度增加患耳快于正常耳,从而对增强的声响程度难以忍受,表现为小声说话听不到,但大声说话又觉得太吵闹。

（五）耳鸣

患者可以伴有不同程度的耳鸣,多为持续性的高调耳鸣。开始为间歇性,仅于夜深人静时出现,以后逐渐加重,可持续终日。对于不少老年性聋患者来说,耳鸣严重困扰患者的生活,超过听力下降的影响。

(六)眩晕

伴随老年性聋的出现,眩晕是常见的并发症。50％的老年性聋患者有头晕、眼花的症状,其中有 1/3 表现为真正的眩晕,即随着头和身体的位置改变而出现眩晕的症状。

三、治疗原则

(一)预防听觉器官老化

属于自然规律,主要与机体所受内、外因素的影响以及它们之间的相互作用有关,内部因素主要是遗传和年龄,外部环境因素包括药物、噪声、烟酒等因素。目前并无逆转听觉衰老过程的方法,临床上对于老年性聋也缺乏特异性的治愈手段,因此,做到早预防、早诊断很重要。

(二)药物治疗

老年性聋的发病机制仍未完全阐明。有细胞和分子水平的研究指出,老年性聋可能由内耳毛细胞和螺旋神经细胞的缺失造成,而与活性氧相关的线粒体功能障碍在内耳老化过程中起到重要作用。然而,老年性聋的致聋原因很多,发病机制和病理改变复杂,迄今尚无一个简单有效且适用于任何情况的药物或疗法。

(三)听力重建

在医师与麻醉师充分评估的基础上,老年性聋患者可选择使用人工耳蜗、振动声桥等进行听力的重建。听力重建辅助装置在国内外有广泛的应用,并且在临床上有较高的满意度评价。只要在手术耐受评估、麻醉、术前准备等充分的情况下,老年人的听力重建植入手术是相当安全的,通常认为 60 岁左右的老年性聋患者是较适合的候选人群,因为他们还拥有较好的言语能力,耐受性好,手术并发症发生率较低。术后的听觉言语训练也非常重要,它可以帮助老年人利用现有听力,及各种非语言信息进行有效的交流沟通。遵循医师的康复训练方法和疗程,有利于增强老年人听力重建术后的康复效果。

(四)听力补偿

听力补偿辅助装置就是通常我们所说的助听器。助听器是一种可以将声音进行不同程度的放大,帮助耳聋患者听取声音的装置。当老年性聋患者不能通过手术、药物等方法有效改善听力时,可以根据医师的建议选择和使用助听器来改善交流。助听器根据机制不同可分为气导助听器和骨导助听器。气导助听器是目前最为广泛使用的助听器,是对老年性聋患者听力康复最有效的手段以及改善听觉交流障碍的主要途径。

四、护理干预

(一)健康指导

帮助老年人早期、正确佩戴助听器国外的应用经验告诉我们,80％以上的老年性聋患者通过使用助听器可以获得比较满意的听力补偿效果,辅以适当的康复训练指导,完全可以达到改善生活质量的目的。具有听力损失的老年人非常普遍,请不要有心理负担,佩戴助听器所带来的收益远大于其所产生的困扰。在价格方面,请重视对于助听器的保养、维修、使用,提高它的性价比,以充分利用助听器提高生活质量。

目前,市面上的助听器大致可分为盒式助听器、耳背式助听器和耳内式助听器 3 种。医师会评估老年人的听力损失的类型、程度选择助听器的线路和功率,选择合适的类型,从而使所选助听器的电声特性能对老年人达到较好的听力补偿。在满足这个关键条件后,老年人可以根据自己的经济能力、工作性质、审美观念等方面的需求,选择合适的助听器。

(1)盒式助听器:优点是价格便宜,可配置多种功能调节开关,提供较好的声学效果,覆盖的耳聋类型较广。缺点是体积较大,外观上受影响。

(2)耳背式助听器:优点是大小适中,性能优良,具备多种规格,机壳可制成各种肤色,伏于耳后易于隐蔽。缺点是价格稍贵,需要专业多次调试,多次试戴。

(3)耳内式助听器:优点是可根据个人耳朵的形状去定制,佩戴舒适,易于取戴和隐蔽,且可以正常的方式来接听电话。缺点是价格最贵。

(二)心理干预

帮助老年人重建家庭沟通途径临床实践中,老年性聋的患者不仅双侧听力下降,导致言语交流困难,而且言语分辨能力下降使老年人感到虽能听见谈话声,但听不明白话语的意思,不能正常交谈。这严重影响了老年人的社会活动和心理活动,成为影响其生活质量的主要因素之一。

另一方面,老年人所获得的社会支持严重不足。一部分空巢老年人,退休后与同事、朋友联系少,多数时候大门紧锁,邻里的关注也减少。同时近年来出现大量随迁老年人,因为离开原籍后医保受限,而听力障碍主要影响生活质量,少有危及生命,所以老年人倾向于选择拖延、等待,而错过最佳治疗时期。此外,对于需要手术的老年人,还涉及需要家属的决策、照料和陪护,更增加了诊疗的顺从性。最终老年性聋患者未能及时就诊、未能选择最佳治疗方案甚至放弃干预,以致最后交流和社会-心理方面的障碍明显突出。

五、延续护理

(一)确定延续护理服务的团队和方式

1.复查

听力重建术后两周患者应前往医院由医师进行复查,一个月至三个月由医师和技师为患者开启并调试机器,随后每半个月至一个月随诊。

2.访视

听力补偿的患者可由医师、技师或是有资质的护士1～3个月内上门进行访视,指导患者因地制宜地进行助听器的适应性训练,最终能适应自己的生活。

(二)确定延续护理服务的内容

1.听力重建术后康复的相关指导

术后伤口的愈合情况,有无溢液、红肿、疼痛等症状发生,有无耳鸣、头痛、面瘫等并发症的发生。

2.听力补偿的注意事项和相关指导

(1)助听器的适应性训练:助听器是一种听觉补偿的辅助装置,如同戴眼镜、义齿一样,佩戴者对它要有一个适应的过程,助听器的适应性训练非常重要。刚开始使用助听器时,音量调节钮开小,然后渐渐增大;每天戴助听器的时间从短到长,根据适应能力逐渐延长时间;初戴时要选择安静的室内,听取一些含义简单的声音,再听取自己说话的声音,然后是一两个人面对面进行交谈,逐渐过渡到听取电视机、收音机发出的声音,然后再到鸟语花香的自然环境,最后才能到嘈杂的社交场合和公共场合中去听取更为复杂的声音。这个过程的长短因人而异,一般在3个月左右。老年人佩戴助听器失败的最主要原因是急于求成,没有耐心,想一步到位,结果适得其反。实际上只要过了适应期,绝大多数老年人都能坚持佩戴,并能从中得到莫大助益。

（2）合理的预期：需要强调的是，助听器并不能完全补偿听力损失。老年性聋的言语分辨能力下降极为明显，即能听到声音但分辨不清说的是什么，与神经传导功能的老化有关。即使最理想的助听器，也难以彻底解决言语分辨率差的问题，也不能在不好的听力环境下取得良好的助听效果，故在选配助听器时请抱有一个合理的期望值，才能更好地度过适应期，建立使用的信心，听觉康复才有可能得以实现。

六、居家护理

（一）环境避免噪声

减少进一步听力损伤因素，目的是保护残余听力，延缓听觉系统的老化。长期处于噪声环境易使老年人烦躁不安、失眠，以致血压升高、心脏排出血量减少，影响内耳的供血。极强噪声如爆炸声、放炮声更会直接损伤内耳器官。尽量减少用耳机收听音乐、广播的时间，佩戴助听器时音量应调控适当。

（二）饮食

建议老年人在饮食中增加豆制品、蛋类及蔬菜、水果等，适当补充维生素类（如维生素 E 和维生素 D_3）及微量元素（如锌、钙、磷）等。同时应戒烟限酒，避免高脂肪、高胆固醇的食品。

（三）疾病管理

1.控制慢性病

高血糖、高血压、高血脂会损害微血管和神经，损伤发生在内耳则易引起听力下降，眩晕等症状，因此请老年人注重慢性病的控制，定期监测，将血糖、血压、血脂维持在正常水平。

2.避免耳毒性药物

提醒老年人尽量避免应用氨基糖苷类耳毒性药物，如庆大霉素、链霉素等，以防引起耳中毒而损害听力。

（郝保廷）

第三节　肺　　炎

一、疾病简介

老年人感染性疾病中，肺部感染最为常见，是老年人的重要死亡原因之一。老年人由于机体抵抗力降低及患慢性支气管炎、肺气肿、糖尿病等基础疾病者较多，肺炎的发生率和病死率较一般人群高，今后 65 岁以上的老年人逐年增多，老年人肺炎的诊治必将会受到重视。

老年人肺炎的病因绝大多数由微生物引起，其中以细菌性肺炎最为多见，如肺炎球菌、金黄色葡萄球菌、革兰阴性菌、真菌等。病毒、支原体也是老年肺炎的常见病原体。这些病原体常常是复合致病。近年来，革兰阴性菌在老年人肺炎中的发病率有所增加，其中以铜绿假单胞菌、克雷伯杆菌为多见。此外，放射、物理、化学等因素也可引起肺炎。老年人解剖结构有生理功能变化引起上呼吸道保护性反射减弱，病原体易进入下呼吸道；免疫功能下降；口咽部细菌寄生增加，也更易进入下呼吸道发生肺炎。临床中常遇到的无明显诱因而发生吸入性肺炎，多见于年老体弱,各系统及器官功能下降,行动障碍或长期卧床及吞咽动作不协调者,易误吸而致的肺部感染。

二、主要表现

大多数特别是老年人症状不典型,起病多缓慢而隐袭。发热不显著或有中度不规则发热,很少畏寒或寒战。全身症状较重,乏力倦怠、食欲锐减。轻度咳嗽,痰多黏稠,咳出困难,量不大,有些患者的起始症状是嗜睡或意识模糊、腹泻。脉速、呼吸急促,肺突变体征不典型,常发现呼吸音减低,肺底部啰音。

本病可并发心力衰竭和休克,严重者可出现弥散性血管内凝血、急性肾衰竭等并发症。

三、治疗要点

(一)控制感染

细菌性肺炎合理的治疗应该做痰培养及药敏试验,痰培养是哪种细菌,对哪种抗菌药敏感,就选用哪种抗生素,这样在治疗上才有针对性。但在痰培养结果未出现以前或因某些因素的影响,培养不出阳性结果,经验治疗也很重要。临床上一般地细菌性肺炎分为革兰阳性球菌肺炎和革兰阴性杆菌肺炎。起病急剧,血白细胞计数明显增高、中性粒细胞计数增高,再结合临床表现,一般可考虑为革兰阳性球菌肺炎,可选用哌拉西林钠、头孢唑林钠、阿米卡星、环丙沙星等药物治疗。年老体弱、久病卧床,白细胞计数不增高或略增高,一般以革兰阴性杆菌肺炎的可能性大,选用氨基苷类加第二代头孢菌素或第三代头孢菌素等药物治疗。

(二)支持疗法

患者应卧床休息。鼓励其翻身、咳嗽、咯痰,对痰黏稠不易咳出者加用止咳化痰药。有缺氧及呼吸困难症状者给予吸氧。给予高热量、高蛋白、高维生素饮食,酌情静脉给予清蛋白、血浆、氨基酸等。

(三)并发症治疗

老年肺炎并发症有时可引起严重后果,积极治疗并发症极为重要。呼吸衰竭发病率较高,应加强氧疗,如仍不改善可行气管插管,机械通气。心力衰竭是肺炎死亡的重要原因,一旦发生心力衰竭应立即给予强心、利尿治疗。休克多见于低血容量休克和感染性休克,应补充血容量,并合理选用血管活性药物。

四、护理措施

在老年肺炎整个过程中精心护理极为重要。

(1)急性期应多卧床休息,活动困难者应定时翻身,急性期后应加强活动。

(2)严密观察病情变化:注意的神志改变警惕感染性休克的发生。定时测生命体征,记出入量,注意出入量平衡。

(3)给予高蛋白、高维生素、高热量流质饮食,适当食用纤维蔬菜水果以保持大便通畅,鼓励多饮水。

(4)对急性期,应加强氧疗,给予低流量持续吸氧。

(5)高热者应给予物理降温:如乙醇擦浴、冰袋。使体温控制在38 ℃以下,必要时可给予药物降温。

(6)鼓励咳嗽,咯出痰液:房间空气湿化,给予祛痰药或雾化吸入,定时进行叩背、咳嗽练习,以利排痰。

（7）留取痰标本的方法：尽量在抗生素使用前或停止使用抗生素 2 天以上留取痰标本，患者晨起用白开水漱口 3～4 次，用力从肺深部咳出痰液，留置在消毒痰盒中，及时送检。

五、保健

避免受寒，过度疲劳，酗酒等诱发因素，老年人应重视合理饮食，保证充足营养，坚持户外活动，并学会心理调节，对增强体质，预防呼吸道感染都非常重要。对于易感人群如慢性肺疾病，糖尿病慢性肝病，以及年老体弱者，应使用多价肺炎球菌疫苗、流感病毒疫苗，对提高免疫力预防或减轻疾病的发生，都会产生积极的效果。

（郝保廷）

第四节　慢性肺源性心脏病

一、疾病简介

患有多年慢性支气管炎的中老年人可并发阻塞性肺气肿，常可出现逐渐加重的呼吸困难，初时往往在活动后气短，渐至休息时也感气促，在寒冷季节常因呼吸道感染使症状加重，甚至发生发绀或呼吸衰竭。由于长期反复咳嗽使肺泡膨胀、压力增高、肺泡周围毛细血管受压而阻力加大，加重了心脏负担，久之可导致肺源性心脏病。

肺源性心脏病是老年常见病。简单地说就是肺源性心脏病的简称，慢性支气管炎反复发作，支气管黏膜充血、水肿，大量黏液性渗出物阻塞小气道，气道不通畅，造成肺泡间隔断裂，影响气体交换功能，就会出现肺气肿。由于支气管炎不断发作，甚至引起支气管周围炎和肺炎，炎症波及附近的肺动脉和支气管动脉，致使这些动脉的管壁增厚、管腔变得狭窄，就会引起肺动脉压力增高，进而引起右心室和右心房肥大。发展成为阻塞性肺气肿，最后导致肺源性心脏病。支气管炎→肺气肿→肺源性心脏病，这就是本病演变的 3 个阶段。

二、主要表现

（一）原有肺部疾病的表现

有长期的咳嗽、咯痰、气促和哮喘等症状和肺气肿体征，如桶状胸，肺部叩诊呈高清音，肺下界下移。听诊呼吸音减弱或有干湿性啰音，心浊音界不易叩出，心音遥远，某些患者可伴有杵状指。

（二）心脏受累的表现

肺部疾病累及心脏的过程是逐渐的长期的，早期仅为疲劳后感到心悸气短，以及肺动脉高压及右心室肥大，如肺动脉第二心音亢进。剑突下有较明显的心脏搏动。叩诊可能肺动脉及心浊音界扩大，但多数因伴有肺气肿而不易查出，随病程进展逐渐出现心悸，气急加重，或有发绀。后期可出现右心衰竭的表现，如颈静脉怒张、肝大和压痛、下肢水肿和腹水。心率常增快，可有相对性二尖瓣关闭不全，在三尖瓣区或剑突下可闻及收缩期吹风样杂音，或心前区奔马律。

(三)呼吸衰竭的表现

病变后期如继发感染,往往出现严重的呼吸困难、咳喘加重。白黏痰增多或吐黄绿色脓痰,发绀明显,头痛,有时烦躁不安,有时神志模糊,或嗜睡,或谵语,四肢肌肉抖动即所谓"肺性脑病";其原因是血氧减少,二氧化碳潴留中毒,酸碱平衡失调,电解质紊乱及脑组织 pH 下降等一系列内环境紊乱所致。

三、治疗要点

(一)基础疾病和发病诱因的治疗

在治疗肺实质性疾病引起的肺源性心脏病时,应积极有效地控制感染。根据临床表现和痰细菌培养及药物敏感试验结果合理选用抗生素。感染细菌不明确时应使用兼顾球菌和杆菌的抗菌药物。保持呼吸道通畅,鼓励咯痰,气道局部湿化或用祛痰药排痰,应用支气管扩张药,包括 β 受体激动药、茶碱及抗胆碱药物等。合理实施氧疗,合并呼吸衰竭伴中度以上二氧化碳潴留的宜用持续性控制性给氧,以达到既能将血氧含量提高到生命安全水平,又能避免二氧化碳过度升高对呼吸的抑制。氧流量通常控制在 $0.8 \sim 1.5$ L/min,使氧分压调整在 $6.67 \sim 8.00$ kPa($50 \sim 60$ mmHg);往往病情愈重,氧流量控制愈严格。若在前述治疗过程中神志状态恶化,呼吸明显抑制,咳嗽反射减弱,二氧化碳分压 >10.67 kPa(80 mmHg)时,可试用呼吸兴奋药。对其效果尚有不同的看法。常用药物的疗效依次为多沙普仑、香草酸二乙胺、氨苯噻唑、巴豆丙酰胺及尼可刹米。重症呼吸衰竭经保守治疗 $12 \sim 24$ 小时无效时,应及时实施机械通气治疗。经鼻腔插管比经口腔或气管切开有更多的优点,已被普遍应用。在治疗肺血管病引起的肺源性心脏病时,对肺血栓形成或栓塞宜应用口服抗凝药(如华法林)或肺动脉血栓摘除术治疗;活动性肺血管炎需抗炎或服用肾上腺皮质激素。

(二)肺动脉高压的降压治疗

降低肺动脉压为一辅助治疗,常用的血管扩张药有钙通道拮抗剂(硝苯地平)、肼屈嗪、肾上腺能受体阻断药(酚苄明、酚妥拉明、妥拉唑林、哌唑嗪)、硝酸盐制剂及血管紧张素转换酶抑制剂(后者只用于缺氧性肺源性心脏病)。血管扩张药可产生某些不良反应,特别在重症,可引起低血压、低氧加重、矛盾性肺动脉压升高,甚至猝死,因此,应在密切监护下使用。

(三)心力衰竭的治疗

与一般心力衰竭的治疗基本相同,可慎用地高辛,使用利尿药、血管扩张药和血管紧张素转换酶抑制剂(卡托普利、依那普利)等。当并存有重度呼吸衰竭时,应侧重于使呼吸通畅,注意防止过度利尿引起排痰困难。

(四)稳定期的康复治疗

康复治疗的目的是稳定情绪,逆转的心理和心理病理状态,并尽可能提高心肺功能和生活质量。常用的疗法如下。

1.教育

对及其家庭成员进行有关肺源性心脏病的卫生常识教育和医护指导,以调动战胜疾病的主动精神。

2.长期家庭氧疗

每天吸氧 15 小时以上,长期坚持。这不仅能降低肺动脉压力,增加心排血量,缓解症状,增强体质,改善预后,甚至可使增厚的肺血管改变逆转。

3.中药扶正固本、活血化瘀治疗

常用的药物有黄芪、党参、白术、防风、茯苓、麦冬、五味子、紫河车、丹参、当归、川芎等。

4.预防感冒、及时控制肺部感染

可用肺炎球菌疫苗和流感病毒疫苗预防肺内感染,也可试服黄芪或间歇注射核酪以提高机体的免疫功能。继发于病毒感染的呼吸道细菌感染以流感嗜血杆菌、肺炎链球菌及部分革兰阴性杆菌最为常见,因此,应及时选用对这些细菌比较敏感的抗生素进行治疗。

5.改善心肺功能

常用的药物有肾上腺能受体激动药和茶碱类药物,部分可试用皮质激素。其他尚有气功疗法、呼吸治疗及物理治疗等。

四、护理措施

(一)心理护理

因长期患病,对治疗失去信心,护士应经常与谈心,解除对疾病的忧虑和恐惧,增强与疾病斗争的信心;同时要解决实际困难,使其安心治疗。

(二)生活护理

心肺功能代偿良好时,可让适当参加体能锻炼,但不易过度活动,还应注意休息。当出现呼吸困难、发绀、水肿等症状加重时、心肺功能失代偿时,应绝对卧床休息或半坐卧位,抬高床头减轻呼吸困难,给低流量持续氧气吸入,生活上满足需求,做好生活护理,加强巡视病情。

(三)基础护理

病室保持整洁、光线充足,经常开窗,空气对流,温湿度要适当。对长期卧床应预防压疮发生,保持皮肤清洁,每4小时按摩受压部位或给气垫床,骨突部位给棉垫圈或气圈,每天早晚用温水擦洗臀部,经常为翻身,更换衣服。保证营养供给,做好口腔护理,防止口腔溃疡、细菌侵入,必要时用复方硼砂溶液漱口。减少院内感染,提高护理质量。

(四)饮食指导

肺源性心脏病是慢性疾病,应限制钠盐摄入,鼓励进高蛋白、高热量、多维生素饮食,同时忌辛辣刺激性食物,戒烟、酒,出汗多时应给钾盐类食物,不能进食者可行静脉补液,速度不宜过快,以减轻心脏负担。

(五)控制感染

控制呼吸道感染是治疗肺源性心脏病的重要措施。应保持呼吸道通畅,可给氧气吸入,痰多时可行雾化吸入,无力排痰者及时吸痰,协助患者翻身;按医嘱给抗生素,注意给药方法和用药时间,输液时应现用现配,以免失去疗效;做好24小时出入量记录,对于全身水肿,注射针眼处应压迫片刻,以防感染。用利尿剂时,需观察有无水电解质紊乱及给药效果。

(六)密切观察病情,提高对病情的观察能力

要认真观察神志、发绀,注意体温、脉搏、呼吸、血压及心率变化,输液速度不宜过快,一般以20～30滴/分钟为宜,以减轻心脏负担。护士夜间加强巡视,因肺源性心脏病的死亡多发生夜间0～4时,询问病情要详细,观察有无上消化道出血及肺性脑病的征象,警惕晚期合并弥散性血管内凝血,发现情况及时报告医师,所以护士在抢救治疗肺源性心脏病中起着重要作用。

五、保健

(1)严寒到来时,要及时增添衣服,尽量避免着凉,不能让自己有畏寒感,外出时更要注意穿

暖。因一旦受凉,支气管黏膜血管收缩,加之肺源性心脏病免疫功能低下,很容易引起病毒和细菌感染。一般先是上呼吸道,而后蔓延至下呼吸道,引起肺炎或支气管肺炎。此外,脚的保暖对肺源性心脏病也十分重要,不可忽视。

(2)多参加一些户外活动,接触太阳光。天气晴朗时早上可到空气新鲜处如公园或树林里散散步,做一些力所能及的运动,如打太极拳、做腹式呼吸运动,以锻炼膈肌功能,并要持之以恒。出了汗及时用干毛巾擦干,并及时更换内衣。研究结果表明,长期坚持力所能及的运动,可提高机体免疫功能,能改善肺功能。运动量以不产生气促或其他不适为前提。避免到空气污浊的地方去。

(3)保持室内空气流通。早上应打开窗户,以换进新鲜空气。在卧室里烧炭火或煤火尤其是缺乏排气管时,对肺源性心脏病不利,应尽量避免。

(4)生活要有规律。每天几点钟起床,几点钟睡觉,何时进餐,何时大便,何时外出散步,都要有规律。中午最好睡睡午觉。心情要舒畅,家庭成员要和睦相处。肺源性心脏病由于长期受疾病折磨,火气难免大些,应尽量克制,不要发脾气。

(5)吸烟者要彻底戒烟,甚至不要和吸烟者一起叙谈、下棋、玩牌等,因被动吸烟对肺源性心脏病同样有害。有痰要及时咳出,以保持气道清洁。

(6)要补充营养。肺源性心脏病多有营养障碍,消瘦者较多,但又往往食欲不好。原则上应少食多餐,还可适当服一些健胃或助消化药。不宜进食太咸的食品。

(7)肺源性心脏病并发下呼吸道感染的表现往往很不典型,发热、咳嗽等症状可能不明显,有时仅表现为气促加重、痰量增多或痰颜色变浓。这都应及时到医院就诊,不要耽误。

(8)自己不要滥用强心、利尿和普萘洛尔类药物。因用药不当可加重病情,甚至发生意外。

(9)有条件者可进行家庭氧疗,这对改善缺氧,提高生活质量和延长寿命都有所裨益。

(10)为提高机体免疫功能,在严寒到来之前可肌内注射卡介苗注射液,每次 1 mL,每周 2 次,共 3 个月。这样可减少感冒和上呼吸道感染发生。

(郝保廷)

第五节　低　血　压

一、疾病简介

什么是低血压? 无论是由于生理或病理原因造成血压收缩压低于 13.33 kPa(100 mmHg),那就会形成低血压,平时我们讨论的低血压大多为慢性低血压。慢性低血压据统计发病率为 4%左右,老年人群中可高达 10%。慢性低血压一般可分为 3 类:①体质性低血压,一般认为与遗传和体质瘦弱有关,多见于 20~50 岁的妇女和老年人,轻者可无如何症状,重者出现精神疲惫、头晕、头痛,甚至昏厥。夏季气温较高时更明显。②直立性低血压是从卧位到坐位或直立位时,或长时间站立出现血压突然下降超 2.67 kPa(20 mmHg),并伴有明显症状。这些症状包括头昏、头晕、视力模糊、乏力、恶心、认识功能障碍、心悸、颈背部疼痛。直立性低血压与多种疾病有关,如多系统萎缩、糖尿病、帕金森病、多发性硬化病、围绝经期障碍、血液透析、手术后遗症、麻醉、降压药、利尿药、催眠药、抗精神抑郁药等,或其他如久病卧床,体质虚弱的老年人。③继发性低血压是由某些疾病或药物引起的低血压,如脊髓空洞症、风湿性心脏病、降压药、抗抑郁药和慢性营养不良症、血液透析患者。

二、主要表现

病情轻微症状可有头晕、头痛、食欲缺乏、疲劳、脸色苍白、消化不良、晕车船等;严重症状包括直立性眩晕、四肢冷、心悸、呼吸困难、共济失调、发音含糊,甚至昏厥,需长期卧床。这些症状主要因血压下降,导致血液循环缓慢,远端毛细血管缺血,以致影响组织细胞氧气和营养的供应,二氧化碳及代谢废物的排泄。尤其影响了大脑和心脏的血液供应。长期如此使机体功能大大下降,主要危害包括视力、听力下降,诱发或加重老年性痴呆,头晕、昏厥、跌倒、骨折发生率大大增加。乏力、精神疲惫、心情压抑、忧郁等情况经常发生,影响了患者生活质量。据国外专家研究显示,低血压可能导致脑梗死和心肌梗死。直立性低血压病情严重后,可出现每当变换体位时血压迅速下降,发生晕厥,以致被迫卧床不起,另外诱发脑梗死、心肌缺血、给患者、家庭和社会带来严重问题。

三、治疗要点

低血压轻者如无任何症状,无须药物治疗。主要治疗为积极参加体育锻炼,改善体质,增加营养,多喝水,多吃汤,每天食盐略多于常人。重者伴有明显症状,必须给予积极治疗,改善症状,提高生活质量,防止严重危害发生。近年来推出 α 受体激动剂管通,具有血管张力调节功能,可增加外周动、静脉阻力,防止下肢大量血液瘀滞,并能收缩动脉血管,达到提高血压,加大脑、心脏等重要脏器的血液供应,改善低血压的症状,如头晕、乏力、易疲劳等症状。其他药物还有麻黄碱、双氢麦角碱、氟氢可的松等,中药治疗等效果和不良反应有待进一步考察。

四、护理措施

(1)适当增加食盐用量,同时多饮水,较多的水分进入血液后可增加血容量,从而可提高血压。

(2)增加营养,吃些有利于调节血压的滋补品,如人参、黄芪、生脉饮等。此外,适当喝些低度酒也可提高血压。

(3)加强体育锻炼,提高机体调节功能。体育锻炼无论对高血压或低血压都有好处。

(4)为防止晕倒,老年低血压平时应注意动作不可过快过猛,从卧位或坐位起立时,动作应缓慢一点。排尿性低血压还应注意,在排尿时最好用手扶住一样较牢固的东西,以防摔倒。

(5)药物治疗,可选用米多君、哌甲酯、麻黄碱等升压药及三磷酸腺苷、辅酶 A、维生素 B 及维生素 C,以改善脑组织代谢功能。

五、保健

(1)平时养成运动的习惯,均衡的饮食,培养开朗的个性,及足够的睡眠。所以低血压的人,应过规律的生活。

(2)低血压入浴时,要小心防范突然起立而晕倒,泡温泉也尽量缩短时间。

(3)对血管扩张剂、镇静降压药等慎用。

（4）有直立性低血压的人可以穿弹性袜。夜间起床小便或早晨起床之前先宜活动四肢，或伸一下懒腰，这样活动片刻之后再慢慢起床，千万不要一醒来就猛然起床，以预防短暂性大脑缺血。也可以在站立之前，先闭合双眼，颈前屈到最大限度，而后慢慢站立起来，持续 10～15 秒后再走动，即可达到预防直立性低血压的目的。

（郝保廷）

第六节 贫　　血

一、疾病简介

贫血是老年人临床常见的症状。随着年龄的增加，贫血发病率也会上升，因为老年人的某些生理特点与贫血的发生也有一定的关系。老年人贫血主要是缺铁性贫血和慢性疾病性贫血，其次为营养性巨幼细胞贫血。在经济条件较差的人群中易发生营养性贫血。老年人贫血的发生较为缓慢、隐蔽，常会被其他系统疾病症状所掩盖。如心悸、气短、下肢水肿及心绞痛等症状在贫血及心血管疾病时均可出现，临床上多考虑为心血管疾患而忽视了贫血的存在。实际上，也可能是贫血加重了心血管的负担，使原有的心脏病症状加重。此外，贫血时神经精神症状常较为突出，如淡漠、无欲、反应迟钝，甚至精神错乱，常被误诊为老年精神病。

贫血是一种症状，造成贫血的原因比较复杂，对老年人贫血应该寻找出造成贫血的真正原因。老年人贫血常见原因是营养不良或继发于其他全身性疾病。再生障碍性贫血及溶血性贫血不多见。营养不良性贫血中以缺铁性贫血最常见。食物缺铁，吸收不良或慢性失血均可造成铁的缺乏。老年人咀嚼困难，限制饮食，胃酸缺乏，吸烟喝酒，饭后饮茶等都可造成铁吸收障碍。慢性失血以胃溃疡出血、十二指肠溃疡出血、消化道肿瘤出血、痔疮、鼻出血及钩虫感染为常见。继发性贫血的常见原因是老年人肿瘤、肾炎和感染。有些药物如某些降糖、氯霉素、抗风湿药、利尿药等，除可直接对骨髓造血功能影响外，还可通过自身免疫机制造成溶血性贫血。

二、主要表现

老年人贫血进展缓慢，其症状、体征与贫血本身及由引起贫血的原发病共同所致，其表现与贫血的程度、发生的进度、循环血量有无改变有关。

（一）皮肤黏膜

皮肤黏膜苍白最为常见，苍白程度受贫血程度、皮内毛细血管的分布、皮肤色泽、表皮厚度以及皮下组织水分多少的影响。苍白比较明显的部位有睑结膜、口唇、甲床、手掌及耳轮。

（二）肌肉

主要表现为疲乏无力，是由于骨骼肌缺氧所致。

（三）循环系统

表现为活动后心悸、气短，严重贫血可出现心绞痛、贫血性心脏病、心脏扩大乃至心力衰竭。

（四）呼吸系统

表现为气短和呼吸困难。

（五）中枢神经系统

缺氧可致头昏、头痛、耳鸣、眼花、注意力不集中及记忆力减退、困倦、嗜睡乃至意识障碍。

（六）消化系统

常见食欲减退、腹胀、恶心、腹泻、便秘、消化不良等。

三、治疗要点

老年人贫血的治疗原则与年轻人相同，首先针对病因。一般用药原则是针对性强，尽量单一用药，剂量要充足，切忌盲目混合使用多种抗贫血药。老年人贫血一般多为继发性贫血，当然是要以治疗原发病为主，只有治好了原发病，贫血症状才有可能得到纠正。

四、护理措施

（一）休息

可视贫血的严重程度及发生速度而定，对严重贫血并伴有临床症状的，要采取适当休息，限制下床活动，卧床或绝对卧床休息。对有一定代偿能力的，要给予一定的关照。休息的环境应清洁、安静、舒适、阳光充足，空气流通。温湿度适宜，并与感染隔离。

（二）病情观察

观察体温、脉搏、呼吸、血压情况的变化，及可能合并出现的出血与感染的早期临床表现，及时处理。

（三）营养

应给予高热量、高蛋白、高维生素及含无机盐丰富的饮食。通过适当调整饮食以协助改善胃肠道症状。

（四）症状护理

心悸、气短应尽量减少活动，降低氧的消耗，必要时吸氧。头晕系脑组织缺氧所致，应避免突然变换体位，以免造成晕厥后摔倒受伤。有慢性口腔炎及舌炎时应注意刷牙，用复方硼砂溶液定时漱口，口腔溃疡时可贴溃疡药膜。

（五）皮肤毛发护理

定期洗澡、擦澡、保持皮肤和毛发清洁。

（六）心理护理

耐心、细致地做好思想工作，关心体贴，解除的各种不良情绪反应及精神负担，增强战胜疾病的信心。心力衰竭或烦躁、易怒、淡漠、失眠，面色、手掌和黏膜苍白。

五、保健

（1）平时应注意膳食的均衡，食物中应有充足的新鲜蔬菜、肉类、奶类及蛋类制品，菠菜、芥蓝菜、黑木耳、桂圆、红枣、海带、猪肝富含铁质食物，经常调配食用，对预防营养不良性贫血有较好的作用。对已查明正在治疗原发病的贫血老人，有辅助配合治疗的效果。

（2）对老年人来讲，许多急性、慢性疾病，特别是常见的感染性疾病都可引起继发性贫血，如肿瘤、慢性支气管炎、结核、胆囊炎、肾盂肾炎、前列腺肥大、尿路感染、糖尿病及慢性肝炎或肝硬化等。因此，积极有效地预防这些疾病，一旦患有疾病应及时进行治疗，不让疾病长期不愈，就可减少继发性贫血的发生率。

（郝保廷）

第七节 泌尿系统感染

一、基本概念

泌尿系统感染又称尿路感染,是肾、输尿管、膀胱和尿道等泌尿系统各个部位的感染,好发于老年人,在老年人感染性疾病中居第2位,其排名仅次于第一位的呼吸道感染。发生率随年龄而明显增加,尤其以女性及住院患者最为多见。

二、流行病学

尿路感染是老年人最常见的细菌感染之一,更年期后妇女由于雌激素减少易患尿路感染,65～75岁老年女性患病率为20%,80岁以上则增加至20%～50%;健康的男性,很少发生尿路感染,50岁以后逐渐增多,从65～70岁的2%～4%增加到81岁以上时的22%,75岁以后男女尿路感染的发病率无明显差异。

三、病因

(一)大肠埃希菌感染

临床常见感染性疾病的致病病原微生物包括病毒、细菌、真菌和寄生虫四种,其中细菌为原核细胞微生物,按革兰染色分为革兰阳性细菌和革兰阴性细菌,再按细菌的球状和杆状形态分为革兰阳性球菌、革兰阳性杆菌、革兰阴性球菌和革兰阴性杆菌四大类。在细菌性尿路感染中,大肠埃希菌是老年人尿路感染最常见的致病菌,75%～90%的是由大肠埃希菌引起。

(二)饮食习惯

饮水减少以及肾小管尿浓缩、稀释功能的改变也是造成泌尿系统感染的原因之一。

(三)雌激素水平下降

老年女性相对男性发病率更高,原因是女性绝经后卵巢功能下降,雌激素水平低下,泌尿生殖道萎缩,盆底肌松弛,尿道短缩,黏膜变薄,括约肌松弛常有尿失禁,排尿困难,致尿路感染反复发作;还有一些尿路感染由于阴道黏膜乳酸杆菌缺失,使阴道pH升高、肠道细菌寄居,增加了老年女性尿路感染的发生率。

(四)免疫能力下降

相对于年轻人,老年人更易发生泌尿系统感染。这是因为老年人全身及局部的免疫反应能力下降,全身疾病如糖尿病、高血压、慢性肾疾病、慢性腹泻、长期使用肾上腺皮质激素等使机体抵抗力下降,尿路感染的发生率明显增高。

(五)尿路梗阻

各种原因引起的尿路梗阻,如肾、输尿管结石、尿道狭窄、泌尿系统肿瘤、前列腺增生等均可引起尿液潴留,细菌容易繁殖而产生感染。

四、临床表现及并发症

(一)急性肾盂肾炎

(1)全身感染症状:多起病急,常伴有寒战、高热,体温可达 39～40 ℃,全身不适、疲乏无力、食欲减退、恶心、呕吐,甚至腹胀、腹痛或腹泻。

(2)肾脏和尿路的局部表现:存在尿频、尿急、尿痛等尿路刺激症状。大多伴腰痛或肾区不适,肾区有压痛或叩击痛,腹部上、中输尿管点和耻骨上膀胱区有压痛。

(3)尿液的变化:尿液浑浊,可见脓尿或血尿。

(二)慢性肾盂肾炎

慢性肾盂肾炎是细菌感染肾脏引起的慢性炎症,病变主要侵犯肾间质和肾盂、肾盏组织。由于炎症的持续进行或反复发生导致肾间质、肾盂、肾盏的损害,形成瘢痕,以致肾发生萎缩和出现功能障碍。平时患者可能仅有腰酸和/或低热,可没有明显的尿路感染的尿痛、尿频和尿急症状,其主要表现是夜尿增多及尿中有少量白细胞和蛋白等。患者有长期或反复发作的尿路感染病史,在晚期可出现尿毒症。

(三)膀胱炎

膀胱炎患者的症状通常局限在泌尿系统。

(1)疼痛:排尿时有烧灼感、疼痛、尿频、尿急和会阴部及耻骨上疼痛感。

(2)血尿:尤其是排尿终末段。

(3)其他症状:尿液浑浊、全身不适、寒战、发热(不超过 38.5 ℃)、恶心、呕吐以及腰痛等现象。

(4)无症状细菌尿:又称隐匿型尿路感染,即患者有真性细菌尿但无尿路感染症状,其发生随年龄增长而增加,超过 60 岁的妇女发生率可达 10％～12％。此外,孕妇中约 7％有无症状细菌尿,部分会发生急性肾盂肾炎。

(四)并发症

1.肾乳头坏死

常发生于严重的肾盂肾炎伴有糖尿病或尿路梗阻时,可出现败血症、急性肾衰竭等,表现为高热、剧烈腰痛、血尿,可有坏死组织脱落从尿中排出,发生肾绞痛。

2.肾周围脓肿

常由严重的肾盂肾炎直接扩散而来,患者多有尿路梗阻等易感因素。患者原有临床表现加重,出现明显的单侧腰痛,向健侧弯腰时疼痛加剧。宜使用强抗感染治疗,必要时脓肿切开引流。

3.败血症

老年人极易并发菌血症、败血症及感染中毒性休克,是老年人败血症的主要原因。

五、治疗原则

(一)一般治疗

一般治疗包括对症治疗、多饮水及生活方式的调整等。

(二)观察病情

一些特殊情况下的无症状菌尿患者不需要常规抗菌药物治疗,需要密切观察病情。

(三)抗菌药物治疗

抗菌药物治疗是尿路感染的主要治疗方法,推荐根据细菌培养结果合理用药。

六、护理干预

(一)缓解患者焦虑

1.评估

对患者的焦虑程度及躯体情况做全面细致的评估。

2.心理护理

(1)护理人员在与患者接触和进行语言与非语言情感交流中,取得患者的信任,鼓励患者表达内心感受;向患者解释病因及预后,减轻患者的紧张、焦虑等不良心理反应。

(2)告知患者情绪与症状之间的关系,教会患者自我放松的方法,以减轻焦虑对生理的影响。

(3)对于慢性患者焦虑严重者,可适当应用抗焦虑药物或进行心理咨询,采取倾诉或暗示疗法减轻患者的焦虑。鼓励患者家属和朋友给予患者关心和支持。还可通过听音乐、看小说、看电视、聊天等减轻焦虑症状。

(4)增强患者信心:鼓励同病室患者相互了解,找到共同话题,介绍成功案例,增加患者信心。

3.保证休息

保持环境清洁、安静、光线柔和,维持病室适合的温度和湿度,各项治疗、护理操作宜集中进行,尽量少干扰患者休息。

(二)降温

1.物理降温

高热患者可采取冰敷额头、腋下、腹股沟、腘窝等物理降温措施,并注意观察和记录物理降温的效果。

2.应用药物

遵医嘱输注抗菌药物前,应询问患者过敏史,给予患者进行药敏试验,按时输注抗菌药物,观察患者在输注抗菌药物前后,药物效果及是否存在不良反应,若发生不良反应,应立即处理并通知医师。口服抗生素的患者,应亲视服药,给予患者解释用药目的及重要性,关注患者服用药物后有无其他不适。

(三)缓解疼痛

1.评估

使用 VAS 疼痛评估量表对患者进行疼痛评分。

2.应用药物

对高热、头痛及腰痛患者可遵医嘱应用退热、解痉镇痛剂。

(四)排除感染因素

1.皮肤、会阴护理

护士应随时巡视病房,患者出汗后要及时更换衣物,保证床单位干净整洁。内衣裤应选择吸汗且透气性好的棉制材料,每天清洁,以防泌尿系统感染。注意保持会阴部的清洁,告知患者有分泌物时应随时用清水清洁会阴,女患者月经期应增加外阴清洁次数,防止感染。患者排便后应清洗肛门,防止肠道细菌对尿路的感染机会。留置尿管患者,每天行会阴擦洗。洗澡尽量选用淋浴的方式。

2.积极治疗和消除各种诱因

男性尿路感染往往是尿路梗阻所致,最常见的原因是前列腺炎、前列腺增生,应积极治疗。

七、老年特异性护理

(一)心理

老年人尤其是老年女性,情绪不稳定,心理较脆弱,易因病程时间长,病情反复导致焦虑发生,甚至抑郁,护士应多关心患者,语气温和,不要给患者带来距离感,满足患者的合理要求,患者家属对于老年人护理不要产生厌烦的心理,要多关心患者平时生活。沟通时要有耐心,取得老年患者的配合。

(二)皮肤清洁

给予老年患者必要的皮肤清洁,在患者便溺前后要给予患者清洁会阴及肛门,以减少感染概率。同时关注患者皮肤状态,防止破溃感染。

(三)环境

保证环境干净整洁。

(四)增强免疫力

适当活动,合理增减衣物,保证饮食营养丰富易消化,增强体质,避免呼吸道感染,防止血性转移至泌尿系统。

八、居家护理

协助患者在住院期间养成良好的卫生习惯注意个人清洁卫生,尤其注意保持会阴部及肛周皮肤的清洁,便后应用清水清洁会阴,每天应更换内裤,如有潮湿或分泌物应随时更换。患者行动不便者,应有家属协助完成。

(一)环境

家庭环境干净整洁,每天开窗通风,定期进行扫除,每天倾倒垃圾。

(二)注意休息

适当休息,不要过度劳累,适当运动增强体质,避免剧烈活动。

(三)饮食及生活习惯

适宜清淡饮食,不宜食用辛辣刺激等食物,拒绝浓茶、烈酒、咖啡等;多饮水,每天饮水量需达到 2 000 mL 以上,以冲洗下尿路,防止细菌停留,不憋尿,养成定时排尿的好习惯。

(四)及时治疗

局部炎症如女性尿道旁腺炎、阴道炎、男性前列腺炎等。如炎症反复发作与性生活有关,要避免不洁性交,注意性生活后即排尿和清洁外阴,并口服抗菌药物或高锰酸钾坐浴预防尿路感染的发生。

(五)定期复查

定期到门诊复查,不适时应及时就诊。

九、延续护理

(一)相关知识介绍

患者可通过多种渠道(网络、媒体、医院讲座、社区宣教等),了解更多泌尿系统感染相关知识,关注自身症状,及时来院治疗,按时服用抗感染药物,定期复诊。对于认知障碍的老年患者应给予图册指导或进行家属培训。

（二）尿管护理

携带尿管回家的患者为防止发生泌尿系统感染,尿袋应放置于耻骨联合下;女患者每天行会阴擦洗,男患者每天做好尿道口清洁,每周更换尿袋;避免剧烈活动引起尿道口出血。

（三）预防感染

不要用公共浴池、浴盆洗浴,不要坐未经消毒的马桶,尽量使用蹲便或者携带一次性马桶纸;多饮水,洗热水澡,经期清洗会阴,防止女性泌尿系统感染;补充营养素,服用维生素 C,增加机体抵抗力。

（四）定期随访

关注患者情绪变化,病情有无反复,督促患者保持良好生活习惯,解答患者疑虑。

（五）关注

频繁尿路感染再发的患者应要求详细检查其泌尿系统有无解剖畸形、基础病变（如结石、多囊肾、髓质海绵肾等）及整体免疫系统异常。

（郝保廷）

第八节 结 直 肠 癌

一、疾病概念

结肠癌与直肠癌是常见的消化道恶性肿瘤。直肠癌是指乙状结肠直肠交界处至齿状线之间的癌。

二、流行病学资料

直肠癌的发生率比结肠癌高,比例约为 1.5：1。结直肠癌发病率随年龄的增加而逐步上升,但目前青中年人患结直肠癌的比例较高,30 岁以下者占 10％～15％。低位直肠癌所占比例高,占 60％～75％大多癌肿可在直肠指诊时触及。不同地区大肠癌发生部位存在差异。

三、临床表现与并发症

（一）结肠癌

常为最早出现的症状为排便习惯的改变。多表现为排便次数增加,腹泻,便秘,粪便中带血、脓或黏液等。患者还会出现不确切的持续性隐痛、腹部不适或腹胀感。若有肠梗阻则腹痛加剧或为阵发性绞痛。瘤体本身或肠腔内的积粪可形成腹部肿块,坚硬、呈结节状。若出现穿透并发感染可有压痛感。疾病发展到中晚期会出现慢性低位不全肠梗阻症状:腹胀、便秘等。由于慢性失血、癌肿溃烂、感染、毒素吸收等,可出现贫血、消瘦、乏力、低热等全身症状。

（二）直肠癌

由于直肠刺激征患者会有便意频繁、排便习惯改变、肛门下坠感、里急后重,排便不尽感等症状。排便的改变主要为起初时大便变形、变细,造成梗阻后有腹痛腹胀、肠鸣音亢进等不全肠梗阻症状。若癌肿破溃、感染则大便表面带血及黏液,甚至脓血便。

(三)老年结直肠癌患者特点

结直肠癌临床常见表现频率较高的为便血、排便增加等。老年人造血能力较低,因受高血压、糖尿病等慢性疾病影响,小血管管壁弹性较差,老年人便血后更容易出现贫血、乏力等症状,因此在老年结直肠癌患者入院时,应做好安全宣教,保证安全。排便次数的增加使老年患者如厕次数增加,跌倒风险加大,同时患者会产生焦虑心理,排便次数过于频繁会影响其睡眠休息。

四、治疗原则

(一)手术治疗

1.结肠癌根治术

(1)右半结肠切除术:适用于盲肠、升结肠、结肠肝曲的癌肿。

(2)横结肠切除:适用于横结肠癌。

(3)左半结肠切除术:适用于结肠脾曲和降结肠癌。

(4)乙状结肠癌切除术:根据乙状结肠的长短和癌肿所在部位,分别采用不同切除范围。

2.结肠癌并发急性肠梗阻

应尽早施行手术。一期行回肠结肠吻合术,二期行根治性切除。

3.直肠癌

(1)局部切除适用于早期瘤体小,局限于黏膜或黏膜下层,分化度高的直肠癌,经肛局部切除、骶后径路局部切除。

(2)腹会阴联合直肠癌根治术(Miles)。

(3)经腹直肠癌切除术直肠低位前切除术(Dixon),适用于齿状线 5 cm 以上的直肠癌。

(4)经腹直肠癌切除、近端造口、远端封闭术(Hartmann)。

(二)放化疗

1.直肠癌新辅助放疗

新辅助放疗是进展期直肠癌重要辅助治疗手段,其相对术后放疗最主要区别在于术前放疗可使肿瘤缩小、降期,更有利于手术操作。放射治疗后肿瘤消退明显者,病理标本中可以见到大片的癌细胞坏死和间质纤维化,同时可以发现肿瘤内的血管内膜增厚甚至血管闭塞,这些改变导致了肿瘤的消退,降低了分期。

2.腹腔热灌注

腹腔热灌注化疗能对局部组织提供大容积高浓度化疗液,提高了化疗药物对游离癌细胞和微小转移灶的杀伤能力,使转移到腹腔的癌细胞受到高浓度抗癌药物攻击,利于防止局部复发和转移,且加热可增强化疗药物的抗癌作用及增加肿瘤细胞对抗癌药的敏感性,是杀灭腹腔游离癌细胞和微小癌栓控制腹膜转移针对性治疗手段。

五、护理干预

(一)结直肠癌术前护理

1.术前一般护理

(1)改善营养:评估和改善患者的营养状态,纠正液体和电解质的平衡。由于肿瘤的消耗和肠道梗阻等情况,患者往往出现营养不良、水及电解质紊乱、体重下降等表现,应鼓励患者进食高营养、易消化的半流食或流质食物。对于严重营养不良和水、电解质紊乱者,应给予肠外营养治疗。

（2）指导患者完善各项检查:行肠镜前指导患者前一天进食清淡流食,下午或肠镜检查当天晨起服用泻药,行肠道准备,并于检查前 4～6 小时禁食禁水。对于下午检查者或体质较虚弱的老年患者在检查前应当遵医嘱给予补液,避免发生低血糖、低血压等现象。行直肠 B 超前 1 小时给予患者甘油灌肠剂灌肠,并指导患者排便。

（3）术前指导:指导患者练习深呼吸、咳嗽,以进行术后肺部护理。协助患者进行床上翻身、活动,并指导患者进行规律的下肢活动,自下向上活动脚趾、脚踝,屈膝,收缩股四头肌等。

（4）皮肤护理:如果不涉及手术区,毛发可以不去除。如果要去除毛发,最好使用剪毛发的去毛方式。原卫生部《外科手术部位感染预防和控制技术指南(试行)》要求"术前备皮应当在手术当日进行,确需去除手术切口部位毛发时,应当使用不损伤皮肤的方法,避免使用刀片刮除毛发"。而研究显示剃刀剃除毛发后伤口感染率约为 5.6%,而不剃除毛发伤口感染率约为 0.6%。老年人毛发稀疏,皮肤松弛,易造成刮伤,除毛发过于浓密者,应当避免剃刀备皮。

2.术前并发症护理

（1）便血:关注患者血压变化,倾听主诉,评估患者有无贫血症状,给予安全宣教,遵医嘱给予输血。

（2）梗阻:观察患者大便频率,若患者主诉腹痛,立即通知医师,遵医嘱给予对症处理。及时开放静脉通路,以保障患者水、电解质平衡。给予有效胃肠减压,缓解梗阻症状。

3.肠道准备

结肠癌手术一般均需充分的肠道准备,临床目前应用复方聚乙二醇电解质散 3 000 mL 给予患者口服。对于伴有肠梗阻患者,则应遵医嘱给予清洁灌肠,以保证肠道清洁。给予老年人灌肠或服用泻药时最好要求家人陪同,以保证其安全。若患者有不适主诉应立即停止灌肠或泻药的服用,及时通知医师,并协助处理。

4.术前饮食指导

入院后评估患者排便情况,遵医嘱给予半流质或流质饮食,若伴有严重肠梗阻症状,应指导患者禁食禁水,并给予胃肠减压。对于老年患者,尽量食用易消化高蛋白、高营养食品,以改善营养状况。术前一天进食流食,避免影响肠道准备效果。

5.新辅助放化疗护理

（1）放疗的护理:放疗时可出现恶心、食欲下降,高峰时可有呕吐。放疗后期可出现腹痛及腹泻、血象下降、免疫功能下降等,这时必须给予充足的营养和丰富的维生素以补气升血。平日均应多食蔬菜水果、蘑菇类食物、豆类食物,含硒、钼等微量元素及大蒜素丰富的食物,不吃霉变、熏制、腌制食物。

（2）化疗期护理:化疗常常引起恶心、呕吐、食欲缺乏、腹胀腹泻等消化道症状。为保证化疗的顺利进行,应注意:①处理好饮食与化疗药物作用高峰时间的关系,避免在药物作用的高峰期进食,如采用静脉给药,最好在空腹时进行,因空腹可使恶心和呕吐症状减轻。如采用口服给药以饭后服用为好,因为药物经 2～3 小时吸收入血液,其浓度达到最高时,即使有消化道反应也是空腹状态,症状会因此减轻。②在化疗期间,进餐次数要比平时多一些,食物性状要稀软易消化,含有丰富的蛋白质、维生素和充足的热能。即使有呕吐,也要坚持进食,必要时可通过输液补充能量。

(二)结直肠癌术后护理

1.全麻术后护理

给予患者去枕平卧头偏向一侧体位,对于有呼吸系统病史的老年人,可遵医嘱给予床头适当摇高体位。密切观察患者生命体征变化,若有异常及时通知医师,给予处理。

2.伤口、引流管、尿管、造口护理

(1)伤口护理:观察伤口情况,若有异常及时通知医师给予换药。给予患者腹带保护,每天整理腹带至少4~6次,保持平整及干净,同时观察伤口敷料变化。

(2)引流管护理:除日常观察引流液颜色、性质、量外,还应注意引流袋内有无胀气。若出现明显胀气,并持续不减少,护士应及时通知医师,怀疑为肠道吻合口瘘。此时患者可有腹胀腹痛感,并持续加重。直肠癌术后患者常见骶前引流管,甚至肛管,由于引流管出口处于会阴部,难以固定,易脱管,应在每次交班时重点观察,并在医师换药后及时固定,并向患者及家属进行宣教。患者坐位时应垫软圈。

(3)尿管护理:观察患者尿液颜色、性质、量变化,结肠术后24~48小时拔除尿管;直肠手术患者,因会阴部创面大,损伤会阴部神经,需术后7天拔出尿管。术后4天夹闭尿管,每4小时开放进行膀胱训练。拔出尿管后注意观察患者有无排尿困难、尿潴留。

(4)造口护理:直肠癌根治术后患者会形成结肠造口,作为肛门的替代。术后2~5天内,医师会将造口处纱布或引流管拆掉,此时需要护士为患者佩戴造口袋。由于术后造口在成型期需要"玻璃管"的支撑,因此术后首次佩戴时应选择直径较大的造口底盘,方便将"玻璃管"容纳进造口袋。在粘贴造口底盘时,应注意将造口周围缝线避开粘贴处。并且在清理造口周围皮肤时保证缝线处干净、干燥。

3.疼痛护理

评估患者疼痛因素,程度,频率等,及时给予药物支持,进行日常护理时操作动作轻,尽量集中操作。直肠癌术后患者在拔除尿管后排尿时会有伤口疼痛的现象,此时护士应当加强巡视,满足患者基本生活需求,若患者主诉疼痛,应及时为患者对症处理。

4.活动指导

结肠癌术后患者应尽早下地活动,以避免肠粘连的发生。直肠癌术后患者应首先习惯床上活动,做好宣教,保护好引流管及伤口。

5.预防下肢血栓的护理

术前协助患者使用抗血栓梯度压力带(俗称预防血栓袜),并对下肢血栓及预防进行详细健康教育,术后指导患者及家属下肢运动方法,并密切观察患者下肢皮肤温度、足背动脉搏动情况,遵医嘱应用抗凝、预防血栓药物。

6.腹腔热灌注护理

患者术后会进行数次腹腔热灌注,以控制腹腔转移情况。

(1)给予热灌注前应进行心理护理,防止患者的焦虑和恐惧,保障患者睡眠充足,减轻心理应激反应。灌注前应详细向患者介绍腹腔灌注的必要性、可行性、优点、步骤、注意事项以及可能出现的不良反应。使其心里有所准备,消除患者紧张、恐惧心理。使患者积极配合治疗,以保证治疗的顺利进行。

(2)灌注前应协助患者行腹部B超检查。给予腹水定位定量,了解患者全面情况,如全血细胞、肝肾功能等。若白细胞计数低于$4\times10^9/L$则不宜行此治疗。灌注前嘱患者排空膀胱。告知操作过程中勿翻动身体、咳嗽。以免穿刺针刺伤膀胱、肠管。测量心率、血压,有腹水者测腹围,填写灌注记录单。

(3)灌注中护理:在灌注化疗药物的同时,观察患者的反应,紧张时给予安慰。灌注时严格执行无菌操作,行腹腔穿刺灌注化疗者,穿刺前应先排空膀胱。灌注过程中应密切观察灌注是否通畅,有无渗漏,保持局部皮肤清洁干燥,预防感染。指导患者勤变换体位,使化疗药液充分浸润腹腔,达到最好的治疗效果。

(4)为使化疗药物在整个腹腔均匀分布,便于吸收,提高疗效,避免高浓度的化疗药物在局部刺激致粘连后发生肠梗阻,灌注后协助患者更换体位。顺序:平卧、左右侧卧、俯卧、坐位,可根据病情每个体位保持10~15分钟同时要注意不良反应的观察和处理。

(5)化疗药物毒副作用护理。①胃肠反应:在灌注前应常规予止吐药,并且建议患者在化疗当天减少进食量,饮食宜清淡、易消化,少量多餐,还可采取听音乐、聊天等方法分散注意力,减轻症状。呕吐严重的患者及时静脉补充营养,维持酸碱平衡。腹痛、腹泻的患者,注意观察腹痛的性质,大便的性状、次数。及时汇报医师给予处理。②肾脏毒副作用:应密切观察尿液颜色,准确记录24小时尿量。灌注化疗当日充分水化同时使用利尿剂,每天液体总量不得少于3 000 mL。输液量大于2 000 mL,鼓励患者大量饮水,保持尿量大于2 000 mL/d,以稀释尿液,水化过程中注意观察液体是否超负荷并及时处理。定期检测血清电解质、肾功能情况,同时观察24小时尿量及颜色,大量饮水可促进毒物排泄,以防尿酸结晶形成,造成肾功能损害,避免泌尿系统毒副反应。

(6)患者灌注后可出现腹胀、腹痛现象,因此灌注时尽量选择空腹进行,可减轻呕吐症状的发生。如出现患者可耐受的腹部热胀感,告诉患者属正常现象。腹腔内由于局部短时间内大量热及化疗药物的刺激,是引起腹胀腹痛的原因,在热灌注化疗中可加入利多卡因10 mL以减轻腹痛症状。如腹胀明显,经利尿等对症处理后,一般2天可缓解。护理人员应消除患者恐惧焦虑情绪,指导其卧床休息,可加床档,防止坠床,鼓励并帮助患者勤翻身,防止压疮的发生。指导患者待疼痛消失后方可下床活动。

7.并发症护理

(1)大出血:术后应密切观察生命体征的变化,警惕大出血的可能。术后早期如患者出现心率加快、脉搏细数、血压下降、面色苍白、四肢湿冷等情况,提示出血可能。如出现大量呕血或便血,从引流管引出大量血性液体,或每小时尿量小于25 mL,中心静脉压小于0.49 kPa(3.68 mmHg),则提示大出血的可能。应密切观察积极进行输血、补液等抗休克治疗。如出血量持续增加或休克症状不能改善,则须再次探查止血,腹腔引流管是观察有无出血的重要渠道,要妥善保护,防止脱落。

(2)输尿管损伤:是直肠癌手术中最容易损伤的器官,治疗原则是重建排尿通路,保护肾功能。护士应做好尿管的护理,妥善固定,避免翻身时牵拉引起尿道黏膜的损伤出血。

(3)吻合口瘘:是结肠癌术后严重的并发症之一,常发生于术后4~9天,一旦确诊应积极治疗,联合使用抗生素,加强营养支持,严格控制血糖,禁止使用各种影响患者免疫功能的抗癌药物。

(4)术后切口感染、裂开:术前纠正贫血、低蛋白血症,妥善处理并发症,术后保持通畅的胃肠减压,腹带妥善包扎,减少诱发腹腔内压力骤然升高的因素可降低切口感染的发生。

(5)肠梗阻:有效的处理措施是术中仔细操作,术后鼓励和督促患者适当翻身和早期下床。

8.心理护理

老年患者常对术后恢复及生活质量的恢复产生担忧心理,因此应建立患者对恢复的信心。

为患者分享成功病例。对于造口患者,可向患者介绍造口讲座或相类似活动,让患者看到带有造口依然可以进行正常社交活动。

六、延续护理

(一)成立延续护理小组

成立造口延续护理小组,由国际造口治疗师、胃肠外科护师等通过培训考核,负责造口患者住院期间的造口护理、评估、指导,以及出院后的随访工作。

(二)确定延续护理的方式

1.建立个人信息档案

为结直肠癌术后佩戴造口患者建立"病房造口患者随访登记本",登记患者基本信息、入院诊断、手术时间、手术名称、造口类型及造口还纳时间。综合评估患者出院情况,能够使责任护士了解出院患者的护理问题,有利于延续护理计划的制订和实施。

2.发放造口护理包及出院指导手册

当患者第一次佩戴造口袋时,由责任护士指导并发放肠造口护理袋,协助患者理解并记忆。

3.电话回访

电话回访是患者出院后延续护理干预方式中最常用的方法。在患者出院后7天进行第一次电话回访,在三个月内每半个月回访1次,后三个月每月1次,随着患者基本知识的掌握,改为每三个月回访1次。若患者出现造口相关问题,应适当增加电话回访次数。

4.微信平台

随着微信的普遍应用,建立造口护理群对于出院患者造口护理有很大帮助。由造口师定期在微信平台上进行造口护理相关宣教,并及时解答患者提出的问题,此方法得到了患者一致认可。

(三)延续护理内容

1.一般出院指导

(1)保持心情舒畅,加强营养,根据自己体力逐渐增加活动量,提高身体素质。注意天气变化增减衣物,避免感冒。

(2)伤口的护理:拆线后3天可以洗澡,注意不要过于擦洗伤口。会阴部伤口未愈合的患者,每天以高锰酸钾稀释溶液坐浴。

(3)复查:定期复诊,有异常情况随时就诊。无异常定期随访:一般术后两年内三个月复查一次,二至五年每半年复查一次。鉴于术后可发生第二处原发大肠癌(异位癌),术中可能漏掉同时存在的第二处癌,故主张在手术后3~6个月即行首次结肠镜检查。

2.造口护理

在患者出院前指导患者及家属学会更换造口袋过程,并能辨认出异常的造口及周围皮肤情况,如皮肤起丘疹、发红、造口胀痛、水肿等。

(1)饮食指导:均衡饮食,做到少食多餐、循序渐进原则。注意饮食卫生,尽量避免进食易产气、生冷、辛辣刺激等饮食,如洋葱、豆类、啤酒等。注意饮食卫生,避免发生腹泻。

(2)活动指导:根据自己体力逐渐增加活动量,活动中注意保护伤口及造口避免增加腹压增加的活动,如提重物、用力排便等,避免发生造口旁疝或造口黏膜脱垂。

(3)日常生活指导。①淋浴:可佩戴造口用品淋浴,沐浴时选用无香精的中性沐浴液;②服饰:避免穿着紧身服饰以及皮带等;③工作与社交:一般造口人士术后半年可恢复原有工作,避免重体力劳动,注意检查造口底盘及造口袋是否粘贴牢固,身边应备有造口用品。

(4)造口还纳:患者再次入院时进行评估,并做好关于还纳手术健康宣教。

七、居家护理

结直肠癌术后患者出院恢复时除了伤口、造口的护理,应学会自我饮食调节。饮食的变化应根据进餐后是否有腹胀腹痛等表现以及日常排便频次及大便性状进行调节。对于永久佩戴造口袋患者,应做好患者本人及家属的心理护理,适当组织佩戴造口袋人士座谈会,使患者之间互相交流、学习,减轻被孤立感。

(郝保廷)

第九节 瘙 痒 症

一、基本概念

瘙痒是许多皮肤病的主要症状之一,可以伴或不伴明显的皮肤改变。1660 年德国内科医师 Samuel Hafenreffer 给瘙痒下了一个定义:瘙痒是一种引起搔抓欲望的皮肤感觉。

老年人因皮脂腺功能退化、表皮和真皮萎缩、Th2 免疫应答增强以及伴发其他系统疾病等原因,更易出现瘙痒症状,因此,临床上把发生于老年人(>65 岁个体)的,无原发皮肤损害,又无明确瘙痒性系统性疾病的瘙痒统称为老年瘙痒症。

按照最新的瘙痒分类,老年瘙痒症可分为以下几个主要类型。

(一)皮肤病引起的瘙痒

皮肤病引起的瘙痒指湿疹、皮肤干燥症、脂溢性皮炎、神经性皮炎、荨麻疹、药疹、疥疮、瘢痕疙瘩、皮肤 T 细胞淋巴瘤等皮肤病引起的瘙痒。

(二)药物引起的瘙痒

药物引起的瘙痒指阿司匹林、阿片类药物、多黏菌素 B 等药物直接诱导炎症介质释放而引起,或如青霉素、磺胺、红霉素、氯丙嗪、雌激素等药物直接引起的瘙痒。

(三)尿毒症性瘙痒

尿毒症性瘙痒指慢性肾衰竭患者出现慢性全身性或局限性瘙痒,又称肾性瘙痒。

(四)胆汁淤积性瘙痒

胆汁淤积性瘙痒指严重的肝脏疾病如原发性胆汁肝硬化、风阻性胆总管结石、胆管癌等引起的瘙痒。

(五)恶性肿瘤相关性瘙痒

恶性肿瘤相关性瘙痒指如皮肤 T 细胞淋巴瘤、霍奇金病、非霍奇金病、慢性淋巴细胞性白血病等患者出现的瘙痒,且顽固瘙痒患者提示预后不良。

(六)精神性瘙痒

精神性瘙痒指因精神因素,如精神紧张、情绪激动、抑郁焦虑、条件反射等引起或加重的瘙痒。

(七)不明原因的瘙痒

不明原因的瘙痒指有些老年人经询问病史、体检、实验室检查及影像学检查均不能找到原因的慢性瘙痒,称为不明原因的瘙痒(pruritus undetermined origin,PUO)。

二、流行病学资料

关于老年人瘙痒的研究很少,研究的病例数和目的各异,尚无全面的流行病学调查,目前只有少数小样本或有显著选择偏倚人群的研究。

国外研究显示,65 岁以上老年住院患者中,瘙痒占住院病因的 11.5%,占住院病因排名第三位。我国相关研究显示,65 岁以上老年住院患者中瘙痒性皮肤病占 63.9%,其中女性(12%)比男性(11.2%)更为多见;根据季节性变化,老年性瘙痒发病率冬季为 12.8%,秋季为 12.7%;全身皮肤瘙痒的患者中,25.7%合并系统性疾病,其中糖尿病最常见,占 11.4%,其他常见合并症有脑血管意外、短暂性脑缺血、肾炎、贫血及甲状腺功能低下等。

老年瘙痒症是老年人最常见的瘙痒性疾病,发病率显著高于年轻人,占 40.7%。长期反复瘙痒会影响老年人的生活质量,可导致睡眠障碍和注意力下降。

三、临床表现与并发症

老年瘙痒症表现为皮肤干燥、瘙痒,瘙痒呈阵发性加重,疾病发生随年龄、季节而不同,常影响睡眠而导致情绪烦躁不安,给患者及其家庭带来极大痛苦和精神压力。临床上一般将老年瘙痒症分为全身性瘙痒症和局限性瘙痒症。主要表现如下。

(一)全身性瘙痒症

瘙痒一开始可局限于一处,后逐渐扩展至全身。患者瘙痒可为阵发性,也可为持续性,通常夜间显著。饮酒、情绪变化、接触物质、甚至某些暗示都可引起瘙痒发作或加重。瘙痒程度不同,部分老年患者自觉直至抓破流血方可缓解症状。查体时常会看到皮肤增厚、抓痕、血痂、色素沉着、湿疹样变化和苔藓化,并可出现继发感染而形成毛囊炎、脓疱疮、淋巴管炎等。瘙痒可严重影响睡眠、饮食,故会出现头晕、精神抑郁及食欲缺乏等神经衰弱表现。

(二)局限性瘙痒症

临床上根据瘙痒部位不同分为肛门瘙痒、阴囊瘙痒、女阴瘙痒、头部瘙痒、小腿瘙痒等。表现为皮肤粗糙肥厚、抓痕、血痂。

四、治疗原则

老年瘙痒症的病因繁多而复杂,常伴发严重的系统性疾病,所以目前仍缺乏有关瘙痒治疗的标准方案。对于老年瘙痒一定要全面分析,特别是无原发皮肤损伤的慢性患者,应积极排查肝肾疾病、肿瘤等慢性病。老年人因皮肤老化、干燥、神经系统退行性变、药物耐受等原因,对止痒药物敏感性较低,故常需多种方案联合治疗,且疗程较长。瘙痒治疗方案必须依据年龄、原发疾病、服用药物、过敏史、瘙痒严重程度和对生活质量的影响程度而定,分为一般治疗、局部治疗、系统治疗、光疗和中医治疗。

(一)一般治疗原则和指南

(1)病因学治疗病理因素如某系统疾病、药物等引起的老年性皮肤瘙痒症应给予相应的病因学治疗,如避免接触变应原、停止应用可疑药物等。

(2)缓解瘙痒非病理因素引起的老年瘙痒症,镇静止痒和润泽皮肤是基本治疗原则,建议患者采取一般的缓解瘙痒的措施。

(3)联合治疗如果瘙痒仍存在,则应实施联合或连续、分步骤的对症治疗。

(二)局部治疗

老年人皮肤干燥,表皮和真皮均有不同程度退化,皮肤神经末梢更加敏感,可加重各种类型的瘙痒,因此,外用保湿剂是必需的基础用药。在止痒药物的选择上,应避免刺激性和易致敏的药物,如薄荷脑、辣椒素等。常用局部治疗药物有如下几种。

1.各种止痒剂

炉甘石洗剂、5%多塞平霜、医学类皮肤保湿及修复剂、皮质类固醇软膏或霜剂外涂可缓解瘙痒,其中0.025%辣椒素霜对长期血透患者瘙痒症有较好的疗效,且无严重不良反应。除此之外,糠浴、硫磺浴或淀粉浴都有止痒效果。

2.抗组胺药

5%多塞平对于治疗过敏性、接触性及微生物性皮炎有效。应用最大面积是皮肤总面积的10%,每天总剂量不得超过3 g,止痒效果15分钟起效。

3.糖皮质激素

糖皮质激素有促进出汗、增加皮肤毛细血管血流、促进风团消退等作用。适用于各种湿疹、接触性皮炎、药疹、虫咬皮炎、局限性神经性皮炎、局限性瘙痒症、局限性银屑病等。短期使用糖皮质激素有效,长期使用可出现皮肤萎缩。常见不良反应有皮肤变薄萎缩、毛细血管扩张、皮肤干燥、皮肤机械性变脆、感染和感染扩散等。

4.钙调磷酸酶抑制剂

对于过敏性皮炎是强有力的止痒剂。

5.内源性大麻素

如大麻素或N-软脂酰乙醇胺,能活化皮肤中大麻受体,研究显示可用于治疗过敏性皮炎、慢性肾衰竭、结节性痒疹和肛门的瘙痒。

6.麻醉药

局麻药物利多卡因和丙胺卡因的混合物在30～60分钟内能渗透入皮肤,从而发挥止痒作用,增强其疗效。

(三)系统治疗

老年瘙痒一般较为顽固且原因复杂,单纯外用药物往往不能控制症状,因此系统治疗非常必要。常用药物如下。

1.抗组胺药

抗组胺药是使用最广泛的止痒剂,能和组胺竞争平滑肌、血管内皮细胞及神经组织等处组胺受体,是组胺依赖性瘙痒的首选疗法,如荨麻疹、血管性水肿、过敏性休克等。不良反应有口干、心动过速、视力模糊等。第一代抗组胺药 H_1 受体拮抗剂如多塞平、酮替芬、去氯羟嗪和氯苯那敏等,对老年瘙痒更为适合。

2.免疫抑制剂

环孢素 A 可有效治疗以 T 细胞浸润为主的疾病,如扁平苔藓、药物、AD 及部分自身免疫性疾病引起的瘙痒。沙利度胺可治疗各种难治性瘙痒,如结节性痒疹、光化性痒疹、扁平苔藓、移植物抗宿主病、肾源性瘙痒、硬皮病。

3.阿片受体拮抗剂/激动剂

μ-受体激动剂参与瘙痒的中枢调节,可治疗各类顽固性瘙痒,如尿毒症瘙痒、胆汁淤积性瘙痒、结节性痒疹和阿片类诱导的瘙痒;也可激活其他阿片受体,即 K-受体,可以减轻瘙痒。

4.抗抑郁药

三环类抗抑郁药盐酸多塞平同时具有抗组胺及抗毒蕈碱型乙酰胆碱受体的效果,低剂量的盐酸多塞平对于肾源性瘙痒、AD、各种非炎症性皮肤病性瘙痒及 HIV 介导的瘙痒均有效,亦可减轻真性红细胞增多症、癌旁瘙痒、胆汁淤积性瘙痒和结节性痒疹的瘙痒,抗抑郁药通常建议作为二线或三线止痒疗法。

5.抗癫痫药

加巴喷丁止痒作用基于调节钙通道、抑制谷氨酸合成及释放和抑制中枢神经系统 GABA 能通路,可用于治疗老年瘙痒、结节性痒疹、肱桡瘙痒、疱疹后瘙痒、胆汁淤积、烧伤后瘙痒、吗啡诱导的瘙痒、皮肤 T 细胞淋巴瘤、特发性瘙痒、肝源性及肾源性瘙痒。

6.非特异性止痒剂

常用药有普鲁卡因、10％葡萄糖酸钙、5％溴化钙或 10％硫代硫酸钠。

7.糖皮质激素

剂量为 1.0～1.5 mg/kg,症状缓解后逐渐减量,适用于严重瘙痒或瘙痒急性发作期。

8.性激素

男性用丙酸睾酮 25 mg 肌内注射,或口服甲睾酮 5 mg;女性用黄体酮 10 mg,肌内注射,或口服己烯雌酚 0.5 mg。生殖系统肿瘤或肝肾功能不全者应忌用或慎用。

9.5-脂氧合酶抑制剂

齐留通、咪唑斯汀抑制白三烯 B4 的合成,明显减轻皮肤瘙痒。

10.考来烯胺

对于胆汁淤积性瘙痒有效,最佳剂量 12 g,然而长期使用会导致脂溶性维生素缺乏、恶心、胃胀气和便秘。

11.其他

有报道称自体输血疗法可缓解老年瘙痒。此外,常规药物治疗联合心理干预明显优于单纯的药物治疗,可显著改善患者生活质量。

(四)紫外线

UV 光疗通过免疫调节、免疫抑制、抗炎作用及抑制炎症介质(如 IL-1、TNF-α,或释放抗炎神经肽),可有效辅助治疗多种慢性瘙痒,如炎症性皮肤病、CTCL(PUVA)、日光性荨麻疹、AD、结节性痒疹(PUVA)、水源性瘙痒、霍奇金氏淋巴瘤、肾源性瘙痒(UVB)、HIV 感染、妊娠期毛囊炎。窄谱 UVB 照射可以抑制真皮肥大细胞脱颗粒释放组胺,从而减轻瘙痒症状。对老年性瘙痒建议采用光疗法。国外已用 NB-UVB 成功治疗数例老年瘙痒症的患者。

五、护理干预

(一)对症护理

减少皮肤机械性的损伤,老年人的皮肤变脆、变薄,当受到外力或锐器的刮拉时易造成损伤,且损伤后愈合较慢易造成感染。护士应指导老年人在日常生活中勤洗手、勤剪指甲,保持皮肤完整性,预防皮肤抓破感染,尽量避免搔抓,瘙痒难忍时用指腹按摩代替抓痒。要加强人员陪护巡查,对于患者的不适症应做到及时发现与处理。同时,老年人一般伴有高血压、心脏病、糖尿病等,在选择治疗药物,特别是在联合用药时,要坚持科学、合理的原则,护士应密切观察患者,防止出现各种并发症。

(二)皮肤护理

防止皮肤过分干燥是护理老年性皮肤瘙痒症的重要环节。合理沐浴,注意四忌:忌太勤、忌水过烫、忌搓揉过频、忌肥皂碱性太强。夜间瘙痒严重者可在睡前用温水淋浴,每次沐浴 10～20 分钟,水温 30～40 ℃,室温 22～24 ℃,沐浴后可用甘油水或润肤油脂。以保持皮肤湿润。内衣要宽松,最好选择本色的纯棉、麻、丝织物,布质要柔软,光滑,吸湿性强,以防摩擦皮肤,避免穿化纤、混纺织品内衣。鉴于皮肤温热时痒感往往加重,而皮肤凉快有助于消除瘙痒。因此要适当增减衣着和被褥。居室温度适宜,必要时使用空调,冬天室内空气干燥可适当加湿。另外,指导患者加强皮肤耐寒锻炼,可进行冷水浴。坚持冷水洗脸,冷水擦身,用冰块或冰袋敷皮肤瘙痒处,夏天尽量减少太阳照射及处在高温环境,以减轻瘙痒强迫感和减少诱发因素。指导患者勤洗手、及时修剪指甲,勿搔抓、摩擦皮肤,避免皮肤抓破而引起感染。皮肤瘙痒时搔抓不仅会使皮肤破损,还会继发皮炎、湿疹,而且搔抓可使局部的感觉因反复刺激而更加兴奋、敏感,使瘙痒进一步加重,越痒越抓,形成恶性循环。可选择含有薄荷、冰片的止痒药膏来止痒,同时可多用护肤霜。

(三)饮食护理

1.补充维生素及微量元素

注意增加膳食中部分维生素(如维生素 A、维生素 B_6)及锰的含量,以减轻和避免皮肤瘙痒的发生。富含维生素 A 的食物有动物肝脏、香蕉、胡萝卜、油菜、花菜等;富含维生素 B_6 的食物有麦麸、马铃薯、豌豆、牛肝、肾、香蕉等;富含 B 族维生素的食物有黄豆、酵母、香菇等;富含锰的食物有大豆、红薯、菜花、大白菜、萝卜、西红柿、橘子、杏、瘦肉等。

2.忌辛辣

少吃辛辣刺激性食物,如烟、酒、辣椒、胡椒、大蒜、葱、芥末、生姜、咖啡等;避免食用鱼、虾、蟹等海产品,以免加重皮肤瘙痒。多食养血润燥食物,如芝麻、花生等,因气血充足才能营养肌肤,减少皮肤瘙痒的发生。

3.补充水分

应养成定时、定量喝水的习惯,每天不少于 1 500 mL,及时为身体补充水分,保持皮肤滋润,多食粗纤维食物,保持大便通畅,以减轻瘙痒。冬季多食富含维生素 A 的食物。

4.特殊饮食

尿毒症皮肤瘙痒患者应选择低盐优质低蛋白饮食,蛋白质每天限制在 20～40 g,减少植物蛋白的摄入,限制米、面摄入量,禁食豆类及豆类制品、坚果类等植物蛋白含量高的食物,限制磷的摄入量,一般每天不超过 10 mg/kg;避免过多食用奶制品、动物内脏、花生、杏仁、巧克力和葡萄干、海产品、豆类等高磷食物。

(四)药物熏蒸或沐浴的护理

在施行中医外治法过程中,应严格掌握禁忌证,尤其是利用中药熏蒸、全身药浴等方法时,对有严重心肺疾病的患者应禁用;高血压、糖尿病、有出血倾向、体质虚弱者慎用。治疗前,护士应详细向患者介绍目的、方法、注意事项及浴室信息指示灯的使用方法,使患者充分了解治疗的全过程及注意事项,根据患者体质、病情调节药浴水温、时间,保持室温在 20～25 ℃;治疗中加强巡视,注意观察患者有无不适症状,以防意外(年老体弱者,浴温不宜过高,一般为 30～35 ℃,入浴时应有专人协助),并对暴露部位做好保暖工作;治疗后避免吹风受凉,夏季让其自然晾干,秋冬季用柔软干毛巾擦拭,注意观察患者的药物疗效及不良反应等,并及时补充水分。

(五)心理学干预

瘙痒引起了搔抓,搔抓又反过来刺激了炎性因子的合成和释放,进一步促进炎症反应和瘙痒,严重的瘙痒使人烦躁、焦虑,增加了心理患病的概率。由于瘙痒具有很强可主观性,不可避免的有心理成分,从而建立了首先定位于心因起源的皮肤病诊断。因此,首先治疗患者的皮肤病,然后根据其心理特点给予心理支持治疗。

现代心理学认为,心理或精神因素,如焦虑、抑郁、精神严重变态等,均可引起皮肤瘙痒,并随情绪好坏加重或减轻。国外研究显示有瘙痒性皮肤病的患者社会心理障碍患病率高。国内研究显示,病程越长对患者的心理影响越明显,女性焦虑心理患病率明显高于男性。这可能与女性敏感、多疑、依赖、年老无助等性情有关,这也提示临床上对老年女性皮肤瘙痒症患者更要注重心理干预。

护士要多与患者沟通,建立良好的护患关系,及时了解患者的思想动态、情绪变化,同时给予开导劝解。也可让患者多参加娱乐活动,如下棋、听音乐、聊天、看电视等,以减少对瘙痒的关注,不看刺激性强的影视节目,并养成早起、早睡的良好生活习惯。同时应积极采用心理分析、生物反馈疗法、催眠疗法、音乐疗法等心理治疗方法,帮助患者消除顾虑,减轻精神压力,保持良好心态,从而减轻患者瘙痒的程度。

六、延续护理

(一)成立延续护理管理小组

成员包括患者的主治医师、责任护士、药剂师等,保证小组成员对延续护理的积极性,并进行规范化培训。

(二)确定延续护理的方式

1.系统出院指导

出院前 1 周对老年瘙痒症康复出院患者发放出院患者指导卡,卡上注明老年瘙痒症的健康教育内容,护士应针对老年人的特点,采用多样的方法如图文宣教、图文相册等形式,组织患者举办讲座,并请取得良好效果的患者现身说法。在生活方面,教育老年人合理休息,劳逸结合,保证睡眠,避免过度焦虑和运动。

2.家庭随访

科室建立出院患者延续护理登记本,内容包括姓名、性别、年龄、入院诊断、出院诊断、入院日期、出院日期、家庭地址、电话号码、E-mail 地址、最希望联系方式、联系时间段、皮肤瘙痒重点问题、患者对医疗护理工作满意度以及患者出院后情况反馈栏等。情况反馈栏包括出院患者精神、睡眠、皮肤瘙痒恢复情况、饮食、大小便、活动情况、是否按时用药、对随访质量的满意度及患者意见、相关医学知识普及、特殊要求(包括邮寄账单、购药、联系兄弟科室住院等)。根据患者的临床资料确定延续护理方案,由小组成员在出院后 3 个月之内时采用电话回访、微信、QQ、上门访视等多种访视实施,通过各种形式全面了解并指导老年患者皮肤瘙痒改善情况、用药情况和治疗依从性,适时调整护理计划。

3.举办培训班

提高老年瘙痒症患者的自护能力。培训前根据患者各自的需求进行登记,在了解患者需求的基础上,举办各种皮肤病、各种相关专科疾病如糖尿病等专题讲座。

4.建立患者俱乐部

患者俱乐部是由皮肤科专科医务人员组织的患者互助小组,由医护人员、患者、家属、社会志愿者共同参与,在相关医护人员的组织下,组织患者定期活动,对老年瘙痒症疾病的诊治、康复、自我护理组织小组讨论,或开展知识竞赛,同时进行经验交流,使患者可以相互支持,共同分享成功或分担苦恼,体会到社会的关心和支持,对疾病的恢复具有积极的作用。

(三)延续护理的主要内容

1.药物指导

告知患者及家属不同止痒药物的名称、机制、使用方法、不良反应等,嘱咐家属认真观察患者病情,及时全面发现可能诱发瘙痒的躯体不适,及时反馈给小组成员,注意观察药物的不良反应。

2.饮食指导

避免睡前摄入大量辛辣、不易消化的食物,睡前不饮用咖啡、浓茶及刺激性饮料。

3.症状管理与识别

加强患者及家属对于老年瘙痒症的知识宣教,使其正确识别瘙痒症状并采用正确的措施进行缓解。做到"六忌"。

(1)忌摩擦:因患者不断搔抓摩擦而使皮损浸润、肥厚、苔藓样变,形成愈抓愈痒、愈痒愈抓的恶性循环。

(2)忌热水烫:热水烫皮肤促使病情恶化,特别是一些急性湿疹、皮炎,烫后皮肤毛细血管扩张,红肿、糜烂及渗出等更为严重。

(3)忌肥皂洗:应尽量避免使用肥皂等碱性洗涤剂,以免加剧瘙痒。

(4)忌搽化妆品:各种化妆品中都含有香精、色素、防腐剂等成分,这些成分中又有重金属铅、汞、铁以及甲醛,会刺激皮肤,增加刺痒感。

(5)忌饮食不适宜:食用海鲜、鱼、虾、羊肉、春笋、浓茶、咖啡、酒类及辛辣刺激性食物等可使病情反复或加重,常吃新鲜绿色蔬菜、水果、肉皮等富含维生素 C、维生素 E 以及人体必需氨基酸的食物,以促进血液循环,改善表皮细胞代谢功能,减轻皮肤刺激程度。

(6)忌乱搽药物:根据病因和皮肤损害性质进行有针对性的治疗,不宜自行乱搽药。

4.居家环境

告知家属或患者家中存在的可诱发老年人瘙痒的环境因素,适当提供改善措施,如保持老年人卧室的整洁、安静、舒适,被褥清洁干燥,经常通风换气。

5.心理指导

小组人员对待患者应热情,多与患者沟通,并认真倾听,采用疏导、心理支持、情绪转移等心理护理方法,最大程度消除其不良情绪;小组成员帮助患者家属、朋友了解患者心理状态,积极参与患者的心理疏导,充分发挥家庭-社会支持系统的作用,消除影响患者瘙痒发作的心理因素。

七、居家护理

(一)病情指导

(1)积极治疗原发病,身体不适及时就医。

(2)避免各种诱发因素局部皮肤病变、全身性疾病和心理因素。

(二)用药指导

用药方法、周期要严格遵循医师建议,不可随意增加或自行停止用药,按时到医院复查。

(三)饮食指导

1.注重增加膳食中的维生素

如维生素 A、B 族维生素及锰的含量,以减轻和避免皮肤瘙痒的发生。冬季多食富含维生素 A 的食物。富含维生素 A 的食物有动物肝脏、香蕉、胡萝卜、油菜、花菜等;富含维生素 B_6 的食物有麦麸、马铃薯、豌豆、牛肝、肾、香蕉等;富含维生素 B 的食物有黄豆、酵母、香菇等;富含锰的食物有大豆、红薯、菜花、大白菜、萝卜、番茄、橘子、杏、瘦肉等。多食养血润燥食物,如芝麻、花生等,因气血充足才能营养肌肤,减少皮肤瘙痒的发生。少食甜食,少吃辛辣刺激性食物,如烟、酒、辣椒、胡椒、大蒜、葱、芥末、生姜、咖啡等;避免食用鱼、虾、蟹等海产品,以免加重皮肤瘙痒。

2.应养成定时定量喝水的习惯

每天不少于 1 500 mL,及时为身体补充水分,保持皮肤滋润,粗纤维食物,保持大便通畅,以减轻瘙痒。

3.低蛋白饮食

尿毒症皮肤瘙痒患者应选择低盐、优质低蛋白饮食,蛋白质每天限制在 $20\sim40$ g,减少植物蛋白的摄入,限制米、面摄入量,禁食豆类及豆类制品、坚果类等植物蛋白含量高的食物,限制磷的摄入量,一般每天不超过 10 mg/kg;避免过多食用奶制品、动物内脏、花生、杏仁、巧克力和葡萄干、海产品、豆类等高磷食物;勿饮用酒类、浓茶、咖啡等,勿食用辛辣、油腻之品;避免过冷或过热食物的刺激。

(四)改变不良生活方式指导

老年人保持生活规律,心情愉快,避免发怒和急躁,保持充足的睡眠,避免过度疲劳;注意居室环境明亮、卫生、简洁、通风良好,温度、湿度适宜;控制血糖是减轻糖尿病患者皮肤瘙痒的关键,对糖尿病患者要进行有关糖尿病知识的教育,指导定期监测血糖的变化情况,根据血糖值调整降糖药物,加强饮食的调理,坚持运动及心理疏导,可改善机体的代谢,降低血糖,从而减轻皮肤瘙痒症状。

(五)适当的身体锻炼

可促进皮肤的新陈代谢,提高皮肤对营养的吸收,还可促进汗液的分泌,减轻皮肤干燥,缓解瘙痒症状。

(六)局部护理

防止皮肤过分干燥是护理老年性皮肤瘙痒症的重要环节。合理沐浴,除炎热的夏季外每周洗澡 $1\sim2$ 次即可,夜间瘙痒严重者可在睡前用温水淋浴。指导老年人在日常生活中勤洗手、勤剪指甲,保持皮肤完整性,预防皮肤抓破感染,尽量避免搔抓,瘙痒难忍时用指腹按摩代替抓痒。

(七)穿衣指导

老年人的内衣裤、毛巾、袜子等要宽松,不要选择毛纺或混纺的。这种质地的衣物对皮肤有刺激作用,又会使人体皮肤的水分减少,皮屑增多。另外,一些质量低劣的衣物中还含有过多的甲醛,引起皮肤瘙痒。最好选择本色的纯棉、麻、丝织物,布质要柔软,光滑,吸湿性强,以防摩擦皮肤,避免穿化纤、混纺织品内衣。鉴于皮肤温热时痒感往往加重,而皮肤凉快有助于消除瘙痒,增减衣着和被褥。居室温度适宜,必要时使用空调,冬天室内空气干燥可适当加湿。另外,指导用冰块或冰袋敷皮肤瘙痒处,夏天尽量减少太阳照射及处在高温环境,以减轻瘙痒强迫感和减少诱发因素;勤洗手、及时修剪指甲,勿搔抓、摩擦皮肤,避免皮肤抓破而引起感染。皮肤瘙痒时搔抓不仅会使皮肤破损,还会继发皮炎、湿疹,而且搔抓可使局部的感觉因反复刺激而更加兴奋、敏感,使瘙痒进一步加重,越痒越抓,形成恶性循环。

(八)心理护理

10%以上全身性皮肤瘙痒是由心理性因素引起的。心理或精神因素,如焦虑、抑郁、精神严重变态等,均可引起皮肤瘙痒,并随情绪好坏加重或减轻。鼓励患者积极参加老年人健身操或者看电视、听音乐、聊天等,转移对痒的注意力,防止精神因素加重瘙痒。教会患者一些转移瘙痒的技巧,如呼吸松弛法、皮肤拍打法等,以减少对皮肤的搔抓。找出可能的心理原因加以疏导,或针对瘙痒而引起的心理异常进行开解。家属多了解老年人的思想动态、情绪变化,同时给予开导劝解,让患者多参加娱乐活动,如下棋、听音乐、聊天、看电视等,以减少对瘙痒的关注,不看刺激性强的影视节目,并养成早起、早睡的良好生活习惯。同时应积极采用心理分析、生物反馈疗法、催眠疗法、音乐疗法等心理治疗方法,帮助患者消除顾虑,减轻精神压力。保持良好心态,从而减轻患者瘙痒的程度。

（郝保廷）

第十三章

康复科护理

第一节　周围神经损伤

一、概述

周围神经病是指周围运动、感觉和自主神经的结构和功能障碍。周围神经疾病的表现多种多样，其分类依赖于解剖结构、病理和临床特征。常见的周围神经病有很多，常见的有 Bell 麻痹、三叉神经痛、Guillain-Barre 综合征等。对周围神经病损进行康复护理时，首先要明确诊断，了解病因，然后在根据症状的不同有针对性地进行护理干预。康复是周围神经病恢复期中的重要措施，有助于预防肌肉挛缩和关节畸形。

(一)病因

1.特发性

如急性和慢性炎症性脱髓鞘性多发神经病，可能为自身免疫性。

2.营养性及代谢性

慢性酒精中毒、慢性胃肠道疾病、妊娠或手术后等引起营养缺乏；代谢障碍性疾病，如糖尿病、尿毒症、血卟啉病、肝病、黏液性水肿、肢端肥大症、淀粉样变性继发营养障碍和 B 族维生素缺乏，以及恶病质等。

3.药物及中毒

主要包括：①药物如氯霉素、顺铂、乙胺丁醇、甲硝唑等可诱发感觉性神经病，胺碘酮、氯喹、戒酒硫、吲哚美辛、呋喃类、异烟肼、苯妥英、青霉胺、长春新碱可诱发运动性神经病；②酒精中毒；③有机农药和有机氯杀虫剂；④化学品：如二硫化碳、三氯乙烯、丙烯酰胺等；⑤重金属（砷、铅、铊、汞、金和白金）；⑥白喉毒素等。

4.传染性及肉芽肿性

如艾滋病、麻风病、莱姆病、白喉和败血症等。

5.血管炎性

如结节性多动脉炎、系统性红斑狼疮、类风湿关节炎、硬皮病等。

6.肿瘤性及副蛋白血症性

如淋巴瘤、肺癌和多发性骨髓瘤等引起癌性远端轴索病、癌性感觉神经元病等，以及副肿瘤综合征、副蛋白血症（如 Poems 综合征）和淀粉样变性等。

7.遗传性

遗传性包括以下几方面。①特发性：如遗传性运动感觉神经病、遗传性感觉神经病、Friedreich 共济失调、家族性淀粉样变性等；②代谢性：如卟啉病、异染性脑白质营养不良、Krabbe 病、无 β 脂蛋白血症和遗传性共济失调性多发性神经病（Refsum 病）等。

（二）分类

Sedden 将周围神经病分为 3 类。

1.神经失用

神经失用为暂时的神经功能传导阻滞，通常多见于机械压迫、牵拉伤等，一般在 6 周内神经功能可以恢复。

2.轴索断裂

轴突在鞘内发生断裂，神经鞘膜保存完好，多见于严重的闭合性神经挤压伤，如肱骨干骨折所导致桡神经损伤。轴索断伤时，损伤部位远端神经的感觉、运动和自主神经功能全部丧失，并发生沃勒变性。由于神经膜保存完好，轴突再生时一般不会发生迷路，其神经功能恢复接近正常，但在神经被牵拉的部位，尤其臂丛，可能由于扭转力的关系，被扭转的神经出现结构瓦解，再生时出现轴索迷途，因而交叉支配会不可避免地发生。

3.神经断裂

神经断裂是指神经束或神经干的断裂，即除了轴索、髓鞘外，包括神经膜完全横断，必须经过神经缝合和/或神经移植，否则功能不能恢复。

二、临床表现

（一）活动能力障碍

周围神经疾病表现为弛缓性瘫痪、肌张力降低、肌肉萎缩、抽搐。日常生活、工作中某些功能性活动能力障碍，如臂丛神经损伤者，由于上肢运动障碍可不同程度地影响进食、个人卫生、家务活动以及写字等手精细动作，坐骨神经损伤者可出现异常步态或行走困难。

（二）感觉异常

1.主观感觉异常

主观感觉异常是在没有任何外界刺激的情况下出现的感觉异常：①局部麻木、冷热感、潮湿感、震动感，以麻木感多见。②自发疼痛：有刺痛、跳痛、刀割痛、牵拉痛、灼痛、胀痛、触痛、撕裂痛、酸痛、钝痛等，同时伴有一些情感症状。③幻痛，周围神经损伤伴有肢体缺损或截肢者有时出现幻肢痛。

2.客观感觉丧失

主要包括：①感觉丧失，深浅感觉、复合觉、实体觉丧失。②感觉减退。③感觉过敏，即感觉阈值降低，小刺激出现强反应，以痛觉过敏最多见，其次是温度觉过敏。④感觉过度，少见。⑤感觉倒错，如将热的误认为是冷的，也较少见。

（三）反射均减弱或消失

周围神经病损后，其所支配区域的深浅反射均减弱或消失。

（四）自主神经功能表现

（1）皮肤发红、皮温升高、潮湿、角化过度及脱皮等。

（2）有破坏性病损时皮肤发绀、冰凉、干燥无汗或少汗、菲薄，皮下组织轻度肿胀，指甲（趾甲）粗糙变脆，毛发脱落，甚至发生营养性溃疡。

三、主要功能障碍

（一）运动障碍

迟缓性瘫痪、肌张力低、肌肉萎缩。

（二）感觉障碍

局部麻木、灼痛、刺痛、感觉过敏、实体感缺失等，包括：①感觉缺失。②感觉异常。③疼痛。

（三）反射障碍

腱反射减弱或消失。

（四）自主神经功能障碍

局部皮肤光润、发红或发绀、无汗、少汗或多汗，指（趾）甲粗糙、脆裂等。

四、康复评定

（一）运动功能的评定

1.肌力评定

对耐力、速度、肌张力予以评价。

2.关节活动范围测定

注意对昏迷患者可进行瘫痪试验、坠落试验。

3.患肢周径的测量

观察畸形、肌肉萎缩、肿胀的程度及范围，必要时用尺测量或容积仪测量对比。

4.运动功能恢复等级评定

由英国医学研究会（EMRC）提出，将神经损伤后的运动功能恢复情况分为六级，简单易行，是评定运动功能恢复最常用的方法（见徒手肌力测定）。

（二）感觉功能评定

由于传入纤维受损，表现为痛觉、温度觉及本体感觉减退、过敏或异常。感觉功能的测定，除了常见的用棉花或大头针测定触觉、痛觉外，还可做温度觉试验，VonFrey 单丝压觉试验，Weber 两点辨别觉试验，手指皮肤皱褶试验，皮肤定位觉、皮肤图形辨别觉、实体觉、运动觉和位置觉实试，Tinel 征检查等。

（三）反射检查

患者常表现为反射改变，深反射、浅反射减弱或消失，早起偶有深反射亢进。反射检查时需患者充分合作，并进行双侧对比检查。常用反射有肱二头肌反射、肱三头肌反射、桡骨骨膜反射、膝反射、踝反射等。

（四）自主神经检查

自主神经功能障碍，血管扩张，汗腺分泌减少、增强或停止分泌，表现为皮肤潮红、皮温升高或降低、色泽苍白、指甲粗糙脆裂等。常用发汗试验，包括 Minor 淀粉-碘试验、茚三酮试验。

(五)日常生活能力评定

周围神经病损后,会不同程度地出现 ADL 能力困难。ADL 评定对了解患者的能力,制订康复计划,评价治疗效果,安排重返家庭或就业都十分重要。对 ADL 进行评价。

(六)电生理学评定

评定神经肌电图、直流—感应电检查,对周围神经病损做出客观、准确判断,指导康复并估计预后。常用方法如下。

1.直流感应电测定

应用间断直流电和感应电刺激神经、肌肉,根据阈值的变化和肌肉收缩状况来判断神经肌肉的功能状态。

2.强度-时间曲线

强度-时间曲线是一种神经肌肉兴奋性的电诊断方法。通过时值测定和曲线描记判断肌肉为完全失神经支配及正常神经支配,并可反映神经有无再生。它可对神经损伤程度、恢复程度、损伤的部位、病因进行判断,对康复治疗有指导意义。

3.肌电图检查

对周围神经病损有重要的评定价值,可判断失神经的范围与程度以及神经再生的情况。由于神经损伤后的变性、坏死需要经过一定时间,失神经表现伤后 3 周左右才出现,故最好在伤后 3 周进行肌电图检查。

4.神经传导速度的测定

对周围神经病损是最为有用的。可以确定传导速度、动作电位幅度和末梢潜伏时。既可用于感觉神经,也可用于运动神经的功能评定,以及确定受损部位。

5.体感诱发电位检查

体感诱发电位(SEP)是刺激从周围神经上行至脊髓、脑干和大脑皮质感觉区时在头皮记录电位,具有灵敏度高、对病变进行定量估计、对传导通路进行定位测定、重复性好等优点。对常规肌电图难以查出的病变,SEP 可容易做出诊断,如周围神经靠近中枢部位的损伤、在重度神经病变和吻合神经的初期测定神经的传导速度等。

五、康复治疗

(一)康复治疗目标

早期防治各种并发症(炎症、水肿等);晚期促进受损神经再生,以促进运动功能和感觉功能的恢复,防止肢体发生挛缩畸形,最终改善患者的日常生活和工作能力,提高生活质量。康复治疗应早期介入,介入越早,效果越好。治疗时根据病情的不同时期进行有针对性的处理,包括理疗、肌力训练、运动疗法、ADL 能力训练、作业治疗、感觉训练、手术治疗等。

(二)康复治疗原则

(1)闭合性神经损伤常为挫伤所致的神经震荡或轴突中断,多能自愈。应作短期观察,若 3 个月后经肌电图检查仍无再生迹象方可手术探查。

(2)开放性神经断裂,一般需手术治疗。手术时机及种类需外科医师决定。

(3)神经功能恢复慢,应及早康复治疗,以促进周围神经修复,减缓肌肉萎缩和关节僵硬。

（三）康复治疗

1.早期康复

早期一般为发病后5～10天。首先要针对致病因素去除病因,减少对神经的损害,预防关节挛缩的发生,为神经再生做好准备。

（1）受损肢体的主动、被动运动:由于肿胀、疼痛等因素,周围神经损伤后常出现关节挛缩和畸形,受损肢体各关节早期应做各方向的被动运动,每天至少2次,保证受损各关节的活动范围。若受损范围较轻,要进行主动运动。

（2）受损肢体肿痛的护理:水肿与病损后血液循环障碍,组织液渗出增多有关。可抬高患肢、弹力绷带包扎、做轻柔的向心方向按摩及被动运动或冷敷等。

（3）受损部位的保护:由于受损肢体的感觉缺失,易继发外伤,应注意对受损部位的保护,如戴手套、穿袜子等。若出现外伤,可选择适当的物理方法,如紫外线、超短波、微波等温热疗法。

（4）矫形器的应用:周围神经损伤早期使用夹板,可以防止挛缩畸形发生。例如上肢腕、手指可使用夹板固定。足部肌力不平衡所致足内翻、外翻、足下垂,可用下肢短矫形器,大腿肌群无力致膝关节支撑不稳、小腿外翻、屈曲-挛缩,可用下肢长矫形器矫正。

2.恢复期康复

急性期5～10天,炎症水肿消退后,进入恢复期。早期的治疗护理措施仍可选择使用,此期的重点是促进神经再生、保证肌肉的质量、增强肌力、促进感觉功能。

（1）神经肌肉点刺激疗法:周围神经受损后,肌肉瘫痪,可采用神经肌肉点刺激疗法保护肌肉质量。应注意治疗局部皮肤的观察和护理,防治感染或烫伤。

（2）肌力训练:受损肌肉肌力为0～1级时辅助患者进行被动运动,应注意循序渐进。受损肌肉肌力为2～3级时,进行助力运动、主动运动及器械性运动,但应注意运动量不宜过大,以免肌肉疲劳。随肌力逐渐增强,助力逐渐减小。受损肌肉肌力为3～4级时,可协助患者进行抗阻力练习,以争取肌力的最大恢复。同时进行速度、耐力、灵敏度、协调性与平衡性的专门练习。

（3）作业疗法:根据功能障碍的部位及程度、肌力及耐力情况进行相关的作业治疗,如进行木工、编织、打字、雕刻、缝纫、修理仪器等。注意逐渐增加作业难度和时间,在肌力未充分恢复之前,用不加阻力的方法,要防止由于感觉障碍引起机械摩擦性损伤。

（4）感觉功能训练:如果患者存在浅感觉障碍,可选择不同质地的旧毛巾、丝绸、石子,不同温度的物品分布刺激健侧及患侧皮肤,增加感觉输入。开始训练时让患者睁眼观察、体会,逐渐过渡到让患者闭眼体会、辨别。如存在深感觉障碍,在关节被动运动或肌力训练过程中,应强调局部的位置觉及运动觉训练,让患者在反复比较中逐渐体会。

（5）促进神经再生:可选用神经生长因子、维生素 B_1、维生素 B_6 等药物,以及超短波、微波、红外线等物理因子,有利于损伤神经的再生。

（6）手术治疗:对保守治疗无效而又有手术指征的周围神经损伤患者应及时进行手术治疗。如神经探查术、神经松解术、神经移植术、神经缝合术。

六、康复护理

（一）康复护理目标

1.早期目标

止痛、消肿、减少并发症、预防伤肢肌肉和关节的挛缩。

2.恢复期目标

促进神经再生,恢复肌力,增加关节活动度,促进感觉功能的恢复,对于不能完全恢复的肢体,使用支具,促进代偿,最大限度恢复其生活能力。

(二)康复护理

1.早期康复护理

保持功能位:应用矫形器,石膏托等,将受损肢体的关节保持在功能位。如垂腕时,将腕关节固定于背伸 20°～30°,垂足时,将踝关节固定于 90°。

2.指导 ADL 训练

在进行肌力训练时,结合日常生活活动训练,如上肢练习洗脸、梳头、穿衣等训练;下肢练习踏自行车、踢球动作等。训练应逐渐增加强度和时间,以增强身体的灵活性和耐力。

3.心理康复护理

周围神经病损患者,往往伴有急躁、焦虑、抑郁、躁狂等心理问题,担心病损后不能恢复、就诊的经济负担、病损产生的家庭和工作等方面的问题。可采用医学教育、心理咨询、集体治疗、其他患者示范等方式来消除或减轻患者的心理障碍,使其发挥主观能动性,积极地进行康复治疗。

4.康复健康教育

对周围神经损伤的患者应做如下的康复健康教育。

(1)使患者和家属了解疾病的概况、病因、主要临床表现,以及各种功能障碍的状态和预后情况等。

(2)向患者及家属介绍康复治疗措施:包括正确的肢体功能位置、如何保持关节活动度、主要的物理治疗以及感觉功能是如何促进和恢复的。

(3)感觉障碍的患者教育:对于感觉障碍的患者要关注夹板内皮肤的完整情况观察以及关节活动度的范围等。

(4)注意保护,防止伤害:教会患者在日常生活活动中,注意保护肢体,防治再损伤。如患手接触热水壶、热锅时,应带厚手套,避免烫伤;外出或日常生活活动时,应避免他人碰撞患肢,必要时佩戴支具使患肢保持功能位。

(5)尽快适应生活:指导患者学会日常生活活动自理,患者肢体功能障碍较重者,应指导患者如何进行生活方式的改变,指导患者如何单手穿衣、进食等。

(6)向患者及家属讲解健康饮食的重要性:要多吃含高蛋白、高热量、高维生素食物。同时注意原发性疾病如高血压、糖尿病的控制情况。

(7)改善心理状态:指导患者减轻或解除因损伤带来的焦虑、忧虑、躁狂等。

七、社区家庭康复指导

(1)继续康复训练:指导并鼓励患者在工作、生活活动中尽可能多用患肢,将康复训练贯穿于日常生活活动中,寻求更多的家庭及社会支持以促进患者的功能早日康复。

(2)日常生活指导:指导患者在日常生活中、工作中注意保护无感觉区。注意手脚的保护和坐的姿势。对皮肤有自主神经功能障碍者,可在温水内浸泡 20 分钟,然后涂上油膏,每天 1 次,可防止皮肤干燥和皲裂。如果已有伤口,要尽快去医院诊治。

(3)指导作业活动:鼓励患者积极地参与家务活动,作业活动,如缝纫、木工、工艺、娱乐等均可在家里进行。

(4)定期随访。

(丁艳芳)

第二节 帕金森病

一、概述

帕金森病(Parkinsondisease,PD)又称震颤麻痹,是一种老年人常见的运动障碍疾病,以黑质多巴胺(dopamine,DA)能神经元变性缺失和路易小体形成为病理特征,临床表现为静止性震颤、运动迟缓、肌强直和姿势步态异常等。65 岁以上的老年人群患病率为 1 000/10 万,随年龄增高,男性多于女性。目前我国的帕金森病患者人数已超过 200 万。在鉴别诊断时需明确区分帕金森病、帕金森综合征、帕金森叠加综合征等疾病,在康复护理中它们具有相同的护理问题和干预措施。

(一)病因
病因和发病机制至今未明,研究主要集中在以下三个方面。

1.环境因素

流行病学研究发现 PD 的发病与乡村生活、农作方式、除草剂、农药及杀虫剂等的接触有关,长期饮用露天井水或食用坚果者发病数增多,吸烟者发病率降低或发病时间延迟,吸毒者易出现帕金森样临床症状。

2.遗传因素

有 10%~15% 的 PD 患者有阳性家族史,多呈常染色体显性遗传。PD 的发病与多种基因突变有关,并不断有新的基因突变被发现。另一方面,PD 的发病与遗传易感性有关,这可能与黑质中线粒体复合物 I 基因缺失有关。

3.其他因素

其他因素的研究包括体内氧自由基和羟基自由基的产生增多导致脂质过氧化,兴奋性氨基酸的产生增多和细胞内的钙超载,这些改变在黑质-纹状体中 DA 神经元的变性死亡中具有重要作用。

(二)分类
运动障碍疾病又称锥体外系疾病,主要表现为随意运动调节功能障碍,肌力、感觉及小脑功能不受影响。运动障碍疾病源于基底核功能紊乱,通常分为两大类。①肌张力增高-运动减少。②肌张力降低-运动过多。

前者以运动贫乏为特征,后者主要表现为异常不自主运动。本章以帕金森病为例,探讨该类疾病康复护理问题。

二、临床表现

(一)PD 的主要临床特点
PD 的主要临床特点包括震颤、强直、运动迟缓和姿势障碍等。

1.震颤

震颤是由于协调肌和拮抗肌有节律地交替性收缩所致,多数病例以震颤为首发症状,仅

15％的病例整个病程中不出现震颤。震颤常开始于一侧上肢或下肢,可累及头、下颌、舌和躯体的双侧。休息时明显,运动时减轻或消失,故称静止性震颤。震颤的频率多为 4～6 Hz,情绪激动或精神紧张时加重,睡眠时消失。手的震颤常表现为搓丸样运动。当静止性震颤加剧或与原发性震颤并存时,可出现姿势性震颤。

2.强直

强直常开始于一侧肢体,通常上肢先于下肢,可累及四肢、躯干、颈部和面部,协调肌和拮抗肌的张力均增高,出现头向前倾、躯干和下肢屈曲的特殊姿势,与震颤合并者常出现齿轮样强直或铅管样强直。强直严重者可出现肢体疼痛。

3.运动困难

由于肌肉强直,患者常感肢体僵硬无力,动作缓慢,穿衣、翻身、进食、洗漱等日常活动难以完成,严重病例可出现运动困难。面肌运动减少,形成面具脸;上肢和手部肌肉强直,出现书写困难或写字过小;由于协调运动障碍,行走时上肢的前后摆动减少或消失,步伐变小、变快并向前冲,形成特殊的慌张步态;口、舌、腭、咽部的肌肉运动障碍,常出现流涎或吞咽困难等。

4.其他表现

包括眼睑或眼球运动缓慢,可出现动眼危象、睡眠障碍(失眠和早醒)、情绪障碍(抑郁或焦虑)、静坐不能、疼痛、发凉、麻木等异常感觉,部分病例有皮脂腺分泌增加、口干、下肢水肿、尿频、尿急和认知功能障碍等。

(二)运动迟缓和姿势障碍

尽管有许多例外的情况,但是通常,老年的 PD 患者以步态障碍和运动不能为主,年轻的病例则以震颤为主要表现,儿童和青春期发病者多表现为肌张力异常和帕金森综合征。

三、主要功能障碍

(1)缓慢进行性病程障碍:①静止性震颤。②肌强直。③运动障碍、运动迟缓。④协调运动障碍。⑤姿势步态障碍。

(2)严重时丧失生活自理能力。

(3)心理障碍。

四、康复评定

(一)PD 主要功能障碍程度评定表

十方面内容:①运动过缓。②震颤。③僵直。④姿势。⑤步态。⑥从椅子上起立。⑦用手写字。⑧言语。⑨面部表情。⑩日常生活活动能力(ADL)。

PD 主要功能障碍程度评定表采用 5 级 4 分制评分,分值代表严重程度:①0～2 分——正常。②3～10 分——轻度功能障碍。③11～20 分——中度功能障碍。④21～30 分——重度功能障碍。⑤31～40 分——极重度功能障碍。

(二)辅助检查

(1)检测到脑脊液和尿中 HVA 含量。

(2)基因检测 DNA 印迹技术、PCR、DNA 序列分析。

(3)功能显像检测采用 PET 或 SPECT 与特定的放射性核素检测。

五、康复治疗

（一）药物治疗

药物治疗是主要的治疗手段,需要长期维持。药物治疗遵循的原则是:从小剂量开始,缓慢递增,尽量以较小剂量取得较满意疗效。治疗方案个体化,根据患者年龄、病情等选药:①抗胆碱药;②金刚烷胺;③左旋多巴。

（二）外科治疗

目前常用的手术方法有苍白球、丘脑毁损术和深部脑刺激术(DBS)。

（三）康复运动治疗

1.有效的运动功能训练

(1)松弛和呼吸训练:"变得僵硬"是帕金森病患者心理紧张的主要原因,松弛和腹式呼吸训练有助于减轻症状。可先宽衣,寻找安静地方,放暗灯光,身体姿势尽可能地舒服,闭上眼睛,随后开始深而缓慢的呼吸,并将注意力集中在呼吸上。上腹部在吸气时鼓起,呼气时放松,应经鼻吸气,用口呼气,训练5~15分钟。

(2)平衡功能训练:坐位和站立位较慢地重心转移训练,提高患者机体的稳定性。患者身体站直,两足分开25~30 cm,向左、右、后移动重心取物,或坐位向前、左、右捡物,以训练平衡功能。

(3)步态训练:训练时患者身体站直,两眼向前看,起步时足尖要尽量抬高;先脚跟着地,再脚尖着地,跨步要慢而大,在行走时两上肢做前后摆动。同时进行上下楼梯训练。患者起步和过门槛时容易出现肢体的"僵冻状态",要先将足跟着地,待全身直立,获得平衡后再开始步行;原地踏步几次可帮助冻结足融解。

(4)关节及肢体功能训练:加强患者的肌肉伸展活动范围,牵引缩短或僵直的肌肉,增加关节功能稳定性。一天3~5次,每次15~30分钟,尽量保持关节的运动幅度。

(5)手部精细动作训练:主要指导患者进行手的技巧性和四肢的精细性协调训练。将两手心放在桌面上,作手指分开和合并动作10~20次;同时左、右手做指屈、伸动作及握掌和屈伸动作。

2.日常生活功能训练

日常生活能力训练能促进随意、协调、分离的正常运动模式的建立,为整体功能恢复训练创造有利条件。主要训练手的功能和日常生活能力,如通过指导如何自行进食,穿脱衣服,处理个人卫生,自解大小便,完成入浴等,以加强上肢活动及上下肢配合训练,不断提高生活自理能力,提高生活质量。

3.语言训练

50%的帕金森病患者有语言障碍,说话声音单调、低沉,有时口吃。训练包括音量、音调、发音和语速等内容。训练时心情应放松,闭目站立,发音应尽量拉长,并反复训练。平时积极参与人与人之间的语言交流。

六、康复护理

（一）康复护理

结合帕金森病的特点,对患者进行语言、进食、走路动作以及各种日常生活功能的训练和指导十分重要。

1.饮食护理

根据患者的年龄和活动量予以足够的热量并评估患者的营养状况,口味需要,提供营养丰富的食物,原则上以高维生素、低脂、适量优质蛋白、易消化饮食为宜。多吃谷类和蔬菜瓜果,以促进肠蠕动,防止便秘。

(1)钙是骨骼构成的重要元素,因此对于容易发生骨质疏松和骨折的老年帕金森病患者来讲,每天晚上睡前喝一杯牛奶或酸奶是补充身体钙质的极好方法。

(2)蚕豆(尤其是蚕豆荚)中含天然的左旋多巴,在帕金森病患者的饮食中加入蚕豆,能使患者体内左旋多巴和卡比多巴复合(如卡比多巴)的释放时间延长。

(3)限制蛋白质的摄入,每天摄入大约 50 g 的肉类,选择精瘦的畜肉、禽肉或鱼肉。一只鸡蛋所含的蛋白质相当于 25 g 精瘦肉类。为了使半天的药效更佳,也可尝试一天中只在晚餐安排蛋白质丰富食物。

(4)不吃肥肉、荤油和动物内脏,有助于防止由于饱和脂肪和胆固醇摄入过多给身体带来的不良影响。饮食中过高的脂肪也会延迟左旋多巴药物的吸收,影响药效。

(5)对偶有呛咳者可在护士指导下正常进食。频繁发生呛咳者指导患者进食时取坐位或半坐卧位,头稍向前倾;对于卧床患者,进食时应抬高床头≥45°,以利于下咽,减少误吸。指导患者家属正确协助患者进食:当患者发生呛咳时应暂停进食,待呼吸完全平稳再喂食物;对频繁呛咳严重者应暂停进食,必要时予以鼻饲。

2.用药护理

对老年人给予明确用药指导是预防药物不良反应最有效的方法之一。遵医嘱及时调整药物剂量和用药时间,空腹用药效果比较好。如多巴丝肼应在餐前 30 分钟或餐后 45 分钟服用。告知患者的服药配伍禁忌:如单用左旋多巴时禁止与维生素 B_6 同时服用。苯海索使老年患者易产生幻听、幻视等精神症状,以及便秘、尿潴留等,应及时发现药物不良反应。抗抑郁剂,尤其是5-羟色胺(5-HT)再摄取抑制剂,由于起效作用慢应督促患者坚持按时、按量服用。

3.ADL 训练康复护理

室内光线要充足,地面要平坦。病房内尽可能减少障碍物,病床加用防护栏,以防坠床。嘱患者穿防滑拖鞋,卫生间要有扶手,以防跌倒。指导患者衣物尽可能选用按扣、拉链、自粘胶式以代替纽扣,以便于穿脱。裤子与鞋要合身,不能过于肥大,以免自己踩踏导致摔伤。起床或躺下时应扶床沿,动作缓慢进行,避免直立性低血压的发生。患者在外出活动或做检查时应有专人陪护。

4.语言功能训练

因肌肉协调能力异常,导致语言交流能力障碍。护士要多从营造良好语言氛围入手,让患者多说话、多交流、多阅读,沟通时给患者足够时间表达,训练中注意患者的发音力度、音量、语速频率,鼓励患者坚持连续不间断的训练,减缓病情发展。

5.大小便护理

因老年人特点及治疗用药可能产生的不良反应,多数患者伴有不同程度的便秘。对便秘患者,应多摄取粗纤维食物、蔬菜、水果等,可多饮蜂蜜、麻油,以软化食物残渣。可配以效果好,不良反应小的内服及外用药物,如冲饮适量番泻叶,口服芪蓉润肠口服液及排便前外用开塞露等,促进排便。小便困难者可按摩膀胱、听流水声刺激排尿,必要时可导尿,总之以效果最好、不良反应最小的能持久使用的方法,减少患者痛苦,维护正常排二便功能。

（二）运动功能训练康复护理

帕金森病患者在用药物治疗的同时配合正规、系统且有针对性的康复训练是一种既安全可靠又有明显疗效的方法。运动功能训练根据患者的震颤、肌强直、肢体运动减少、体位不稳的程度，尽量鼓励患者自行进食穿衣、锻炼和提高平衡协调能力的技巧，做力所能及的事情，减少依赖性，增强主动运动。随着病情发展，针对每个患者情况注意以下几个方面训练。

1. 步态练习

肌肉持续的紧张度致患者肢体乏力，行走不自如，重心丧失，步态障碍。加强患者行走步伐的协调训练。

（1）原地反复起立。

（2）原地站立高抬腿踏步，下蹲练习。

（3）双眼平视合拍节地行走。患者如有碎步时，可穿摩擦力大的胶底鞋防滑倒。有前冲步时，避免穿坡跟鞋，尽量持手杖协助控制前冲，维持平衡等。

2. 面部训练

鼓腮、噘嘴、龇牙、伸舌、吹气等训练，以改善面部表情和吞咽困难现象，协调发音，保持呼吸平稳顺畅。

3. 基本动作及运动功能训练

（1）上、下肢的前屈、后伸、内旋、外展，起立下蹲。

（2）肩部内收、外展及扩胸运动，腰部的前屈，后仰，左、右侧弯及轻度旋转等。

（3）在有保护的前提下适当运动，进行一些简单的器械运动项目，有助于维持全身运动的协调。

4. 功能锻炼注意事项

功能锻炼越早越好，要按照康复治疗方案执行；运动时间及运动量应因人而异，渐渐地增加运动强度；不宜采取剧烈活动，做到劳逸结合，从一项训练过渡到另一项训练应缓慢进行，避免"跳跃式"运动；运动时动作要轻柔、缓慢，注意安全，避免碰伤、摔伤等事故发生。后期患者没有自主运动能力时，可依靠家属帮助进行被动运动，以尽早恢复一定的自主运动。康复锻炼应循序渐进，及时表扬、鼓励；康复效果不要急于求成，以免产生失望、抑郁心理。

（三）预防并发症

帕金森病是一种慢性进展性变性疾病，疾病晚期由于严重肌强直、全身僵硬终致卧床不起。本病本身并不危及生命，肺炎、骨折等各种并发症是常见死因。因此，做好基础护理工作，积极预防并发症不容忽视。①本病老年患者居多，免疫功能低下，对环境适应能力差。护理工作者应注意保持病室的整洁、通风，注意病室空调温度调节适度。天气变化时，嘱患者增减衣服，以免受凉、感冒，加重病情。②对于晚期的卧床患者，要按时翻身，做好皮肤护理，防止尿便浸渍和压疮的发生。③被动活动肢体，加强肌肉、关节按摩，对防止和延缓骨关节的并发症有意义。④皮肤护理，翻身时，应注意有无皮肤压伤，并防止皮肤擦伤。⑤坠积性肺炎、泌尿系统感染是最常见的并发症，因此要给患者定时翻身、叩背，鼓励咳痰，预防肺部感染；鼓励患者多饮水，以稀释尿液，预防尿路感染。

（四）心理康复护理

患者虽然有运动功能障碍，但意识清楚，更需要他人的尊重、友爱，害怕受到歧视。抑郁在帕金森病患者中常见，约有近1/2的患者受此困扰，部分患者以抑郁为首发症。患者对疾病会产生较大的心理压力,为自己躯体的康复、功能的恢复、病后给家庭造成的负担和社会生活能力等问题而担忧。在康复锻炼的同时,更应强化心理护理,解决患者的心理问题,只有身心结合的护理才能体现整体护理。早期心理护理配合康复训练,能提高患者的日常生活能力,减少患者对家庭和社会的依赖,减轻患者的心理负担,因而能使患者有足够的信心和勇气面对疾病带来的急性应激。

(1)对收入院的患者从入院时起即给予心理护理,向患者介绍医院环境,科室主要负责人、主管医师和护士,通过与患者交谈,收集患者的资料,了解患者的需要,对患者的心理状况做出评估,并使患者从陌生的环境中解脱出来,以良好的心境接受治疗。

(2)根据患者的心理状况,向患者及家属介绍发病的原因、治疗过程、治疗前景、服药注意事项。

(3)建立良好的护患关系,良好的护患关系是实施心理护理的基础,并能充分调动患者自身的积极性,提高自我认知能力,参与到自我护理中来,消除对疾病的过度注意和恐惧感。

耐心倾听患者的叙述,诚恳、礼貌对待患者。此时要充分理解患者的心理感受,允许患者情感的发泄和表现,给予适度的劝说和安慰。

(4)为患者营造一个温馨的治疗和心理环境,主动与患者交谈,谈话中注意非语言沟通的技巧,如抚摸、握手、点头,使患者感到亲切安全,心情放松。

(5)组织患者参加集体活动,安排病情稳定、康复成功的患者,介绍成功经验,增强进一步治疗的信心;选择适合患者的读物,以改善在治疗之余的心理状态。

(6)生活自理能力训练,肌强直好转、肌张力正常时逐步训练穿衣、如厕、进食等自理能力,鼓励患者完成力所能及的事情。满足患者自尊的心理需要,提高自信心。

(五)康复健康教育

(1)让患者对自己的病情有正确的认识,减缓病情进展,让患者充分认识到康复的作用。向患者和家属介绍主要的治疗措施及方法并取得配合。指导患者注意锻炼的强度从小到大,循序渐进,持之以恒,并根据患者的体力进行调整。

(2)用药指导以及饮食指导 指导患者按时按量正确服药,不可随意增量、减量、停药,戒烟、忌酒,满足患者糖、蛋白质需要,少食动物脂肪,适量海鲜类食物,多食蔬菜、水果,多饮水保持大便通畅。

(3)避免精神紧张和过度劳累,树立正确的生活态度,以积极乐观的情绪对待生活。当患者出现对事物不感兴趣、自我评价过低、绝望感时,给予积极的关注和关爱,一起与患者分析出现的不适,指导患者重视自己的优点和成就,对所取得的点滴成绩给予肯定和鼓励,向亲人、医护人员倾诉内心想法。应协同家属一起做好患者的工作,讲解病情的发展、预后并使患者保持稳定的情绪,对疾病康复具有重要意义。

(4)睡眠指导:由于帕金森病患者常有自主神经功能性紊乱,并伴有不同程度的睡眠障碍。所以护士要协助患者及家属创造良好的睡眠环境及条件。首先建立比较规律的活动和休息时间表,避免睡前兴奋性运动,吸烟,进食油腻食物以及含有酒精、咖啡因的饮品和药物。建议采用促进睡眠的措施,如睡前排尽大小便,睡前洗热水澡或泡脚,睡前喝适量热牛奶等。

七、社区家庭康复指导

(一)出院指导

增强患者的自我价值观,鼓励患者参加适宜的文娱活动,多接触社会。根据每位患者的家庭情况进行设计,让患者参加力所能及的家务活动。为防止意外,这些活动需在监护下进行。同时嘱患者坚持并合理用药,生活有规律。如有不适及病情变化及时就医。

(二)社会家庭的支持

随着功能丧失加重,将逐渐影响患者的自理能力,常需要配偶或家庭成员的帮助与支持。充分发挥亲友和家属的支持作用,指导家属为患者创造良好的康复环境;注意尊重患者的人格,通过学习了解正确的康复方法,鼓励和督促患者参与各项活动,调动患者的积极性,坚持长期的康复训练,提高康复效果。

(三)坚持进行有效的运动功能训练

指导患者养成良好的生活习惯并坚持进行有效的运动功能训练 每天规律地进行适度的体力活动,患者可采取自己喜爱的运动方式如散步、慢跑、打太极拳、导引养生功、舞剑等。康复训练是一项长期的工作,通过康复训练,还可改善患者的情绪状态,减少焦虑抑郁的发生,增加肢体锻炼的顺应性、锻炼包括:①四肢锻炼;②躯干锻炼;③重心锻炼;④行走锻炼;⑤呼吸和放松训练。要求家属尽量陪同康复运动。

(四)定期复诊

帕金森病属慢性终身性疾病,为了控制疾病的发展,延缓功能的丧失,除了回家后需继续康复锻炼外,并要按医嘱定期复诊,及时进行康复效果的评定,适时调整康复方案,发现症状加重时,应及时去医院做好进一步的检查和治疗。

(丁艳芳)

第三节　排尿功能障碍

排尿功能障碍是康复护理学中常见的问题,这里主要介绍神经源性膀胱功能失调的康复护理。神经源性膀胱是指控制膀胱的中枢或周围神经双侧损伤而导致的排尿功能障碍,有潴留型障碍和失禁型障碍。

一、功能评定

通过询问、观察患者的排尿情况,结合一些检查来评定排尿功能。主要有以下内容。

(一)排尿次数和量
次数和量有无异常,能否自主支配,有无排尿困难、疼痛等。

(二)辅助排尿情况
有无间歇导尿、留置导尿等辅助措施。

(三)排尿习惯
如患者排尿体位姿势,入厕能否自理等。

(四)残余尿量的测定
残余尿量的测定是对膀胱功能的判断。一般在采取膀胱功能训练方法诱导自行排尿后,立即进行导尿,并记录尿量。残余尿量大于 150 mL 的说明膀胱功能差;残余尿量小于 80 mL 的视为膀胱功能满意;残余尿量在 80～150 mL 的为膀胱功能中等。

(五)其他检查

常规尿液分析、尿培养。必要时做膀胱内压力容积测定、膀胱造影、测定尿流率、尿道压力分布、括约肌肌电图、尿流动力学、B超或X线联合检查等。

二、康复治疗与护理

排尿障碍的康复目标主要为控制或消除感染,保持或改善上尿路功能,使膀胱贮尿期保持低压并适当排空,尽量不使用导尿管和造瘘,同时能更好地适应社会生活和职业需要。

(一)潴留型障碍

此类排尿障碍主要表现为膀胱内潴留尿液而不能自主排出。康复护理目标是促进膀胱排空功能。

1.增加膀胱内压与促进膀胱收缩

(1)增加膀胱内压训练。①手法增压(Crede法):患者取坐位,先用指腹对膀胱进行深部按摩,再手握拳置于脐下3 cm处用力向骶尾部方向滚动加压,同时患者身体前倾,直至尿流出为止。加压时须缓慢轻柔,避免使用暴力和在耻骨上直接加压,以免损伤膀胱和尿液返流到肾。②屏气增压(Valsalva法):患者取坐位,身体前倾腹部放松,快速呼吸3~4次后深吸气,再屏住呼吸10~12秒,用力向下做排尿动作,将腹压传到膀胱、直肠和骨盆底部,同时使大腿屈曲贴近腹部,防止腹部膨出,增加腹部压力,促使尿液排出。增加膀胱内压训练只可用于逼尿肌活动功能下降伴有括约肌活动功能降低或括约肌机制功能不全者,括约肌反射亢进和逼尿肌——括约肌协调失调时禁忌做膀胱按压。

(2)排尿反射训练。①发现或诱发"触发点"叩击下腹部的膀胱区,找到一个敏感的刺激点。训练到可以构成原始放射,周期性排尿。一般在导尿前20分钟叩击10~20分钟。叩击频率50~100次/分,叩击次数100~500次。叩击时宜轻而快,避免重叩,以免引起膀胱尿道功能失调。②其他方法:摩擦大腿内侧,牵拉阴毛,挤压阴茎龟头(或阴唇),以手指扩张肛门等,听流水声、热饮、洗温水浴等均有辅助性效果。

(3)使用药物:逼尿肌松弛者用胆碱能制剂,膀胱痉挛者用抗胆碱能药物,括约肌松弛者还可考虑采用α肾上腺素能药物和β受体激动剂。

(4)电刺激:直接作用于膀胱及骶神经运动支。用于逼尿肌活动减弱者。

2.减低膀胱出口处阻力

通过手术解除尿道梗阻、降低尿道内括约肌张力、切开尿道外括约肌等以减低膀胱出口处阻力。

3.间歇性清洁导尿

间歇性清洁导尿是指可由非医务人员(患者、亲属或陪护者)进行的不留置导尿管的导尿方法。这种方法能使膀胱有周期性的扩张与排空,促使膀胱功能的恢复。还可以降低感染率,减少患者对医务人员的依赖性,提高患者的生活独立性。

(1)适应证:不能自主排尿或自主排尿不充分(残余尿超过100 mL)的脊髓损伤或其他神经瘫痪,神志清楚并主动配合患者。

(2)禁忌证:尿道严重损伤或感染,以及尿道内压疮;患者神志不清或不配合;接受大量输液;全身感染或免疫力极度低下;有显著出血倾向;前列腺显著肥大或肿瘤。

(3)用物:10号导尿管(浸泡在0.1%苯扎溴铵溶液中)、香皂或沐浴露、液状石蜡或开塞露、生理盐水、便盆。

（4）具体方法：①便盆置于会阴下，用香皂或沐浴露清洗会阴部。操作者清洗双手。②用生理盐水溶液冲洗导尿管。③用液状石蜡或开塞露润滑导尿管前端，手持导尿管轻缓插入尿道，直到尿液流出。男性患者插管时注意尿道口朝腹部方向以避免尿道峡部的损伤。④导出尿液350～400 mL后将导尿管拔出，用清水清洗后放入无黏膜刺激的医用消毒液或生理盐水溶液内保存。

（5）注意事项。①准确记录每次导尿的时间和尿量。②每次导尿前，应先让患者试行排尿。一旦开始自主排尿，则需测定残余尿量。两次导尿之间如能自动排尿100 mL以上，残余尿量300 mL以下时，则每6小时导尿一次，3～4次/日；如两次导尿之间能自动排尿200 mL以上，残余尿量200 mL以下时，则每8小时导尿一次，1～2次/日；如残余尿量少于80 mL或为膀胱容量20%以下时，则应停止清洁导尿。③患者建立定时、定量饮水和定时排尿的制度，以便合理选择导尿时机。每天摄入液体量应严格限制在2 000 mL以内，保持尿量800～1 000 mL/d。每次饮水量以400～450 mL为宜，饮水和排尿的时间间隔一般在1～2小时。④也可以使用一次性导尿管。反复使用的导尿管虽不强调严格消毒，但仍要充分地清洗和合理保存。⑤插入动作轻柔，不可有暴力，以避免尿道损伤。

4.留置导尿管

对于无法进行间歇性清洁导尿的患者，需行留置导尿管。要注意保持导尿管的正确方向，加强对留置导尿管的护理以防感染。

5.尿流改道

手术耻骨上造瘘或回肠代膀胱。

6.心理护理

向患者进行耐心细致的心理工作，对于患者的问题给予鼓励性的回答，帮助患者建立信心，积极参加康复训练。

（二）失禁型障碍

此类排尿障碍主要表现为排尿失去控制，尿液不自主地流出。康复护理目标是促进膀胱贮尿功能。

1.抑制膀胱收缩、减少压力刺激感觉传入与增加膀胱容量

（1）使用药物：应用抗胆碱能制剂减少膀胱收缩力。

（2）手术：通过手术阻断神经传导或选择性骶神经根切断。

（3）尿意习惯训练：每天规定患者排尿时间，以建立规律性排尿的习惯。一般白天每3小时排尿一次，夜间二次，也可视具体情况恰当调整。对于功能障碍或年老体弱无法如厕者，应尽量提供便器，定向力差者应给予帮助。

2.增加膀胱出口阻力

（1）使用药物：使用仅肾上腺素能药物和β受体激动剂增加尿道压力。

（2）手术治疗：植入人工括约肌。

（3）膀胱括约肌控制力训练：常用盆底肌练习法。指导患者收缩耻骨、尾骨周围的肌肉（会阴及肛门括约肌），但不收缩下肢、腹部及臀部肌肉。每次持续10秒，重复10次，每天5～10次，这种训练方法可减少漏尿的发生。

3.设法接尿

可以使用外部集尿器装置。男性可用长颈尿壶接尿或用一个阴茎套套在阴茎上,另一端剪开个小口,用胶管连接,通过胶管将尿液排出。注意每天清洗阴茎及更换阴茎套,以防引起局部感染;女性可用固定于阴唇周围的乳胶制品或尿垫,也可以用女式尿壶紧贴外阴接取尿液。

4.留置导尿管

采用定时开放导尿管,让膀胱适当地充盈和排空的方法,促进膀胱肌张力的恢复。日间视饮水量的多少,每4～6小时开放导尿管一次,入睡后持续开放。待病情有一定恢复后,可嘱患者在开放导尿管时做排尿动作,每天训练几次,直至拔管后患者可自行排尿。注意加强对留置导尿管的护理以防感染。

5.皮肤护理

协助患者保持皮肤清洁干燥,及时用温水清洗会阴部,衣物应该勤洗勤换,避免尿液刺激皮肤,除去不良异味,预防感染和压疮的发生。

6.心理护理

失禁型障碍患者因为尿液刺激和尿液异味等问题,常常感到自卑和忧郁,心理压力大。因此护理人员应尊重、理解、关心患者,随时提供必要的帮助。

（丁艳芳）

第十四章

手术室护理

第一节 安排手术与人员

手术室护士长应合理安排择期手术与急诊手术,并保证手术室护士的配置满足手术需要。同时手术室护士每天应对次日行手术的患者进行术前访视。

一、手术预约

(一)择期手术预约

1.手术预约

所有择期手术由手术科室医师提前向手术室预约,一般在手术前一天上午,按规定时间通过电脑预约程序完成。择期手术预约的具体内容包括手术患者姓名、病区、床号、住院号、性别、年龄、术前诊断、拟定手术名称、手术切口类型、手术者包括主刀、第一助手、第二助手、第三助手、第四助手、参观人员、麻醉方式、手术特殊体位和用品等。

2.手术房间安排

手术室护士长根据不同类型的手术,安排不同级别的手术间。安排原则为无菌手术与污染手术分室进行;若无条件时,应先进行无菌手术,后进行污染手术。安排手术时应注意以下事项。①护士长应在手术日前一天的规定时间内完成次日择期手术安排,并电脑确认提交后向全院公布信息,相关手术科室医师可由医院内网查询。②临时增加或更改择期手术顺序,手术科室医师需与手术室护士长和麻醉医师协商后,决定手术时间,并及时更换手术通知单。③手术因故取消,手术科室医师应填写停刀通知单,及时与手术室护士长和麻醉医师沟通。

(二)急诊手术安排

急诊手术由急诊值班医师将急诊手术通知单填写完整(内容同择期手术),送至手术室,由手术室护士长或手术室值班护士根据急诊手术患者病情的轻重缓急、手术的切口分类,与麻醉科进行沟通后予以及时安排。如遇紧急抢救,急诊值班医师可先电话通知手术室,同时填写急诊手术通知单;手术室负责人员接电话后,应优先予以安排并与麻醉科沟通,5分钟内答复急诊手术患者入室时间,做好一切准备工作,以争取抢救时间。

二、手术人员安排与术前访视

(一)手术室护士的配置和调配

为保证医疗活动的正常进行,需根据各医院的实际工作量合理进行人员配置,一般综合性医院手术室护士与手术台比例为(2.5～3.5)∶1,同时需遵循以下原则,结合动态调配,将每个人的能力发挥到极致,达到人尽其用,物尽其用。

1.年龄结构配备

年龄结构合理,老、中、青三结合,根据各年龄的不同特点合理安排,建议采用1∶2∶1的比例。

2.职称配备

各级职称结构合理,形成一个不同层次的合理梯队,中、初级职称的比例为(0～1)∶4;800张以上床位的医院或教学医院比例可调整为1∶3。

3.专业能力配备

专业能力结构合理,根据从事本专业的年限和实际工作能力分高层次(10年以上)、中层次(5～10年)、低层次(5年以下)。

(二)日间人员安排

手术前一天,在完成手术间安排后,麻醉科、手术室分别进行人员安排,按常规每台手术配备洗手护士和巡回护士各1名,特大手术如心脏手术、移植手术、特殊感染手术等,根据实际情况分别配备洗手护士和巡回护士各2名。根据不同的麻醉方式配备麻醉医师1～2名。

(三)夜间及节假日人员安排

除正常值班护士外,另设有备班,由第一值班护士根据手术需要进行人员统一调度安排;遇突发紧急事件时,向护士长汇报统一调配。

(四)手术前访视

1.访视目的

通过术前访视,对手术患者进行第一次身份核对和手术核对,同时对手术患者进行术前宣教和整体评估,了解手术患者心理需要,缓解其紧张和恐惧心理。

2.访视方法及内容

手术前一天,由次日负责相关手术的巡回护士进行术前访视。手术室护士进入病房查看病史,核对术前知情同意书和手术医嘱,核对相关诊断报告和影像学资料,仔细查阅手术患者的一般生命体征、疾病史、手术史、过敏史、特殊化验指标(如乙肝、丙肝、梅毒、艾滋病等)、与输血相关的表单是否齐全等。与病房护士进行交流,了解手术患者的一般情况后与手术患者进行身份核对和术前宣教。与手术患者进行核对,包括:①开放式地询问手术患者姓名、年龄等基本信息;询问手术患者手术部位和手术方式,与病历核对。②核对身份识别腕带。③核对手术标识。为手术患者进行手术前宣教,内容包括手术室及手术流程简介;禁食、禁水情况;术日晨注意事项,包括病服反穿,不能穿内衣裤、去除饰物、义齿、隐形眼镜等,小便排空,如有体温异常、经期情况及时向手术医师说明;入手术室后须知,包括防止坠床的事宜、麻醉配合、可能遇到的护理问题及配合方法指导等;询问手术患者有无特殊需求。最后按术前访视单内容对手术患者进行评估,并正确填写。

（五）手术资料汇总

每天实施的所有手术,应以手术科室为单位按手术类别(急诊、择期、日间手术),进行分类详细登记,每月汇总完成月报表交予医务处,同时保存原始资料。

（林绚丽）

第二节 转运和交换

一、转运者及转运车要求

根据手术通知单,手术室工勤人员通过手术推车或平车的方式,前往病房接手术患者,外出接送手术患者时,必须严格按要求穿外出衣、换外出鞋,检查患者推车的完好性,并保持棉被清洁、整齐无破损。

二、交接内容

到达病房后先核对手术患者的姓名、床号、住院号准确无误后,协助手术患者移动至患者推车上。病区护士应携带病历和手术所需物品护送手术患者至手术室,并与巡回护士在手术室门口半限制区进行交接,具体内容为:①根据病历内手术知情同意书和身份识别带核对手术患者姓名、病床号、住院号、拟手术名称、药物过敏史和血型。②检查手术标识是否准确无误。③确认禁食情况、肠道准备等术前准备均已完成,检查手术患者手术衣是否穿戴正确,是否已取下义齿、饰物等。④评估手术患者神志、皮肤情况、导管情况。⑤核对带入手术室的药物、影像学资料、腹带等特殊物品。交接核对无误后,病区护士与巡回护士一同填写《手术患者转运交接记录单》并签名。

此外,在转运途中,手术室护士应注意保证手术患者安全,推车者需站于手术患者头部,病历由参与护送的手术室护士或手术医师保管,他人不得随意翻阅,手术团队成员应保护手术患者的隐私。

三、转运注意事项

(1)由病房进入手术室的手术患者须戴好手术帽进入限制区,步行进入手术室的当日手术患者,需在指定区域内更换衣、裤、鞋。

(2)工勤人员和巡回护士共同护送手术患者至指定手术间,分别站于手术床两侧,协助手术患者从患者推车缓慢转移至手术床上,呈仰卧位,垫枕。

(3)予手术患者膝盖处适当的约束保护,防止意外坠床。

(4)注意给予手术患者保暖措施,冬天可以使用保温毯。

(5)为减轻手术患者的紧张情绪,可根据手术患者的不同需求选择适当的音乐放松心情。

（林绚丽）

第三节 核对手术患者

一、接患者前

接患者出发前第一次查对手术通知单与手术安排表一致,查对内容包括手术间号、患者姓名、性别、科室、床号、手术时间、手术台次。

二、病房接患者时

在病房第二次查对手术通知单、患者、病历一致,查对内容包括患者姓名、性别、科室、床号、手术时间、患者携带物品如 X 线片、药品等。

三、在手术患者等待区

(1)患者接至手术等待区后,由前一天值班人员第三次查对手术通知单、病历、患者(腕式识别带)、手术安排表一致,查对内容包括手术间号、患者姓名、性别、科室、床号、手术时间和手术台次。

(2)二线值班护士和麻醉医师查对患者后在手术安排表上签名,挂上手术间号码挂牌,让患者暂时在等待室等待手术;由该台手术的巡回护士与麻醉医师至等待室再次查对患者无误后将患者接入手术间。

四、患者入手术间

(1)该台手术的巡回护士核对患者科室、床号、姓名、性别、年龄、手术名称、手术部位等。

(2)麻醉医师及手术第一助手再次核对无误后,在患者及患者财产交接本相应栏签名。

(3)接台手术在同一手术间内进行时,更要注意严格查对。

五、接台手术

(1)接台手术时,巡回护士提前电话通知病房做术前准备,并在患者及患者财产交接本上填写好患者基本情况,将手术通知单夹在患者及患者财产交接本内送至机动护士或办公室护士处。

(2)若巡回护士较忙时,可电话通知机动护士去手术间取患者财产交接本并确认所接患者。

(3)患者接至等待室后,由办公室护士查对患者、为患者戴手术帽并告知办公室人员将患者手术情况动态信息录入电脑显示屏,以告慰患者家属。

(林绚丽)

第四节　手术室常用消毒灭菌方法

作为医院的重点科室,手术室如何做好各项消毒隔离措施是整个手术室工作流程的关键。手术室是进行手术治疗的场所,完善消毒隔离管理是切断外源性感染的主要手段。

一、消毒灭菌基本知识

手术室护士应掌握消毒灭菌的基本知识,并且能够根据物品的性能及分类选用适合的物理或化学方法进行消毒与灭菌。

(一)相关概念

1.清洁

清洁指清除物品上的一切污秽,如尘埃、油脂、血迹等。

2.消毒

清除或杀灭外环境中除细菌芽孢外的各种病原微生物的过程。

3.灭菌

清除或杀灭外环境中的一切微生物(包括细菌芽孢)的过程。

4.无菌操作

防止微生物进入人体或其他物品的操作方法。

(二)消毒剂分类

1.高效消毒剂

高效消毒剂指可杀灭一切细菌繁殖体(包括分枝杆菌)病毒、真菌及其孢子等,对细菌芽孢(致病性芽孢)也有一定杀灭作用,达到高水平消毒要求的制剂。

2.中效消毒剂

中效消毒剂指仅可杀灭分枝杆菌、真菌、病毒及细菌繁殖体等微生物,达到消毒要求的制剂。

3.低效消毒剂

低效消毒剂指仅可杀灭细菌繁殖体和亲脂病毒,达到消毒要求的制剂。

(三)物品的危险性分类

1.高度危险性物品

高度危险性物品是指凡接触被损坏的皮肤、黏膜和无菌组织、器官及体液的物品,如手术器械、缝针、腹腔镜、关节镜、体内导管、手术植入物等。

2.中度危险性物品

中度危险性物品是指凡接触患者完整皮肤、黏膜的物品,如气管镜、尿道镜、胃镜、肠镜等。

3.低度危险性物品

仅直接或间接地和健康无损的皮肤黏膜相接触的物品,如牙垫、喉镜等,一般可用低效消毒方法或只做一般清洁处理即可。

二、常用的消毒灭菌方法

手术室消毒灭菌的方法主要分为物理消毒灭菌法和化学消毒灭菌法两大类,而其中压力蒸汽灭菌法、环氧乙烷气体密闭灭菌法和低温等离子灭菌法是最为普遍使用的手术室灭菌方法(表 14-1)。

(一)物理消毒灭菌法

1.干热消毒灭菌法

适用于耐高温、不耐高湿等物品器械的消毒灭菌。

(1)燃烧法:包括烧灼和焚烧,是一种简单、迅速、彻底的灭菌方法。常用于无保留价值的污染物品,如污纸、特殊感染的敷料处理。某些金属器械和搪瓷类物品,在急用时可用此法消毒。但锐利刀剪禁用此法,以免刀锋钝化。

注意事项包括:使用燃烧法时,工作人员应远离易燃、易爆物品。在燃烧过程中不得添加乙醇,以免火焰上窜而致烧伤或火灾。

(2)干烤法:采用干热灭菌箱进行灭菌,多为机械对流型烤箱。适用于高温下不损坏、不变质、不蒸发物品的灭菌,不耐湿热器械的灭菌,以及蒸汽或气体不能穿透的物品的灭菌,如玻璃、油脂、粉剂和金属等。干烤法的灭菌条件为 160 ℃,2 小时;或 170 ℃,1 小时;或 180 ℃,30 分钟。

表 14-1　消毒灭菌的方法

物理消毒灭菌法	热力消毒灭菌法	干热法	燃烧法
			干烤法
		湿热法	压力蒸汽灭菌法
			煮沸法
	光照消毒法	紫外线灯消毒法	日光暴晒法
	低温等离子灭菌(过氧化氢)法		
	电离辐射灭菌法		
	空气生物净化法		
化学消毒灭菌法	环氧乙烷气体密闭灭菌法		
	2%戊二醛浸泡法		
	甲醛熏蒸法		
	低温湿式灭菌(过氧乙酸)等		

注意事项包括:①待灭菌的物品需洗净,防止造成灭菌失败或污物炭化。②玻璃器皿灭菌前需洗净并保证干燥。③灭菌时物品勿与烤箱底部及四壁接触。④灭菌后要待温度降到 40 ℃以下再开箱,防止炸裂。⑤单个物品包装体积不应超过 10 cm×10 cm×20 cm,总体积不超过烤箱体积的 2/3,且物品间需留有充分的空间;油剂、粉剂的厚度不得超过 0.635 cm;凡士林纱布条厚度不得超过 1.3 cm。

2.湿热消毒灭菌法

湿热的杀菌能力比干热强,因为湿热可使菌体含水量增加而使蛋白质易于被热力所凝固,加速微生物的死亡。

(1)压力蒸汽灭菌法:目前使用范围最广、效果最可靠的一种灭菌方法。适用于耐高温、耐高湿的医疗器械和物品的灭菌;不能用于凡士林等油类和粉剂类的灭菌。根据排放冷空气方式和程度不同,压力蒸汽灭菌法可分为下排式压力蒸汽灭菌器和预真空压力蒸汽灭菌器两大类。预真空压力蒸汽灭菌是利用机械抽真空的方法,使灭菌柜内形成负压,蒸汽得以迅速穿透到物品内部,当蒸汽压力达到 205.8 kPa(2.1 kg/cm²),温度达到 132 ℃ 或以上时灭菌开始,到达灭菌时间后,抽真空使灭菌物品迅速干燥。

预真空灭菌容器操作方法:①将待灭菌的物品放入灭菌容器内,关闭容器。蒸汽通入夹层,使压力达 107.8 kPa(1.1 kg/cm²),预热 4 分钟。②启动真空泵,抽除容器内空气使压力达 2.0~2.7 kPa。排出容器内 98% 左右的空气。③停止抽气,向容器内输入饱和蒸汽,使容器内压力达 205.8 kPa(2.1 kg/cm²),温度达 132 ℃,维持灭菌时间 4 分钟。④停止输入蒸汽,再次抽真空使压力达 8.0 kPa,使灭菌物品迅速干燥。⑤通入过滤后的洁净干燥的空气,使灭菌容器内压力回复为零。当温度降至 60 ℃ 以下,即可开容器取出物品。整个过程需 25 分钟(表 14-2)。

表 14-2 蒸汽灭菌所需时间(分钟)

分类	下排气(Gravity)121 ℃	真空(Vacuum)132 ℃
硬物(未包装)	15	4
硬物(包装)	20	4
织物(包裹)	30	4

注意事项包括:①高压蒸汽灭菌须由持专业上岗证人员进行操作,每天合理安排所需消毒物品,备齐用物,保证手术所需。②每天晨第一锅进行 B-D 测试,检查是否漏气,具体要求如下。放置在排气孔上端,必须空锅做,锅应预热。用专门的 B-D 测试纸,颜色变化均匀视为合格。③下排式灭菌器的装载量不得超过柜室内容量的 80%,预真空的装载量不超过 90%。同时预真空和脉动真空的装载量又分别不得小于柜室内容量的 10% 和 5%,以防止"小装量效应"残留空气影响灭菌效果。④物品装放时,相互间应间隔一定的距离,以利蒸汽置换空气;同时物品不能贴靠门和四壁,以防止吸入较多的冷凝水。⑤应尽量将同类物品放在一起灭菌,若必须将不同类物品装在一起,则以最难达到灭菌物品所需的温度和时间为准。⑥难于灭菌的物品放在上层,较易灭菌的小包放在下层,金属物品放下层,织物包放在上层。金属包应平放,盘、碗等应处于竖立的位置,纤维织物应使折叠的方向与水平面成垂直状态,玻璃瓶等应开口向下或侧放,以利蒸汽和空气排出。启闭式筛孔容器,应将筛孔打开。

(2)煮沸消毒法:现手术室一般较少使用此方法。适用于一般外科器械、胶管和注射器、饮水和食具的消毒。水沸后再煮 15~20 分钟即可达到消毒水平,但无法做灭菌处理。

注意事项包括:①煮沸消毒前,物品必须清洗干净并将其全部浸入水中。②物品放置不得超过消毒容器容积的 3/4。③器械的轴节及容器的盖要打开,大小相同的碗、盆不能重叠,空腔导管需先在管腔内灌水,以保证物品各面与水充分接触。④根据物品性质决定放入水中的时间:玻璃器皿应从冷水或温水时放入,橡胶制品应在水沸后放入。⑤消毒时间应从水沸后算起,在消毒过程中加入物品时应重新计时。⑥消毒后应将物品及时取出,置于无菌容器中,取出时应在无菌环境下进行。

3.光照消毒法

其中最常用的是紫外线灯消毒。适用于室内、物体表面和水及其他液体的消毒。紫外线属电磁波辐射,消毒使用的为 C 波紫外线,波长为 200～275 nm,杀菌较强的波段为 250～270 nm。紫外线的灭菌机制主要是破坏微生物及细菌内的核酸、原浆蛋白和菌体糖,同时可以使空气中的氧电离产生具有极强杀菌能力的臭氧。

注意事项包括:①空气消毒采用 30 W 室内悬吊式紫外线灯,室内安装紫外线灯的数量为每立方米不少于 1.5 W 来计算,照射时间不少于 30 分钟,有效距离不超过 2 m。紫外线灯安装高度应距地面 1.5～2 m。②紫外线消毒的适宜温度范围为 20～40 ℃,消毒环境的相对湿度应≤60％,如相对湿度＞60％时应延长照射时间,因此消毒时手术间内应保持清洁干燥,减少尘埃和水雾。③紫外线辐射能量低,穿透力弱,仅能杀灭直接照射到的微生物,因此消毒时必须使消毒部位充分暴露于紫外线照射范围内。④使用过程中,应保持紫外线灯表面的清洁,每周用95％乙醇棉球擦拭一次,发现灯管表面有灰尘、油污时应随时擦拭。⑤紫外线灯照射时间为30～60 分钟,使用后记录照射时间及签名,累计照射时间不超过 1 000 小时。⑥每 3～6 个月测定消毒紫外线灯辐射强度,当强度低于 70 μW/cm^2 时应及时更换。新安装的紫外线灯照射强度不低于 90 μW/cm^2。

4.低温等离子灭菌法

低温等离子灭菌法是近年来出现的一项物理灭菌技术,属于新的低温灭菌技术。适用于不耐高温、湿热如电子仪器、光学仪器等诊疗器械的灭菌,也适用于直接进入人体的高分子材料,如心脏瓣膜等,同时低温等离子灭菌法可在 50 ℃ 以下对绝大多数金属和非金属器械进行快速灭菌。等离子体是某些中性气体分子在强电磁场作用下,产生连续不断的电离而形成的,其产生的紫外线、γ 射线、β 粒子、自由基等都可起到杀菌作用,且作用快,效果可靠,温度低,无残留毒性。

注意事项包括:①灭菌前物品应充分干燥,带有水分湿气的物品容易造成灭菌失败。②灭菌物品应使用专用包装材料和容器。③灭菌物品及包装材料不应含植物性纤维材质,如纸、海绵、棉布、木质类、油类、粉剂类等。

5.电离辐射灭菌法

电离辐射灭菌法又称"冷灭菌",用放射性核素 γ 射线或电子加速器产生加速粒子辐射处理物品,使之达到灭菌。目前国内多以核素钴-60 为辐射源进行辐射灭菌,具有广泛的杀菌作用,适用于金属、橡胶、塑料、一次性注射器、输液、输血器等,精密的医疗仪器均可用此法。

(二)化学消毒灭菌

化学消毒灭菌法是利用化学药物渗透到菌体内,使其蛋白质凝固变性,酶蛋白失去活性,引起微生物代谢障碍,或破坏细胞膜的结构,改变其通透性,使细菌破裂、溶解,从而达到消毒灭菌作用。现手术室常用的化学消毒剂有 2％戊二醛、环氧乙烷、过氧化氢、过氧乙酸等,下面对几种化学消毒灭菌方法进行简介。

1.环氧乙烷气体密闭灭菌法

环氧乙烷气体是一种化学气体高效灭菌剂,其能有效穿透玻璃、纸、聚乙烯等材料包装,杀菌力强,杀菌谱广,可杀灭各种微生物,包括细菌芽孢,是目前主要的低温灭菌方法之一。适用于不耐高温、湿热如电子仪器、光学仪器等诊疗器械的灭菌。此外,由于环氧乙烷灭菌法有效期较长,因此适用于一些呈备用状态、不常用物品的灭菌。但是影响环氧乙烷灭菌的因素很多,例如,环境温湿度、灭菌物品的清洗度等,只有严格控制相关因素,才能达到灭菌效果。

注意事项包括:①待灭菌物品需彻底清洗干净(注意不能用生理盐水清洗),灭菌物品上不能有水滴或水分太多,以免造成环氧乙烷的稀释和水解。②环氧乙烷易燃易爆且具有一定毒性,因此灭菌必须在密闭的灭菌器内进行,排出的残余环氧乙烷气体需经无害化处理。灭菌后的无菌物品存放于无菌敷料间,应先通风处理,以减少毒物残留。在整个灭菌过程中注意个人防护。③环氧乙烷灭菌的包装材料,需经过专门的验证,以保证被灭菌物品灭菌的可靠性。

2.戊二醛浸泡法

戊二醛属灭菌剂具有广谱、高效杀菌作用,对金属腐蚀性小,受有机物影响小。常用戊二醛消毒灭菌的浓度为2%。适用于不耐热的医疗仪器和精密仪器的消毒灭菌,如腹腔镜、膀胱镜等内镜器械。

注意事项包括:①盛装戊二醛消毒液的容器应加盖,放于通风良好处。②每天由专人监测戊二醛的浓度并记录。浓度>2.0%(指示卡为均匀黄色)即符合要求,若浓度<2.0%(指示卡全部或部分白色)即失效。失效的消毒液应及时处置,浸泡缸清洗并高压蒸汽灭菌后方可使用。③戊二醛消毒液的有效期为7天,浸泡缸上应标明有效起止日期。④戊二醛对皮肤黏膜有刺激,防止溅入眼内或吸入体内。⑤浸泡时,应使物品完全浸没于液面以下,打开轴节,使管腔内充满药液。⑥灭菌后的物品需用大量无菌注射用水冲洗表面及管腔,待完全冲净后方能使用。

3.低温湿式灭菌法

使用的灭菌剂为碱性强氧化灭菌剂,适用于各种精密医疗器械,如牙科器械、内镜等多种器械(软式和硬式内视镜、内视镜附属物、心导管和各种手术器械)的灭菌。该法通过以下机制起到灭菌作用。①氧化作用:灭菌剂可直接对细菌的细胞壁蛋白质进行氧化使细胞壁和细胞膜的通透性发生改变,破坏了细胞的内外物质交换的平衡,致使生物死亡。②破坏细菌的酶系统:当灭菌剂分子进入细胞体内,可直接作用于酶系统,干扰细菌的代谢,抑制细菌生长繁殖。③碱性作用:碱性(pH=8)过氧乙酸溶液,使器械的表面不会粘贴有机物质,其较强的表面张力可快速有效地作用于器械的表面及内腔。

注意事项包括:①放置物品时应先放待灭菌器械,后放灭菌剂。②所需灭菌器械应耐湿,灭菌前必须彻底清洗,除去血液、黏液等残留物质,并擦干。③灭菌后工艺监测显示"达到灭菌条件"才能使用。

三、器械的清洗、包装、消毒和灭菌

正确的清洗、包装、灭菌是保障手术成功的关键之一,手术室护士应严格按规范流程对手术器械进行相应处理。

(一)器械的清洗流程及注意事项

1.器械的清洗流程

(1)冲洗:流动水冲洗。

(2)浸泡:将器械放入多酶溶液中预浸泡10分钟,根据污染程度更换多酶溶液,每天至少更换一次。

(3)超声清洗:将浸泡后的器械放入自动超声清洗箱内清洗10分钟。

(4)冲洗:放入冲洗箱内冲洗2次,每次为3分钟。

(5)上油:在煮沸上油箱内加入器械专用油进行煮沸上油。

(6)滤干:将上好油的器械放入滤干器中滤干水分。

(7)烘干:将器械放入烘干箱,调节时间为5～6分钟,温度为150～160 ℃。

2.清洗器械自我防护措施

应严格按照消毒供应中心个人防护要求进行穿戴防护措施。

3.器械清洗注意事项

机械清洗适用于大部分常规器械的清洗。手工清洗适用于精密、复杂器械的清洗和有机物污染较重器械的初步处理,遇复杂的管道类物品应根据其管径选择合适口径的高压水枪进行冲洗。精密器械的清洗,应遵循生产厂家提供的使用说明或指导手册。使用超声波清洗之前应检查是否已去除较大的污物,并且在使用前让机器运转 5～10 分钟,排除溶解于内的空气。

(二)器械的包装

1.包装材料

包装材料必须符合 GB/T19633 的要求。常用的包装材料包括硬质容器、一次性医用皱纹纸、一次性无纺布、一次性纸塑袋,一次性纸袋、纺织物等。纺织物还应符合以下要求:为非漂白织物,包布除四边外不应有缝补针眼。

2.包装方法

灭菌物品包装分为闭合式与密封式包装。①闭合式包装适用于整套器械与较多敷料合包在一起,应有 2 层以上包装材料分 2 次包装。贴包外指示胶带及标签,填写相关信息,签名确认。②密封式包装如使用纸袋、纸塑袋等材料,可使用一层,适用器械单独包装。待包装物品必须清洁干燥,轴节打开,放入包内化学指示卡后封口。包外纸面上应有化学指示标签。

3.包装要求

(1)无纺布包装应根据待包装的物品大小、数量、重量,选择相应厚度与尺寸的材料,2 层分 2 次闭合式包装,包外用 2 条化学指示带封包,指示胶带上标有物品名、灭菌期及有效期,并有签名。

(2)全棉布包装应有 4 层分 2 次闭合式包装。包布应清洁、干燥、无破损、大小适宜。初次使用前应高温洗涤,脱脂去浆、去色。包布使用后应做到"一用一清洗",无污迹,用前应在灯光下检查无破损并有使用次数的记录。

(3)纸塑袋封口密封宽度应≥6 mm,包内器械距包装袋封口处≥2.5 cm。密封带上应有灭菌期及有效期。

(4)用预真空和脉动真空压力蒸汽灭菌器的物品包,体积不能超过 30 cm×30 cm×50 cm,金属包的重量不超过 7 kg,敷料包的重量不超过 5 kg;下排气式压力蒸汽灭菌器的物品包,体积不能超过 30 cm×30 cm×25 cm。盆、碗等器皿类物品,尽量单个包装,包装时应将盖打开,若必须多个包装在一起时,所用器皿的开口应朝向一个方向。摆放时,器皿间应用纱布隔开,以利蒸汽渗入。

(5)能拆卸的灭菌物品必须拆卸,暴露物品的各个表面(如剪刀和血管钳必须充分撑开),以利灭菌因子接触所有物品表面;有筛孔的容器,应将盖打开,开口向下或侧放,管腔类物品如导管、针和管腔内部先用蒸馏水或去离子水湿润,然后立即灭菌。

(6)根据手术物品性能做好保护措施,如为尖锐精密性器械应用橡皮套或加垫保护。

(三)器械的灭菌

(1)高度危险性物品,必须灭菌;中度危险性物品,消毒即可;低度危险性物品,消毒或清洁。

(2)耐热、耐湿物品灭菌首选压力蒸汽灭菌。如手术器具及敷料等。

(3)油、粉、膏等首选干热灭菌。

（4）灭菌首选物理方法,不能用物理方法灭菌的选化学方法。

（5）不耐热物品如各种导管、精密仪器、人工移植物等可选用化学灭菌法,如环氧乙烷灭菌等,内镜可选用环氧乙烷灭菌、低温等离子灭菌、低温湿式灭菌器。

四、手术室的环境管理

手术室环境管理是控制手术部位感染的重要环节,目前手术室环境可分为洁净手术室与非洁净手术室两大类。洁净手术室因采用空气层流设备与高效能空气过滤装置,达到控制一定细菌浓度和空气洁净度级别（动态）,无须进行空气消毒。而非洁净手术室在手术前后,通常采用紫外线灯照射、化学药物熏蒸封闭等空气消毒方法（静态）。

（一）紫外线照射消毒法

手术室常采用 30 W 和 40 W 直管式紫外线消毒灯进行空气消毒,同时控制电压至 220 V 左右,紫外线吊装高度至 1.8～2.2 m,空气相对湿度至 40%～60%,使消毒效果发挥最佳。紫外线照射消毒方式以固定式照射法最为常见,即将紫外线消毒灯悬挂于室内天花板上,以垂直向下照射或反向照射方式进行照射消毒。照射消毒要求手术前、后及连台手术间连续照射时间均大于 30 分钟,紫外线灯亮 5～7 分钟后开始计时。

（二）过氧乙酸熏蒸消毒法

一般将 15% 的过氧乙酸配制成有效浓度为 0.75～1.0 g/m³ 后加热蒸发,现配现用。要求室温控制在 22～25 ℃,相对湿度控制在 60%～80%,密闭熏蒸时间为 2 小时,消毒完毕后进行通风,过氧乙酸熏蒸消毒法可杀灭包括芽孢在内的各种微生物。由于具有腐蚀和损伤作用,在进行过氧乙酸熏蒸消毒时,应做好个人防护措施。

（三）甲醛熏蒸消毒法

常温,相对湿度 70% 以上,可用 25 mL/m³ 甲醛添加催化剂高锰酸钾或使用加热法释放甲醛气体,密闭手术间门窗 12 小时以上,进行空气消毒。由于甲醛可产生有毒气体,该空气消毒方法已逐渐被淘汰。

五、无菌物品的存放

（一）无菌物品存放原则

无污染、无过期、放置有序等。

（二）存放环境质量控制

保证良好的温度（<24 ℃）、相对湿度（<70%）,每天紫外线灯空气消毒 2 次,每次≥30 分钟。

（三）无菌物品存放方法

将无菌器材包置于标准灭菌篮筐悬挂式存放（从灭菌到临床使用都如此）。应干式储存,灭菌后物品应分类、分架存放在无菌物品存放区。一次性使用无菌物品应去除外包装后,进入无菌物品存放区。要求载物架离地 20～25 cm,离顶 50 cm,离墙远于 5～10 cm,按顺序分类放置。

（四）无菌物品的有效期

无菌物品存放的有效期受包装材料、封口严密性、灭菌条件、存放环境等诸多因素影响。当无菌物品存放区的温度<24 ℃,相对湿度<70%,换气次数达到 4～10 次/小时,使用纺织品材料包装的无菌物品有效期宜为 14 天;未达到环境标准时,有效期宜为 7 天。医用一次性纸袋包装的无菌物品,有效期宜为 1 个月;使用一次性医用皱纹纸、医用无纺布包装的无菌物品,有效期

宜为 6 个月;使用一次性纸塑袋包装的无菌物品,有效期宜为 6 个月。硬质容器包装的无菌物品,有效期宜为6 个月。

(林绚丽)

第五节　手术室护理中涉及的法律与伦理问题

手术室是外科手术的中心,人员流动量大、工作节奏快、患者病情复杂、护理任务繁重,意外情况发生多。手术既是外科治疗的重要手段,又是一个创伤的过程,会给患者的生理和社会心理方面带来影响。因此与护士相关的法律法规《护士管理办法》《护士条例》等,为依法行医,保护医患双方的合法权益,提供了有力保障。

同时,随着社会进步,生活、文化水平的提高,人们的法律意识也随之提高,国家相继出台了《最高人民法院关于民事诉讼证据的若干规定》《医疗事故处理条例》《侵权责任法》等法律法规。一旦出现医疗护理纠纷,越来越多的患者会用法律武器保护自己的合法权益。因此在日常工作中手术室护士必须学习安全知识及法律知识,严格遵守法律、法规和规章制度,增强责任心和慎独精神,在维护患者合法权益的同时也维护了医护人员自身的合法权益,保障护理安全,防止医疗纠纷的发生。

一、手术室护理中相关的法律问题

(一)手术患者的相关权利

1.生命健康权

生命健康权指患者不仅享有生理健康的权利,同时还享有心理健康的权利。生命面前人人平等,生命对每个人来讲只有一次,维持健康、提高生存质量是每个人的权利。患者在未判定为脑死亡前,医务人员应尽一切可能进行救治,不能放弃抢救,避免产生医疗纠纷。如果忽视医学道德及患者生命权,再好的技术、再先进的设备也是无用的。因此在手术室护理工作中要为手术患者提供规范、快捷、安全、高效率的护理服务,尽最大努力满足患者对健康的需求,尊重每个患者。

2.知情同意权

知情同意权在《医疗机构管理条例实施细则》《医疗事故处理条例》《侵权责任法》中都有相关的说明,法律中规定医疗机构应尊重患者对自己的病情、诊断、治疗的知情权,在实施手术、特殊检查、特殊治疗时医护人员应当向患者做出必要的解释,若因实施保护性医疗措施不宜向患者说明情况,应当将有关情况通知家属。手术患者在术前、术中、术后都有权知道有关自己病情的一切情况、所选手术方式,并有权同意选用何种手术方法以及使用何种特殊耗材。强调患者的知情同意权,主要目的在于通过赋予医疗机构及其医务人员相应的告知义务,体现医师对患者的尊重。

3.平等医疗权

平等医疗权是指任何患者的医疗保健享有权是平等的,医疗中都有得到基本的、合理的诊治及护理权利。患者因身心疾病而就医,希望得到及时、正确的诊治,在医疗护理中,不论患者的权利大小,关系亲疏,地位高低,经济状况好坏等,都应一律平等、一视同仁,最大限度地满足患者需要。而极少数医务人员以貌取人,使贫困、偏远地区患者遭受冷遇,性病患者受到鄙夷和藐视,对待熟人和生人采取不同的服务态度,这种行为可能会激化和加深医患矛盾,导致医疗纠纷的发生。

4.隐私权

一般是指自然人享有的私人生活安宁与私人信息依法受到保护,不被他人非法侵扰、知悉、搜集、利用和公开的一种人格权。隐私权是人类文明进步的重要标志。《侵权责任法》第62条规定:"医疗机构及其医务人员应当对患者的隐私保密。泄露患者隐私或者未经患者同意公开其病历资料,造成患者损害的,应当承担侵权责任。"因此手术团队成员必须维护手术患者的隐私权,不得泄露手术患者的隐私和秘密,包括手术患者个人信息、身体隐私、手术患者不愿告知的内容等;手术团队成员不得长时间注视手术患者的生理缺陷,不得谈论涉及手术患者隐私的话题;进行术前准备时,如导尿、放置体位、手术部位消毒时,减少不必要的裸露,并给予盖被、关门,做好相应的遮蔽,无关人员不可停留于该手术间;手术结束时,及时为手术患者包扎伤口,穿好患者衣裤。

5.身体权

身体权是指自然人保持其身体组织完整并支配其肢体、器官和其他身体组织并保护自己的身体不受他人违法侵犯的权利。医务人员有维护患者权利的责任和义务,即使是非正常的组织、器官在未经患者或法定代理人同意时,不能随意进行处置,否则就侵犯了患者的身体权。

6.选择权

选择权指患者有选择医院、医师、护士进行诊疗、护理操作的权利,也有选择使用医疗设备、仪器、物品的权利。术中可能选择使用的一次性器械、特殊用药、特殊耗材,手术患者有权选用或不用,手术团队成员不能擅作主张,更不能强迫其使用。

(二)针对涉及法律的手术室护理问题管理

手术室易发生差错事故及护理隐患的环节很多,一旦发生,轻者影响手术患者治疗,延误手术时间,消耗人力与财力;重者可导致手术患者残疾或死亡。手术室护理中涉及法律的常见护理问题包括接错手术患者、异物遗留在手术患者体腔或切口内、未执行消毒灭菌制度,将未灭菌用物用上手术台、护理书写不规范、手术部位核对错误、术中仪器,尤其是电外科设备使用不当、手术患者坠床、遗失或混淆手术标本、术中用错药、手术体位放置错误等。

1.强化护理安全与法律知识教育

通过开设法制课等方法进行法律知识的培训,加强手术室护士的法制观念和法律意识,了解手术患者的各项合法权利,依法从事手术室护理,正确履行自己职责,保障手术室护理安全,杜绝医疗差错或事故。

2.严格遵守手术室规章制度,规范护理行为

规章制度是预防和判定差错事故的法律依据,是正常医疗活动的安全保障。建立、健全完整的规章制度,是手术室护理的可靠保证。手术室护士必须严格遵守各项规章制度,遵守无菌操作原则、消毒隔离制度,防止手术部位感染;术前、术中、术后正确清点器械、敷料、缝针及其他物品,防止异物残留;严格执行手术安全核查制度,防止开错手术部位;正确使用电外科设备,防止电灼伤手术患者;严格执行"三查八对"制度,防止术中用药错误等。同时在工作中不断学习,认真落实各种规章制度,防止医疗纠纷。

3.维护手术患者合法权益,改善服务态度

以人为本,转变护理观念,尊重手术患者权益,对手术患者要有强烈的责任感,诚心实意地为患者服务,具有同情心和耐心,有效地避免有意或无意的侵权行为。手术室护士应严格规范自身的护理行为与自身形象,在医疗护理中,从语言上、行为规范上严格要求自己,杜绝聊天、嬉笑、打闹,杜绝不良的行为和语言;自身形象应举止端正、语言文明、衣帽整洁符合手术室环境要求。当手术患者入手术室时,通过亲切的问候,简短而友好的交谈,对手术患者的痛苦表示安慰并鼓励;在进行护理操作前,要向手术患者解释目的及注意事项,尽量满足患者要求;手术中不谈论与手术无关的事情,尊重手术患者人格。

4.严格管理医疗相关证据

(1)书证:凡是以文字、各种符号、图案等来表达人的思想,其内容对事实具有证明作用的物品都是书证。与手术患者有关的书证包括有手术及麻醉知情同意书、手术护理及麻醉记录单、手术物品清点单、病理申请单、手术收费单、特殊耗材使用登记单等。对各种文字性的资料,在书写时字迹要清晰,不得涂改、缩写、简写,记录要全面、真实,准确无误,规范合理。

(2)物证:物品、痕迹等客观物质实体的外形、性状、质地、规格等证明案件事实的证据为物证。在医疗护理中发生疑似输液、输血、注射药物等引起的不良后果的,医患双方应当共同对现场实物如液体、药瓶、输液器、血袋等进行封存;怀疑医疗器械引起不良后果的,及时保存器械原件等,封存的现场实物由医疗机构保管。

5.实施健康宣教,确保高质量护理

由于手术患者缺乏手术方面相关知识和信息,通常会对手术室及手术有陌生感和恐惧感,手术室护士可以通过术前访视向手术患者介绍手术室环境,术前准备,入手术室后流程等,使其对手术有一个大致的了解;手术医师应向手术患者介绍围术期过程中可能发生的情况及术后注意事项,让患者了解手术的风险性,使其术前对有关情况有全面正确的了解,对术后可能出现的医疗并发症有充分的思想准备和预防方法,避免不属于医护人员技术原因所造成的纠纷。

二、手术室护理中的伦理问题

(一)医学伦理学

1.医学伦理学的基本概念及原则

医学伦理学是研究医学实践中的道德问题的科学,是关于医学道德的学说和理论体系,亦称医德学,是以医务人员的医德意识、医德关系、医德行为为研究对象的科学。医学伦理学基本原则包含了不伤害原则、有利原则、尊重原则和公正原则。

(1)不伤害原则:是指在医学服务中不使患者受到不应有的伤害。

(2)有利原则:是指把有利于患者健康放在第一位,切实为患者谋利益。

(3)尊重原则:是指医患交往时应该真诚地相互尊重,并强调医务人员尊重患者及其家属。

(4)公正原则:是指医学服务中公平、正直地对待每一位患者。

2.护理伦理

护理伦理是指护理人员在履行自己职责的过程中,调整个人与他人,个人与社会之间关系的行为准则和规范的总和。它要求护理人员尊重患者的生命和权利,维护和履行护理职业的荣誉和责任,兢兢业业,不卑不亢,为维护人民的健康做出贡献。

3.护理伦理学的基本概念

(1)支持维护:是指支持维护患者的利益和权利。

(2)行动负责:是指根据患者的实际情况采取行动,护理人员对按照标准提供的服务负有责任,对患者提供的关怀照顾负有责任。

(3)互助合作:鼓励护士为了患者康复共同目标与其他人一起工作,将共同关心的问题置于优先地位,并且为了维持这种互助关系有时甚至须牺牲个人的利益。

(4)关怀照顾:关怀照顾患者的健康、尊严和权利,在关怀照顾中需要提供信息、咨询、药品、技术和服务。

(二)手术过程的伦理要求

1.术前准备的伦理要求

手术医师应严格掌握手术指征,树立正确的手术动机。手术治疗前,必须得到手术患者及家属对手术的真正理解和同意并签订手术协议,这是让手术患者及其家属与医务人员一起承担手术风险;手术团队认真制订手术方案,根据疾病的性质、手术患者的实际情况选择手术方式、麻醉方法,对手术中可能发生的意外制订相应措施,确保手术安全进行。医护人员应帮助手术患者在心理上、生理上做好接受手术治疗的准备。

2.术中的伦理要求

手术进行时,手术团队成员不能只盯住手术视野而不顾及患者的整体情况,一旦观察指标出现异常,要及时冷静地处置,并将情况告诉整个手术团队,以便相互配合,保证手术的顺利进行。手术团队成员的态度决定着手术是否能顺利进展,手术者对手术的全过程要有全盘的考虑和科学的安排,手术操作要沉着果断、有条不紊。手术医师不应过分在意手术时间,其他手术团队成员不应去催促手术医师而影响术者的情绪,破坏手术节奏。每一名手术团队成员应对患者隐私要慎言守密,不能随意将患者的隐私当作谈话笑料,传播扩散。不要因为疲惫或方便把手臂或躯体施压在患者身上。

3.术后的伦理要求

由于患者机体刚刚经历了创伤,虚弱,病情不易稳定。医护人员要严密观察患者病情的变化,发现异常时及时处理,尽可能减少或解除可能发生的意外。患者术后常常会出现疼痛等不适,医务人员应体贴患者尽力解除其痛苦,给予精神上的安慰。

(三)手术知情同意中特殊问题的伦理要求

1.当手术对象为不具备自主选择能力或丧失自主选择能力的患者

医护人员首先参照我国《民法通则》对患者的自主选择能力进行判断。10周岁以下的患者不具备选择能力,应由其父母或监护人知情同意后代其做出选择;对于16~18岁周岁已有劳动收入的手术患者或18岁以上的手术患者,应由他们自行决定是否同意手术;对于10~18周岁、完全靠父母生活的,则应视具体情况而定,一般应征求本人意见,但最终应由其父母或监护人来决定是否同意手术。对病理性自主选择能力丧失,如昏迷患者、精神病患者等,应将选择权转移给其家属、单位或监护人,由他们听取医务人员介绍后做出选择。

2.有选择能力的手术患者拒绝手术治疗

对非急诊手术患者,医护人员应先弄清患者拒绝的理由,通过劝说、解释、分析利害关系,如仍无效则应尊重患者选择,放弃或暂时放弃手术,代之以患者可以接受的其他治疗方案,同时做好详细的书面记录,请患者签字。对急诊患者,当手术是抢救患者的唯一方案时,则可以不考虑患者的拒绝,在征得其家属或单位的同意后,立即进行手术。这样做虽然违背了当事人的意愿,但不违背救死扶伤的医学人道主义精神,是符合医学道德的。

(四)器官移植中的伦理问题

(1)使用活体器官的伦理问题:活体器官作为供体只限于人体的偶数器官,活体不能提供奇数器官。即使是偶数器官的提供,供体身上被摘除一个器官后的健康是否受到影响,为挽救一个人而去伤害另一个人其价值如何估量,至今仍为专家所争论。

(2)活体器官捐赠的伦理标准:1986年国际移植学会颁布有关活体捐赠者捐献肾脏的准则。①只有在找不到合适的尸体捐赠者,或有血缘关系的捐赠者时,才可接受无血缘关系的捐赠。②接受者(受植者)及相关医师应确认捐赠者系出于利他的动机,而且应有一社会公正人士出面证明捐赠者的"知情同意"不是在压力下签字。同时应向捐赠者保证,若切除后发生任何问题,均会给予援助。③不能为了个人利益,而向没有血缘关系者恳求,或利诱其捐出肾脏。④捐赠者应已达法定年龄。⑤活体无血缘关系之捐赠者应与有血缘关系之捐赠者一样,都应符合伦理、医学与心理方面的捐赠标准。⑥接受者本人或家属,或支持捐赠的机构,不可付钱给捐赠者,以免误导器官是可以买卖的。不过补偿捐赠者在手术与住院期间因无法工作所造成的损失,与其他有关捐赠的开支是可以的。⑦捐赠者与接受者的诊断和手术,必须在有经验有资质的医院中施行,而且希望义务保护捐赠者的权益的公正人士,也是同一医院中的成员,但不是移植小组中的成员。

(3)使用尸体器官的伦理问题:利用尸体器官的伦理问题主要存在于心脏移植之中,心脏移植要求供体的心脏必须正常,而且在移植前还要采取各种措施维持供体的生理血压,以保持心跳。心脏是人体的单一器官,器官的供体只能是尸体,决不能是活体,而这具尸体的心脏又必须还在跳动。这对以心跳来判断生死的人类来说的确是一个悖论。由于心脏移植涉及死亡标准及其道德观念,必然使心脏移植在发展过程中遇到道德阻力。可见,确立科学的脑死亡标准,已成为心脏移植的前提。

(4)器官移植高额费用的伦理问题:器官移植技术在实施过程中需消耗高额费用,费用如此之高,而移植后的患者到底能活多久,有多少社会价值,个人的生活质量又是怎样,这些问题人们在研究与探讨,尚未做出最终定论。

(5)每一次移植手术是否可行,必须通过伦理委员会讨论,同意表决后才能实施。

(林绚丽)

第六节　手术中的护理配合

一、洗手护士配合

(一)洗手护士工作流程

洗手护士工作流程主要包括以下几个步骤:①准备术中所需物品;②外科手消毒;③准备无菌器械台;④清点物品;⑤协助铺手术巾;⑥传递器械物品配合手术;⑦清点物品;⑧关闭伤口;⑨清点物品;⑩手术结束器械送消毒供应中心处理。

(二)洗手护士职责

1.手术前准备职责

洗手护士应工作严谨、责任心强,严格落实查对制度和无菌技术操作规程;术前了解手术步骤、配合要点和特殊准备,熟练配合手术;按不同手术准备术中所需的手术器械,力求齐全。

2.手术中配合职责

洗手护士应提前15分钟洗手,进行准备。具体工作分器械准备、术中无菌管理和物品清点几个部分。

(1)器械准备包括:①整理器械台,物品定位放置;②检查器械零件是否齐全,关节性能是否良好;③正确、主动、迅速地传递所需器械和物品;④及时收回用过的器械,擦净血迹,保持器械干净。

(2)术中无菌管理包括:①协助医师铺无菌巾;②术中严格遵守无菌操作原则,保持无菌器械台及手术区整洁、干燥,无菌巾如有潮湿,应及时更换或重新加盖无菌巾。

(3)物品清点包括:①与巡回护士清点术中所需所有物品,术后确认并在物品清点单上签名;②术中病理标本要及时交予巡回护士管理,防止遗失;③关闭切口前与巡回护士共同核对术中所用的所有物品,正确无误后,告知主刀医师,才能缝合切口,关闭切口及缝合皮肤后再次清点所有物品。

3.手术后处置职责

术后擦净手术患者身上的血迹,协助包扎伤口;术后器械确认数量无误后,用多酶溶液浸泡15分钟,初步处理后送消毒供应中心按器械处理原则集中处理,不能正常使用的器械做好标识并通知及时更换。

二、巡回护士配合

(一)巡回护士工作流程

巡回护士工作流程主要包括以下几个步骤:①术前访视手术患者;②核对(患者身份、所带物品、手术部位);③检查(设备仪器、器械物品);④麻醉前实施安全核查(Time-Out);⑤放置体位;⑥开启无菌包,清点物品;⑦协助术者上台;⑧配合使用设备仪器,供应术中物品,加强术中巡视观察;⑨手术结束前清点物品,保管标本;⑩手术结束后与病房交接。

(二)巡回护士工作职责

1.术前准备职责

(1)术前实施术前访视,了解患者病情、身体、心理状况以及静脉充盈情况,必要时简单介绍手术流程,给予心理支持;了解患者手术名称、手术部位、术中要求及特殊准备等。

(2)术前了解器械、物品的要求并准备齐全;检查所需设备及手术室环境,处于备用状态。

(3)认真核对患者姓名、床号、住院号、手术名称、手术部位、血型、皮试、皮肤准备情况;按物品交接单核对所带物品;用药时认真做到"三查七对"。

(4)根据不同手术和医师要求放置体位,手术野暴露良好,使患者安全舒适。

2.术中配合职责

(1)与洗手护士共同清点所有物品,及时准确地填写物品清点单,并签全名。

(2)协助手术者上台,术中严格执行无菌操作,督查手术人员的无菌操作。

(3)严密观察病情变化,重大手术做好应急准备。

(4)严格执行清点查对制度,包括各种手术物品、输血和标本等,及时增添所需各种用物。

(5)保持手术间安静、有序。

3.手术后处置职责

(1)手术结束,协助医师包扎伤口。

(2)注意保暖,保护患者隐私。

(3)患者需带回病房的物品应详细登记,并与工勤人员共同清点。

(4)整理手术室内一切物品,物归原处,并保证所有仪器设备完好,呈备用状态。

(5)若为特殊感染手术,按有关要求处理。

三、预防术中低体温

低体温是手术过程中最常见的一种并发症,60%~90%的手术患者可发生术中低体温,而术中低体温可导致诸多并发症,由此增加的住院天数和诊疗措施,会导致额外医疗经费的支出。因此手术室护士应采取有效的护理措施来维持手术患者的正常体温,预防低体温的发生。

(一)低体温的定义和特点

通常当手术患者的核心体温低于36 ℃时,将其定义为低体温。在手术过程中发生的低体温呈现出3个与麻醉时间相关的变化阶段:重新分布期、直线下降期和体温平台期。重新分布期,指发生在麻醉诱导后的1小时内,核心温度迅速向周围散布,可导致核心温度下降大约1.6 ℃;直线下降期,指发生在麻醉后的数个小时内,在这一时期,手术患者热量的流失超过新陈代谢所产热量。在这一时期给予患者升温能有效限制热量的流失;体温平台期,指在之后一段手术期间内,手术患者体温维持不变。

(二)与低体温相关的不良后果和并发症

手术过程中出现的低体温,除了给手术患者带来不适、寒冷的感觉外,在术中及术后可能导致一系列不良后果和并发症,包括术中出血增加,导致外源性输血、术后伤口感染率增加、术后复苏时间延长、麻醉复苏时颤抖、心肌缺血、心血管并发症、药物代谢功能受损、凝血功能障碍、创伤手术患者的死亡率增加、免疫功能受损、深静脉血栓发生率增加。

(三)与低体温发生相关的风险因素

1.新生儿和婴幼儿

由于新生儿和婴幼儿体积较小,体表面积相对较大,从而导致热量快速地通过皮肤流失;同时新生儿和婴幼儿的体温中枢不完善且体温调节能力较弱,容易受环境温度的影响,当手术房间室温过低时,其体温会急剧下降。

2.外伤性或创伤性手术患者

由于失血、休克、快速低温补液、急救被脱去衣服等多因素导致外伤性或创伤性手术患者极易在手术过程中发生低体温,而且研究显示术中低体温会增加创伤性手术患者的死亡率。

3.烧伤手术患者

被烧伤的组织引起的热辐射、暴露的组织与空气进行对流传导以及皮肤保护功能的损伤,都使烧伤手术患者成为发生低体温的高危人群。

4.麻醉

全麻和半身麻醉(包括硬膜外麻醉和脊髓麻醉)过程中使用的麻醉药物尤其是抑制血管收缩类药物,使手术患者血管扩张,导致核心温度向患者体表散布。因此当麻醉过程长于1小时,患者发生低体温的风险增加。

5.年龄

老年手术患者在生理上不可避免地出现生命器官功能减退,如脂肪肌肉组织的减少、新陈代谢率降低、对温度敏感性减弱等,以及对麻醉和手术的耐受性和代偿功能明显下降,因此更容易导致低体温。

6.其他与低体温发生相关的因素

包括体重(消瘦患者)、代谢障碍(甲状腺功能减退、垂体功能减退)、抗精神病和抗抑郁症药物治疗的慢性疾病、使用电动空气止血仪、手术室室温过低、低温补液及血液制品输注、手术过程中开放的腔隙等。

(四)围术期体温监测

1.围术期体温监测的重要性

围术期常规监测体温,能够为手术室护士制订护理计划提供建议;将体温监测结果与风险因素的评估结合,有助于采取有效措施,预防和处理低体温。

2.体温监测方式

能准确监测核心体温的四种体温监测方式是鼓膜监测法、食管末梢监测法、鼻咽监测法和肺动脉监测法,其中尤以前3种在围术期可行性较高。此外常用的体温监测部位还包括肛门、腋窝、膀胱、口腔和体表等。

(五)围术期预防低体温的护理干预措施

1.术前预热手术患者

进行麻醉诱导前对手术患者进行至少15分钟的预热,能有效缩小患者核心温度和体表温度的温度梯度,同时能减小麻醉药物引起的血管扩张作用,预防低体温的发生,尤其是低体温发生第一阶段时核心温度的下降。

2.使用主动升温装置

(1)热空气加温保暖装置:临床循证学已证明热空气动力加温保暖装置能安全有效预防术中低体温,对新生儿、婴幼儿、病态肥胖患者均有效果。

(2)循环水毯:将循环水毯铺于手术患者身下能有效将热量通过接触传导传递给患者,维持正常体温。

3.加温术中输液或输血

术中当手术患者需要大量输液或输血时,尤其当成年手术患者每小时的输液量超过2 L时,应该考虑使用加温器将补液或血液加温至37 ℃,防止因过量低温补液输入引起的低体温。同时有研究表明热空气动力加温保暖装置与术中静脉补液加温联合使用,预防低体温的效果更佳。

4.加温术中灌洗液

在进行开放性手术的过程中,当需要进行腹腔、胸腔、盆腔灌洗时,手术室护士可加温灌洗液至37 ℃左右或用事先放于恒温箱中的灌洗液进行术中灌洗。

5.控制手术房间温度

巡回护士应有效控制手术间温度,避免室温过低。在手术患者进手术间前15分钟开启空调,使手术间的室温在手术患者到达时已达到22～24 ℃。

6.减少手术患者暴露

将大小适宜的棉上衣盖在非手术部位,保证非手术区域的四肢与肩部不裸露,起到保暖的作用。在运送手术患者至复苏室或病房的过程中,选用相应厚薄盖被,避免手术患者肢体或肩部裸露在外。

7.维持手术患者皮肤干燥

术前进行皮肤消毒时,须严格控制消毒液剂量,避免过剩的消毒液流至手术患者身下;术中洗手护士应及时协助手术医师维持手术区域的干燥,及时将血液、体液和冲洗液用吸引装置吸尽;手术结束时,应及时擦净擦干皮肤,更换床单保持干燥。

8.湿化加温麻醉气体

对麻醉吸入气体进行湿化加温这种护理预防措施对预防新生儿和儿童发生低体温尤其有效。

四、外科冲洗和术中用血、用药

(一)外科冲洗

即在外科手术过程中采用无菌液体或药液冲洗手术切口、腔隙及相关手术区域,达到减少感染、辅助治疗的目的。常用于以下两种情况。

1.肿瘤手术患者

常采用 42 ℃低渗灭菌水 1 000～1 500 mL 冲洗腹腔,或化疗药物稀释液冲洗手术区域,并保留 3～5 分钟,可以有效防止肿瘤脱落细胞的种植。

2.感染手术患者

常采用 0.9％生理盐水 2 000～3 000 mL 冲洗,或低浓度消毒液体冲洗感染区域,尤其对于消化道穿孔的手术患者可以有效降低术后感染率。

(二)术中用血

1.术中用血的方式

根据患者的病情,可采用以下几种方式。①静脉输血:经外周静脉、颈内静脉、锁骨下静脉进行输血;②动脉输血:经左手桡动脉穿刺或切开置入导管,是抢救严重出血性休克的有效措施之一,该法不常用,可迅速补充血容量,并使输入的血液首先注入心脏冠状动脉,保证大脑和心脏的供血;③自体血回输:使用自体血回输装置,将术中患者流出的血进行回收,经抗凝、过滤、离心后,将分离沉淀所得的红细胞加晶体液即可回输给患者。

2.术中用血的注意事项

手术中用血具有一定的特殊性,应注意以下几个方面:①巡回护士应将领血单、领取血量、手术房间号等交接清楚;输血前巡回护士应与麻醉医师实施双人核对;核对无误,双方签名后方可使用,以防输错血。②避免快速、大量地输入温度过低的血液,以防患者体温过低而加重休克症状。③输血过程中应做好记录,及时计算出血量和输血量,结合生命体征,为手术医师提供信息以准确判断病情。④手术结束而输血没有结束,血制品必须与病房护士当面交班,以防出错。⑤谨防输血并发症及变态反应,特别是在全麻状态下,许多症状可能不典型,必须严密观察。

(三)术中用药

手术室的药品除了常规管理外,还必须注意以下几点:①手术室应严格区分静脉用药与外用药品,统一贴上醒目标签,以防紧急情况下拿错;②麻醉药必须专柜上锁管理,对人体有损害的药品应妥善保管;建立严格的领取制度,使用须凭专用处方领取;③生物制品、血制品及需要低温储存的药品应置于冰箱内保存,定期清点。

五、手术物品清点

手术过程中物品的清点和记录非常重要,应遵循以下原则:①清点遵循"二人四遍清点法"原则,即洗手护士和巡回护士两人,在手术开始前、关闭腔隙前、关闭腔隙后、缝合皮肤后分别进行清点;②在清点过程中,洗手护士必须说出物品的名称、数量和总数,清点后由巡回护士唱读并记录;③清点过程必须"清点一项、记录一项";④如果在清点手术用物时,发现清点有误,巡回护士必须立即通知手术医师,停止关闭腔隙或缝合皮肤,共同寻找物品去向,直至物品清点无误后再继续操作。物品清点单作为病史的组成部分具有法律效应,不可随意涂改。

六、手术室护理文书记录

护理文书是护理工作以书面记录保存的档案,是整个医疗文件的重要组成部分,护理文书与医疗记录均属于具有法律效力的证明文件。规范的手术室文书记录对提高手术室护理质量、确保手术安全、提高患者满意度起到了重要的辅助作用。

(一)手术室护理文书记录意义

手术护理文书指手术室护士记录手术患者接受专科护理治疗的情况,能客观反映事实。部分手术护理文书需保存在病历内,并且具有法律效力。特别是《医疗事故处理条例》引入了"举证责任倒置"这一处理原则,护理文书书写的规范及质量显得更为重要。手术室护士,应本着对手术患者负责、对自己负责的认真态度,根据卫健委 2010 年 3 月 1 日印发的《病历书写规范》要求及手术室护理相关规范制度,如实、准确地书写各类护理文书。

(二)手术室护理文书记录的主要内容

手术室护理文书一般包含四大部分:手术患者交接、手术安全核查、术中护理及手术患者情况和手术物品清点情况。

1.手术患者交接记录

记录的护理表单是《手术患者转运交接记录单》。手术患者入手术室后,巡回护士与病区护士进行交接,对手术患者的神志、皮肤情况、导管情况、带入手术室药物及其他物品等内容交接记录并签名;手术结束后,巡回护士对手术患者的神志、皮肤情况、导管情况、带回病区或监护室药物及其他物品等内容进行记录并签名。

2.手术安全核查

记录的护理表单是《手术安全核查表》。手术室巡回护士与手术医师、麻醉师应分别在麻醉实施前、手术划皮前和患者离开手术室前进行手术安全核查,核查步骤必须按照手术安全核查制度的内容和流程进行,每核对一项内容,并确保正确无误后,巡回护士依次在《手术安全核查表》相应核对内容前打钩表示核对通过。核对完毕无误后,三方在《手术安全核查表》上签名确认。巡回护士应负责督查手术团队成员正确执行手术安全核查制度和签名确认,不得提前填写《手术安全核查表》或提前签名。

3.术中护理及患者情况

记录的护理表单是《手术室护理记录单》。护理记录内容主要包括手术体位放置、消毒液使用、电外科设备及负压吸引使用、手术标本管理、术前及术中用药、术中止血带使用和植入物管理等内容。

4.物品清点情况

记录的护理表单是《器械、纱布、缝针等手术用品清点单》。手术室护士应记录手术中所使用的器械、纱布、缝针等手术用品名称和数目,确保所有物品不遗落在手术患者体腔或切口内。手术过程中如需增加用物,应及时清点并添加记录。手术结束,巡回护士与洗手护士应确认物品清点情况后,签名确认。

(三)手术室护理文书的书写要求

根据《病历书写基本规范》,填写手术护理记录单时,应符合以下的要求:①使用蓝黑墨水或碳素墨水填写各种记录单,要求各栏目齐全、卷面整洁,符合要求,并使用中文和医学术语,时间应具体到分钟,采用 24 小时制计时。②书写应当文字工整、字迹清晰、表述准确、语句通顺、标点正确;出现错字时用双划线在错字上,不得采用刮、粘、涂等方法掩盖或去除原来的字迹。③内容应客观、真实、准确、及时、完整,重点突出,简明扼要,并由注册护理人员签名;实习医务人员、试用期医务人员书写的病历应当经过本医疗机构合法执业的医务人员审阅、修改并签名。④护士长、高年资护士有审查修改下级护士书写的护理文件的责任。修改时,应当使用同色笔,必须注明修改日期、签名,并保持原记录清楚、可辨。⑤抢救患者必须在抢救结束后 6 小时内据实补记,并加以注明。

七、手术标本处理

(一)标本处理流程

1.病理标本

由手术医师在术中取下标本交给洗手护士,由洗手护士交予巡回护士;巡回护士将标本放入容器,并贴上标签,写明标本名称;术后与医师核对后,加入标本固定液,登记签名,交给专职人员送病理科,并由接受方核对签收。

2.术中冰冻标本

由手术医师在术中取下标本,交给洗手护士,由洗手护士交给巡回护士;巡回护士将标本放入容器,并贴上标签,写明标本名称,立即与手术医师核对,无误后登记签名,交给专职人员送病理科,并由接受方核对签收;病理科完成检查后电话通知手术室护士,同时传真书面报告;巡回护士接到检查结果后立即通知手术医师。

(二)注意事项

(1)术中取下的标本应及时交予巡回护士,装入标本容器,及时贴上标签,分类放置。

(2)术中标本应集中放置在既醒目又不易触及的地方妥善保管;传送的容器应密闭,以确保标本不易打翻。

(3)术后手术医师与巡回护士共同核对,确认无误后加入标本固定液,登记签名后将标本置于标本室的指定处。

(4)专职工勤人员清点标本总数,准确无误后送病理室,病理室核对无误后签收。

(林绚丽)

第七节　普外科手术的护理

普通外科是外科领域中历史最长、发展较全面的学科。该学科内容广泛,是外科其他各专业学科的基础;其范围较大,除了各个专业学科,如颅脑外科、骨科、整形外科,泌尿外科等之外,其余未能包括在专科范围内的内容均属于普通外科的范畴。普通外科手术以腹部外科为基础,还包括了甲状腺疾病、乳腺疾病,周围血管疾病等。在实际工作中,普通外科又可分出一些学科,如胃肠外科、肛肠外科、肝胆外科、胰腺外科、周围血管外科等。下面以几个经典的普通外科手术为例,介绍手术的护理配合。

一、急性肠梗阻手术的护理配合

小肠分为十二指肠、空肠和回肠三部分,十二指肠起自胃幽门,与空肠交接处为十二指肠悬韧带(Treitz 韧带)所固定。回肠末端连接盲肠,并具回盲瓣。空肠和回肠全部位于腹腔内,仅通过小肠系膜附着于腹后壁。肠梗阻是指肠内容物不能正常运行、顺利通过肠道,是外科常见急腹症之一常为物理性或功能性阻塞,发病部位主要为小肠。小肠梗阻是指小肠肠腔发生机械性阻塞或小肠正常生理位置发生不可逆变化,如肠套叠、肠嵌闭和肠扭转等。绝大多数机械性肠梗阻需作外科手术治疗,缺血性肠梗阻和绞窄性肠梗阻更需及时急诊手术处理。

(一)主要手术步骤及护理配合

1.手术前准备

手术患者取仰卧位,行全身麻醉。切口周围皮肤消毒范围为:上至剑突、下至大腿上 1/3,两侧至腋中线。按照腹部正中切口手术铺巾法建立无菌区域。

2.主要手术步骤

(1)经腹正中切口开腹:22 号大圆刀切开皮肤,电刀切开皮下组织、腹白线、腹膜,探查腹腔。

(2)分离:切开相应肠系膜,分离、切断肠系膜血管,传递血管钳 2 把钳夹血管,解剖剪剪断,慕丝线结扎或缝扎。

(3)分别切断肠管近远端:传递肠钳钳夹肠管,15 号小圆刀于两肠钳间切断,移除标本,传递碘伏棉球擦拭残端(图 14-1)。

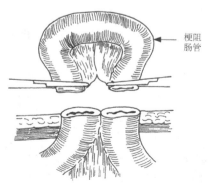

图 14-1　切断肠管

（4）关闭腹腔：传递温生理盐水冲洗腹腔；放置引流管，三角针慕丝线固定；传递可吸收缝线或圆针慕丝线关腹。

（5）行肠肠吻合：对拢肠两断端，传递圆针慕丝线连续缝合或传递管型吻合器吻合（图14-2）。

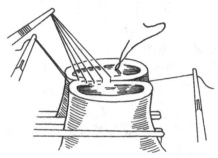

图 14-2　肠肠吻合

（6）关闭肠系膜裂隙：传递圆针慕丝线或可吸收缝线间断缝合（图14-3）。

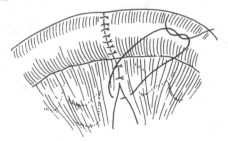

图 14-3　关闭肠系膜裂隙

（二）围术期特殊情况及处理

1.急诊手术，病情危急

手术室值班护士接到急诊手术通知单，立即安排手术间，联系相关病房做好术前准备，安排人员转运患者（病情危重的手术患者必须由手术医师陪同送至手术室）。

手术室护士按照手术要求，备齐手术器械及仪器等设备，如高频电刀、超声刀、负压吸引装置，检查仪器功能，并调试至备用状态。同时应预计可能出现的突发事件和可能需要的物品，以备不时之需。如这位患者为剖腹探查手术，除了肠道切除和吻合外，可能存在肠道破裂、腹腔污染的可能，因此必须备齐大量冲洗液体。

同时应通知手术医师及麻醉师及时到位，三方进行手术患者手术安全核查，保证在最短时间内开始手术。

2.肠道吻合的护理配合

肠道吻合器是临床常用的外科吻合装置之一，在手术使用时，主要做好以下护理配合。

（1）型号选择：应按照医师要求，根据肠腔直径和吻合位置，目测或利用测量器，选择不同型号的吻合器，目前常用的肠道吻合器型号有25～34号，并分直线和弯型吻合器。

（2）严格核对：手术医师要求使用32号直线型管型吻合器吻合肠腔，由于吻合器价格较为昂贵，为一次性高值耗材，巡回护士在打开吻合器外包装之前必须再次与手术医师认真确认吻合器的型号、规格，检查有效期及外包装完整性，均符合要求方可打开使用。

（3）配合使用：洗手护士将抵钉座组件取下交予手术医师，手术医师将抵钉座与吻合器头部分别放入将欲吻合的消化管两端，旋转吻合器手柄末端调节螺母，通过弹簧管及吻合器头部伸出的芯轴，将抵钉座连接固定于吻合器头部。医师进行击发，完成肠管钉合并切除消化管腔内多余的组织。

（4）使用后处置：吻合完成后，配合医师共同检查切下的组织切缘是否完整成环，以保证不出现吻合口瘘。吻合器使用后，按照一次性医疗废弃物标准处理，严禁任何人员将使用过的吻合器带出手术室。

二、甲状腺手术的护理配合

甲状腺是人体最大的内分泌腺体，位于甲状软骨下方，紧贴于气管两旁，由中央的峡部和左右两个侧叶构成。甲状腺由两层被膜包裹，内层被膜称甲状腺固有被膜，紧贴腺体并伸入到腺实质内；外层被膜称甲状腺外科被膜，易于剥离，两层被膜之间有甲状腺动、静脉、淋巴结、神经和甲状旁腺等，因此手术时分离甲状腺应在此两膜间进行。当单纯性甲状腺肿压迫气管、食管、喉返神经等引起临床症状，或巨大单纯甲状腺肿物影响患者生活工作，或结节性甲状腺肿有甲状腺功能亢进或恶变，或甲状腺良性肿瘤都应行甲状腺大部或部分（腺瘤小）切除，其中甲状腺腺瘤是最常见的甲状腺良性肿瘤。

（一）主要手术步骤及护理配合

1.手术前准备

手术患者取垂头仰卧位，行全身麻醉。切口周围皮肤消毒范围：上至下唇，下至乳头连线，两侧至斜方肌前缘。

2.主要手术步骤

（1）切开皮肤、皮下组织及肌肉：传递 22 号大圆刀在胸骨切迹上两横指处切开皮下组织及颈阔肌。

（2）分离皮瓣：传递纱布，缝合在上下皮瓣处，牵引和保护皮肤；传递组织钳提起皮肤，电刀游离上、下皮瓣。

（3）暴露甲状腺：纵向打开颈白线，传递甲状腺拉钩牵开两侧颈前带状肌群，暴露甲状腺。

（4）处理甲状腺血管：传递圆针慕丝线缝扎甲状腺上动脉和上静脉、甲状腺下动脉和下静脉。

（5）处理峡部：传递血管钳或直角钳分离并钳夹峡部，传递 15 号小圆刀或解剖剪切除峡部。

（6）切下甲状腺组织：传递血管钳或蚊氏钳，沿预定切线依次钳夹，传递 15 号小圆刀切除，取下标本，切除时避免损伤喉返神经。传递慕丝线结扎残留甲状腺腺体，传递圆针慕丝线间断缝合甲状腺被膜。

（7）冲洗切口，置引流管，关切口：生理盐水冲洗，传递吸引器吸尽冲洗液并检查有无活动性出血；放置负压引流管置于甲状腺床，传递三角针慕丝线固定；传递圆针慕丝线依次缝合颈阔肌、皮下组织，三角针慕丝线缝合皮肤，或使用无损伤缝线进行皮内缝合，或使用专用皮肤吻合皮钉吻合皮肤。

（二）围术期特殊情况及处理

1.甲状腺次全切除术患者体位

甲状腺次全切除术的手术患者应放置垂头仰卧位，该体位适用于头面部及颈部手术。在手术患者全麻后，巡回护士与手术医师、麻醉师一同放置体位。放置垂头仰卧位时除了遵循体位放置一般原则外,还需注意:①在仰卧位的基础上,双肩下垫一肩垫平肩峰,抬高肩部20°,使头后仰颈部向前突出,充分暴露手术野。②颈下垫颈枕,防止颈部悬空。③头下垫头圈,头两侧置小沙袋,固定头部,避免术中移动。④双手平放于身体两侧并使用中单将其保护、固定。⑤双膝用约束带固定。

2.甲状腺手术术中发生电刀故障

术中发生高频电刀报警,电刀无法正常工作使用,巡回护士应先检查连接线各部分完整性以及电刀连接线与电刀主机、电极板连接线与电刀主机的连接处,避免连接线折断或连接部位接触不紧密的情况发生;查看电极板与手术患者身体部位贴合是否紧密,是否放置在合适部位,当进行以上处理后问题仍未解决,应更换电刀头,如仍无法正常使用,更换高频电刀主机,及时联系厂家维修。此外,当手术医师反映电刀输出功率不够,要求加大功率时,巡回护士不可盲目加大功率,造成手术患者发生电灼伤隐患;应积极寻找原因,检查电刀各连接线连接是否紧密的同时,提醒洗手护士及时清除电刀头端的焦痂,保持良好传导性能。

3.手术并发症

手术患者在拔管后突然自觉呛咳、胸闷、心悸、呼吸困难、氧饱和度下降等情况,说明很可能由于手术止血不彻底,形成了切口内血肿。应立即通知手术医师及麻醉师进行抢救,并查看手术患者情况:若伤口敷料有渗血、颈部肿胀、负压引流内有大量新鲜血液,则可初步判断为切口内出血所致,应立即备好手术器械,准备二次手术止血。手术室护士首先应配合麻醉师再次气管插管,保持呼吸道通畅;传递线剪或拆钉器,协助手术医师打开切口,清除血肿,解除对气管的压迫,寻找并结扎出血的血管或组织,如手术患者情况仍无改善,则立即行气管切开。

三、肝移植手术的护理配合

移植术是指将一个体的细胞、组织或器官用手术或其他方法,移植到自体或另一个体的某一部位。人体移植学科的发展是20世纪医学最杰出的成就之一。从最早开展的输全血,到肾、肝、心、胰腺和胰岛、肺、甲状旁腺等器官组织的移植,一直发展到心肺、心肝、胰肾联合移植和腹内多器官联合移植,移植手术的操作技术和移植效果都取得了巨大成就。

近15年来,伴随外科技术、器官保存水平、免疫抑制剂运用等各医疗领域技术发展,作为移植手术中难度较高的肝移植也取得了飞速发展,成为治疗末期肝病的首选方法。目前,全世界肝移植中心已超过30个,每年平均以8 000例次为基数持续上升。标准的肝移植术式为原位肝移植,近年来创新多种术式,包括减体积性肝移植、活体部分肝移植、劈离式肝移植、背驮式原位肝移植(图14-4)等,其中活体肝移植是指从健康捐肝人体上切取部分肝脏作为供肝移植给患者的手术方式,其已成为众多先天性胆道闭锁患儿治疗的唯一选择。

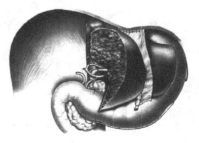

图14-4 背驮式肝移植

（一）主要手术步骤及护理配合

1.手术前准备

（1）物品准备：准备肝移植器械、肝移植双支点自动拉钩、肝移植显微器械及常用敷料包。准备高频电刀、负压吸引装置、氩气刀、变温毯、保温箱、DSA-C 臂机、各种止血物品。

（2）患者准备：患者放置仰卧位，行全身麻醉。手术医师进行切口周围皮肤消毒，范围为上至颈，下至大腿中上 1/3，包括会阴部，两侧至腋中线。

（3）核对：手术划皮前巡回护士、手术医师和麻醉师三方进行 Time Out 核对患者身份、手术方式、术前备血情况等。

2.供体手术主要手术步骤

活体肝移植包括供体手术和受体手术两部分，供体手术通常为左半肝切除，具体操作如下。

（1）上腹部 L 形切口进腹：传递 22 号大圆刀划开皮肤；传递两把有齿镊、高频电刀配合常规进腹。

（2）安装肝移植悬吊拉钩：传递大纱布保护切口，按顺序安装悬吊拉钩。

（3）切除胆囊，进行胆道造影：传递小分离钳、无损伤镊、解剖剪游离胆囊和胆囊管，丝线结扎。传递硅胶管和抽有造影剂的 20 mL 针筒配合术中造影。

（4）解剖第一肝门：传递小分离钳、解剖剪进行游离；传递橡皮悬吊带牵引左肝动脉、门静脉左支。

（5）阻断左肝动脉、门静脉左支：传递无损伤镊、血管阻断夹进行阻断。

（6）切除肝脏实质：传递氩气刀或 CUSA 刀配合，遇到所有肝内管道结构，传递小分离钳、无损伤镊、解剖剪进行游离、钳夹、剪断，传递丝线进行结扎、缝扎或钛夹夹闭。

（7）处理左肝管：传递小分离钳进行游离；传递橡皮悬吊带牵引左肝管，穿刺造影确认左肝管位置后，传递解剖剪剪断并缝扎。

（8）游离左肝静脉：传递小分离钳、解剖剪，游离左肝静脉；传递橡皮悬吊带牵引。

（9）供肝血管离断、切除供肝：传递小分离钳、解剖剪剪断左肝动脉；传递 2 把门静脉阻断钳、解剖剪断门静脉左支；传递肝静脉阻断钳、解剖剪剪断左肝静脉。

（10）止血、关腹：传递无损伤缝针关闭血管及胆道残端；传递引流管；传递圆针慕丝线缝合肌肉和皮下组织，三角针慕丝线缝皮。

3.受体手术主要手术步骤

（1）上腹部 Mercede 切口（Mercede 切口又称"人字形"切口，先在肋缘下 2 横指做弧形切口，再做一纵向切口向上至剑突下）进腹：传递 22 号大圆刀划开皮肤；传递两把有齿镊、电刀配合常规进腹。

（2）肝周韧带及第一肝门、第二肝门的游离解剖：传递小分离钳、解剖剪、电刀进行游离解剖；遇血管分支准备结扎、缝扎或钛夹传递；传递橡皮悬吊带对肝动脉、门静脉、肝静脉进行牵引。

（3）切除病肝、准备供肝植入：传递阻断钳和血管阻断夹进行血管阻断。

（4）依次行供受体肝静脉、门静脉、肝动脉及胆道的吻合：传递无损伤镊、笔式持针器和无损伤缝针进行配合；在吻合肝动脉时，巡回护士须及时准备术中用显微镜；洗手护士传递显微镊、显微剪刀配合动脉吻合。

（5）止血，放置引流管，关腹：准备各类止血用物，传递引流管进行放置；传递碘伏与生理盐水 1∶10 配制的冲洗溶液及大量灭菌注射用水进行腹腔及伤口冲洗；传递圆针慕丝线关腹。

4.术后处置

巡回护士协助麻醉师妥善固定气管导管;连接腹腔引流管与集尿袋,并妥善固定,观察引流液色、质、量。仔细检查手术患者皮肤状况,尤其是骶尾部、足跟、肩胛骨、手臂肘部和枕部。监测手术患者体温,控制室温,做好保暖措施,预防术后低体温发生。巡回护士与麻醉师、手术医师一同送患者入ICU。若手术患者为肝炎病毒携带者,则术后按一般感染手术术后处理原则进行用物和环境处理。

(二)围术期特殊情况及处理

1.肝移植手术过程中变温毯操作

(1)变温毯(以"Blanketrol Ⅱ型变温毯"为例)操作步骤如下。①手术前:检查蓄水池内水量及水位→安装耦合接头,阴阳相接→确认连接管已接好→放平水毯。②手术时:插入电源插头→打开总电源,开关处于"On"→机器自检,控制面板显示"CK STEPT"→按下"TEMPSET"开关→按上下箭头调节所需水温→按下"Manual Control"启动变温毯。

(2)使用"Blanketrol Ⅱ型变温毯"的注意事项:①蓄水池内只能使用蒸馏水,禁止使用去离子水,大部分的去离子水不是 pH 为 7 的中性水。如果去离子水是酸性,它将导致电池效应,铜质制冷机将开始腐蚀,最终导致制冷机系统泄漏。②禁止使用乙醇,因为乙醇会腐蚀变温毯。③蓄水池应每月更换蒸馏水,保护蓄水池不受细菌污染。④变温毯禁止在无水条件下操作,避免该情况引起对内部组件的破坏。⑤禁止蓄水池内过分充水,当变温毯里的水流回进处于关闭状态的系统当中,过分充水可能导致溢出。⑥禁止在患者和变温毯之间放置额外的加热设备,引起皮肤损伤。⑦患者和变温毯之间的区域应该保持干燥以避免患者意外受伤。⑧使用变温毯每隔20分钟,或者在医师的指导下,巡回护士应检查患者的体温和与变温毯接触区域的皮肤状况,同时检查变温毯里的水温,对小儿患者、温度敏感者、血管疾病患者必须更为频繁地进行检查。⑨关闭变温毯电源开关时,应待水毯内的水回流到蓄水器内(让管子和变温毯连接10分钟以上)再拔出电源线。

2.手术过程中使用氩气刀的注意事项

每次使用前,先检查钢瓶内氩气余量。操作时一定要先开氩气再开机,先关氩气再关机。术中使用时将电刀头缩回并打开氩气,将氩气喷头对准渗血部位,按下电凝开关。注意提醒手术医师氩气刀适当的工作距离,氩气刀刀头与创面最佳工作距离一般为 1～1.5 cm,禁止将氩气刀刀头直接接触创面工作。使用时注意观察氩气刀喷射时氩弧颜色:正常为蓝色,出现发红则说明工作距离太近。选择合适喷射角度使氩气喷头与受损组织成 45°～60°最佳。每次使用完毕后,检查钢瓶内氩气余量,当余量不足时应充足备用。

(林绚丽)

第八节　心胸外科手术的护理

心胸外科专业开创于 20 世纪初期,起步较晚但几十年来却是发展最快的外科学分支之一。心胸外科通常可分为普通胸外科和心脏外科,普通胸外科治疗包括肺、食管、纵隔等疾病;心脏外科则是治疗心脏的先天性或后天性疾病。常见的先天性心脏病手术包括房室间隔缺损修补,肺动脉狭窄拓宽、法洛四联症矫治术和动脉导管未闭结扎术等;后天性心脏病手术包括瓣膜置换术、瓣膜成形术、冠状动脉搭桥术、带瓣管道置换术等;下面以几个经典的心胸外科手术为例,介绍手术的护理配合。

一、瓣膜病置换手术的护理配合

心脏瓣膜病是指心脏瓣膜结构(瓣叶、瓣环、腱索、乳头肌)的功能或结构异常导致瓣口狭窄及(或)关闭不全。常见的致病因素包括炎症、黏液样变性、退行性改变、先天性畸形、缺血性坏死、创伤、梅毒、钙化、发育异常等。心脏瓣膜置换术是指在低体温麻醉下,通过外科手术切除病变瓣膜,使用人工心脏瓣膜替换的一种治疗方法。以下以二尖瓣置换术为例做手术配合介绍。

(一)主要手术步骤及护理配合

1.手术前准备

手术患者入室前,巡回护士应先将凝胶体位垫和变温水毯放置于手术床上,其有防止压疮和体外循环恢复后升温的作用。手术患者取仰卧位,双手平放于身体两侧并使用中单将其保护固定。手术患者行全身麻醉,巡回护士配合麻醉师进行动静脉穿刺;留置导尿管,并连接精密集尿袋。留置肛温探头进行术中核心体温的监测;巡回护士合理粘贴电极板,通常将电极板与患者轴线垂直地粘贴于臀部侧方肌肉丰富处,不宜粘贴于大腿处,以防术中进行股动脉、股静脉的紧急插管。切口周围皮肤消毒范围:上至肩,下至髂嵴连线,两侧至腋中线。按照胸部正中切口手术铺巾法建立无菌区域。

2.主要手术步骤

(1)经胸骨正中切口开胸:传递22号大圆刀切开皮肤,电刀切开皮下组织及肌层,切开骨膜;传递电锯锯开胸骨,并传递骨蜡进行骨创面止血(图14-5,图14-6)。

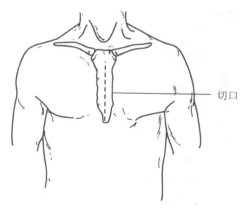

图14-5　胸正中切口

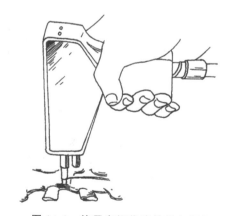

图14-6　使用电锯将胸骨纵向锯开

(2)撑开胸骨:利用胸腔撑开器撑开胸骨显露胸腺、前纵隔及心包;传递无损伤镊夹持心包,配合解剖剪剪开,传递圆针7号慕丝线进行心包悬吊,显露心脏(图14-7)。

(3)建立体外循环:传递25 cm解剖剪、无损伤镊、血管游离钳等游离上下腔静脉及升主动脉,配合插管荷包的制作以及上下腔静脉和升主动脉插管,放置心脏冷停搏液灌注管,传递阻断钳阻断上、下腔静脉和主动脉,灌注停跳液(原理为含高浓度钾,导致心脏停搏),外膜敷冰泥保护心肌,直至心脏停止跳动。

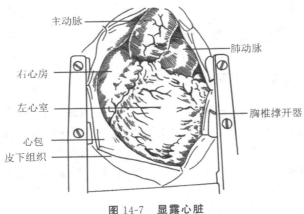

图 14-7　显露心脏

（4）显露二尖瓣：传递 11 号尖刀经房间沟切开左心房壁，心房拉钩牵开心房，显露二尖瓣（图 14-8）。

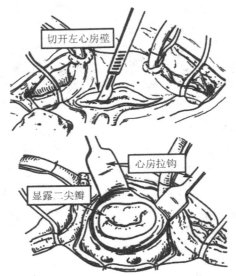

图 14-8　切开左心房，显露二尖瓣

（5）剪除二尖瓣及腱索：传递 25 cm 解剖剪沿瓣环剪除二尖瓣及腱索，无损伤镊配合操作，同时准备湿纱布，及时擦拭解剖剪及无损伤镊上残留腱索和组织。

（6）换人工瓣膜：传递测瓣器测定瓣环大小，选择大小合适的人工瓣膜，传递瓣膜缝合线缝合人工瓣膜。

（7）关闭切口，恢复正常循环：传递不可吸收缝线关闭二尖瓣切口和左房切口。传递夹管钳，配合撤离体外循环，并传递不可吸收缝线或各种止血用品配合有效止血；开启变温水毯至38～40 ℃，调高手术间内温度，加温输注的液体或血液进行复温，待心脏跳动恢复、有力，全身灌注情况改善，放置胸腔闭式引流管，传递无损伤缝线缝合并关闭心包，传递胸骨钢丝关胸及慕丝线缝合切口。

3.术后处置

为手术患者包扎伤口，及时加盖棉被进行保温。检查手术患者骶尾部、足跟等易发生压疮的皮肤,及时发现皮肤发红、破损等异常情况。固定胸腔引流管、导尿管,保持引流通畅,并观察引流液的色、量、质,加强管道护理,防止滑脱。协助麻醉师、手术医师小心谨慎地将手术患者转移至监护床上,转运途中严密监测血压、心率、心律、氧饱和度等生命体征。保障患者安全,与心外科监护室护士做好交接班。

(二)围术期特殊情况及处理

1.调节手术患者体温

正常机体需高血流量灌注重要脏器,包括肾、心、脑、肝等,而机体代谢与体温直接有关,体温每下降7 ℃组织代谢率可下降50%,如体温降至30 ℃,则氧需要量减少50%,体温降至23 ℃时氧需要量则是正常的25%。因此,在建立体外循环过程中需要降温,以减低需氧量,预防重要脏器缺血缺氧,提高灌注的安全性。降温程度根据病情、手术目的和手术方法等各种情况而定,可分为不同的类型。

(1)常温体外循环:适用于简单心脏畸形能在短时间内完成手术者。

(2)浅低温体外循环:适用于病情中等者,心内畸形不太复杂者。

(3)深低温微流量体外循环,适用于:①心功能差,心内畸形复杂者。②侧支循环丰富,心内手术时有大量回血者。③合并动脉导管未闭者。④升主动脉瘤或假性动脉瘤手术深低温停循环者。

(4)婴幼儿深低温体外循环:适用于各种心脏复杂畸形。

(5)成人深低温体外循环:主要适用于升主动脉及弓部动脉瘤手术。

体外循环通过与低温结合应用,可使体外循环灌注流量减少,血液稀释度增加,氧合器血气比率降低。手术室的降温/保温设备有空调、制冰机、恒温箱、水床、变温毯及热空气动力装置等,通过这些设备,手术室护士可以达到调节和控制手术患者体温的目的。

2.心脏复苏困难

进行体外循环后,手术患者发生心脏复苏困难原因很多,常见于心脏扩大、心肌肥厚、心功能不全及电解质平衡紊乱等。例如手术患者为二尖瓣狭窄患者,由于长时间的容量及压力负荷加重,且心功能基础较差,长时间的升主动脉阻断更加重了心肌的缺血缺氧损害,因此可能发生心脏复苏困难。

对于这样的手术患者,首先应给予积极处理措施,如实施电击除颤等,如果效果不佳则立即再次阻断主动脉,在主动脉根部灌注单纯温氧合血5~10分钟,由于血液不但能为受损的心脏提供充足的氧,还能避免或减轻心肌的再灌注损伤。而后再次开放主动脉,一般即可自动复跳或经电击除颤后复跳。如多次除颤后仍不复跳则需再次阻断主动脉,灌注停搏液使心电机械活动完全停止,让心脏得以充分的休息,降低氧耗,为再次复跳做好准备。

3.心脏复跳后因高血钾心搏骤停

心脏复跳后发生高钾血症的可能原因包括肾排钾减少、血液破坏、酸中毒、摄入过多等,如心脏停搏液(含钾)灌注次数和容量过多,大量的血液预充等。高钾血症可使静息电位接近阈电位水平,细胞膜处于去极化阻滞状态,钠通道失活,动作电位的形成和传导发生障碍,心肌兴奋性降低或消失,兴奋—收缩耦联减弱,心肌收缩降低,从而发生心搏骤停。

(1)胸内心脏按压:第一时间内迅速给予。胸内心脏按压方法可分为单手或双手心脏按压术,一般用单手按压时,拇指和大鱼际紧贴右心室的表面,其余4指紧贴左心室后面,均匀用力,有节奏地进行按压和放松,频率为80~100次/分钟。双手胸内心脏按压,用于心脏扩大、心室肥厚者,术者左手放在右室面,右手放在左室面,双手掌向心脏做对合按压,其余同单手法(图 14-9)。切勿用手指尖按压心脏,以防止心肌和冠状血管损伤。

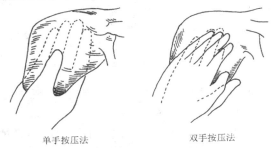

单手按压法　　　　　双手按压法

图 14-9　心内按压示意图

(2)胸内电除颤:巡回护士立即准备除颤仪及无菌除颤极板配合手术医师进行胸内除颤。首先打开除颤器电源,选择非同步除颤方式,继而选择电能进行充电;手术医师将胸内除颤电极板分别置于心脏的两侧或前后并夹紧,电击能量成人为 10~40 J,小儿为 5~20 J。

(3)复苏成功后,应配合麻醉师使用药物纠正低血压及电解质紊乱等,同时给予冰袋施行头部物理降温,同时用冰袋置于颈部、腋窝、腹股沟等大血管流经处进行体表降温,预防脑水肿等。心跳恢复后,有可能再度停搏或发生心室纤维性颤动,巡回护士应严密观察患者生命体征。

二、小切口微创心脏手术的护理配合

传统心脏外科手术,多采用胸骨正中切口,部分采用左胸后外侧切口,但往往痛苦大、手术切口长。随着近年来心血管手术安全性的不断提高,小切口心脏手术渐趋盛行。小切口心脏手术的特点是切口美观、隐蔽、创伤小、出血少、恢复快、愈合好、畸形少、费用少等。但由于切口小,术中术野显露较差,术前应明确诊断,严格掌握手术指征,同时对外科医师的手术操作技能也提出较高要求。下面以右腋下小切口微创房间隔缺损修补术为例介绍手术护理配合。

(一)主要手术步骤及护理配合

1.手术前准备

患者静脉复合麻醉伴行气管插管,体位在仰卧位的基础上右胸垫高,成左侧 60°半侧卧位,下半身尽量平卧,显露股动脉。右上肢屈肘悬吊于手术台支架上。摆放体位后,协助医师正确粘贴体外除颤板。切口周围皮肤消毒范围为:前后过中线,上至锁骨及上臂 1/3 处,下过肋缘。按照胸部侧卧位切口手术铺巾法建立无菌区域。

2.主要手术步骤

(1)右前胸切口:即取右侧腋中线第二肋交点与腋前线第五肋间交点连线行约 5 cm 切口,于腋前线第四肋进胸。传递 22 号大圆刀切开皮肤,电刀切开皮下组织及肌层,传递侧胸撑开器暴露切口。

(2)建立体外循环:传递无损伤镊、25 cm 解剖剪剪开心包并传递圆针慕丝线固定心包。传递血管游离钳游离上、下腔静脉和主动脉并在主动脉根部作荷包缝合,插特定制作的长形带导芯的主动脉供血管。于右心耳部做荷包,并切开心耳插上腔静脉引流管;于右房壁做荷包缝线,切开后插下腔静脉引流管。体外循环开始后,阻断升主动脉并于主动脉根部注入冷停搏液。

(3)暴露房间隔缺损:传递无损伤镊及无损伤剪,切开右心房,暴露房间隔缺损。

（4）修补房间隔缺损：如缺损较小，传递不可吸收缝线予以直接缝合；如缺损较大或位置比较特殊也可使用自体心包片或涤纶补片修补缺损。在缝合心房切口的同时排除右房内气体，主动脉开放后心脏复跳。

（5）关闭切口：放置胸腔闭式引流管，传递三角针慕丝线固定，传递无损伤缝线缝合并关闭心包，传递慕丝线缝合切口。

3.术后处置

为手术患儿包扎伤口，及时加盖棉被进行保温。检查手术患儿受压侧眼睛、耳朵、各处骨突部位以及悬吊的上肢，及时发现皮肤发红、破损等异常情况。固定胸腔引流管、导尿管，保持引流通畅，并观察引流液的色、量、质，加强管道护理，防止滑脱。协助麻醉师、手术医师小心谨慎地将手术患者转移至监护床上，转运途中严密监测血压、心率、心律、氧饱和度等生命体征。保障患者安全，与心外科监护室护士做好交接班。

（二）围术期特殊情况及护理

1.低龄手术患者如何进行术前准备

多数先天性心脏病患者需在儿时接受手术，因此必须加强以下几个方面的护理工作。

（1）做好心理护理，完善术前访视：对手术患儿关心爱护、态度和蔼，对家长解释病情和检查治疗过程，建立良好的护患关系，消除家长和手术患儿的紧张，取得理解和配合。全面了解手术患儿的基本情况，包括基础生命体征、皮肤准备情况、备血、配血和手术方案等。做好护理计划，儿童术前禁食 10 小时，婴幼儿禁食 2 小时。

（2）手术间及物品准备：手术间温度要保持恒定，对于 10 kg 以下以及术中需要深低温降温的手术患儿，术前应在手术床上铺好变温毯，以便降温或复温时使用。10 kg 以下的手术患儿应用输液泵严格控制液体入量。准备好摆放体位时所需的适合患儿身高体重的体位摆放辅助用品。准备好适合小儿皮肤的消毒液，一般用碘伏进行消毒。

（3）器械准备：根据手术患儿的身高和体重，准备合适的小儿心脏外科器械，如小儿使用阻断钳等，同时由于从侧胸入路手术，术前需要准备侧胸撑开器及加长的心脏外科器械，如 25 cm 解剖剪、长柄 15 号小圆刀等，方便术中使用。

2.术中需要更换手术方式

术中病情突变、需要更换手术方式是非常紧急的情况，必须争分夺秒，以挽救手术患者的生命。手术室护士应做好以下几个方面的工作。

（1）术前准备周全：首先手术室护士应在术前将各种风险可能考虑周全，并事先准备好各种可能使用的器械物品，如股动脉插管管道、各种规格的涤纶补片等。手术医师也应考虑到手术方式改变或股动脉插管的可能，在消毒铺单时应扩大范围。

（2）及时供应器械：如需改变手术方式，紧急调用其他器械，手术室巡回护士应立即将情况向值班护士长汇报，同时积极联系其他手术房间或者专科护士寻找合适的器械或替代物品，并及时提供到手术台上供医师使用，尽量减少耗费时间，保证患儿安全。

3.手术时间意外延长

手术时间意外延长可能导致非预期事件的发生，手术室护士必须及时调整和处理，以最大限度保护手术患儿及其家属。

（1）做好护理配合：手术室护士在整个手术过程应沉着冷静、全神贯注，预见性准备好下一步骤所需物品，配合手术医师尽量减少操作时间，降低手术对其他脏器损伤，减少手术并发症。

（2）预防性使用抗生素：常用的头孢菌素血清半衰期为 1～2 小时，为了保证药物有效浓度能覆盖手术全过程，当手术延长到 3～4 小时或失血量＞1 500 mL 时，应追加一个剂量，预防术后感染。

（3）无菌区域的保证：手术时间意外延长如超过 4 小时，应在无菌区域内加盖无菌巾，手术人员更换隔离衣及手套等。

（4）加强体位管理：术中每隔 30 分钟检查手术患儿体位情况，对于容易受压部位应定时进行减压，保证整个手术过程手术患儿皮肤的完整性，肢体功能不受损。

（5）联系并告知相关部门：联系病房告知患儿家属手术情况，安抚紧张情绪。告知护理排班人员，以便其做好工作安排。

（林绚丽）

第九节　神经外科手术的护理

神经外科作为一门独立的学科是在 19 世纪末神经病学、麻醉术、无菌术发展的基础上诞生的。神经外科是医学中最年轻、最复杂而又发展最快的一门学科。神经外科是外科学的分支，包括颅脑损伤、脑肿瘤、脑血管畸形、脊髓病变。神经外科又可分出颅底外科、脑内镜、功能神经外科等。下面以几个经典神经外科手术为例，介绍手术的护理配合。

一、颅内动脉瘤夹闭术的护理配合

颅内动脉瘤是当今人类致死、致残最常见的脑血管病。颅内动脉瘤是脑动脉上的异常膨出部分，指血管壁上浆果样的或先天性的突起，可能是血管先天性的缺陷或血管壁变性引起，通常发生在脑底动脉环的大血管分叉处。颅内动脉瘤分类：颈内动脉瘤（30%～40%）、前交通动脉瘤（30%）、大脑中动脉瘤（20%）、大脑后动脉瘤（1%）、椎基底动脉瘤（10%）。颅内动脉瘤夹闭术手术治疗的原则是将动脉瘤排除于血循环之外，使之免于再破裂，同时保持载瘤动脉的通畅，防止发生脑缺血。

（一）主要手术步骤及护理配合

1.手术前准备

手术患者行全身麻醉，手术体位为仰卧位，患侧肩下垫一小枕，头向右倾斜 30°～45°，上半身略抬高，脑外科头架固定。双眼涂金霉素眼药膏并用眼贴膜覆盖保护，双耳塞干棉球保护，以免消毒液流入眼和耳内。头部手术皮肤消毒时，应由手术区中心部向四周涂擦，包括头部及前额。消毒范围包括手术切口周围 15～20 cm 的区域。按照神经外科手术铺巾法建立无菌区域。

2.主要手术步骤

（1）铺巾：按常规皮肤消毒铺巾。

（2）切开头皮：传递 22 号大圆刀切开皮肤，传递头皮夹，夹住皮肤切口止血。

（3）皮瓣形成：以锐性分离法将皮瓣沿帽状腱膜下游离，并向后翻开皮瓣。

（4）骨瓣形成：传递骨膜剥离器剥离骨膜，暴露颅骨，选择合适的钻孔部位，安装并传递气钻或电钻进行钻孔，并用铣刀铣开骨瓣。

（5）切开硬脑膜：打开硬脑膜前传递腰穿针行脑脊液引流；传递蚊氏钳提夹，11 号尖刀切开硬脑膜一小口，传递解剖剪（又称"脑膜剪"）扩大切口，圆针 0 号慕丝线悬吊。

（6）游离载瘤动脉：传递显微弹簧剪刀切开蛛网膜，神经剥离子协助轻轻剥开；传递脑压板，其下垫脑棉牵开并保护脑组织；传递小号显微吸引器、双极电凝暴露肿瘤邻近的血管及神经组织，逐步游离载瘤动脉的近端和远端、瘤颈直至整个瘤体。

（7）确认和夹闭动脉瘤：夹闭动脉瘤，根据情况选择合适长短及角度的动脉瘤夹蘸水后，与施夹钳一同传递。

（8）切口缝合：逐层关闭切口，放置引流，骨瓣覆盖原处并使用连接片和螺钉固定，传递圆针慕丝线依次缝合颞肌筋膜、帽状腱膜，缝合皮下组织，角针慕丝线缝合皮肤。

3.术后处置

为手术患者包扎伤口，戴上弹力帽，注意保护耳郭避免受压。检查受压部位皮肤，固定引流管，护送手术患者入神经外科监护室进行交接。

（二）围术期特殊情况及处理

1.急诊手术的术前准备

接到急诊手术通知单，立即选择安排特别洁净或标准洁净手术室，联系急诊室或者病房做好术前准备，安排人员转运患者（病情危重的手术患者必须由手术医师陪同送至手术室）。

（1）环境准备：手术室温度保持在 23～25 ℃，湿度保持在 40%～60%。严格根据手术间面积控制参观人员，1 台手术不得超过 3 名。

（2）特殊器械准备：显微持针器、显微弹簧剪刀、显微枪形镊、各种型号的显微吸引器、神经剥离子、各种型号动脉瘤夹及施夹钳、可调节吸引器、多普勒探头、多普勒血流测定仪。

（3）特殊物品准备：7～9 号的血管缝线、"纤丝速即纱"止血材料和 3% 罂粟碱溶液。

（4）辅助物品准备：准备带有腰穿针留置孔的手术床及两套负压吸引装置。

同时通知手术医师及麻醉医师及时到位，三方进行手术患者安全核查，保证在最短时间内开始手术。

2.腰椎穿刺术手术体位

术前腰穿留置针的操作应在全麻后进行，避免刺激患者诱发动脉瘤的破裂出血。具体配合方法如下。

（1）调整体位（图 14-10）：手术患者行全身麻醉后，巡回护士与手术医师、麻醉师一同缓慢地将手术患者翻转呈侧卧位，背齐床沿，头部和两膝尽量向胸部屈膝，腰背部向后弓起，使棘突间的椎间隙变宽，利于腰穿针进入鞘膜囊内，巡回护士站立于手术患者前面，帮助固定体位并保护手术患者以防坠床，配合麻醉师行腰穿。

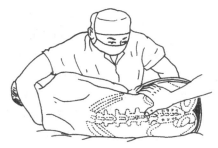

图 14-10　腰椎穿刺术

　　（2）保护腰穿针头：完成腰穿留置引流后，立即用无菌小纱布保护腰穿针头，胶布固定，避免针芯脱落。

　　（3）确认腰穿留置针位置：手术医师、麻醉师共同将手术患者向床中央稍稍移动，其中一人用手轻扶腰穿针，巡回护士负责观察、确认腰穿留置针与手术床中央留置孔的位置相吻合后，共同将手术患者安置成仰卧位。

　　（4）术中监测：地面与手术床上留置孔的相应部位放置药碗（当腰穿针开放时可存取脑脊液）。加强巡视和检查，并按照要求进行相应特殊检查。

　　3.动脉瘤手术过程中的药物管理

　　对于手术台上使用的各种药物，巡回护士必须与洗手护士严格核对；无菌台上的术中用药，洗手护士必须加强管理，以防混淆或错用。

　　（1）药物标识规范：手术台上所有的药物以及盛放药物的容器（包括注射器、药杯、药碗）必须有明确的标识，其上注明药物名称、浓度、剂量。

　　（2）杜绝混淆：无菌台上第一种药物未做好标识前，不可传递第二种药物至无菌台。

　　（3）特殊药物的配合：当需解除血管痉挛时，递显微枪形镊夹持含有3%罂粟碱溶液的小脑棉湿敷载瘤动脉5分钟。

　　（4）严格区分放置：注射药、静脉输液、消毒液必须严格区分放置，标识清晰。外观相似或读音相近的药物必须严格区分放置。

　　4.颅内动脉瘤过早破裂

　　颅内动脉瘤破裂是手术中的危急情况，必须及时、恰当处理，主要方法包括以下几种。

　　（1）指压法：巡回护士或台下医师协助压迫颈动脉，手术医师在颅内暂时阻断载瘤动脉，制止出血，同时处理颅内动脉瘤。洗手护士传递两只大号吸引器，手术医师迅速清除手术视野内的血液，找到动脉瘤破口，立即用其中一只吸引器对准出血点，迅速游离和处理动脉瘤。

　　（2）吸引器游离法：洗手护士传递大号显微吸引器，手术医师将动脉瘤吸住后，迅速夹闭瘤颈，该法适用于瘤颈完全游离，如使用不当可引起动脉瘤破口再次扩大。

　　（3）压迫止血法：洗手护士根据要求传递比破口小的锥形吸收性明胶海绵，手术医师将起头端插入动脉瘤破口处，并传递小型脑棉，在其外覆盖，同时传递小型显微吸引器轻压片刻后，迅速游离动脉瘤。

　　（4）双极电凝法：仅适用于颅内动脉瘤破口小且边缘整齐的情况下。洗手护士准确快速传递双极电凝镊，手术医师用其夹住出血部位，启动电凝，帮助止血。

　　5.脑棉的使用和清点

　　神经外科手术风险大、难度高、手术时间长，脑棉的清点工作是神经外科手术护理的重点和难点，应按照以下方法进行。

　　（1）术前清点：术前洗手护士应提前洗手，保证充分的时间进行脑棉的清点和整理。由洗手护士和巡回护士两人共同清点脑棉，并记录于手术护理记录单上。清点脑棉时应特别注意，脑棉以10块1包装，每台手术以50块为基数。清点脑棉时需细致谨慎，应及时发现是否存在两块脑棉重叠放置的现象。此外必须检查每一块脑棉的完整性，确认每一块脑棉上带有牵引线。

　　（2）术中管理：传递脑棉时，需将脑棉平放于示指的指背上或手背上，光面向前，牵引线向后。术中添加脑棉也必须及时清点并记录。添加脑棉时，同样以10块的倍数进行添加。术中严禁手术医师破坏脑棉的形状，如修剪脑棉或撕扯脑棉。巡回护士应及时捡起手术中掉落的脑棉并放至指定位置。

（3）关闭脑膜前清点：必须确认脑棉的数量准确无误方可关闭并记录。关闭脑膜后必须再次确认脑棉的数量准确无误并记录。

二、后颅肿瘤切除手术的护理配合

后颅肿瘤是指小脑幕下的颅后窝肿瘤，常见有小脑、脑桥小脑角区、第四脑室、斜坡、脑干、枕大孔区肿瘤等。经临床和影像学检查证实的后颅肿瘤，除非有严重器质性病变不宜开颅者，一般均应手术治疗，根据手术部位常采用正中线直切口、钩状切口、倒钩形切口。下面以最典型和最常用的枕下正中切口后颅窝开颅术为例说明手术入路及手术配合。

（一）主要手术步骤及护理配合

1.术前准备

手术患者行全身麻醉，手术体位为俯卧位，上半身略抬高，头架固定。双眼涂金霉素眼药膏并用眼贴膜覆盖保护，双耳塞棉花球保护，以免消毒液流入眼和耳内。头部手术皮肤消毒时，应由手术区中心部向四周涂擦。消毒范围要包括手术切口周围15～20 cm的区域。按照神经外科手术铺巾法建立无菌区域。

2.手术步骤

（1）常规皮肤消毒铺巾。

（2）切开头皮：传递22号大圆刀切开皮肤，传递头皮夹，夹住皮肤切口止血。

（3）牵开肌层：传递骨膜剥离器分离两侧附着于枕骨的肌肉及肌腱，显露寰椎后结节和枢椎棘突，传递乳突拉钩或梳式拉钩用于牵开肌层。

（4）骨窗形成：传递气钻或电钻在枕骨鳞部钻一孔，并传递鼻甲咬骨钳扩大骨窗，向上至横窦，向下咬开枕骨大孔，必要时咬开寰椎后弓。

（5）切开并悬吊硬脑膜：传递蚊氏钳提夹，11号尖刀切开硬脑膜一小口，传递解剖剪扩大切口，圆针0号慕丝线悬吊。

（6）肿瘤切除并止血：传递取瘤钳分块切取肿瘤，传递止血纱布进行止血。

（7）清点脑棉，缝合硬脑膜。

（8）切口缝合：逐层关闭切口，放置引流，严密缝合枕下肌肉、筋膜，缝合皮下组织和皮肤。

3.术后处置

为手术患者包扎伤口，戴上弹力帽，注意保护耳郭，检查受压部位皮肤，固定引流管，护送患者入复苏室进行交接。处理术后器械及物品。

（二）围术期特殊情况及处理

1.小脑肿瘤切除术的术前准备

小脑手术部位深，手术复杂，对护理的配合要求高，因此，手术室护士应尽最大可能做好充分的手术准备。具体包括以下内容。

（1）环境准备：安排入特别洁净或标准洁净手术室，手术室温度保持在23～25 ℃，湿度保持在40％～60％。严格根据手术间面积控制参观人员，1台手术不得超过3名。

（2）特殊器械及物品准备：头架、气钻、显微镜、一次性显微镜套、超声刀、吸收性明胶海绵、骨蜡、电刀、"纤丝速即纱"、双极电凝、负压球、医用化学胶水、脑棉、显微弹簧剪、显微枪形剪、枪形息肉钳等。

（3）常规用品准备：术前了解手术患者病情、手术部位，根据手术患者的体型、手术体位等实际情况准备手术所需常规用品。

（4）抢救用品准备：充分估计术中可能发生的意外，提前准备好各种抢救用品。对出血比较多的手术如巨大脑膜瘤等，应事先准备两路吸引器。

2.患者俯卧位的摆放

摆放体位之前，巡回护士应做好充分的准备；将体位垫4～5个呈三角形放于手术床上，体位垫的大小选择根据手术患者的体型确定，体位垫上的布单应保持平整，无皱褶、无潮湿。

手术患者在患者推床上接受全身麻醉后，巡回护士脱去患者衣服，双臂放于身体两旁，用中单加以固定，防止在翻身时肩关节、肘关节扭曲受伤。然后巡回护士与手术医师、麻醉师同时将患者抬起缓慢翻转到手术床上呈俯卧位；注意其中手术医师托住患者颈肩部和腰部，巡回护士托住患者臀部和窝部，麻醉师注意避免气管插管、输液管及导尿管脱落；同时应注意保持头、颈、胸椎在同一水平上旋转。翻转成功后巡回护士根据需要调整体位垫，保证胸腹悬空不受压，四肢处于功能位，全身各个部位得到妥善固定。

3.术中观察

术中还应巡逻护士要密切观察生命体征的变化，观察四肢有无受压、静脉回流是否畅通等。注意保持静脉通路和导尿管的通畅，特别是应手术需要在手术进行中挪动患者体位或疑似患者体位有变动时必须立即检查。常规状态下每1～2小时观察1次。

4.超声刀的连接和使用

脑外科专用超声刀设备较为昂贵，使用要求高，手术室护士应正确使用，以确保其发挥最大的效能。

（1）超声刀使用流程：见图14-11。

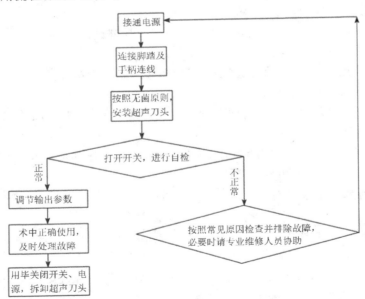

图14-11　超声刀使用流程图

（2）脑外科专用超声刀使用前的操作要点包括：①先插上电源，连接踏脚和机器，打开机器开关。检查仪器是否完好。②吸引瓶内采用一次性带止逆阀吸引袋，并连接机器。③洗手护士正确无误地衔接好超声刀手柄电线、吸引管、冲洗管并将三者合一,妥善固定,将其远端传递给辅助护士。巡回护士分别将超声刀插头、吸引管、冲洗管与机器相应插口及冲洗液连接。④巡回护士根据需要调节吸引力、超声频率、冲洗液流量至最合适的范围。

(3)脑外科专用超声刀仪使用时的注意事项:①超声刀头置于安全稳妥的地方,刀头不可触及任何物品。②及时擦净超声刀头上的血迹并吸取生理盐水保持吸引头通畅。③当仪器处于工作状态时,手远离转轴。

(4)脑外科专用超声刀使用后的注意事项:①脚踩踏脚开关,用超声刀头吸生理盐水 200 mL 冲洗超声刀头中的管腔,然后关闭电源开关。②超声刀头用湿纱布擦拭干净,禁止放在含酶的消毒液中,应送环氧乙烷灭菌。③收好电源电线、踏脚开关等物件,吸引袋按一次性医疗废弃物处理。④登记使用情况。

5.神经外科手术中显微镜的使用

显微镜是神经外科手术最为常用的仪器设备之一,护士应掌握正确的使用和维护保养方法,从而为患者提供安全的治疗,同时延长物品的使用寿命。

(1)使用前的注意事项:①接通电源,连接视频线至彩色监视器,打开电源开关。②根据手术部位调整好助手镜的位置,打开显微镜开关。检查显微镜的各项功能,如聚焦、调整平衡等。目镜的屈光度数,使图像清晰度与助手镜和监视器一样。③拉直显微镜臂,用无菌显微镜套将显微镜套好。

(2)使用中的注意事项:①洗手护士在手术显微镜下配合手术时,要特别注意显示屏上显示的手术操作及进展,主动与主刀医师配合。②传递器械动作幅度要小,做到轻、稳、准。做到一手递,一手接,保证医师在接后即能用。③传递脑棉时,根据需要将不同大小的脑棉传递到医师的视野内。④做各种操作时绝对不可倚靠及碰撞手术床及显微镜底座,以免影响手术区域及操作。

(3)使用后的注意事项:①关闭手术显微镜光源,打开固定器,将显微镜推离手术区。②将手术显微镜镜臂收起,缩至最短距离,注意保护镜头。③关闭总电源,收好电源线和视频线,将手术显微镜放置原位,固定底座开关。④取下手术显微镜套后,应检查手术显微镜上有无血迹,清洁擦拭干净。⑤按要求在专用登记本上记录显微镜使用状况。

(4)保养的注意事项:①手术显微镜的镜头是整个机器的心脏,非常娇贵,所以每次使用后,要用镜头专用纸清洁镜头,禁用粗糙的物品擦拭,防止出现划痕,影响镜头的清晰程度。②勿用乙醇、乙醚等有机溶剂擦拭镜身,可用软布蘸水擦拭;各个螺丝和旋钮不要拧得过紧或过松。③关闭显微镜时,要先将调节光源旋钮旋至最小,再将光源电源关闭,最后关闭显微镜电源开关,以延长灯泡的使用寿命。④随时记录手术显微镜的使用情况、性能、故障及解决方法。⑤手术显微镜应放置于干净、干燥通风的地方,注意避免碰撞。⑥显微镜通常处于平衡状态,无特殊要求,不要轻易调节。⑦专人负责检查,设专用登记本,每次使用后需登记情况并签名。⑧每 3 个月由专业人员做一次预防性维修和保养,每年进行 1 次安全性检查。

(林绚丽)

第十节　泌尿外科手术的护理

泌尿外科是处理和研究泌尿系统、男性生殖系统及肾上腺外科疾病的学科。其中主要涉及的脏器包括肾脏、肾上腺、输尿管、膀胱及前列腺等。下面以两个经典手术为例,介绍泌尿外科手术的护理配合。

一、单纯肾切除手术的护理配合

肾脏位置相当于 $T_{12} \sim T_3$ 水平,右肾较左肾稍低 $1 \sim 2$ cm,右肾上极前方有肝右叶,结肠肝曲,内侧有下腔静脉,十二指肠降部;左肾前方与胃毗邻,前方有脾脏、结肠脾曲,脾血管和胰腺于肾的前方跨过。肾内侧缘有肾门,肾脏上内方有肾上腺覆盖。肾的被膜由外向内依次为肾筋膜、脂肪囊、纤维囊。

(一)主要手术步骤及护理配合

1.手术前准备

术前备肾切除器械包和常用敷料包,准备高频电刀和负压吸引装置。待患者行全身麻醉后,医护人员共同放置患者 90°左侧卧位。手术医师进行切口周围皮肤消毒,范围为前后过腋中线,上至腋窝,下至腹股沟。手术划皮前巡回护士、手术医师和麻醉师三方进行 Time Out 核对患者身份、手术方式、手术部位等手术信息以及手术部位标识是否正确。

2.主要手术步骤

(1)经第 12 肋下切口进后腹膜:传递 22 号大圆刀切开皮肤;电刀切开各层肌层组织及筋膜,传递无损伤镊配合;传递解剖剪分离粘连组织。

(2)显露肾周筋膜,暴露手术野:传递湿纱布和自动牵开器,撑开创缘。

(3)暴露肾门:传递 S 拉钩牵开暴露;遇小血管或索带,传递长弯开来钳夹,解剖剪剪断,缝扎或结扎。

(4)处理肾动脉、静脉:传递长直角钳游离血管,7 号慕丝线套扎两道;传递长弯开来 3 把,分别钳夹血管,长解剖剪剪断,7 号慕丝线结扎,小圆针 1 号慕丝线再次缝扎(图 14-12～图 14-14)。

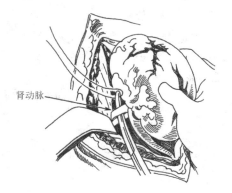

图 14-12　丝线套扎肾动脉

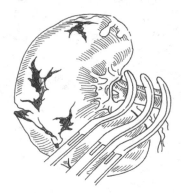

图 14-13　依次传递 3 把长开来钳夹肾血管

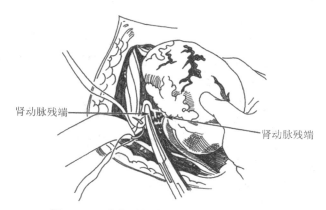

肾动脉残端　　　　　　　　　　　　肾动脉残端

图 14-14　剪断后的肾动脉近段,用丝线缝扎

（5）分离肾脏和脂肪囊：传递长弯开来、长剪刀分离。

（6）处理输尿管上段,移除标本：传递长弯开来 3 把,分别钳夹输尿管,长解剖剪剪断,7 号慕丝线结扎,小圆针 1 号慕丝线再次缝扎。

（7）放置引流管：传递负压球,角针 4 号慕丝线固定。

（8）关闭切口：圆针慕丝线依次关闭各层肌肉层及皮下组织；角针慕丝线缝合皮肤。

3.术后处置

（1）术后皮肤评估：放置肾脏 90°左侧卧位的手术患者,术后巡回护士应及时与手术医师和麻醉师一同将患者由侧卧位安全翻转至仰卧位,重点检查受压侧的眼部和耳郭、手臂、肩部和腋窝、髂嵴、膝盖以及脚踝和足部的皮肤情况,该患者是女性患者,还应重点检查患者的乳房有无被压迫或损伤。

（2）导管护理：巡回护士协助麻醉师妥善固定气管导管；妥善固定负压球和导尿管,避免负压球管道受压或折叠于患者身下,同时观察负压球中引流液的色、质、量和通畅情况。

（3）术后常规工作：根据医嘱运送患者入麻醉恢复室；放置肾脏标本。

（二）手术中特殊情况及处理

1.肾脏 90°左侧卧位,肾脏 90°侧卧位与胸外科 90°侧卧位的区别

待手术患者麻醉后,手术团队将患者身体呈一直线转成 90°左侧卧位,使右侧朝上。放置凝胶头圈于手术患者头下,避免眼睛、耳朵受压。将手术患者右侧上肢放于搁手架上层,左侧上肢放于下层。同时于紧靠腋下处放置胸枕,防止臂丛神经受损。然后分别用安全带固定两侧上肢,松紧适宜,露出手指。注意保护手术患者的乳房,避免受压。将肾区（肋缘下 3 cm 左右）对准腰桥,放置凝胶腰枕于脐下。于尾骶部和耻骨联合处分别放置大小髂托固定,并用小方枕保护。手术患者上方的右下肢伸直,下方的左下肢屈曲,并于两下肢接触处放置软垫,在膝部和踝部放置软垫垫高,固定下肢。改变手术床的位置,同时放低床头和床尾,达到"折床"效果,使肾区逐渐平坦,便于手术操作。

与胸外科 90°侧卧位相比,在放置肾脏 90°侧卧位时,下肢的摆放为"上直下屈",而放置胸外科 90°侧卧位时下肢应为"上屈下直"。此外放置肾脏 90°侧卧位时尤其强调肾区必须对准腰桥。最后,在放置肾脏 90°侧卧位后,巡回护士须改变手术床使其达到"折床"效果。

2.术中手术方式改为肾部分切除术

术前,巡回护士应完善术前访视,与手术医师取得沟通,提前准备可能因手术方式临时调整而需要的特殊器械、缝针、止血物品等手术用物。同时手术室护士应熟悉肾部分切除术的适应证和禁忌证,掌握专科知识,提高临床判断能力。

术中,洗手护士应密切关注手术进展,及时与主刀医师沟通,获知手术方式改变时,第一时间告知巡回护士,后者则迅速将特殊用物传递给手术台上使用。

"单纯肾切除手术"改变为"肾部分切除术"时,应提供下列特殊器械、缝针等物品:血管阻断夹或Santisky钳,用于临时阻断肾动静脉血流;钛夹钳和钛夹,用于切除肿瘤时,夹闭小血管;2/0或3/0可吸收缝线,用于缝合肾实质、肾包膜;止血纱布、生物胶等,用于覆盖肾脏创面进行止血。

3.关闭切口前,发现缺少纱布

巡回护士应第一时间告知手术医师及麻醉师清点数量错误,并得到肯定回复,在手术患者情况允许下,暂停手术。洗手护士和手术医师共同在手术区域进行搜寻,包括体腔切口、无菌区以及视力可及范围。巡回护士在手术区域外围进行搜寻,包括地面、纱布桶、一次性物品丢弃桶、生活垃圾桶等。

当遗失的物品找到时,巡回护士和洗手护士必须重新进行一次完整的清点,数量正确后告知手术团队,手术继续进行。

当遗失的物品未能找到时,巡回护士应汇报护士长请求支援,同时请放射科执行术中造影,并让专业放射学医师读片,确定患者体腔切口内无异物遗留,手术医师可关闭切口。

记录事件经过、所采取的所有护理措施以及最终搜寻结果,并根据相关流程制度上报事件。

二、前列腺癌根治手术的护理配合

前列腺位于耻骨后下方,直肠前,尿道生殖膈上方,由围绕尿道周围的腺体和其外层的前列腺腺体所组成。盆腔筋膜包裹前列腺形成前列腺筋膜,而前列腺实质表面有结缔组织和平滑肌构成前列腺固有囊。在前列腺筋膜鞘和囊之间还有前列腺静脉丛。

近年来,随着我国社会老龄化现象日趋严重以及食物、环境等改变,前列腺癌发病率迅速增加。前列腺癌多数无临床症状,常在直肠指检、超声检查或前列腺增生手术标本中偶然发现。前列腺增生手术时偶然发现的Ⅰ期癌可不做处理严密随诊。局限在前列腺内的第Ⅱ期癌可以行根治性前列腺切除术。第Ⅲ、Ⅳ期癌以内分泌治疗为主,可行睾丸切除术,必要时配合抗雄激素制剂。

(一)主要手术步骤及护理配合

1.手术前准备

准备前列腺切除器械和常用敷料包。准备高频电刀、负压吸引装置和等离子PK刀。实施全身麻醉后,巡回护士为手术患者放置仰卧位,可根据手术要求于骶尾部垫一小方枕,腘窝处垫一方枕。手术医师进行切口周围皮肤消毒,范围为上至剑突,下至大腿上1/3,两侧至腋中线。

2.主要手术步骤

(1)留置导尿管:传递无菌手套,留置双腔导尿管,并用小纱布固定。

(2)经下腹部正中切口进腹:传递22号大圆刀切开皮肤;电刀切开皮下组织,分离腹直肌,打开筋膜,传递解剖剪和湿纱布配合(图14-15)。

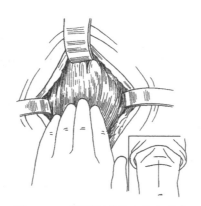

图 14-15　经下腹部正中切口进腹

（3）清扫髂外血管处的淋巴结：台式拉钩暴露，传递无损伤镊和解剖剪进行清扫，遇血管传递钛夹闭合。清扫取下的淋巴结送病理检验。

（4）暴露手术野、分离筋膜：传递湿纱布垫于切口两侧，传递前列腺拉钩和大 S 拉钩暴露；传递无损伤镊、解剖剪分离筋膜。

（5）切断耻骨前列腺韧带，暴露耻骨后间隙：传递长弯开来、长解剖剪或等离子 PK 刀切断韧带；传递拉钩或自制纱布包裹卵圆钳进行暴露。

（6）暴露、切断阴茎背深静脉：长弯开来、无损伤镊和解剖剪切断血管，可吸收缝线缝扎。

（7）切开尿道前壁，缝线悬吊备吻合：传递可吸收缝线于尿道远端悬吊 5 针。

（8）切断尿道，处理膀胱颈部及前列腺韧带和精囊，接取标本：传递 PK 刀进行离断。

（9）留置三腔导尿管，膀胱尿道吻合：传递持针器，配合将之前悬吊备用的无损伤缝针吻合尿道与膀胱颈相应的位置。

（10）冲洗膀胱：传递装有生理盐水的弯盘和针筒，冲洗膀胱内血块；与巡回护士一同连接膀胱冲洗液冲洗。

（11）放置负压引流管、关闭切口：传递负压球，角针慕丝线固定；传递圆针慕丝线依次缝合各层肌肉；角针慕丝线缝合皮肤。

3.术后处置

（1）导管护理：巡回护士协助麻醉师妥善固定气管导管；妥善固定负压球观察负压球中引流液的色、质、量和通畅情况；妥善固定三腔导尿管，轻轻向外牵拉，并牵引固定于大腿内侧，压迫膀胱颈部，同时观察集尿袋中尿液颜色是否变化。

（2）术后皮肤评估：进行前列腺癌根治术的患者往往为老年患者，术后须仔细检查患者的皮肤情况，尤其是骶尾部、足跟、肩胛骨、手臂、肘部和枕部皮肤。

（3）术后常规工作：根据医嘱运送患者入麻醉恢复室，并进行特殊交接；放置髂外血管处清扫的淋巴结以及前列腺标本。

（二）围术期特殊情况及处理

1.老年患者的围术期处理

（1）完善术前对老年手术患者的护理评估：术前护理评估包含三方面，分别是全身系统的基本指标（包括皮肤状况、心理状态、营养状态、日常活动能力等）、慢性疾病史（包括关节炎、白内障、老年性耳聋、尿路感染、循环系统疾病、骨质疏松、高血压、糖尿病等）和药物服用史（包括抗抑郁症药、阿司匹林、非甾体抗炎药、溴化物等)。

(2)防止老年手术患者坠床:年龄、慢性疾病、服用特殊药物、手术要求(摘除眼镜和助听器)、环境的陌生,均是引起老年手术患者围术期坠床的高危因素。因此手术室护士必须全程看护,包括麻醉准备室、手术通道、麻醉恢复室等。并且提供护栏、约束带等防坠床工具。

(3)预防围术期低体温的发生:由于减缓的新陈代谢和较低的基础体温,老年手术患者更易在围术期过程中发生低体温,因此一系列的预防低体温措施必须给予提供,包括术前预热、升高室温、被动性保温(盖被、添加袜子)、主动性升温(使用变温毯、热空气动力装置的使用)、加热补液等。

(4)预防压疮发生:老年手术患者的皮肤具有轻薄、干燥、容易起皱等特征,此外年龄、慢性疾病等都是引起老年手术患者发生围术期压疮的高位因素。因此手术室护士应对每一位老年患者进行压疮危险因素评估与皮肤检查。特殊体位使用的配件(软垫、凝胶垫)、适当按摩、维持皮肤干燥等。

(5)防止因手术体位造成损伤:由于老年手术患者多伴有骨质疏松症,在放置侧卧位或截石位的过程中,容易损伤腰椎或股骨头,引起骨折。因此手术室护士在放置侧卧位或俯卧位时,手术团队应协作使患者在体位更换过程中,始终保持整体躯干成一直线;在放置截石位时,应缓慢举起或放下双腿,同时避免髋关节过分的旋转。此外由于老年手术患者皮肤较为脆弱,手术室护士在放置体位过程中,应避免皮肤有压迫、触碰或损伤。

(6)防止深静脉血栓发生:由于减缓的循环血流、降低的心排血量、脱水以及低体温等,使老年患者成为围术期发生深静脉血栓的高危人群。手术室护士应在术前进行深静脉血栓风险评估,确定高危人群;术中预防性使用防深静脉血栓袜(TEDs)或使用连续压力装置(SCDs)主动防止血栓的形成。

(7)术后麻醉恢复室的关注点:老年手术患者术后生理与心理都随着年龄的增长而改变,因此麻醉护士应加强监测和护理,确保患者在恢复室中的安全与舒适,包括呼吸道的管理、循环系统改变的监测、出入量管理、正确评估意识和有效唤醒、疼痛管理与心理调适以及皮肤的再次评估。

2.等离子 PK 刀的使用和保养

(1)等离子 PK 刀的连接及操作步骤如下:正确放置机器及踏脚→连接电源→打开总开关,机器自检→出现"Power on test 19"→打开面板开关显示"Selt Test"→显示"Connect PK cable"→连接线插入插孔→连接 PK 刀刀头→机器自动调节功率(开放性手术为 70～80)→正确使用判断效果→拆卸 PK 刀刀头,拔除连接线→关闭面板开关,关闭总开关。

(2)等离子 PK 刀术中及术后的保养:手术过程中,洗手护士应正确将等离子 PK 刀头的连接线传递给巡回护士连接;术中应随时保持 PK 刀头干净、无焦痂,可使用无菌生理盐水纱布在每次使用后对刀头进行擦拭。手术结束后,洗手护士应完全拆卸 PK 刀的通道阀及可张开钳夹部,将其浸没于含酶清洗剂中 10～15 分钟,再用柔软的刷子在流动水下擦洗表面血迹,用高压水枪冲洗各关节和内面部位,用柔软的布料擦干,压缩空气吹干。在运输、包装、灭菌期间防止 PK 刀的连接线扭曲或打折,应顺其弧度盘绕。等离子 PK 刀应由专人负责保管与登记,每次使用等离子 PK 刀结束,均应登记使用情况。如术中发生使用故障应及时联系工程师进行检验和修复。

3.携带心脏起搏器的患者电外科设备的使用

携带心脏起搏器入手术室的患者,可能由于术中电外科设备的使用干扰,引起心律失常、室颤甚至心脏停搏。

(1)术前咨询心脏起搏器生产商及心内科医师相关注意事项,并请专业人员将心脏起搏器调节为非同步模式。

(2)术前,巡回护士必须准备体外除颤仪于手术间,呈随时备用状态。

(3)术中提醒手术医师尽可能使用双极电凝;如果必须使用单极电刀,则尽可能使用最小功率,同时保证单极电刀与电极板放置的位置尽量接近,且两者在手术中使用位置尽量远离心脏起搏器,使电流回路不经过起搏器和心脏。术中严禁在接触患者之前触发单极电刀开关。术中手术团队应使电外科设备的连接线尽量远离心脏起搏器和起搏电极导线。

(4)术中巡回护士采取保暖措施,防止因环境温度低而出现寒战,使起搏器对肌电感知发生错误,导致心律失常。

(5)对于携带心脏起搏器的手术患者,巡回护士应该在单极电刀使用过程中密切监测心电图情况,包括心率、心律、心电波形等,发现异常情况立即和手术医师、麻醉师沟通。

(林绚丽)

第十一节　妇产科手术的护理

妇产科是临床医学四大主要学科之一,主要研究女性生殖器官疾病的病因、病理、诊断及防治,妊娠、分娩的生理和病理变化,妇科手术主要包括治疗女性生殖系统的疾病即为妇科疾病,如外阴疾病、阴道疾病、子宫疾病、输卵管疾病、卵巢疾病等;产科包括高危妊娠及难产的预防和诊治,女性生殖内分泌,计划生育及妇女保健等。下面以几个经典的手术为例,介绍手术的护理配合。

一、剖宫产手术的护理配合

剖宫产是指妊娠28周后切开腹壁及子宫,取出胎儿及胎盘的手术。剖宫产术式有子宫下段剖宫产(横切口)、子宫体部剖宫产(纵切口)。由于某种原因,绝对不可能从阴道分娩时,如头盆不称、宫缩乏力、胎位异常、瘢痕子宫、胎儿窘迫等,应及时施行剖宫产手术以挽救母婴生命。如果施行选择性剖宫产,于宫缩尚未开始前就已施行手术,可以免去母亲遭受阵痛之苦。剖宫产是一种手术,有相应的危险性,如出血、膀胱损伤、损伤胎儿、宫腔感染、腹壁切开感染等,故施术前必须慎重考虑。

(一)主要手术步骤及护理配合

1.手术前准备

(1)手术患者接入手术室后,护士应在第一时间给予心理护理支持,缓解其紧张情绪以及可能因宫缩导致的疼痛。

(2)协助手术患者转移至手术床,并固定扎脚带予以解释,防止坠床意外的发生。

(3)核对缩宫素等子宫兴奋类药物以及剖宫产特殊用物,如产包、婴儿吸痰管等是否携带齐全。

(4)手术患者取侧卧位行腰麻即蛛网膜下腔麻醉或持续硬膜外腔阻滞麻醉,手术室护士站于患者身前,防止其坠床的同时,指导其正确放置麻醉体位。麻醉完毕起效后,患者改体位为仰卧位,巡回护士置导尿管并固定。

(5)手术切口周围皮肤消毒范围为:上至剑突、下至大腿上1/3,两侧至腋中线。按照腹部正中切口手术铺巾法建立无菌区域。

2.主要手术步骤

(1)经下腹横切口开腹:传递22号大圆刀切开皮肤及皮下组织,传递中弯血管钳、组织剪剪开筋膜,钝性分离腹直肌,遇有血管应避开或用慕丝线做结扎。

(2)暴露子宫下段:传递解剖剪剪开腹膜,同时传递长平镊,配合剪开一小口,然后术者将左手中指或示指伸入切口,在左手的引导下剪开腹膜至适当长度;传递双头腹腔拉钩牵开,暴露子宫。

(3)切开子宫:传递新的一把22号大圆刀,于子宫下段切开一小口,递中弯血管钳刺破胎膜,吸引器吸净羊水,钝性撕开或传递子宫剪剪开切口10～12 cm。

(4)娩出胎儿:移除切口周围的金属器械及电刀,防止意外损伤娩出的胎儿。手术医师一人手压宫底,一人手伸入宫腔将胎儿娩出。如胎儿过大无法娩出时,传递产钳协助娩出胎儿(图14-16)。

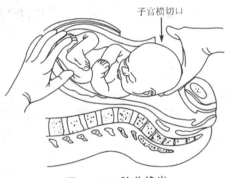

图14-16　胎儿娩出

(5)胎儿脐带处理:传递中弯血管钳2把依次钳夹脐带,传递组织剪剪断,同时传递组织钳夹闭子宫壁静脉窦。

(6)胎盘娩出:传递抽配有20 U缩宫素的10 mL注射针筒,注射于子宫壁肌层;娩出胎盘,传递弯盘接取;传递纱垫清理宫腔。将置有胎盘的弯盘放于无菌桌,防止污染,以备手术医师检查胎盘的完整性。

(7)缝合子宫:子宫进行两层缝合,传递可吸收缝线,第一次全层连续缝合,第二次缝合浆膜肌层包埋缝合。

(8)缝合切口:首先缝合腹膜,间断缝合筋膜及肌肉,间断缝合皮下组织,最后用皮内缝线缝皮肤,缝皮肤时要将创缘内翻,否则会影响创口愈合,使疗程延长。

3.术后处置

术后注意保护患者的隐私,更换潮湿的床单位,同时做好保暖工作。待手术患者情况稳定后,送入病房,对未使用的子宫兴奋类药物进行交接。

（二）围术期中特殊情况及处理

1.防止子宫切口污染

胎儿如术前发生宫内窘迫,则会由于缺氧引起迷走神经兴奋,肠蠕动亢进,肛门括约肌松弛,导致娩出时会有胎粪排出。因此在切开子宫、吸净羊水、暴露胎儿后,洗手护士应准备一块无菌大布垫给手术医师备用,在胎儿娩出前将布垫覆盖胎儿臀部,防止胎粪排出污染。如术中怀疑有手术器械、纱布或无菌巾沾染到胎粪应立即更换,并更换手套,防止发生切口污染。

2.手术区域无菌和干燥的保持方法

巡回护士在术前物品准备时要检查负压吸引器的负压状况,保证吸引器正常工作。手术医师准备切开子宫时,巡回护士再次查看吸引器的连接是否良好,洗手护士查看负压吸引是否正常,如吸引器出现故障,应立即告知医师,暂缓切开子宫,并马上处理故障。切开子宫后,应尽量先将羊水吸净后再娩出胎儿,胎儿娩出时,洗手护士配合将残留的羊水吸净,如手术区域上无菌巾潮湿应加铺无菌巾,保证手术区域无菌和干燥。

3.剖宫产术中大出血

在剖宫产术中,产妇出现头晕,乏力,畏寒等症状时,极有可能是因为术中子宫大量出血所致。巡回护士应及时发现产妇体征,准确配合手术医师处理出血症状,具体步骤如下。

（1）观察手术患者情况:做好心理护理,注意保暖,室温应保持在 26～28 ℃,巡回护士做好各类手术用物如药品、器械、血制品的协调与供给。

（2）按摩子宫、进行热敷:备热盐水纱布（水温 60～70 ℃）,覆盖在宫体上,手术医师均匀、有节律地按摩子宫,随时更换热盐水纱布,保持有效热敷。

（3）保持胎盘无菌:洗手护士将胎盘放于无菌手术台的弯盘内,以备医师检查胎盘的完整性。

（4）遵医嘱正确用药:巡回护士备好子宫兴奋药物如缩宫素、卡孕栓等,缩宫素为子宫壁肌层注射或静脉点滴,卡孕栓为舌下含服,巡回护士应指导手术患者正确服用卡孕栓。术中执行口头医嘱时,巡回护士应复述 1 遍,包括药名、浓度、剂量和用法,确认后执行,执行完后应告手术医师,以便查看疗效。

（5）及时提供所需手术物品:手术医师迅速缝合子宫切口,恢复子宫的完整性,有利于子宫收缩止血,护士必须积极主动地提供所需物品,保证吸引器的正常使用,吸引瓶满及时更换。

（6）积极配合抢救:对于难以控制并危及产妇生命的术中大出血,在积极输血,补充血容量同时施行子宫切除术或子宫次全切除术,巡回护士需及时准备各类抢救器械及物品。

（7）评估出血量:巡回护士必须准确评估出血量,及时告知医师。

（8）做好护理记录:认真清点物品,术中添加纱布、器械等须及时清点记录;术中输血应按流程核对并签名,同时记录在手术护理记录单上;术中遇口头医嘱,巡回护士应于术后第一时间要求手术医师补全医嘱。

4.评估手术患者出血量

通常,手术过程中出血量包括负压吸引瓶内的血量及纱布所含血量,吸引瓶内的血量=吸引瓶内总量-冲洗液量-其他液体量。剖宫产胎儿娩出时,大量的羊水被吸引器吸至吸引瓶内,而术中子宫出血多在胎儿娩出后,因此巡回护士应在胎儿娩出后开始计算负压吸引瓶内液体量。术中计算出血量时,应尽量使用干纱布,纱布所含血量=使用后纱布的重量-干纱布的重量,重量单位为 g,1 mL 血液约以 1 g 计算。

二、全子宫切除术的护理配合

子宫是女性生殖器中的一个重要器官,其产生月经和孕育胎儿。子宫位于骨盆腔中央,在膀胱与直肠之间,宫腔呈倒置三角形,深约 6 cm,上方两角为"子宫角",通向输卵管和卵巢。全子宫切除术多用于子宫肌瘤、子宫恶性肿瘤及某些子宫出血和附件病变等。

(一)主要手术步骤及护理配合

1.手术前准备

患者行全身麻醉,取膀胱截石位。切口周围皮肤消毒范围:上至剑突、下至大腿上 1/3,两侧至腋中线。手术铺巾,建立无菌区。

2.主要手术步骤

(1)切口:传递 22 号大圆刀,取下腹正中切口,从脐下至耻骨联合上缘。

(2)暴露子宫:传递两把中弯血管钳夹持宫角,上提子宫。

(3)切断子宫韧带及子宫动静脉:传递中弯血管钳 2 把钳夹,组织剪剪断,常规传递 7 号慕丝线缝扎或结扎子宫阔韧带及圆韧带。

(4)游离子宫体:传递解剖剪,剪开子宫膀胱腹膜反折,传递中弯血管钳 2 把钳夹,主韧带组织剪剪断,7 号慕丝线缝扎。

(5)环切阴道,移除子宫:传递条形纱布围绕子宫颈切口下方,传递 22 号大圆刀片切开阴道前壁,传递组织剪将阴道穹隆剪开,切除子宫。

(6)消毒阴道残端并缝合:递碘伏棉球消毒阴道残端,传递组织钳钳夹阴道边缘,传递可吸收缝线连续缝合阴道残端。

(7)关腹:递生理盐水冲洗盆腔,止血,关腹。

3.术后处置

手术结束巡回护士检查手术患者皮肤,待患者情况稳定后,送入病房,进行交接;处理术后器械及物品。

(二)围术期特殊情况及处理

1.放置截石位

护士在术前协助医师,麻醉师摆放患者体位时,不仅需注意摆放的体位要利于手术区域的充分暴露,同时,也应注意保护患者的隐私及舒适度。具体操作步骤如下。

(1)术前手术患者准备:手术患者平卧于手术床,巡回护士协助脱去长裤,穿上腿套。向手术患者说明由于手术需要需放置截石位,为了保护皮肤及神经、关节,要脱去长裤,穿上腿套。同时护士应注意保护患者的隐私,及时为其盖好被子。

(2)放置搁脚架:在近髋关节平面放置搁脚架,支架高低角度调节关节和腿托倾斜角度调节关节要确保固定。

(3)放置体位:待手术患者麻醉后将其双手交叉放于胸前,注意不要压迫或牵拉输液皮条,麻醉医师保护好患者的头、颈部,固定好气管导管,防止移动时气管插管与氧气管脱离,手术医师站手术患者臀部位置,护士站床尾,一起将手术患者抬起并下移,使骶尾部平于背板下缘;将患者两腿曲髋、膝放在搁脚架上;要求腿托应托在小腿处,大腿与小腿纵轴应成 90°~100°,两腿外展,放置成 60°~90°。

(4)固定:约束带固定两侧膝关节,保持约束带平整,松紧适宜。

（5）铺巾：手术切口在腹部，切口铺巾的方法同腹部手术铺巾，洗手护士依次递3块无菌巾，折边朝向手术医师，分别铺盖切口的下方、对方、上方；第四块无菌巾折边朝向自己，铺盖切口同侧，4把巾钳固定；患者会阴部不进行手术，铺巾时遮盖会阴；然后递中单垫臀下，双脚套无菌脚套，从脚遮盖到腹股沟；再铺整块大孔巾遮盖全身；巡回护士协助套托盘套，将托盘置于患者右膝上方。

2.防止术中感染

子宫残端与外界相通，视为污染区域。因此，洗手护士应配合手术医师做好管理工作，防止污染播散：①在切开阴道前壁前，先递条形纱布给手术医师，将其围绕子宫颈切口下方，以防止阴道分泌物污染创面。②备碘伏（含0.02%～0.05%聚维酮碘）棉球，待子宫移除后，递给医师消毒宫颈残端。③接触宫颈残端的器械均视为污染器械，包括切开阴道前壁的22号大圆刀、剪开阴道穹隆组织剪、钳夹阴道边缘的组织钳及缝合残端的持针器，都必须与无菌器械分开放置、不再使用，但必须妥善放置以备清点。④宫颈残端缝合后，温生理盐水冲洗盆腔，手术医师、洗手护士更换手套，再行关腹。

（林绚丽）

第十二节　骨科手术的护理

由于交通意外、工业和建筑业事故、运动损伤的增多以及人口老龄化，各种自然灾害等因素，导致高危、复杂的创伤越来越多。如果伤者得不到及时、有效的处理和治疗，将导致患者的终身残疾，甚至死亡，这给患者本人、家庭、社会带来沉重的负担。骨科在解剖学、生物力学和生物材料学研究的基础上，对手术方式、内固定材料不断进行新的尝试；近年来国内外信息、学术交流频繁；同时，高清晰度的 X 线片、CT、MRI 在骨科领域被广泛应用，使得骨科手术技术不断更新、变化、提高。下面介绍两例常见骨科手术的护理配合。

一、髋关节置换手术的护理配合

股骨颈骨折、髋关节脱位、髋臼骨折、股骨头骺滑脱等髋关节骨折的病例中，最常见的并发症为创伤导致的血供中断，导致股骨头缺血性坏死。股骨头缺血性坏死进一步发展，会出现软骨下骨折、股骨头塌陷，最终导致严重的骨性关节炎。患者丧失生活和劳动能力。全髋关节置换术用于治疗股骨头缺血性坏死晚期继发严重的髋关节性关节炎患者，临床取得积极的效果，目前已成为治疗晚期股骨头坏死的标准方法。

（一）主要手术步骤及护理配合

1.手术前准备

手术患者取90°侧卧位（图14-17），行全身麻醉或椎管内麻醉。切口周围皮肤消毒范围为：上至剑突、下过膝关节，两侧过身体中线。按照髋关节手术铺巾法建立无菌区域。

2.手术主要步骤

（1）显露关节囊：髋关节外侧切口（图14-18），传递22号大圆刀切开皮肤，电刀止血，切开臀中肌、臀外侧肌（图14-19），显露关节囊外侧（图14-20）。

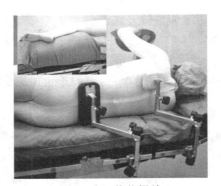

图 14-17　体位摆放

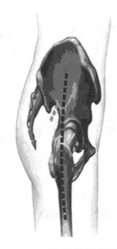

图 14-18　髋关节外侧切口

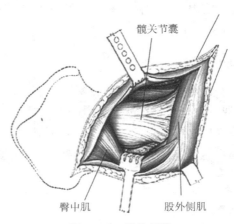

图 14-19　臀外侧肌

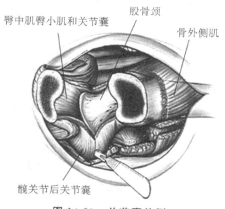

臀中肌臀小肌和关节囊　股骨颈

骨外侧肌

髋关节后关节囊

图 14-20　关节囊外侧

（2）打开关节囊（图 14-21）：电刀切开，传递有齿血管钳钳夹，切除关节囊。传递 S 形拉钩和 HOMAN 拉钩牵开，充分暴露髋关节并暴露髋臼。

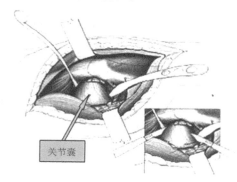

关节囊

图 14-21　关节囊示意图

（3）取出股骨头：股骨颈与大转子移行部用电锯离断股骨颈，用取头器取出股骨头，取下的股骨头用生理盐水纱布包裹保存，以备植骨。

（4）髋臼置换。①削磨髋臼：将合适的髋臼磨与动力钻连接好递与术者，髋臼锉使用顺序为由小到大；削磨髋臼至髋臼壁周围露出健康骨松质为止，冲洗打磨的骨屑并吸引干净，使用蘑菇形吸引可有效防止骨屑堵塞吸引管路。②安装髋臼杯假体：选择与最后一次髋臼锉型号相同的髋臼杯，将髋臼杯安装底盘与螺纹内接杆连接，完成整体相连；将髋臼杯置于已锉好的髋臼中心，用 45°调整角度，将髋臼杯旋入至髋臼杯顶部使其完全接触；关闭髋臼杯底部 3 个窗口，用打入器将与髋臼杯型号一致的聚乙烯臼衬轻扣入内，并检查臼衬以确保其牢固性。

（5）股骨假体柄置换。①扩髓：内收外旋患肢，用 HOMAN 拉钩暴露股骨近端，用开髓器贴近股骨后方骨皮质开髓；将髓腔锉与滑动锤连接，用滑动锤打入髓腔锉，直至髓腔锉与骨皮质完全接触。在整个扩髓过程中，使用髓腔锉原则为由小到大，逐渐递增地进行使用。②安装假体柄：用轴向打入器将假体试柄打入股骨干髓腔内；安装合适的试头；复位器复位；确定假体柄、假体头的型号后逐一取出假体试头、假体试柄；冲洗髓腔并擦干。③安装假体：将与试柄型号相同的假体打入髓腔（方法同安装试柄、试头），假体进入后进行患肢复位，检查关节紧张度和活动范围。注意在置换陶瓷头的假体时必须使用有塑料垫的打入器，以免打入时损坏陶瓷头。④缝合伤口:缝合伤口前可根据实际情况在关节腔内和深筋膜浅层放引流管;然后对关节囊、肌肉层、皮下组织、皮肤等进行逐层缝合。

3.术后处置

为患者擦净伤口周围血迹并包扎伤口;检查皮肤受压情况,固定引流管,护送患者入复苏室进行交接。处理术后器械及物品。

(二)围术期特殊情况及处理

1.对全髋置换的手术患者进行风险评估

股骨头缺血性坏死的疾病有一个渐进的演变过程,患者大多为高龄老人,又有功能障碍或卧床史,术中可能出现各种并发症,甚至心跳呼吸骤停。所以要对患者进行风险评估,评估重点内容如下:①有无皮肤完整性受损的风险。②有无下肢静脉血栓形成的风险。③有无坠床的风险。④有无假体脱位的风险。

2.防止髋关节手术部位错误

髋关节为人体左右侧对称部位,易发生手术部位错误的事故。故在全髋关节置换手术前必须严格实施手术部位确认,具体措施如下。

(1)手术图谱:术前主刀医师根据影像诊断与患者及其家属共同确认手术部位,并在图谱的相应部位做好标识,让患者及家属再次确认后,在图谱的下方签名。

(2)标识部位:术前谈话时,在手术图谱确认后,主刀医师用记号笔在患者对应侧的手术部位画上标识。

(3)术前核对:巡回护士与主刀医师、麻醉师共同将手术图谱与患者肢体上手术部位标记进行核对,同时,让可以配合的手术患者口述手术部位。任何环节核对时如有不符,先暂停手术,必须核对无误后再行手术。

3.对外来器械进行管理

用于髋关节置换的特殊工具和器械由医疗器械生产厂家提供,不归属于医院,属于外来器械。如果对于外来器械疏于管理,必将造成手术患者术后感染等一系列严重的并发症,这对于手术患者和术者都无疑是"一场灾难"。因此,外来器械送入手术室后,必须严格按照外来器械使用流程进行管理,包括外来器械的准入、接受、清洗、包装、灭菌和取回。每一环节都应严格按照相关流程执行。

4.预防髋关节假体脱位

手术团队人员掌握正确的搬运方法是杜绝意外发生的关键。按常规搬运方法搬运全髋关节置换术后的手术患者,会因为搬运不当造成手术患者的假体脱位。

(1)团队分工:麻醉师负责头部,保证气管插管的通畅;手术医师负责下肢;巡回护士负责维持引流管路,防止滑脱;工勤人员负责平移手术患者至推床。

(2)要求:手术患者身体呈水平位移动,双腿分开同肩宽,双脚外展呈"外八字"。避免搬运时手术患者脚尖相对,造成假体脱位。

二、下肢骨折内固定手术的护理配合

骨折的患者往往有外伤史,详细了解患者受伤的时间、地点、受伤的力点、受伤的方式(如高空坠落、机器碾压、车祸撞击、运动损伤、跌倒等)、直接还是间接致伤、闭合性还是开放性伤口及伤口污染程度等可以协助诊断,对采取合适的治疗方法起着决定性作用。患者无论发生在骨、骨骺板或关节等处的骨折,都包含骨皮质、骨小梁的中断,同时伴有不同程度的骨膜、韧带、肌腱、肌肉、血管、神经、关节囊的损伤。骨折的诊断主要依据病史、损伤的临床表现、特有体征、X线片。在诊断骨折的同时要及时发现多发伤、合并伤等,避免漏诊。

(一)主要手术步骤及护理配合

1.手术前准备

(1)体位与铺单:患者采取全身麻醉,仰卧位,消毒范围为伤侧肢体,一般上下各超过一个关节,按下肢常规铺巾后实施手术。

(2)创面冲洗:为防止感染,必须对创面进行重新冲洗。常规采用以下消毒液体:①0.9%生理盐水:20 000~50 000 mL,冲洗的液体量视创面的洁净度而定,不可使用低渗或高渗的液体冲洗,以免引起创面组织细胞的水肿或脱水。②过氧化氢(H_2O_2):软组织、肌肉层用 H_2O_2 冲洗,使 H_2O_2 与肌层及软组织充分接触,以杀灭厌氧菌。③灭菌皂液:去除创面上的油污。

(3)使用电动空气止血仪:正确放置气囊袖带,并操作电动空气止血仪,压迫并暂时性阻断肢体血流,达到最大限度制止创面出血并提供清晰无血流的手术视野,同时防止电动空气止血仪使用不当造成手术患者的损伤。

2.主要手术步骤

(1)暴露胫骨干:传递22号大圆刀切开皮肤,电刀切开皮下组织、深筋膜,暴露胫骨干。

(2)骨折端复位:清理骨折端血凝块,暴露外侧骨折端;点式复位钳2把提起骨折处两端,对齐进行骨折端复位。

(3)骨折内固定。①选择器械:备齐钢板固定需要的所有特殊器械。②选择钢板:选择合适钢板,折弯成合适的角度。③固定钢板:斜面骨折处上采用拉力螺钉起固定作用,依次采用钻孔、测深、螺丝钉转孔、上螺丝固定几个步骤。④固定钢板:依相同方法上螺钉固定钢板。⑤缝合伤口:冲洗伤口,放置引流,然后对肌肉层、皮下组织、皮肤等进行逐层缝合。

3.术后处置

为手术患者擦净伤口周围血迹并包扎伤口;检查皮肤受压情况,固定引流管,送回病房并进行交接。处理术后器械及物品。

(二)围术期特殊情况及处理

1.用空气止血仪减少伤口出血

空气止血仪具有良好的止血效能,如伤口依旧出血不止,则应按照上述规定,检查仪器的使用方法是否正确、运转是否正常等。

(1)袖带是否漏气:因为一旦漏气,空气止血仪的压力就会下降,止血仪将肢体浅表的静脉,但深层的动脉未被压迫,这样导致患者手术部位的出血要比不上止血带时更多。此时,应该更换空气止血仪的袖带,重新调节压力、计算时间。

(2)开放性创伤时袖带是否正确使用:开放性创伤的肢体在使用空气止血带前一般不用橡胶弹力驱血带,因此手术开始划皮后切口会有少量出血,这是正常的。为了减少出血,可先抬高肢体,使肢体静脉血回流后再使用空气止血带。

2.术中电钻发生故障的原因

电钻发生故障的原因较多,手术室护士可采取以下方法进行排除,必要时更换电池或电钻,以便手术顺利进行。

(1)电池故障:①电池未及时充电或充电不完全。②电池使用期限已到,未及时更换以至于无法再充电。③电池灭菌方法错误造成电池损坏。

(2)电钻故障:①钻头内的血迹未及时清理,灭菌后形成血凝块,增加电钻做功的阻力,降低钻速。②操作不当,误碰到保险锁扣,电钻停止转动。③电钻与电池的接触不好。

3.有效防止螺旋钻头意外折断

手术医师在使用电钻为固定钢板的螺钉钻孔时,可能会出现螺旋钻头断于患者体内的情况,这不仅会损伤手术患者,也浪费手术器材。为防止此类事件,洗手护士应该做到以下几点。

(1)术前完成钻头的检查:①钻头的锋利程度。②钻头本身是否有裂缝或损坏。③钻头是否发生弯曲变形。

(2)使用套筒:使用钻头钻孔时必须带套筒,防止钻头与手术患者的骨皮质成角而发生断裂。

(3)防止电钻摩擦生热:使用电钻钻孔时,洗手护士应及时注水,以降低钻头与骨摩擦产生的热量,这样既可有效防止钻头断裂,又可降低钻孔处骨的热源性损伤。

(林绚丽)

第十三节　五官科手术的护理

一、腭裂修复手术的护理配合

腭裂是一种常见的先天性畸形。腭裂不仅有软组织畸形,大部分腭裂患者还可伴有不同程度的骨组织缺损和畸形。腭裂修复术的目的是闭合裂隙,修复腭咽的解剖结构,达到正常的发育和发音效果。小儿腭裂手术时间是1岁半到2岁,同时需要体重在12 kg以上,无发热咳嗽流鼻涕等现象,无心肝肾等系统性疾病。

(一)主要手术步骤及护理配合

1.手术前准备

手术患者取仰卧位,垫肩,头后仰并放低,行全身麻醉。按照颌面部手术铺巾法建立无菌区,用三角针慕丝线固定气管导管。

2.主要手术步骤

(1)切口:传递腭裂开口器及压舌板充分暴露手术野;做切口前用含肾上腺素的局麻药或生理盐水做局部浸润注射;传递11号刀片在两侧腭黏膜及裂隙边缘上做切口(图14-22)。

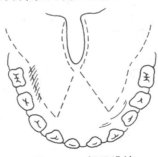

图14-22　切口设计

（2）剥离黏骨膜瓣：传递剥离器插入切口中将硬腭的黏骨膜组织全层完整翻开（图 14-23），传递肾上腺素纱布擦拭止血。

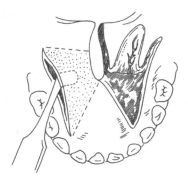

图 14-23 剥离黏骨膜瓣

（3）游离血管神经束：传递长镊子及剥离器沿血管神经束深面进行剥离（图 14-24）。

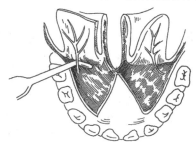

图 14-24 游离血管神经束

（4）分离鼻腔黏膜：传递剥离器，分离鼻腔黏膜与腭骨。

（5）缝合：传递圆针慕丝线分别缝合鼻腔黏膜（图 14-25），软腭部肌层及悬雍垂、软腭和硬腭黏骨膜（图 14-26）。

（6）填塞创口：传递可吸收止血纱布或碘仿纱条填塞于松弛切口的创腔内。

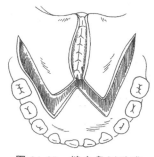

图 14-25 缝合鼻侧黏膜

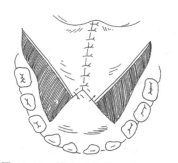

图 14-26 缝合肌层及口腔侧黏膜

3.术后处置

转运手术患者途中严密监测神志、血压、心率、氧饱和度等生命体征。使用约束带及护栏，防止手术患者躁动，保障安全；与病房做好交接班。妥善处理术后器械及物品。

(二)围术期特殊情况及处理

1.腭裂手术的体位及小儿的手术体位的注意事项

(1)体位要求:肩、背部垫高,头部后仰,使口腔、气管、胸骨尽可能在同一平面,以使上腭立起,充分显露术野。

(2)放置方法:手术患者取仰卧位,肩、背部垫长枕,头部后仰,两侧用沙袋加以固定防止头部转动。

(3)小儿手术体位放置的注意事项:①小儿患者颈部较短,过高的长枕易使颈部过伸,腰背部拉伤,应使用合适高度的长枕而不是只注意后仰的程度。②放置此体位时颈后悬空,容易引发颈部损伤,应给予棉垫或无菌巾垫于颈后加以支撑。③小儿皮肤较嫩、肺泡发育不成熟、呼吸运动弱,因此安置体位时应做到动作轻柔,固定要安全牢固。

2.术中防止小儿患者术中体温过低

(1)使用温毯:对于小儿患者且进行有可能出血较多的手术,术前应备好变温毯。

(2)注意保暖:患儿进入手术室后立即给予加盖棉被,术前的各种操作要注意保暖,避免小儿患者长时间暴露。

(3)使用温热的补液:提前准备好温热的补液进行输液,防止因输入低温液体造成体温下降。

(4)注意观察:监测患者的生命体征及出血量,及时调整输液速度。

3.有效地维护气道通畅

小儿呼吸道较短,固定相对困难,极易发生气管插管滑脱、扭曲等情况,应加强护理。

(1)术前用胶布将气管导管妥善固定于患者口腔一侧,在消毒、铺巾时,避免牵拉气管导管。

(2)手术开始前使用缝线将导管重新固定,防止手术操作时将导管带出。

(3)术中及时清理口腔内的血液及分泌物,防止液体进入气道内。

(4)术中避免挤压、牵拉气管导管,注意观察导管有无滑脱。

(5)手术结束时不要拆除固定导管的缝线,直至拔管时才能拆除。

4.术中吸引装置发生故障的处理

吸引装置能够及时吸出手术液的血液及分泌物,保持术野清晰,对于手术非常重要。术前应配备两套吸引装置,并保证两套吸引装置均处于良好的工作状态。术中发生吸引装置故障应及时更换备用装置,保证手术顺利进行。及时排查故障原因,从上至下依次检查吸引管路,找出症结所在;如故障发生在吸引装置上,及时予以更换以保证处于良好的工作状态,如故障发生在中心吸引管路内,应立即启用电动吸引装置以保证手术顺利进行。

二、腮腺切除手术的护理配合

腮腺位于两侧面颊部耳朵的下方,是人体最大的唾液腺。在口腔颌面部肿瘤中,涎腺肿瘤发病比例较高。在不同的解剖部位中,腮腺肿瘤的发病率最高,占80%以上。

(一)主要手术步骤及护理配合

1.手术前准备

手术患者取仰卧位,头偏向健侧,行全身麻醉。按照颌面部手术铺巾法建立无菌区,用三角针慕丝线或无菌贴膜固定气管导管于口腔。用小块挤干的消毒棉球填塞于外耳道内。

2.主要手术步骤

(1)设计切口:用无菌记号笔沿耳屏前绕过耳垂往下至下颌角做"S"形切口设计。

（2）翻瓣：按切口设计,传递 22 号大圆刀切开皮肤,电刀切开皮下组织及阔筋膜;传递血管钳牵开皮瓣,电凝止血,直至显露腮腺前缘、上缘和下缘为止。

（3）分离面神经主干及分支:传递血管钳钝性分离腮腺后缘与胸锁乳突肌寻找面神经总干,继续沿面神经总干钝性分离,传递组织剪,剪开腮腺组织,以暴露颞支和颈支,再向远心端解剖其余各分支,用慕丝线结扎,电凝止血。

（4）腮腺浅叶切除:传递解剖剪逐步将腮腺浅叶剪开、剥离直至完全分离,用慕丝线结扎腮腺导管。切除腮腺浅叶及肿物。

（5）处理伤口:传递 0.25％氯霉素溶液及生理盐水冲洗伤口,电凝止血,放置引流管,逐层缝合伤口。

3.术后处理

伤口加压包扎消除无效腔,固定引流管。

（二）围术期特殊情况及处理

1.保证患者手术部位正确

（1）术前核对:患者进入手术室前,由手术室巡回护士,病房护士与患者或患者家属进行双向沟通,包括核对患者姓名、性别、病区、床号、住院号、手术名称、手术部位、手术用物、皮肤准备情况等,与病区护士共同核对患者腕带上的信息。

（2）麻醉前核对:由麻醉医师、主刀医师及手术室护士对照病历牌及腕带进行三方核对,确保患者姓名,麻醉方式,手术方式,手术部位正确并在三方核对单上签名。

（3）手术前核对:主刀医师动刀前,由麻醉医师、主刀医师及手术室护士再次进行三方核对,确认无误后方能进行手术。

（4）手术后核对:手术结束患者离开手术室前,由麻醉医师,主刀医师及手术室护士对留置导管、有无病理标本、患者去向等进行核对,无误后患者才能离开手术室。

2.术中细小物品的管理

口腔科手术经常使用细小的物品,手术室护士有责任加强管理,避免物品遗留体腔,重点做好以下工作。

（1）外耳道的护理:由于手术区域靠近外耳道,而耳道内无法彻底消毒,于是医师常会用一小块消毒棉球封闭外耳道,所以腮腺区手术除了常规需要清点的纱布、缝针外,还需将此消毒棉球列入清单范围,术中密切观察棉球是否仍在外耳道内,手术结束及时提醒医师将棉球取出。

（2）缝针遗失:如术中发现缝针等细小物品掉落,巡回护士应立即捡起置于固定位置（如器械车第二层）,方便术后核对。

（3）物品遗失:如术中用物不慎遗失,应立即寻找,并予以摄片,经医师读片,多方确认遗失的物品不在患者伤口内才能予以关闭伤口。

三、白内障超声乳化吸出联合人工晶体植入手术的护理配合

眼科手术由于眼的解剖、结构的精细复杂和生理功能的特殊性,体现了极强的专科性。此外精细手术器械的使用与显微镜下眼手术的普及,推动着眼科手术进入精细化、准确化和安全化的新阶段。下面以经典白内障手术为例,介绍眼科手术的护理配合。

晶状体为无色富有弹性的透明体,形态像双面凸透镜,位于玻璃体前表面与虹膜之间的前房

内。晶状体分为前、后两面,相连部分称为赤道;晶状体与睫状体相连的纤维组织称为悬韧带,维持晶状体的位置固定。

由于各种原因导致的晶状体混浊均称为白内障,分为先天性与后天性,后天性白内障是由于出生后因全身疾病或局部眼病、营养代谢异常、中毒及外伤等原因所致的晶状体混浊。白内障超声乳化吸出联合人工晶体植入手术是用一个具有超声震荡功能的乳化针,经过很小的切口伸入眼球内,乳化针头有规则地高频震荡在眼内把白内障击碎,并且乳化吸出晶状体核与皮质,保留晶状体后囊膜以便能植入人工晶状体这一过程。手术具有时间短、切口小、术后反应轻等优点,被广泛接受。

(一)主要手术步骤及护理配合

1.手术前准备

(1)器械及敷料准备:眼科器械、白内障显微器械及常用敷料包。

(2)仪器及特殊物品准备:白内障超声乳化仪、手术显微镜、超声乳化手柄、I/A(灌注/抽吸)手柄、人工晶体。

(3)消毒准备:首先巡回护士协助手术医师,用生理盐水进行手术眼的清洁冲洗。再用含消毒液的棉球依次由内向外、由眼睑向眼眶及外缘皮肤消毒两次。

(4)术前核对:手术室护士和手术医师共同核对手术患者身份、手术方式、手术部位、麻醉方式、植入人工晶体型号、有效期、手术部位标识。

2.主要手术步骤

(1)牵开眼睑:传递开睑器牵开上下眼睑。

(2)切开透明角膜旁切口:传递角膜穿刺刀。

(3)做巩膜隧道切口:传递巩膜穿刺刀。

(4)注入黏弹剂:传递注有黏弹剂的注射器。

(5)撕囊:传递撕囊镊、撕囊针配合。

(6)水化分离:传递冲洗针头,缓慢注入平衡灌注液分离晶状体核、皮质。

(7)超声乳化:连接超声乳化导管和手柄,传递劈核器配合。

(8)清除晶状体残留皮质:将超声乳化仪调至注吸档,更换I/A(灌注/抽吸)手柄。

(9)植入人工晶体:传递晶体植入镊和晶体植入器配合。

(10)水化封闭角膜切口:按需提供10/0不可吸收缝线。

(11)覆盖切口:使用硝酸毛果芸香碱滴眼液或金霉素眼膏涂于术眼,依次覆盖眼垫和眼罩。

(二)围术期特殊情况及处理

1.术中白内障超声乳化仪的使用

(1)白内障超声乳化仪操作步骤:连接电源→打开主机、电源开关→选择对应的操作模板→检查模板内超声能量、流速等是否符合要求→连接超声,乳化手柄→安装超声,乳化管道→确认连接正确→打开进水管道的开关→进行机器自检→仪器进入"PHACO"工作状态。

(2)手术过程中使用白内障超声乳化仪及术后处理注意事项:①操作前确保外接电源电压与仪器的电源电压相符,防止突然断电对机器造成不必要的损伤。②灌注瓶的高度决定了术中相对灌注压和流速的大小,因此为保证术中眼内充盈,需要确保灌注流速大于流出流速,一般将灌注液调整至高于患者头部60～70 cm距离,术中随时根据需求调整高度,密切关注灌注液余量,不可空滴。③操作过程中,超声乳化仪的连接线及所有管道应妥善固定,不应弯曲或打结。④手术结束仪器清洁前先关闭电源,用湿抹布擦拭机身和脚踏,超声乳化手柄和配件用蒸馏水冲洗,以免发生阻塞,禁用超声清洗设备清洗手柄。⑤术后将超声乳化手柄连接线保持自然弯曲,呈圈状保存,勿过分弯曲打折。⑥超声乳化仪手柄及乳化针头应由专人定期维护、保养并记录。

2.局部麻醉下的手术患者处理

(1)完善术前评估。①心理评估:术前评估手术患者的精神状态是否适合进行局部麻醉。当患者由于高度紧张、忧虑或极易激动兴奋等精神状态导致不能配合麻醉和手术时,应及时和手术医师沟通,改变麻醉方式。②基本情况评估:巡回护士术前对患者的基本情况进行充分评估。内容包括年龄、一般生命体征、过敏史、是否禁食、体重、焦虑或抑郁指数、慢性疾病史(包括咳嗽、颤抖等可能妨碍术中操作的症状)、药物治疗情况、是否能长时间承受手术体位及术中铺巾遮盖脸部。③疼痛评估:巡回护士于术前评估患者痛阈及控制疼痛的能力。

(2)信息支持:巡回护士术前给予患者充足的手术信息支持,包括手术全程中可预期的事件,如消毒、局部麻醉、身体位置的改变等;术中疼痛的程度和性质,并且教患者学会缓解疼痛的方法;术后可能出现的症状和体征。

(3)掌握局麻药物的药理学理论:手术室护士必须对局麻用药护理有充分的药理学理论基础给予支持,能够识别局麻药物的预期作用以及变态反应和毒性反应。手术团队应协作使局麻用药量尽可能减少,巡回护士应正确评估者疼痛程度,手术医师应正确使用局麻药剂量,尤其是儿童患者或婴幼儿,必须严格按照体重计算局麻药物的使用剂量,在注射局麻药物时须缓慢、递增注射。

当大剂量局麻药物被患者快速吸收时,可能会引起局麻药物的毒性反应,常见的毒性反应包括患者自觉有金属味、舌唇麻木、耳鸣、头晕目眩、晕厥、意识模糊、视觉障碍、颤抖、癫痫、毒性反应初期的心动过速和血压升高、毒性反应后期的心动过缓和血压降低、室性心律失常、心搏停止、呼吸抑制。

(4)护理监测:巡回护士应对局麻手术患者进行手术全程的护理监测,包括心率和心律、呼吸频率、意识水平、局麻药用量、疼痛水平、对局麻药物的反应等,一旦发现患者监测指标有明显改变,应及时报告手术医师。

(5)急救准备:当患者进行局麻时,手术房间内应备有常用急救药物、氧气装置、吸引装置、心肺复苏仪器等急救物品,以应对局部麻醉过程中可能出现的意外事件。

3.人工晶体植入物的管理

巡回护士妥善保管随患者一同带入手术室的人工晶体。术前巡回护士与手术医师仔细核对术中可能用及的人工晶体。术中植入人工晶体前,巡回护士与手术医师再次共同核对手术患者、人工晶体类型、度数及术前植入物使用知情同意书。巡回护士必须严格核对人工晶体的灭菌有效期、外包装完整性,确认无误方能将人工晶体拆去外包装,传递给手术医师植入。人工晶体植入后,巡回护士应按照植入物登记的相关规定,将植入物标签存放于病例中,并记录植入物的相关信息。

(林绚丽)

第十四节 整形外科手术的护理

整形外科主要通过外科手术和组织移植等手段医治人体缺损、缺陷或畸形,从而达到改善形态、恢复或重建功能,甚至使正常形态更加美化的外科分支。整形外科手术具有涉及范围广,手术操作精细、强调低创伤、与多个学科交叉以及手术操作步骤变化多的特点。我国的整形外科开始于新中国建立前后,近20年来,整形外科有了长足发展,专业进一步细化,修复手段也从以往简单的宏观方法发展出显微外科修复等较为微观的和复杂的方法,机体缺陷的修复与重建的手段更多更先进,使手术后的外形更加完美、功能的恢复更加完全。

一、切疤植皮术的护理配合

植皮术是在自身健康皮肤处(供区)取下一部分皮肤,用来覆盖切除了瘢痕的区域(受区)。一般情况下,自体皮肤移植成功的概率很大。可是所有的植皮,都会在供区留下瘢痕。

(一)主要手术步骤及护理配合

1.手术前准备

手术患者取仰卧位,行全身麻醉。切口周围皮肤消毒范围为:距离切口上下各 20 cm 整段肢体,手术铺巾建立无菌区域。

2.主要手术步骤

(1)切除左前臂瘢痕组织:根据手术需要先在瘢痕区域皮下注射肾上腺素水,传递 22 号大圆刀切开皮肤,电刀游离切除全层瘢痕组织。

(2)测量瘢痕切除区域需要的植皮皮肤大小:传递无菌钢尺测量长宽,在手术患者左侧大腿供皮区用记号笔标记取皮范围。

(3)供皮区取皮:本案例使用取皮鼓取皮。

1)取皮鼓准备步骤:①用洁净纱布擦拭鼓面,置于鼓架上,鼓面朝上锁定。用取皮双面胶纸去除鼓面杂质。②鼓面再贴双面胶纸,要求胶纸完全贴合鼓面无气泡。③用取皮胶纸粘除供皮区皮肤表面油脂和污垢。④安装取皮刀片于取皮鼓上,根据所需皮肤厚度调节刻度,用凡士林纱布润滑刀片,操作过程中注意自身保护,勿被刀片伤及。完成取皮鼓准备后,即可开始取皮。

2)取皮:术者左手握鼓柄,右手握刀柄,将鼓的前缘与供皮区涂胶区前缘悬空对齐,然后按压使鼓面与皮肤接触,持续下压并略向前推,同时将鼓稍向后滚动,右手持刀做拉锯样动作,开始取皮。手术者左手将鼓下压、后滚,右手将刀做拉锯状切皮,两个动作配合协调,才能顺利切取皮肤。切皮进程中同时注意鼓的两侧,如果一侧切下皮肤比所需要的宽,则稍抬该侧;如果一侧所切皮肤比所需宽度要窄,则稍将该侧鼓下压,以调整取皮宽度。

3)止血:用肾上腺素纱布覆盖供皮区创面止血。

4)包扎:无菌凡士林纱布覆盖创面,多层纱布棉垫加压包扎。

(4)受皮区域植皮:①将取下的皮片按原先的标记修剪以适合受皮区,三角针慕丝线将皮片边缘和创缘缝合,根据手术需要可在皮片上戳孔引流。②包扎前,用 0.25% 的氯霉素溶液冲洗净皮片下积血。③以无菌凡士林纱布覆盖受区皮片,其上再覆盖多层网眼纱布,用绷带加压包扎。

④或在缝合创缘与皮缘时,保留长线,缝合完毕后,皮片表面盖一层无菌凡士林纱布,再放适量的网眼纱布,将预留的长线分为数组,然后相对打包加压结扎。

3.术后处置

手术患者进入恢复室观察后转运回病房,进行交接。处理术后器械及物品。

(二)围术期特殊情况及处理

1.除取皮鼓的取皮方法

如不适合使用鼓式取皮,则可采用取皮刀片取皮法或滚轴刀取皮法。

(1)取皮刀片取皮法:取皮刀片及供皮区涂抹适量的润滑剂。助手双手掌将供皮区压紧绷平;或术者及助手各用一块木板置于供皮区两端,使供皮区皮肤绷紧,术者可徒手持取皮刀片,或用血管钳、小取皮刀架夹持保险刀片,将刀片从一端开始向另一端作前、后幅度不大的移动或拉锯式的推进。一般讲,刀片和皮肤表面成10°~15°。标准表层皮片为半透明状,平整、边缘不卷曲,供皮区创面呈密密麻麻的小出血点。当皮片大小达到所需要时,将皮片切取下。

(2)滚轴刀取皮法:手术者以优势手握住刀柄,将取皮刀压在皮肤上,宽度根据需要而定。下刀时刀片和皮肤表面成40°,然后角度可调小到20°左右,也可根据情况进行调整。将滚轴作拉锯式、前后幅度不大的移动,由一端向另一端滑动,直至取得所需大小的皮片。

2.稀释肾上腺素溶液的配制

肾上腺素溶液利用了肾上腺素收缩血管的作用,切开皮肤前在皮下进行注射,以减少切割时的出血量。一般是 10 mL 生理盐水＋3 滴肾上腺素,将肾上腺素溶液浓度稀释为大约 1 mg/mL。当手术患者有高血压时应慎用。手术部位为身体末端血管细小的部位时,如指(趾)端、阴茎,则禁用,防止因血管收缩而导致局部缺血坏死。

二、腹壁下动脉穿支皮瓣自体组织移植乳房再造术的护理配合

腹壁下动脉穿支皮瓣自体组织移植乳房再造术(deep inferior epigastric perforator,DIEP)是一种乳癌术后重建乳房的手术方式,原理是将腹部的皮肤、皮下脂肪、血管等组织转移到胸部,重建缺失的乳房。DIEP 是游离皮瓣,意味着腹壁组织整块切取下来被移植到胸部,将腹部的血管连接到胸部的血管术中难度较大。手术中需要使用显微镜,这就是 DIEP 被称为显微外科手术的原因。DIEP 从 20 世纪 90 年代早期开始被应用于临床,但由于手术比较复杂,一般都是由掌握游离皮瓣移植显微外科技术的整形外科医师完成。

DIEP 并不是适合所有的乳腺癌患者,如果患者供区组织足够用于重建其单侧或双侧乳房,则是很好的选择。通常腹部接受过手术的患者并不是 DIEP 的禁忌(比如子宫切除术、剖宫产、阑尾切除术、肠切除术、抽脂等)。DIEP 不适宜于以下患者:①供区脂肪不足(已有腹部皮肤或脂肪的切除手术史);②腹壁皮肤和脂肪不够覆盖受区;③有烟瘾(腹部切口愈合慢,脂肪组织容易转变为瘢痕组织)。

(一)手术主要步骤和护理配合

1.手术前准备

手术患者行全身麻醉,取仰卧位,患侧手臂外展≤90°。术者测量胸部受区的大小,计算所需皮瓣体积,并在腹部确定相应供区位置和大小。将受区和供区用记号笔在体表做好标记。切口消毒范围:上至锁骨和颈部,下至大腿上 1/3,两侧至腋中线,按照乳癌手术切口加腹部手术切口范围铺巾建立无菌区域。

2.手术主要步骤

(1)创面暴露:胸部按照标记好的切口范围切除原有的乳癌手术瘢痕,暴露受区创面,游离出胸廓内动静脉。术中主要使用的器械:刀柄 22 号大圆刀、血管钳(或蚊式钳)、骨膜剥离器、电刀、双极电凝、吸引器、小拉钩、结扎线。

(2)腹部皮肤、皮下脂肪切取:腹部按照术前的标记作横行梭形切口,切取皮肤、皮下脂肪,暴露并游离出腹壁下动静脉,血管切取长度必须足够供后续行血管吻合之用。术中主要使用的器械:刀柄 22 号大圆刀、血管钳(或蚊式钳)、电刀、双极电凝、吸引器、小拉钩、结扎线、橡皮引流片。

(3)腹部切口缝合:将皮瓣取下,腹部切口仔细止血后做横行的切口线性缝合,创面可视情况放置引流管以防止创面积血积液。术中主要使用的器械:血管钳(或蚊式钳)、电刀、有齿镊,圆针、角针、缝线、引流管。

(4)血管吻合:将皮瓣修剪以适应受区所需后在显微镜下做血管吻合。这是整个手术中耗时最长,手术难度最大的步骤。血管吻合的成败直接决定皮瓣存活与否。需要给术者以及助手安静平和的环境保证手术质量。术中主要使用的器械:血管吻合专用器械、显微镜、血管缝线。

(5)皮瓣缝合:血管吻合后观察皮瓣血供确认无缺血坏死后,将皮瓣缝合于受区,手术完成。创面根据情况放置引流管防止积血积液。术中主要使用的器械:血管钳(或蚊式钳)、电刀、皮镊,圆针、三角针、缝线、引流管。

3.术后处理

创面皮肤需用纱布棉垫加压包扎,将皮瓣中央区域露出以利于术后观察皮瓣存活状态。将患者送恢复室观察后转回病房,进行交接。处理术后器械和设备。

(二)围术期特殊情况及处理

1.术中显微镜及精细的显微手术器械的管理

显微外科是利用光学放大,即在放大镜或显微镜下,使用显微器材,对细小组织进行精细手术的学科。显微外科需要手术显微镜和放大镜、显微手术器材、显微缝合针线等。显微镜和显微器械是 DIEP 手术中的重要器械,手术显微镜的要求包括:①放大镜 6～30 倍自动变化。②工作距离 200～300 mm,可根据需要调整。③至少有 2 套双筒目镜,视场较大,影像正立。④同轴照明的冷光源。⑤轻便、操作灵活。⑥有参观镜、照相机、摄像系统。显微手术器械具体包括手术剪、手术镊、血管夹等。显微手术器械要求小型、轻巧、纤细、无磁性。血管吻合器械属于精细器械,手术后应分开单独清洗,以保护利刃及尖端部分。

2.显微外科手术常用血管冲洗液的配制

常用的显微外科血管冲洗液由 200 mL 生理盐水＋20 mL 2％利多卡因＋12 500 U 肝素组成,利多卡因可防止血管因刺激而发生痉挛,肝素可防止血栓形成,保证血管吻合过程中及吻合后血液可以正常通过吻合口,保证血管吻合的成功。

(林绚丽)

第十五章

社区护理

第一节　社区急救护理

一、社区急救基本原则

（一）概述

社区紧急救护指社区医务人员对社区居民突然发生的各种危及生命的急症、意外创伤或中毒等实施现场抢救，目的是维持患者的基础生命活动，防止再损伤或病情恶化，减轻患者痛苦，为进一步救治创造条件，提高抢救的成功率，减少死亡率和致残率。包括现场呼叫医疗救护、初步救护、转运及途中监护等。

（二）社区急救基本原则

针对现场急救的突发性、紧迫性、艰难性、复杂性、灵活性、风险性等特点，确定社区紧急救护的基本原则是以下几点。

1.先抢后救

现场救护第一步是评估患者所处的环境是否存在危险因素，立即使患者脱离危险环境，保证救护者及伤病员的安全。

2.先救后治

现场患者病情危重，随时可出现生命危险，确保环境安全后应争分夺秒，就地取材，立即施救，处理威胁生命的伤情或病症。如患者发生心跳呼吸骤停和骨折，必须先复苏后固定；大出血并有创口时先止血后包扎等。

3.先重后轻

如有批量伤病员，应先抢救重伤员，再救治轻伤员。

4.急救呼救并重

现场有多人时，应呼叫医疗救护，启动医疗服务系统，尽早获得外援。如现场只有一人，一般先进行施救，及时打"120"电话呼救。

5.先救后送

经现场抢救，患者病情稳定后再运送到医院救治，搬动时应遵守医护原则，避免加重病情和痛苦。运送过程中要密切观察监护病情,维持相关抢救治疗措施,加强监护,保证将患者安全送达目的地。

6.保留离断的肢体或器官

就地取材,妥善处理患者断离的肢体或器官。如用干燥清洁的敷料或布类包裹离断肢体或器官,置于隔水塑料袋中,封口,外放冰块冷藏。切勿浸泡于液体中。将离断的肢体或器官与患者同时送上级医院。

7.救治记录

及时、准确、规范、详尽记录病史及抢救过程和措施,一式二份,一份留社区存档,一份随患者送到上级医院,做好交接工作。

(三)现场救护措施

1.评估现场环境

首先应评估发生的原因及环境的安全性,先消除环境险情再施救,确保安全。如触电者须先切断电源;溺水者先救上岸;中毒者先开窗通风或将患者转移到通风无毒的环境等,再进行施救。

2.评估病情

快速评估病情的危重程度,内容包括意识、气道、呼吸、循环等;在灾害现场伤员多,病情复杂,人力、物力、时间有限等情况下采取边检伤,边分类,边抢救的原则进行检伤分类,保证尽快救治不同程度的伤病员,提高存活率,降低死亡率。

(1)检伤在1~2分钟内完成。①评估意识:拍打患者双肩,在耳边呼唤患者,观察意识状态、语言表达能力等。②评估生命体征:查看胸廓起伏,把脸贴近患者口、鼻听呼吸音或感觉气流等评估呼吸功能;触摸颈动脉或股动脉搏动,查看面色及肢端温度,有条件时测量血压等,评估循环功能。③快速全面体检:按头颈、胸背、腹、脊柱、四肢的顺序快速检查全身情况。评估皮肤完整性、伤口、出血、四肢活动及患者对伤痛的反应等,判断生命受威胁的程度,以便实施抢救。

(2)分类:医务人员在2~3分钟内完成现场检伤分类,根据预检分诊(RPM)指标,包括呼吸(R)、灌注量(P)和精神状态(M)等,评估患者伤情,并佩挂红、黄、绿、黑四种不同颜色的伤情识别卡,据伤情程度选择不同的处置方式。预检分诊(RPM)指标如下。①呼吸:清理呼吸道后评估,如仍无呼吸视为死亡,挂黑色卡;如呼吸恢复,或有呼吸但频率>30次/分,视为重伤者,挂红色卡。②灌注量:脉搏<30次/分、摸不到或毛细血管充盈时间>2秒,视为重伤者,挂红色卡。③意识状态:有脉搏或毛细血管充盈时间<2秒,进一步评估精神状态,如有呼吸和脉搏但无意识者挂红色卡;有意识者挂黄色或绿色卡。

3.紧急呼救

早期呼救是抢救危重患者"四个生存链"中首要一环,使患者尽早得到救护支援,及时转运,提高抢救效率。全国统一的医疗急救电话是"120",通话后保持镇静,清楚表达以下信息:①患者姓名、性别、年龄、住址、联系电话。②患者患病或受伤时间,目前主要症状,已采取的急救措施。③选择路口、公交车站或较大的建筑物等有明显标志处作为等车地点,尽量提前出来接车,看见救护车主动挥手示意。④不要把患者提前搀扶或抬出来等待救护车,以免影响患者的救治。

4.现场救护要点

(1)保持呼吸道通畅:包括清除痰液、分泌物及口腔异物,必要时做气管切开;条件允许尽早给氧;呼吸心跳停止者立即行心肺复苏术。

(2)建立有效静脉通道:休克患者应建立两条以上静脉通道,及时补充血容量和/或药物等。

（3）对症救护止血包扎、解痉止痛、止吐平喘等。

（4）病情稳定后尽早转送患者到有条件的医院进一步诊治,途中加强监护并记录现场救护情况。

二、猝死紧急救护

（一）概述

猝死指患者突然、意外的心脏停止有效的搏动和/或自主呼吸停止。由于心源性原因(心脏本身疾病,如冠心病、急性心肌炎、心肌病、瓣膜病变等)和非心源性原因(电击、溺水、中毒或创伤等意外事故、严重电解质与酸碱平衡紊乱、药物中毒和变态反应、麻醉和手术意外等)导致心脏泵血功能突然终止,全身血液循环突然停止,导致脑和全身脏器因缺氧发生不可逆的损害,患者进入临床死亡状态。

原发性呼吸停止是由气道梗阻,呼吸中枢功能减退或呼吸肌无力引起;继发性呼吸停止为循环功能不全引起。如患者心脏骤停 3 秒即感头晕;10～20 秒后出现晕厥或抽搐;30～45 秒后出现昏迷、瞳孔散大;60 秒后呼吸停止、大小便失禁;4～6 分钟后大脑出现不可逆转的损伤;10 分钟后脑组织死亡。

心肺脑复苏是使心跳、呼吸的患者迅速恢复呼吸、循环和脑功能所采取的抢救措施。强调黄金 4 分钟:心脏骤停后 4 分钟内进行正确的心肺复苏,并在 8 分钟内进行进一步生命支持,32％能抢救成功;4 分钟以后再进行心肺复苏只有 17％能救活。

（二）现场评估

判断心脏骤停的指征有:患者突然意识丧失或伴全身抽搐;大动脉搏动消失,心跳消失,心音、血压消失;呼吸快而表浅迅即转为呼吸停止;呼吸浅慢、不规则或停止;双侧瞳孔散大,甚至固定,对光反射消失;脸色苍白或发绀等。

（三）现场徒手心肺复苏技术

患者一旦出现意识丧失、大动脉(颈、股)搏动消失即可诊断为心脏骤停,评估病情时间不超过 30 秒,以免延误抢救。

1.判断环境安全

首先判断周围环境是否安全,再进行抢救措施。

2.判断病情

（1）判断意识:拍打患者双肩,在耳边呼唤患者,按压人中穴刺激患者,时间不超过 10 秒。

（2）摆放体位:使患者仰卧硬地板上,头、颈、躯干成一直线,并解开衣领及裤带。

（3）判断大动脉搏动和呼吸:以示指、中指按压成人颈前中部旁两横指处,触摸颈动脉搏动,或触摸股动脉,幼儿触摸肱动脉;把脸贴近患者口、鼻,倾听呼吸音或感觉气流,同时察看胸廓是否有起伏,时间不超过 10 秒。

3.呼救

立即大声呼救,并指导围观人员拨打"120"电话或附近医院电话和协助抢救。

4.施救

（1）胸外心脏按压。①按压部位:左手掌根部放在胸骨中下 1/3 交界处(剑突上两横指处),男性按压两乳头连线中点,右手重叠在左手背上,两手手指跷起(扣在一起)离开胸壁。②按压姿势:采用跪姿或立于脚踏板上,双臂伸直与胸部垂直,以髋关节为支点,利用上半身重量垂直下压。③按压程度:垂直用力下压使胸骨下陷>5 cm。④按压频率与次数:以 100 次/分以上速度(约 18 秒)连续按压 30 次。⑤按压方式:下压与抬起时间为 1∶1,待胸廓完全回复后方可再次按压,抬起时手掌不脱离胸壁。⑥有效标志:按压时出现大动脉搏动,收缩压>8.0 kPa(60 mmHg),面色、口唇、甲床色泽转红润。

(2)开放气道。松解衣领、裤带,清除口鼻咽腔异物,打开气道。方法包括仰头举颏法、托颏法等。①仰头举颏法:首选的方法,抢救者一手置于患者前额,以小鱼际肌向后向下按压使头后仰,另一手示指和中指置于下颌骨近下颏或下颌角处,向上抬起下颏,手指不要压迫患者颈前软组织,以免压迫气管;怀疑有颈椎骨折或脱位者禁用此法。②托颏法:用于怀疑有颈椎骨折或脱位者,双手置于患者头部两侧下颌角,肘部支撑在患者平躺的平面上,用力向前托起下颌并使头后仰。义齿一并清除,畅通气道,使人工呼吸提供的氧气到达肺部,保证脑组织及其他重要器官供氧。

(3)用按前额的手拇指和示指捏闭患者的鼻孔,另一手拇指扳开患者口部,抢救者吸一口气后,张口贴近患者的嘴,将患者口部完全包住,呈密封状。

(4)缓慢吹气 800~1 200 mL,持续 2 秒。

(5)一次吹气完毕后脱离患者口部,松开鼻孔并侧头查看胸廓有无起伏,评价效果。

(6)吹气频率:人工呼吸与胸外按压比例为 2∶30,成人 14~16 次/分,儿童 18~20 次/分,婴幼儿30~40 次/分,连续做 2 次口对口人工呼吸。

反复进行心脏按压和人工呼吸,不论是单人还是双人抢救,吹气和按压之比均为 2∶30。抢救 5 个周期后判断抢救效果,如复苏成功,将患者置于侧卧位或头偏一侧,防止呕吐引起窒息;如复苏未成功,继续进行第二轮抢救。

5.复苏成功标志

(1)大动脉搏动恢复。

(2)自主呼吸恢复。

(3)瞳孔由大变小,出现对光反射。

(4)面色、口唇、甲床色泽转红润,四肢温暖。

(5)神志恢复。

三、昏迷患者紧急救护

(一)概述

各种原因引起脑功能高度抑制的病理状态,是意识障碍的严重阶段,表现为意识完全丧失,对外界刺激不起反应或出现病理反射活动,导致运动、感觉和反射功能障碍。引起昏迷的原因很多,临床上大致分三大类:①颅内病变。如颅脑外伤、脑出血、脑梗死、颅内感染、肿瘤、日射病和热射病、癫痫等,主要表现为局限性神经体征和脑膜刺激征。②物质代谢障碍。全身性疾病通过影响代谢而继发脑弥漫性损害,如低血糖症或高血糖症、尿毒症、肝性脑病、低钠血症、代谢性酸碱中毒等。一般无局限性神经体征和脑膜刺激征。③外源性中毒。如镇静安眠药、解热镇痛药、有机磷农药、一氧化碳、氢化物、苯、砷等中毒。

(二)临床表现与诊断

1.病史

问诊重点内容包括以下几点。

（1）起病缓急：突然发病，进行性加剧并持续昏迷者常见于严重颅脑外伤、出血性脑血管疾病、急性感染中毒等；缓慢起病，并发渐进性昏迷常为代谢性脑病、颅内占位性病变等。

（2）首发症状：如颅内出血、感染、颅内压增高等颅内疾病首发剧烈头痛；脑炎、颅内肿瘤早期表现为精神症状；急性化脓性脑膜炎、乙型脑炎以高热、抽搐起病；急性椎动脉供血障碍则以头晕为首发。

（3）环境和现场特点：冬季考虑一氧化碳中毒；夏季考虑中暑；晨起发生的意识障碍考虑 CO 中毒、服毒、脑卒中等；公共场所多为急骤发病，如脑血管意外、阿-斯综合征等；外伤后特别注意询问伤后有无出现昏迷；收集检验昏迷患者周围的药瓶、未服完的药品及呕吐物等。

（4）既往病史：考虑有无心、肺、脑、肝、肾等器官慢性疾病史。

2.体格检查

（1）生命体征。①体温：体温升高提示感染性或炎症性疾患，体温过高考虑中暑或脑干损害；体温过低常见于休克、中毒性昏迷和冻伤等。②脉搏：心动过缓见于颅内高压或阿-斯综合征；心动过速考虑休克、心力衰竭、高热和甲亢危象等。③呼吸：肺炎、肺水肿、心力衰竭、肝性脑病等患者呼吸增快；呼吸深而快提示代谢性酸中毒；镇静类药物中毒、颅内高压等则出现呼吸减慢。④血压：过高见于高血压危象、高血压脑病或颅内高压等；过低提示脱水、休克、糖尿病昏迷、药物中毒等。

（2）皮肤黏膜：窒息、肺性脑病出现皮肤发绀；一氧化碳、乙醇和颠茄类药物中毒者皮肤潮红；低血糖、尿毒症、休克、贫血者皮肤苍白；男性乳房发育伴蜘蛛痣或皮肤、巩膜黄染考虑肝性脑病；抗胆碱能药物中毒或中暑者皮肤干燥；低血糖昏迷、休克者则出现皮肤湿冷。

（3）气味：酮味（烂苹果味）提示糖尿病酮症酸中毒，大蒜味提示有机磷中毒，氨味提示尿毒症，腐臭味提示肝性昏迷，酒味提示乙醇中毒。

（4）外伤痕迹：检查头面部观察耳、鼻、眼出血、脑脊液漏、耳后、眼眶淤血等，如有无熊猫眼征；胸、腹、四肢检查皮下及内出血等表现。

（5）神经系统：检查瞳孔、眼球运动、运动反应、各种反射及脑膜刺激征等；瞳孔缩小提示有机磷或镇静安眠药中毒；瞳孔散大提示阿托品类药物中毒或深昏迷；一侧瞳孔散大预示脑疝形成。

3.判断昏迷程度

（1）昏迷程度分类：根据意识障碍程度、对疼痛刺激的反应、各种深、浅反射及血压、脉搏、呼吸的变化将昏迷程度分浅、中、深三类。

（2）昏迷指数评定：衡量意识状态的评价标准。①格拉斯哥昏迷计分法（Glasgow coma score，GCS）对运动反应、言语反应和睁眼反应等三方面 15 项检查指标进行评分，评估昏迷程度，最高 15 分，最低 3 分，8 分以下为昏迷，分数越低，昏迷程度越重。②临床应用：判断病情，指导抢救、规范护理记录，制订护理计划。

（三）紧急救护

救护原则是保持呼吸道通畅，维持生命体征稳定，尽快查找病因并对症治疗。

1.呼救

尽快拨打"120"，请求医疗支援。

2.判断生命体征

如有异常，现场给予基本生命支持和相应处理。

（1）安置体位：迅速患者平卧。

（2）保持呼吸道通畅：及时清除口、鼻分泌物，抬高下颌、松解衣领及保持气道通畅，有条件者给氧；有呕吐者需将头偏向一侧并略抬高 15°左右，防止呕吐物误吸引起窒息；呼吸停止者立即进行口对口人工呼吸。

（3）对症处理：①颅内高压者给予 20%甘露醇 250 mL，20～30 分钟内快速滴注。②血压低者尽快输液抗休克。③低血糖昏迷给予 50%葡萄糖 40～80 mL 静脉注射。④抽搐者取出义齿，用手帕或其他布类小卷置于上下牙齿之间，防止咬伤舌头。⑤怀疑颅脑疾病者应固定头部减少活动。⑥药物中毒者进行洗胃和输液，加快排泄毒物并及时应用有效药物对抗。⑦CO 中毒者立即脱离现场，高浓度吸氧。

（4）运送：经现场处理病情稳定后，尽快运送至上级医院进一步诊治；途中密切观察病情变化，经常呼唤患者，了解意识情况；对躁动者加强保护，防止意外损伤。

（张　蕾）

第二节　社区慢性病患者的护理

一、概述

现代医学模式的转变，使人们认识到疾病的发生不仅仅由单纯的生物病原体引起，还与许多社会环境因素、个人行为、生活方式等有关。慢性病即为多因素长期影响所致。人类疾病谱由传染病逐渐转向慢性病，是当代疾病发展的总趋势。慢性病的危害主要是造成脑、心、肾等重要脏器的损害，易造成伤残，影响劳动能力和生活质量，且医疗费用极其昂贵，增加了社会和家庭的经济负担。因此慢性病的防治显得尤为重要。

(一)慢性病的概念及分类

1.慢性病的概念

慢性病是慢性非传染性疾病的简称，是对一类起病隐匿，病程长且病情迁延不愈，病因复杂，健康损害和社会危害严重疾病的概括性总称。美国慢性病委员会将慢性病定义为，具有以下一种或多种特征，即称为慢性病。这些特征包括患病时间是长期的，会造成残疾，有不可逆转的病理变化，依病情需要进行不同的康复训练，需要长期的医疗指导。因慢性病的发生与人类不良的行为和生活方式，以及环境中存在的多种危险因素有关，也称为现代文明病或生活方式疾病。

2.慢性病的分类

慢性病可依据其发病急缓、病程的分期以及疾病对患者的影响程度和造成的损伤等不同，将慢性病分成以下类型。

（1）依发病的急缓情况分为两类。①急发型慢性病：是指起病急骤，临床症状突然出现，但病理改变已有相当长时间的一组慢性病，如心肌梗死、脑卒中等。②渐发型慢性病：是指发病缓慢，临床症状出现后需要经过一段时间才能确诊的一组慢性病，如风湿性心脏病等。

（2）依疾病的病程分为三类。①进行期慢性病：指慢性病处于症状严重且不断加重的时期，如肺癌、急性白血病等。②稳定期慢性病：指慢性病经过治疗和护理后，身体状况比较稳定的时期，但此期仍有明显的功能缺陷，如瘫痪、认知障碍等。③复发期慢性病：指慢性病经过一段时间的稳定期后,病情突然发作或恶化,如支气管哮喘、多发性硬化症等。

(3)依慢性病对患者产生的影响程度分为三类。①致命性慢性病:指病程进行性进展,并能够危及生命,如骨髓衰竭、恶性肿瘤等。②可能威胁生命的慢性病:指慢性病的结果难以预料,如糖尿病、肺气肿、血友病等。③非致命性慢性病:指病程进展缓慢,对机体无致命危险,如痛风、青光眼、消化性溃疡等。

(4)依疾病造成的损伤分为三类。①认知障碍型慢性病:指慢性病造成记忆、判断、语言等能力的障碍,如老年性痴呆、脑卒中等。②感觉障碍型慢性病:指慢性病造成失明、耳聋等感觉障碍。③运动障碍型慢性病:指慢性病造成运动功能障碍,如脑卒中导致的瘫痪、帕金森病等。

(二)慢性病的特征及危险因素

1.慢性病的特征

慢性病没有明确的病因,早期没有明显症状,在目前的医疗条件下难以治愈,其主要有五项特征。

(1)发病隐匿缓慢、潜伏期长:大多数慢性病早期没有明显症状而易被忽视,慢性病在多种病因的长期作用下,器官和功能的损伤逐步积累,直至急性发作或症状较为严重时才被发现。

(2)病因复杂、病程长:慢性病的致病因素复杂,往往是由多种因素交互影响而逐渐形成的。慢性病形成后,持续时间较长,可达数年或几十年,甚至终生。

(3)发病初期的症状和体征不明显:慢性病的症状和体征在发病初期一般不明显,通常在定期健康体检时被发现,或者当病情反复迁延不愈并逐渐加重,患者去就医时才得以确诊。

(4)病理改变不可逆而不易治愈:慢性病的病理损害是不可逆的,且大多数慢性病的病因复杂或不明,在目前的医疗条件下不能根治。

(5)需要长期的治疗和护理:由于慢性病难以治愈,通常需要终身的治疗和护理,以控制或缓解症状,最大限度地预防并发症和伤残。

2.慢性病的危险因素

慢性病的主要危险因素可分为不健康的生活习惯、精神心理因素、环境因素和个体固有因素四大类,其中个体固有因素在目前的医疗条件下是不可控制的危险因素。

(1)不健康的生活习惯。不合理膳食:均衡饮食是机体健康的基石,而膳食不合理是慢性病的主要原因之一。不合理的膳食主要有高胆固醇、高盐和腌制食品等。①高胆固醇、高动物脂肪饮食:机体血液中的胆固醇与动脉硬化的发生密切相关。喜食动物内脏、肉类、甜食及饮酒过量的人,其体内的胆固醇和脂肪会较高。当体内胆固醇的含量超过机体的需要量时,过量的胆固醇和中性脂肪在血管管壁中存积,使血管内膜增厚变窄,发生动脉粥样硬化。当血液黏滞性增加或血管痉挛时易于造成血液流动受阻,出现组织血液无法流通,可引起局部细胞死亡的现象,因而是冠心病、缺血性脑卒中等疾病的危险因素。②高盐饮食:摄入过多食盐可引起高血压。食盐中的钠离子在体内贮积时,能聚集水分,造成水钠潴留。还能促进血管收缩,使血压升高。两者相互影响,血管不断呈现紧张状态,末梢动脉管壁的阻力增大,水钠潴留增加了全身的循环血量,结果进一步促使血压升高。我国居民食盐的摄入量远远超过 WHO 规定的每天低于 6 g 的标准,尤以北方为甚。③过量饮酒:乙醇可刺激胃黏膜导致胃溃疡。乙醇成瘾造成酒精依赖,导致情感、思维、行为等方面的异常。1 g 乙醇能产生 29.3 kJ 的热量,过量饮酒能促使中性脂肪的合成作用旺盛,除引起肥胖、糖尿病和动脉硬化外,还会大量沉积于肝脏中,降低肝脏的解毒功能,甚至造成肝硬化。饮酒过度是高血压的重要危险因素,可致心肌梗死和猝死的发生。④不良饮食习惯:长期食用烟熏和腌制的鱼肉、咸菜,因烟熏和腌制等不良的烹饪方法可致食物中含有较高的亚硝胺类致癌物质,易导致癌症的发生,尤其与胃癌和肝癌的发病关系密切。咖啡和茶中含有咖啡因,能刺激交感神经,使血液中游离脂肪酸增加,可致动脉硬化。长期大量饮浓茶或咖啡还可导致骨质疏松。每天进食时间无规律、暴饮暴食等,可破坏胃黏膜的保护屏障,导致胃炎、胃溃疡、胃癌的发生。少食粗粮、蔬菜和水果,食物过于精细,致膳食纤维及维生素的摄入量不足,是动脉粥样硬化导致的心脑血管病及肠道疾病如痔疮、结肠癌的危险因素。

吸烟:烟草中含有 3 800 多种已知的化学物质,其中有致癌作用的 50 多种。与烟草相关的死亡目前已占全球死因构成的第一位,WHO 已将烟草流行作为全球最严重的公共卫生问题列入重点控制领域。多项研究证实,吸烟是高血压、冠心病、脑卒中、糖尿病、慢性阻塞性肺病、恶性肿瘤等慢性疾病的重要危险因素。吸烟量越大,吸烟起始年龄越小,吸烟史越长,对身体的损害越大。吸烟是导致人类早亡或致残的最可预防的危险因素。

缺乏运动:运动可以加快血液循环,增加肺活量,促进机体新陈代谢。增强心肌收缩力,维持各器官的健康。促进脂肪代谢,降低体内胆固醇的含量。运动对提高综合体质、保持心理健康具有非常积极的作用。由于生活节奏快和交通工具便利,常常以车代步或骑电动自行车,上下楼梯改为乘坐电梯等,运动量不足,容易肥胖并促进体内的胆固醇和中性脂肪增加,易发生高血脂、高血压、冠心病、糖尿病、癌症等。最有效的运动是经常性、适当的有氧运动。

(2)精神心理因素:现代社会的生活和工作节奏加快,竞争日益激烈,人际关系复杂,人群承受着来自多方面的压力。长期持续的精神紧张,引起神经内分泌功能失调,可使血压升高、心率加快、胆固醇升高以及机体免疫力下降,从而导致各种慢性病的发生。

(3)环境因素:环境主要包含自然环境和社会环境。①自然环境:阳光、空气、水等,是人类赖以生存和发展的物质基础。环境污染破坏了生态平衡和人们正常的生活条件,如空气污染、噪声污染、水污染、土壤污染以及室内装修污染等,都与癌症或肺部疾病关系密切。②社会环境:社会经济制度、健全的社会组织、社会普及教育程度、政府的卫生政策、医疗保健资源的配置和利用程度、风俗习惯和价值观念等,都会影响人们的健康。

(4)个体固有因素:主要包括年龄、性别及遗传因素等。①年龄:慢性病可以发生于任何年龄,但随着年龄的增加,机体器官功能老化越明显,发生慢性病的概率也越大,如心脑血管病、恶性肿瘤等。②性别:与女性相比,男性患心血管病突发事件的可能性大而且早。除生殖器官肿瘤外,多数肿瘤的发病率也是男性高于女性。女性绝经后,心血管病的发病危险迅速上升,并逐渐赶上同年龄段的男性。③遗传:高血压、糖尿病、冠心病、脑卒中、肥胖和肿瘤等慢性病均为多基因遗传病。许多慢性病如高血压、糖尿病、乳腺癌、消化性溃疡、精神分裂症、动脉硬化性心脏病等都有家族倾向,可能与遗传因素或家庭相似的生活习惯共同作用有关。

(三)我国慢性病的现状与问题

1.我国慢性病的现状

19 世纪初,随着医学科学的发展和社会文明的进步、环境及饮食卫生的改善、平均期望寿命的延长、老龄人口的增加,以及工业化和郊区及农村城市化进程的加速等,导致人们疾病谱发生变化和一些生活方式的改变,急性传染性疾病和肺炎等感染性疾病的发病率和死亡率降低,而慢性病的发病率和死亡率呈逐年上升的趋势,慢性病已成为全球首要的死亡原因,其影响力还在不断扩大。我国慢性病死亡人数占全国死亡人数的 80% 以上,全国平均每天有 1.3 万人死于慢性病。近年来,年轻人患慢性病的比例呈逐渐上升趋势。目前我国 18 岁以上居民慢性病危险因素情况非常严重,吸烟率居高不下,80%以上的人食盐、食油摄入量超标,50%的人蔬菜、水果摄入量不足,参加体育锻炼的比例较低,超重者超过 3 亿,肥胖者超过 1 亿,高血压患者超过 2 亿,高胆固醇血症者超过 3 000 万。

我国对高死亡率、死亡率上升幅度快、资源消耗大的五种慢性病提出重点防治措施,这五种慢性病是肿瘤、脑血管病(脑卒中)、心脏病(冠心病)、高血压和糖尿病。2011 年中国高血压指南中显示,我国人群高血压患病率仍呈增长趋势,每 5 个成年人中就有 1 人患高血压。成人糖尿病患病率为 2.6%,患病人数达 2 000 多万。2006 年全国第三次死因回顾调查结果表明,我国 75.4% 的居民死于脑血管病、癌症、慢性呼吸系统疾病和心脏病。根据 2007 年我国人群抽样调查结果,在年龄为 35～74 岁的调查人群中,高血压患者可占 27.2%。据世界卫生组织 2009 年的统计,全球每年死于心脑血管疾病者 1750 万人。国际糖尿病联盟 2011 年报道,中国糖尿病患病率 6.7%,已高过世界平均水平 6.4%,中国已取代印度,成为全球糖尿病第一大国。

我国为应对慢性病的挑战,卫健委于 1994 年将卫生防疫司更名为疾病控制司,设立了慢性非传染性疾病控制处,以组织和开展全国慢性病的防治工作。2002 年,中国疾病预防控制中心(CDC)成立,内设慢性非传染性疾病预防控制中心。自 1997 年发布了《全国慢性非传染性疾病综合防治草案》(试行稿)以来,卫健委先后组织专家制定并颁布了一系列指南、纲要,以指导和促进全国各地慢性病管理的科学化和规范化,如《中国成人超重和肥胖预防控制指南》(2003)、《中国癌症预防与控制规划纲要》(2004～2010)、《中国脑血管病防治指南》(2010)、《中国高血压防治指南》(2010)、《中国糖尿病防治指南》(2010)等。2007 年 9 月 1 日,卫健委疾病预防控制局、全国爱卫会办公室和中国疾病预防控制中心共同发起了以"和谐我生活,健康中国人"为主题的全民健康生活方式行动。其目的是提高居民健康意识,培养健康生活方式和行为能力。为普及健康生活方式知识,指导公众采取健康行为,将科学的健康知识和信息传播给公众和媒体,2011 年卫健委疾控局公布了《健康生活方式核心信息》。

2.社区慢性病防治、管理和护理上的问题

由于慢性病患者不可能长期住院接受治疗和护理,更多时间是生活在社区和家庭,如何使慢性病患者在社区、家庭也能接受高质量的防治、管理和护理服务,维持慢性病的稳定,提高慢性病患者的生活质量,已成为社区护理工作的重要组成部分。社区在慢性病防治、管理和护理上存在的问题主要有以下几个方面。

(1)社区慢性病管理的双向转诊制度尚不完善:①双向转诊的"转出"与"转入"仍存在一定的差距:目前仅有部分社区卫生服务中心与相应的医院签订了双向转诊协议,这些社区卫生服务中心的医护人员对难以做出正确诊断及急、危、重的患者能较好地转入上级医院。而上级医院对社区卫生服务中心转入的患者在做出诊断及具体的治疗和护理后,在需要继续治疗和护理或复查的患者中,仅有一小部分转回了社区卫生服务中心。导致了"转入"和"转出"的失衡。②双向转诊网络不够畅通:定点医院部分专科医师不了解双向转诊的程序和运行方式,双向转诊意识不强。部分慢性病患者首选大医院而不在社区卫生服务中心就诊,患者质疑社区卫生服务中的诊疗质量或因中心人员配备不足而未能对辖区所有慢性病患者进行健康管理管理。由于慢性病病程长,医疗费用大,慢性病的防治应由医院为中心向社区为中心转变更显出其重要性及优势。慢性病患者的双向转诊是合理利用卫生资源,为社区居民提供连续服务的重要形式。应在提高社区医疗质量的基础上建立统一的社区医师首诊制,加强社区医师"守门人"作用,形成双向转诊的制度化。

(2)社区卫生服务机构人员不足,慢性病管理技能缺乏:相对于辖区的人口和慢性病患者数,社区护士不足且缺乏专业的慢性病管理培训,对于慢性病管理往往缺乏深入的认识,不能积极主动地针对慢性病提供个体化、特色化的服务以满足社区群众需求。慢性病患者由于日常生活能力下降、病程长,需提供及时、连续和良好的护理支持服务,包括家庭病床、日间护理、康复护理及指导等。

(3)社区慢性病防治的经费不足,医疗设备短缺:根据卫健委公布的"2010 年中国卫生统计提要"数据,我国的卫生总费用从 1980 年的 143.2 亿元急速上涨到 2008 年的 14 535.4 亿元。但在卫生费用构成中,政府支出从 36.2% 下降至 24.7%,社会卫生支出从 42.6% 下降至 34.9%,个人卫生支出却从 21.2% 剧增至 40.4%。从这些数据可以看出目前医疗费用急剧增加主要是加重了个人和家庭的经济负担。由于慢性病防治的难度比传染病更为困难,因此在卫生资源紧缺的情况下,慢性病防治常得不到固定的经费和人力保证。每年拨出作为慢性病防治的经费较少,主要用于在社区开展几种主要慢性病和危险因素的管理和干预项目。除了基本医疗,社区卫生服务机构还没有找到更多的补偿渠道。部分慢性病患者对医疗保险制度认识不足,未能充分利用门诊特殊病种、社保住院医疗等有关医疗保险政策来降低慢性病的治疗费用,需要社区护士加强对慢性病患者的指导。大多数社区卫生服务中心的最基本的诊疗设备与医院共享,基础医疗设备的不足,给慢性病防治工作的开展带来一定的难度。

(4)社区健康档案管理不完善:目前,在社区健康档案管理方面也存在着一些问题:①慢性病管理的人群数量大,对慢性病患者、重点患者缺乏动态管理,即使建立了健康档案,追踪随访管理仍相当困难。②领导及从业人员没有很好地利用居民健康档案。为社区居民建立健康档案,需要耗费大量的人力、物力、财力,而很多档案不能发挥作用,成为摆设、死档案。③很多健康档案设计过于理想化,不易被医师及社区居民接受。同时,社区居民对建立健康档案的认识不足,对上门服务的医护人员有抵触心理。④健康档案记录不全,参考利用价值不高。⑤由于受到软件设计的局限性,信息资源缺少共享。此外,建档人员技术水平较低,制约了社区卫生信息化的建设,难以实现多渠道信息动态收集。

(5)社区缺乏有效的健康教育措施:①健康教育程序缺乏科学性、合理性。居民健康信息资料收集得不够全面、系统、准确,特别是心理状况方面,在进行健康教育诊断时,没有完全通过社会、流行病学以及行为、环境、教育和管理、政策等方面信息综合分析做出诊断。目前的社区健康教育在相当多的地区仍停留于卫生宣传的水平,缺乏系统的健康教育需求评估和效果评价。②缺乏专业健康教育知识和技术,中心现有的全科医师和护士,虽然具备一定专业技术水平,但是多数没有经过健康教育的专业培训,缺乏演讲、说服能力和沟通技巧,影响了与居民之间的沟通交流。③教育内容程序化,缺少个性特点。健康教育内容简单、抽象,患者不易理解,接受性和可行性差。教育方法以单纯的说教式为主,缺少形式多样、生动活泼的教育手段,不能激发患者主动参与的积极性。因而,难以起到提高居民健康素质,降低疾病发病率、患病率的作用。

二、社区慢性病患者护理的相关理论与应用

在社区慢性病管理的护理实践中,需要理论与模式来指导实践,以提高实践的科学性、可行性和有效性。本节主要介绍在慢性病管理中常用的理论和模式。

(一)社会认知理论

1.理论产生的背景与主要观点

早在 20 世纪 60 年代,美国著名心理学家班杜拉(Bandura)提出了社会认知理论,主要用于

帮助解释人类复杂行为的获得过程。班杜拉认为,人们对其能力的判断在其自我调节系统中起主要作用,并由此于1977年首次提出自我效能感的概念。班杜拉在总结前人的研究时发现,过去的理论和研究把主要注意力集中于人们知识获取或行为的反应类型方面,而忽视了支配这些知识和行为之间相互作用过程。班杜拉提出的社会认知理论认为,通过操控个体的个人因素、行为归因以及环境因素来影响行为本身的变化,其核心思想是强调人类的行为是个体与环境交互作用的产物。可归纳为以下四个观点。

(1)观察学习:班杜拉认为,人类大多数的行为是个体通过观察他人(榜样或示范)对所受刺激发生反应并得到强化而完成的学习,即观察学习。观察学习包括四个基本过程:注意过程、保持过程、产出过程和动机过程。注意过程是指个人对外部环境的一些事物引起了兴趣。保持过程是个人将观察到的信息符号化,并将他们编码后储存在记忆中。在产出过程中,个人将储存的记忆符号选择、转化和表现为具体的操作和行为的外显过程。动机过程是个人通过记忆中的符号表征预计行动产出的结果,并在诱因的驱动下产出某种行为的愿望。班杜拉特别强调,行动的发生只有在内在意愿(动机)的前提下,并且这种内在意愿在很大程度上决定了观察、保持和行为再生成过程。

(2)强化行为:强化行为形成后,其巩固或终止取决于行为的强化(外部强化和内部强化)。外部强化来自他人的反应或其他的环境因素,若是正面反应,此种行为就会受到正强化,继续实行。反之,则终止。内部强化即自我调节,即人能依照自我确立的内部标准来调节自己的行为。自我调节包括自我观察、自我评价和自我体验三个阶段,它体现了在行为形成中个体具有主观能动性。

(3)自我效能感:自我效能感是指人们关于自己是否有能力控制影响其生活的环境事件的信念,即个体对自己能否在一定水平上完成某一活动所具有的能力判断、信念或主体自我把握与感受。自我效能感是社会认知理论的核心内容。该理论认为,从个体的认知到行为的转变主要取决于自我效能感和预期结果。预期结果是指对采纳健康行为的益处的感知。自我效能感对行为的形成、改变极为重要,效能感越强,行为形成、改变的可能性就越大。

班杜拉认为有四个方面的因素影响自我效能感的形成和改变。包括以下内容。①个体的行为结果:以往的成功经验能够提升个人的自我效能感,而多次的失败会使之降低。②模仿或替代:在社会生活中,许多知识经验不是通过亲身实践获得,而是通过观察与模仿他人行为而习得。榜样的行为和成就给观察者展示了达到成功所需要采取的策略,以及为观察者提供了比较与判断自己能力的标准。当看到与自己接近的人成功能促进自我效能感的提高,增加了实现同样目标的信心。③他人评价及言语劝说:在直接经验或替代经验的基础上进行劝说和鼓励的效果最大,而缺乏事实依据的言语劝告对形成自我效能感效果不明显。④身心状态:个体对生理、心理状态的主观知觉影响着自我效能感的判断。疲劳或疼痛、焦虑、害怕或紧张等易降低个体的自我效能感。其他如个人的性格、意志力等对自我效能感也有影响。

(4)交互作用:根据社会认知论的观点,个体的行为既不是单由内部因素驱动,也不是单由外部刺激控制,而是由行为、个人、环境三者之间交互作用所决定的,因此社会认知理论又被称作交互决定论。交互决定论认为人有能力影响自己的命运,同时也承认人不是自己意愿的自由行动者。

2.理论的应用

社会认知理论阐述了健康行为改变的社会心理学机制及促进其行为改变的方法,从理论上解释了人类复杂的行为,强调了认知性因素在行为改变中的作用。该理论作为一个实用的理论框架,广泛应用于解释健康行为的发生及影响因素,以及设计、实施改变健康行为的干预项目。该理论已被广泛应用于戒烟、成瘾行为、体育锻炼、疾病预防和康复等各行为干预领域。例如:某社区护士想帮助一组肥胖妇女减肥,护士指导她们要减少食物的摄入量,选择健康食品,以及加强体育锻炼。通过介绍有关均衡饮食和积极锻炼方面的可靠信息、一起分享真实的案例和成功减肥先后的照片对比,以此帮助她们形成减少食物摄取量和增加运动量能够达到减肥的预期结果,并维持其动机水平,以促成她们的目标行为。

自我效能感的提高广泛应用于关节炎、糖尿病、心脑血管疾病、高血压、终末性肾病、癌症、精神疾病等慢性病的康复治疗和护理中。目前国内外许多学者认为在自我效能感的基础上,进行慢性病的自我管理很重要,包括发展基础练习、认知训练、解决问题能力、思想交流能力等各个方面。如对慢性病患者进行健康教育时,以自我效能感理论为依据,帮助患者学习自我管理知识、技能和提高自信心,以及针对患者自我效能感水平和活动表现来制订个体化的护理干预措施等。

从班杜拉对自我效能感的定义可以看出,自我效能感可通过特定的任务、活动或具体的情景来测量。以自我效能理论为框架编制的一般自我效能感量表(general self-efficacy scale,GSES)是应用最为广泛的测量工具。该量表是由德国临床和健康心理学家 Ralf Schwarzer 和他的同事最早于 1981 年编制的,共 20 个测试题,后经修改缩减为 10 个测试题,现已被译成 25 种文字得以广泛使用,并被证实有较高的信度和效度,在不同的文化背景中具有普遍性。

(二)Orem 自理缺陷护理理论

1.理论产生的背景与主要观点

Orem 自理缺陷护理理论(Orem's self-care deficit theory of nursing)是由美国著名护理理论家 Orem(Dorothea E.Orem)提出的。20 世纪 50 年代末,Orem 在美国健康-教育-福利部教育工作办公室从事护理咨询工作,曾参加了如何完善及提高护理教育的研讨会,并深受启发和鼓舞,开始了对护理现象及本质的探讨。她逐渐认识到,当人们无法照顾自己时就需要护理。正是基于这种思想,Orem 创立和发展了自理缺陷护理理论,并在 1971 年出版的《护理:实践的概念》(Nursing:The Concept of Practice)一书中首次公开阐述,并多次再版使该理论内容更加完善。Orem 理论由三个相互联系的理论组成:即自理理论、自理缺陷理论和护理系统理论,分别阐明了什么是自理,何时需要护理,以及如何提供护理三个方面的问题。

(1)自理理论:自理理论解释了什么是自理,人有哪些自理需求,以及影响满足自理需求的因素。主要包括以下概念。

自理:自理即自我护理,指个体为维持生命和健康所采取的一系列调节活动。正常成年人能进行自理活动,对于依赖他人照顾的个体,如婴幼儿、老年人和残疾人等则需要他人协助或代替完成自理活动。

自理能力:指个体完成自理活动的能力。个体的自理能力通过学习和实践而不断得到提升。自理能力存在个体差异,同一个人在不同的生命阶段或处于不同的健康状况下,自理能力也会有所改变。

治疗性自理需求:指个体应该采取行动以满足自己当前正面临的维持生命和健康的所有自理需求。自理需求包括三个方面。①普遍的自理需求:是指所有人在生命周期的各个发展阶段都存在的,与维持自身正常结构和完整功能有关的需求,如摄入足够的空气、水和食物,维持正常的排泄功能等。②发展的自理需求:指人生命发展过程中,各阶段特定的自理需求或在某特定的情况下出现的新需求,如婴儿期或失业时的特殊自理需求等。③健康不佳时的自理需求:指个体在疾病受伤或残疾时,或者在诊断或治疗过程中产生的需求,如高血压患者要定时测量血压、遵医嘱服药等。

(2)自理缺陷理论:自理缺陷是指个体受到部分或全部的限制,而使个体自理能力无法满足部分或全部的自我照顾。这是 Orem 护理理论的核心部分,阐明了个体什么时候需要什么样的护理。Orem 认为,在某一特定的时期内,个体有特定的自理能力和治疗性自理需求,当这种自理需求大于自理能力时就需要护理活动的参与。自理缺陷是这部分的核心,当个体的自理需求超过了自理能力或依赖性照顾能力时,就出现了自理缺陷。由于自理能力与自理需求之间的平衡被破坏,个体需要借助外界力量——护士的帮助来恢复平衡。因此,自理缺陷的出现是个体需要护理的原因。

(3)护理系统理论:Orem 在理论中阐明了如何通过护理帮助个体满足其治疗性自理需求。护士根据个体的自理需求和自理能力的不同,分别采用三种不同的护理系统,即全补偿系统、部分补偿系统和辅助-教育系统。对于同一个患者,可能会在不同的阶段,依据其自理能力和治疗性自理需求的变化而选择不同的护理系统。①全补偿系统:指个体不能参与自理活动,由护士完成其治疗性自理需求,个体处于完全被动状态。在此系统中,需要护士进行全面的帮助,以满足个体在氧气、水、营养、排泄、个人卫生、活动及感官等各个方面的需求。该系统适用于病情危重需绝对卧床休息、昏迷、高位截瘫的患者等。②部分补偿系统:指在满足患者治疗性自理需求的过程中,患者有能力进行部分自理活动,其余部分需要由护士提供护理来完成。如会阴侧切产后,产妇可以自己进食,但需要护士提供会阴伤口消毒等。③辅助-教育系统:指患者能进行自理活动,但必须在护士提供咨询、指导或教育的条件下才能完成。如高血压患者,需要在护士的帮助下,正确监测血压、遵医嘱服药、控制体重等。

2.理论的应用

在应用 Orem 理论的实践中,社区护士应注意发挥理论的指导作用,全面评估慢性病患者的自理需求和自理能力,才能根据个体的不同状况采取不同的护理系统。如对于社区中患有高血压、糖尿病等慢性病患者的护理中,社区护士应侧重发挥教育、支持和指导等作用,帮助患者树立自理意识,积极调动和激发其主观能动性,最大限度地挖掘其自理潜能,尽可能让其作为一个独立自主的个体参与到家庭和社会生活中去。Orem 理论的应用有利于发挥慢性病患者在维持、促进和恢复健康中的主体作用,提高自理能力,进而使其通过有效的自我护理达到控制疾病、预防并发症和改善生活质量的目标。

(三)行为改变的相关理论与模式

1.理论与模式产生的背景与主要观点

随着健康心理学领域对疾病的关注点从治疗和干预转向对疾病的预防,以及全球性和区域性健康促进战略的全面制定和实施,健康行为以及健康行为改变理论越来越受到护理学、心理学、公共卫生学、社会学等多学科研究者的重视。健康行为指个体为了预防疾病、保持自身健康所采取的行为,包括改变健康危险行为(如吸烟、酗酒、不良饮食以及无保护性行为等)、采取积极的健康行为(如经常锻炼、定期体检等)以及遵医行为。行为改变理论可指导行为干预和健康教育,逐步改变人们的不良行为,建立健康的行为习惯,最终达到提高健康的目的。从心理社会角度构建的健康行为改变理论对健康行为的预测、预防和干预起到极其重要的作用,而有效的行为干预必须建立在相应的理论基础之上。自 20 世纪 50 年代研究者建立健康信念理论模式以来,健康行为改变理论经历了蓬勃发展的时期,经过专家学者们的不断探索和扩展,先后提出了多种理论或模式,有代表性的健康行为改变理论有理性行动理论/计划行为理论、健康信念模式、健康促进模式和跨理论模式,目前广泛应用于各个领域之中。

(1)理性行动理论/计划行为理论产生的背景与主要观点:理性行动理论(theory of reasoned action,TRA)/计划行为理论的理论源头可以追溯到菲什拜因(Fishbein)的多属性态度理论。该理论认为行为态度决定行为意向,预期的行为结果及结果评估又决定行为态度。后来,美国学者菲什拜因和阿耶兹(Ajzen)发展了多属性态度理论,于1975年提出了理性行动理论。理性行动理论认为行为意向是决定行为的直接因素,它受行为态度和主观规范的影响。由于理性行动理论假定个体行为受意志控制,严重制约了理论的广泛应用,因此为扩大理论的适用范围,阿耶兹于1985年在理性行动理论的基础上,增加了知觉行为控制变量,初步提出计划行为理论。阿耶兹于1991年发表了《计划行为理论》一文,标志着计划行为理论的成熟。理性行动理论/计划行为理论的理论模型见图15-1。

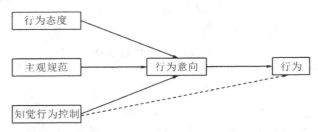

图 15-1 理性行动理论/计划行为理论的理论模型

计划行为理论有以下几个主要观点:①非个人意志完全控制的行为不仅受行为意向的影响,还受执行行为的个人能力、机会以及资源等实际控制条件的制约,在实际控制条件充分的情况下,行为意向直接决定行为。②准确的知觉行为控制反映了实际控制条件的状况,因此它可作为实际控制条件的替代测量指标,直接预测行为发生的可能性,预测的准确性依赖于知觉行为控制的真实程度。③行为态度、主观规范和知觉行为控制是决定行为意向的三个主要变量,态度越积极、重要他人(如配偶、家人、朋友等)支持越大、知觉行为控制越强,行为意向就越大,反之就越小。④个体拥有大量有关行为的信念,但在特定的时间和环境下只有相当少量的行为信念能被获取,这些可获取的信念也叫突显信念,它们是行为态度、主观规范和知觉行为控制的认知与情绪基础。⑤个人以及社会文化等因素(如人格、智力、经验、年龄、性别、文化背景等)通过影响行为信念间接影响行为态度、主观规范和知觉行为控制,并最终影响行为意向和行为。⑥行为态度、主观规范和知觉行为控制从概念上可完全区分开来,但有时它们可能拥有共同的信念基础,因此它们既彼此独立,又两两相关。下面具体解释计划行为理论三个主要变量的含义,以进一步阐明理论的内涵。

行为态度:是指个体对执行某特定行为喜爱或不喜爱程度的评估。依据菲什拜因和阿耶兹的态度期望价值理论,个体拥有大量有关行为可能结果的信念,称为行为信念。行为信念包括两部分,一是行为结果发生的可能性,即行为信念的强度,另一个是行为结果的评估。行为强度和结果评估共同决定行为态度。

主观规范:是指个体在决策是否执行某特定行为时感知到的社会压力,它反映的是重要他人或团体对个体行为决策的影响。与态度的期望价值理论类似,主观规范受规范信念和顺从动机的影响。规范信念是指个体预期到重要他人或团体对其是否应该执行某特定行为的期望。顺从动机是指个体顺从重要他人或团体对其所抱期望的意向。

知觉行为控制：是指个体感知到执行某特定行为容易或困难的程度，它反映的是个体对促进或阻碍执行行为因素的知觉。它不但影响行为意向，也直接影响行为本身。知觉行为控制的组成成分也可用态度的期望价值理论类推，它包括控制信念和知觉强度。控制信念是指个体知觉到的可能促进或阻碍执行行为的因素，知觉强度则是指个体知觉到这些因素对行为的影响程度。

(2)健康信念模式产生的背景与主要观点：健康信念模式是由霍克巴姆(Hochbaum)于1958年在研究了人的健康行为与其健康信念之间的关系后提出的，1974年经贝克(Becker)及其同事修改、发展、完善成为健康信念模式。健康信念模式强调信念是人们采取有利于健康的行为的基础，人们对健康、疾病持有什么样的信念，就会采取相应的行为，从而影响个体健康。此模式主要用于预测人的预防性健康行为和实施健康教育，健康信念模式成为欧美国家健康促进的最常用理论模式之一。健康信念模式主要包括三部分内容：个人感知、修正因素、行为的可能性(图15-2)。

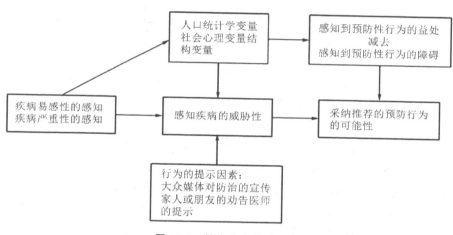

图 15-2　健康信念模式示意

个人感知：包括对特定疾病易感性、严重性和威胁性的认识。个体对疾病的易感性和严重程度的认识共同决定了个体对疾病威胁性的感知，当个体相信有严重后果时，才会感到该疾病对自己的威胁，进而才有可能采取健康行为。个体对疾病威胁性评价越高，采取健康行为的可能性就越大。

修正因素：是指影响和修正个体对疾病感知的因素。包括：①人口统计学变量，如年龄、性别、民族等。②社会心理变量，如个性、社会阶层、同伴间的影响等。③结构变量，如个体所具有的疾病和健康知识、此前对疾病的了解等。修正因素还包括行为的提示因素，即健康行为产生的诱发因素，如媒体对疾病防治的宣传、家人或朋友的劝告、医师的警示等。修正因素越多，个体采纳健康行为的可能性就越大。

行为的可能性：个体是否采纳预防性健康行为，取决于感知到行为的益处是否大于行为的障碍。其理论的中心是个体信念影响个体的行为。一个人如果认为某一疾病的易感性及严重程度高，预防措施的效果好，采取预防性措施的障碍少，则其健康信念强，易采取医护人员所建议的预防性措施。

(3)健康促进模式产生的背景与主要观点:健康促进模式由美国护理学者娜勒·潘德(Nolar J Pender)于1982年提出,并分别于1996年和2002年进行了修订。该模式提出了影响个人进行健康促进活动的生物-心理-社会因素,强调了认知因素在调节健康行为中的作用。模式中包含三大要素:个人特征和经验、对行为的认知和情感以及行为结果(图15-3)。

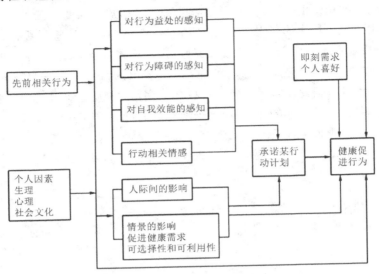

图15-3　健康促进模式示意

个人特征和经验:包括先前相关行为和个人因素。先前相关行为是指通过感知的自我效能、益处、障碍及与该活动相关的情感来影响后续的行为。而个人因素则分为生理、心理和社会文化三个方面,如年龄、性别、种族、文化程度、自我激励、对健康的定义等。

对行为的认知和情感:在该模式中,这部分是最主要的行为促成因素,由对行为益处的认知、对行为障碍的认知、对自我效能的认知、行动相关情感、人际间的影响及情景的影响共同组成,包括了个人、社区和社会在健康促进中的地位和影响方式,这些因素可以由护理活动来修正,从而影响健康促进行为。

行为结果:包含了行动计划的承诺、即刻需求和个人喜好、健康促进行为。整个健康促进模式的最终目标是使个体形成健康促进行为,并整合为健康促进生活方式。

(4)跨理论模式产生的背景与主要观点:跨理论模式(the transtheoretical model,TTM)是由美国心理学教授普洛查斯卡(Prochaska)于20世纪80年代初,在整合了若干行为干预理论的基本原则和方法的基础上提出的。跨理论模式是一个有目的的行为改变的模式,它把重点集中在行为改变方面的个体决策能力,而非社会的、生物学的影响力。它是在综合多种理论的基础上,形成的一个系统地研究个体行为改变的方法。该理论模式提出,个体的行为变化是一个连续的过程而非单一的事件,人们在真正做到行为改变之前,是朝向一系列动态循环变化的阶段变化过程发展。对所处不同阶段的个体应采取不同的行为转换策略,促使其向行动和保持阶段转换。该理论模式试图去解释行为变化是如何发生的,而不仅仅是为什么会发生。它描述了人们如何改变一个不良行为和获得一个积极行为的过程。

跨理论模式的内容架构分为四个部分:变化阶段、变化过程、自我效能和决策平衡。跨理论模式的四个组成部分结合了三个维度的变化,即变化阶段、变化过程和变化水平。通过变化阶段反映了人们在何时产生行为改变,通过变化过程体现了人们的行为改变过程,通过贯穿于变化阶段和变化过程中的自我效能和决策平衡反映影响人们行为改变的因素,这些因素体现了不同的变化水平。

变化阶段:是跨理论模式的核心,指的是行为发生的时间,各行为变化阶段的划分参考了行为改变的时间性、动机和恒心层面。跨理论模式把人的行为改变过程分为五个主要行为变化阶段,揭示了被其他行为改变理论所忽略的关键环节。这 5 个行为变化阶段是前意向阶段、意向阶段、准备阶段、行动阶段和保持阶段。这些变化阶段反映了个体行为变化的意图,不同个体可能会以不同的变化率通过各个阶段向前变化,也可能会退回,并且可能会选择在行为变化统一体的不同变化点重新进入,通过这些阶段的运动可以被看作循环往复的。

变化过程:包括内隐性与外显性的活动,是个人为修正其行为所运用的认知、情感、行为和人与人之间的策略和技巧,既为问题行为者提供了改变行为的重要策略,也提供了群体健康行为产生的干预方法和策略。了解变化过程是促使问题行为者成功进行行为变化的关键,是了解个体处在哪个行为变化阶段,然后运用恰当的策略或变化过程来促进其行为转变。

自我效能:跨理论模式中运用的自我效能结构,整合了班杜拉的自我效能感理论和施夫曼(Shiffman)的对行为改变的故态复萌阶段与保持阶段的应对模型。环境性诱因与自信心是自我效能中两个重要的伴随结构。其中,自信心代表了在特定情景下人们拥有的信心使其能应对高危险而不是回退到不健康行为或者高危险习惯中。环境性诱因反映在中等困难情形下参与一个特定行为的欲望强度。环境性诱因和自信心在变化阶段中的作用是相反的。环境性的自信心在预测个体进入准备阶段和行动阶段的能力上胜过其他人口统计学变量。环境性诱因始终是预测行为的故态复萌和退回到早期变化阶段的最好变量。

决策平衡:描述了个体行为改变发生与否的原因及其重要性,它是跨理论模型的决策部分。跨理论模型通过经验测试,逐渐形成了决策平衡的稳定结构,即正面因素和负面因素,也称为行为改变的知觉益处和知觉障碍,这是跨理论模式中两个重要的中间结果变量。知觉益处是行为改变的积极方面,或者是行为改变的益处和理由(行为改变的原因)。知觉障碍是行为改变的消极方面,或者是行为改变的障碍(不发生改变的原因)。一般来说,个体决定从一个阶段发展到下一个阶段的行为变化是建立在对采取健康行为的知觉益处和知觉障碍权衡的基础之上。在行为变化阶段的早期,对健康行为的知觉益处较低,并且随着行为变化阶段的发展而增长,知觉障碍在行为变化的早期则较高,并且随着阶段的发展而降低。

2.理论与模式的应用

(1)理性行动理论/计划行为理论的应用:理性行动理论主要用于分析态度如何有意识地影响个体行为,关注基于认知信息的态度形成过程,其基本假设认为人是理性的,在做出某一行为前将综合各种信息来考虑自身行为的意义和后果。例如,某糖尿病患者如果认为她的丈夫或孩子希望她进行体育锻炼,而她又有遵从他们意愿的动机,使她坚信体育锻炼对控制自身的病情有积极的效果,她就会早点儿起床,每天从繁忙的日程安排中抽出时间锻炼。

计划行为理论不仅可以用来解释和预测行为,还可以用来干预行为。在应用计划行为理论的研究中发现,行为态度、主观规范和知觉行为控制对行为意向的预测率保持在 $40\%\sim50\%$,行为意向和知觉行为控制对健康行为改变的贡献率为 $20\%\sim40\%$。该理论已经在饮食、锻炼、吸烟、饮酒等健康相关行为的研究中得到了广泛的应用,并成功地预测了佩戴汽车安全带、定期体检和自我检查乳腺等健康行为的发生。

（2）健康信念模式的应用：该模式最初用于解释人们的预防保健行为，特别是分析哪些因素影响慢性病患者的遵医行为，后被广泛应用于各种健康相关行为的改变上，如饮食控制、个人卫生行为、乳腺癌及宫颈癌的常规检查等领域。此模式考虑了个体的认知水平和影响个体认知的内外因素，也考虑了传媒和医护工作者对个体的影响。社区护士的目标和职责是使个体对自身及所患的慢性病有正确的和充分的认识，促进慢性病患者实施健康行为。

（3）健康促进模式的应用：这个模式可以用来解释生活方式或探究特定的健康促进行为，并对健康促进行为的决定因素提出实证的支持。健康促进生活方式包含的健康行为有两种：一种是健康保护行为，其目的是消除或降低疾病发生的概率如交通事故的预防、环境污染的控制等。另一种是健康促进行为，其目的是积极地增加个体健康、自我实现和自我满足，以促使个体趋于正向且适度的安适状态。健康促进行为包括规律运动、休闲活动、休息、适当营养、压力管理、负起健康责任、发展适当的社会支持系统以及达到自我实现等。

（4）跨理论模式的应用：跨理论模式改变了传统的一次性行为事件的干预模式，为分阶段的干预模式，根据行为改变者的需求提供有针对性的行为干预策略和方法。该模式应用于慢性病管理领域主要包括两个方面：一方面，用于改变人们的不良行为如戒烟、戒酒、戒除药物滥用、控制体重、减少饮食中的高脂肪的摄入量等。另一方面，用于帮助人们培养有益健康的行为如定期锻炼身体、合理膳食、压力管理等。

行为改变理论存在广泛的适用领域，在解释和预测行为方面有非常重要的指导作用。但是，每种理论都只是从某一角度来阐明行为改变的规律，不可能解决行为干预的所有问题，在行为预测和预防干预上均存在着一定的不足和局限。现在越来越多的研究已经尝试将两种或者多种理论结合，并开始逐步应用于行为改变上。如有研究提出，综合运用健康信念模式和理性行动理论解释结核病筛检行为。因此，在进行行为干预时应先分析可能影响目标行为的因素，找出能更好解释这一行为的一种或几种理论模型，从而在这些理论模型的指导原则下进行行为干预，以取得更有效的干预结果。此外，各种行为是受社会、文化、经济等诸多因素影响的，理论在实践中应用时，需要充分考虑到各种影响因素的差异，制定出适合我国或当地情况的理论框架。

三、社区慢性病患者的健康管理

健康管理是一种对个人及人群的健康危险因素进行全面监测、分析、评估、预测、预防、维护和发展个人技能的全过程。其实质是发现和排查个人和群体存在的健康危险因素，提出有针对性的个性化的个体或全体健康处方，帮助其保持或恢复健康。实践证明，开展社区健康管理有利于对社区慢性病重点人群的监控，利于开展慢性病的双向转诊服务，从而调整基层卫生服务模式，真正落实"三级预防"。

（一）社区慢性病患者健康风险评估

健康风险评估作为健康管理的核心环节，是对个人的健康状况及未来患病和/或死亡危险性的量化评估。

1.确定危险因素

慢性疾病的发生和发展往往是由一个或多个危险因素长期累积共同作用的结果，确定危险因素已成为预防与控制慢性疾病的核心问题。危险因素是指机体内外存在的增加其疾病发生和死亡的诱发因素，如生活方式、行为习惯、生物遗传因素、生态环境因素和卫生保健因素等许多方面。

（1）生活方式和行为习惯：人们很早就认识到生活方式和行为习惯与慢性病之间的关系，如高盐、高脂肪、高热量食物的摄入，低膳食纤维饮食、吸烟、酗酒、滥用药物等不良嗜好。久坐的生活方式、缺乏体育锻炼。精神和情绪紧张且应变能力差、心情孤僻和心理适应能力差等。

（2）生物遗传因素：包括病毒和细菌长期感染、家族遗传史、个体体质等。

（3）生态环境因素：包括生物以外的物理、化学、社会、经济、文化等因素，如社会环境包括社会经济发展水平、城市化、工业化、人口老龄化、社会居住条件、居民社会地位、文化水平、食品和环境卫生等。自然环境包括水质、大气污染等。

（4）慢性病之间互为危险因素：大量前瞻性研究结果表明，多种慢性病之间互为危险因素，如高血压与心血管疾病和糖尿病、肥胖与胰岛素抵抗、胰岛素抵抗与糖尿病和心血管病等可以互为危险因素。

2.危险因素的分布水平

慢性病的危险因素分布常随人群的不同特征如职业、年龄、性别、种族等不同而有差异，这些因素也称为不可控因素。因素中有些特征是固有的，如性别、种族等。有些可随时间、环境的变化而变化，如年龄、职业等。研究慢性病的危险因素在各人群中的分布水平，有助于确定危险人群。

（1）职业：慢性病的分布存在职业间差异，这与职业性有害因素接触、工作强度及工作方式有关。如从事脑力劳动或精神高度紧张的职业人群，心血管病发病率高于其他职业人群。

（2）年龄：随着年龄的增长，大多数慢性病的发病率、患病率与死亡率明显上升。如高血压、冠心病、脑卒中、肿瘤等。但一些疾病也有其特定的发病年龄段，如儿童时期心血管疾病以先天性心脏病多见。乳腺癌好发于女性青春期及更年期。

（3）性别：多数慢性病存在性别上的差异，如乳腺癌、子宫肌瘤、卵巢癌等是女性固有的疾病，而消化道肿瘤、肺癌和膀胱癌等的发表则男性高于女性。

（4）种族：不同国家、地区与民族间慢性病的发病率、患病率和死亡率有所差异，提示种族遗传与地理环境在慢性病发病中起到一定作用。如鼻咽癌多见于广东本地人群。

3.评估健康危险度

健康危险度评估是研究致病危险因素和慢性病发病率及死亡率之间数量依存关系及其规律性的一种技术。它将生活方式等因素转化为可测量的指标，预测个体在一定时间发生疾病或死亡的危险，同时估计个体降低危险因素的潜在可能，并将信息反馈给个体，进行一级和二级预防。

危险分数（risk score）是代表发病危险的指标，是针对个体某一疾病的危险分数而言。危险分数为该个体发生该疾病的概率与同年龄同性别人群发生该疾病的概率的比值。个体评估需要计算以下三种危险分数。①目前的危险分数：根据目前的情况所计算的现实的危险分数。②一般人群的危险分数：同年龄、同性别个体的危险分数。作为评估对象的参照，因此都为1。③目标危险分数：由于有些与行为方式有关的危险因素是可以改变的，因此，计算出全面建立健康行为的理想生活方式下个体的危险分数。目标危险分数应小于或等于目前的危险分数。

对于大多数慢性病来说，其危险因素往往不是单一的，因此，需要计算组合危险分数，即把每一项危险因素对某病发病或死亡的影响进行综合。组合危险分数计算方法为：危险分数大于或等于1的分别减1，小于1的各危险因素相乘然后求和。公式为$P_z=(P_1-1)+(P_2-1)+\cdots\cdots+(P_{n-1})+Q_1\times Q_2\times\cdots\cdots\times Q_m$。$P_z$指组合危险分数。$P_i$指大于或等于1的危险分数。$Q_i$指小于1的各项危险分数。预测未来一定时间内个体的发病危险，建立个体危险度评价模型：发病危险＝人群总发病率×组合危险分数。

评估健康危险度，能够计算目标人群中目前发生疾病的危险以及在建立健康行为后可以减小的危险。同时，根据各因素目前带来的危险和减少危险的潜在可能，确定需要干预的危险因素的次序，从而为制订健康计划提供参考。

(二)社区慢性病患者健康管理的方法

1.筛检

(1)筛检的定义：筛检是运用快速简便的实验室检查方法或其他手段，主动的自表面健康的人群中发现无症状患者的措施。其目的主要包括：①发现某病的可疑患者，并进一步进行确诊，达到早期治疗的目的。以此延缓疾病的发展，改善预后，降低死亡率。②确定高危人群，并从病因学的角度采取措施，延缓疾病的发生，实现一级预防。③了解疾病的自然史，开展疾病流行病学监测。

(2)筛检的分类。按照筛检对象的范围：分为整群筛检和选择性筛检。①整群筛检：是指在疾病患病率很高的情况下，对一定范围内人群的全体对象进行普遍筛查，也称普查。②选择性筛检：是根据流行病学特征选择高危人群进行筛检，如对矿工进行硅肺筛检。

按筛检项目的多少：分为单项筛检和多项筛检。①单项筛检：即用一种筛检试验检查某一疾病。②多项筛检：即同时使用多项筛检试验方法筛查多个疾病。

(3)筛检的实施原则：1968年，Wilse和Junger提出了实施筛检计划的10条标准。概括起来包含三个方面，即合适的疾病、合适的筛检试验与合适的筛检计划，具体如下：①所筛检疾病或状态应是该地区当前重大的公共卫生问题。②所筛检疾病或状态经确诊后有可行的治疗方法。③所筛检疾病或状态应有可识别的早期临床症状和体征。④对所筛检疾病的自然史，从潜伏期到临床期的全部过程有比较清楚地了解。⑤用于筛检的试验必须具备特异性和敏感性较高的特点。⑥所用筛检技术快速、经济、有效、完全或相对无痛，应易于被群众接受。⑦对筛检试验阳性者，保证能提供进一步的诊断和治疗。⑧对患者的治疗标准应有统一规定。⑨必须考虑整个筛检、诊断与治疗的成本与效益问题。⑩筛检计划是一连续过程，应定期进行。

最基本的条件是适当的筛检方法、确诊方法和有效的治疗手段，三者缺一不可。

(4)筛检的伦理学问题：实施时，必须遵守个人意愿、有益无害、公正等一般伦理学原则。①尊重个人意愿原则：作为计划的受试者，有权利对将要参与计划所涉及的问题"知情"，并且研究人员也有义务向受试者提供足够的信息。②有益无害原则：如筛检试验必须安全可靠，无创伤性、易于被群众接受，不会给被检者带来肉体和精神上的伤害。③公正原则：要求公平、合理地对待每一个社会成员。使利益分配更合理，更符合大多数人的利益。

2.随访评估

(1)随访的定义：随访(follow-up)是医院或社区卫生服务中心等医疗机构对曾在本机构就诊的患者在一定时间范围内的追踪观察，以便及时了解其病情的变化，合理调整治疗方案，提高社区慢性病患者的治疗依从性。

(2)随访的方式。①门诊随访：是患者在病情稳定出院后的规定时间内回到医院或社区卫生服务中心进行专科复查，以观察疾病愈后专项指标，通过定期的门诊复查，及时评估发现早期并发症，了解化验检查数据的变化，重新审视治疗方案是否合理。一旦发现问题可以及时处理，减少并发症的发生并将其导致的损害控制在最低限度。②远程随访：是指医护人员以电话、信函、网络等方式与出院后的社区患者进行沟通，根据患者在其他医院做的检查结果在治疗方案及生活细节上给予指导,同时收集术后信息。这种方式适用于在外省市或省内偏远地区久居的患者。常用的远程随访方法有电话随访与信函调查,其他的方法还有入户随访、电子邮件等,但因各自的局限性只能作为前两种方法的补充。

(3)随访的步骤。建立随访卡:患者的基本信息如姓名、性别、年龄、出生日期、居住地址、联系方式、疾病诊断、诊断日期、诊断单位、诊断依据、诊断时分期、组织(细胞)学类型、入院日期、出院日期、治疗方案、死亡日期、死亡原因、随访结果日期等。

评估慢性病患者。①身体方面:包括专科生化指标、饮食情况、用药情况、疾病危险因素、日常生活自理能力、个人行为和生活方式等方面的评估。②心理方面:慢性病患者是否存在控制感消失、自尊心受伤害、负罪感等情况,是否有不良情绪反应(焦虑、抑郁、易怒等)。③社会方面:疾病对患者家庭造成的影响,如经济负担。对照顾者的躯体影响,因照顾与被照顾关系而产生的情感矛盾。患者因病被迫休息或能力的下降,参与工作和社会活动减少,对事业的影响等。

评估医疗服务可及性:包括本地医疗保险覆盖率、儿童计划免疫接种率、政府预算卫生费用等。

计算发病率或患病率:包括慢性病的患病率和知晓率等。

评估环境:包括空气质量达到二级以上的天数、生活饮用水抽样监测合格率、食品卫生抽样监测合格率、高等教育人口率及人均住房面积等。

3.分类干预

做好卫生资源的信息收集,包括疾病监测及卫生人力监测,进行分类干预。包括用药、控烟、限酒、加强体育锻炼、合理膳食及保持适宜的体重等,从而降低患病率、提高知晓率,加强疾病的控制。同时,进行社会不良卫生行为调查,为卫生行政部门提供决策依据。

4.健康体检

(1)健康体检的定义:健康体检是在现有的检查手段下开展的对主动体检人群所做的系统全面检查,是社会的健康人群和亚健康人群采取个体预防措施的重要手段。健康体检是以人群的健康需求为基础,基于早发现、早干预的原则设计体检项目,并可根据个体年龄段、性别、工作特点、已存在和可能存在的健康问题而进行调整。其目的包括:①早期发现潜在的致病因子,及时有效的治疗。②观察身体各项功能反应,予以适时调整改善。③加强对自我身体功能的了解,改变不良的生活习惯。避免危险因子的产生,达到预防保健和养生的目的。

(2)健康体检的内容:主要包括一般状况、躯体症状、生活方式、脏器功能、查体、辅助检查、中医体质辨识、现存主要健康问题、住院治疗情况、主要用药情况、非免疫规划预防接种史、健康评价及健康指导等。

(三)社区慢性病患者健康管理的考核

对社区居民进行健康管理,其宗旨是进行三级预防,对一般人群,通过监控教育和监控维护,进行危险因素的控制,促进身体健康而不发生慢性病。对于高危人群,通过体检等早期发现、早期诊断和早期治疗,并进行治疗性生活方式干预等阻止或延缓慢性病的发生。对于已患慢性病的患者,应进行规范化管理和疾病综合治疗,阻止慢性病的恶化或急性发作和维持和最大限度发挥其残存功能。

1.社区慢性病患者患病率

社区慢性病患者患病率:慢性病患者患病率=某时期的慢性患者数/同时期平均人数(患病包括新旧病例,常通过调查获得)。

2.社区慢性病患者健康管理率

慢性病患者健康管理率=年内已管理慢性病患者人数/年内辖区内慢性病患者总人数×100%。

注:辖区慢性病患者患病总人数估算=辖区常住成年人口总数×慢性病患者患病率(通过当地流行病学调查、社区卫生诊断获得或是选用本省(区、市)或全国近期该慢性病患者患病率指标)。

3.社区慢性病患者规范管理率

社区慢性病患者规范管理率:慢性病患者规范管理率=按照规范要求进行慢性病患者管理的人数/年内管理慢性病患者人数×100%。

(张　蕾)

第三节　社区妇女儿童的保健与护理

一、概述

(一)社区妇女儿童保健的重要性

妇女儿童的健康状况不仅直接影响到家庭及社会的健康水平,而且决定了一个国家未来的综合素质。但由于受到社会、经济、文化及生理等因素的影响,妇女儿童的整体健康及生存状况相对较差,依然是社会的脆弱人群,这使得妇女儿童对健康促进有着持久的需求,对公共卫生服务的需求较大。因此,妇幼卫生状况和水平是反映一个国家或地区发展程度最基本、最重要的指标。

1.妇女儿童是需要社会关照的特殊群体

妇女在历时 30 年左右的生育期中,要经历妊娠、分娩、产褥、哺乳及避孕等生理过程,而儿童则要经历新生儿期、婴幼儿期、学龄前期、学龄期及青春期的生长发育才能进入到成年阶段,由于妇女和儿童处于不同时期,从生理特点、健康状况到生存方式,都需要有与普通成人不同的健康需求,她们是一支脆弱的群体,需要社会特殊的关照。因此,占社会总人口 2/3 以上的妇女儿童保健成为社区卫生服务的重要内容之一。

2.妇女儿童的健康关系到综合国力的提高

妇女的健康直接关系到后代的健康和出生人口的素质,而儿童的健康则直接决定了一个国家未来的综合素质,因此,加强妇女儿童保健是对发展生产力最重要的投资,并关系到综合国力的提高。

3.妇女儿童健康是衡量卫生系统绩效的重要指标

妇女儿童的健康水平是反映医疗卫生综合效果的重要指标,WHO 将孕产妇死亡率和婴儿死亡率作为评价卫生系统绩效的指标,旨在强调大力发展社区卫生服务,促进母婴安全,提高妇女和儿童的健康水平。

(二)社区妇女儿童保健的内涵

社区妇女儿童保健是针对妇女儿童不同阶段的生理、心理特点及保健需求,以预防为主,以保健为中心,以维护妇女儿童的身心健康和促进母婴安全为目标,以群体为对象,针对妇女儿童在不同阶段存在的健康问题,提供良好的健康教育和健康服务,以提高妇女儿童的健康水平。

WHO在20世纪90年代提出了生殖健康的概念,指出生殖健康是指在生命所有阶段的生殖功能和生殖过程中,生理、心理和社会适应状态良好,没有疾病和虚弱。生殖健康的内涵是人们能够进行负责、满意和安全的性生活,不担心传染疾病和意外妊娠;能生育,并有权决定是否生育和生育的时间;能安全妊娠和分娩,保障婴儿存活并健康成长;能知情选择和获得安全、有效、可接受的节育措施。由此可见,生殖健康涵盖了母亲安全、计划生育、性健康、儿童生存与发展等多个方面,强调维护妇女儿童的合法权利和地位,重视男性在促进妇女儿童健康方面的责任和义务,赋予妇幼保健更深刻的含义和更广阔的范围。

(三)妇女儿童保健相关的政策与法规

我国的妇幼保健法制建设得到了国家和党的一贯重视,1949年第一届政治协商会议通过的《共同纲领》第48条规定:"注意保护母亲、婴儿和儿童的健康。"在十一届三中全会后,妇幼保健法制建设更是得到了迅速发展,在政策的引导下,各地建立、健全了三级妇幼保健网,健全了分级分工和逐级转诊等制度,促进了我国妇幼保健事业的发展。

1.全国城市围产保健管理办法

1987年卫健委颁布了《全国城市围产保健管理办法(试行)》,旨在促进母婴的健康与安全,实现优生优育提高民族健康水平。该管理办法是在总结20世纪70到80年代城市围产保健工作经验的基础上制定的,管理办法中系统规定了围产保健的具体内容、保健机构分工及保健管理措施等,目的是为了进一步提高管理水平,明确各级医疗保健机构的职责,做到临床和保健相结合,以降低孕产妇死亡率、围产儿死亡率、残疾儿出生率和提高新生儿的健康素质。目前这一管理办法已于2011年6月23日废止。

2.农村孕产妇系统保健管理办法

1989年卫健委颁布了《农村孕产妇系统保健管理办法(试行)》,该管理办法是在总结农村开展孕产妇系统保健管理工作经验的基础上制定,对农村孕产妇从怀孕开始到产后42天进行系统的检查、监护和保健指导。通过建立健全村、乡、县三级医疗保健网,实行统一的管理,做到预防为主,防治结合,达到减少孕产期合并症、并发症和难产的发病率,降低孕产妇、围产儿死亡率,提高出生人口素质的目的。该办法指出农村孕产妇系统保健应以提高产科质量为中心,筛选高危孕妇为重点,实行分级分工管理,提高保健质量。

3.中华人民共和国母婴保健法

1994年第八届全国人民代表大会常务委员会第十次会议通过了《中华人民共和国母婴保健法》,1995年正式实施。该法律的颁布旨在保障母亲和婴儿健康,提高出生人口素质,是我国贯彻《儿童权利公约》保护儿童权利的重大举措和后续行动。《母婴保健法》贯彻以保健为中心、保健和临床相结合、面向群众、面向基层和预防为主的工作方针,系统规定了婚前保健服务、孕产期保健服务及新生儿期保健服务的具体内容,规定了各级医疗机构的职责,并对边远贫困地区妇女儿童的保健服务给予了法律的保证。《母婴保健法》的颁布标志着我国母婴保健工作由行政管理步入法制管理的轨道。

4.中国儿童发展纲要

2001年国务院颁布了《中国儿童发展纲要(2001—2010)》,从儿童健康、教育、法律保护和环境四个领域提出了儿童发展的主要目标和策略措施。该纲要指出:坚持"儿童优先"原则,保障儿童生存、发展、受保护和参与的权利,提高儿童整体素质,促进儿童身心健康发展。儿童健康的主要指标达到发展中国家的先进水平,儿童教育在基本普及九年义务教育的基础上,大中城市和经济发达地区有步骤地普及高中阶段教育,逐步完善保护儿童的法律法规体系,依法保障儿童权益,优化儿童成长环境,使困境儿童受到特殊保护。该纲要的实施使我国儿童生存、保护、发展的环境和条件得到明显改善。而《中国儿童发展纲要(2011-2020)》除坚持"儿童优先"原则外,更强调保障儿童利益最大化、确保所有儿童享有平等的权利和机会以及鼓励儿童参与家庭、文化和社会,为儿童创造更好的生存和发展环境。

5.中国妇女发展纲要

2001年,国务院颁布了《中国妇女发展纲要(2001-2010年)》,确定了妇女与经济、妇女参与决策和管理、妇女与教育、妇女与健康、妇女与法律、妇女与环境六个优先发展领域的主要目标和策略措施。纲要指出要保障妇女获得平等的就业机会和分享经济资源的权利,提高妇女的经济地位;保障妇女的各项政治权利,提高妇女参与国家和社会事务管理及决策的水平;保障妇女获得平等的受教育机会,普遍提高妇女受教育程度和终身教育水平;保障妇女享有基本的卫生保健服务,提高妇女的健康水平和预期寿命;保障妇女获得平等的法律保护,维护妇女的合法权益;优化妇女发展的社会环境和生态环境,提高妇女生活质量,促进妇女事业的持续发展。该纲要的实施使我国妇女在政治、经济、教育、健康等领域取得了全面进步。而《中国妇女发展纲要(2011-2020》中,将妇女与健康作为最重要的发展领域,以保障妇女平等享有基本医疗卫生服务,提高妇女的生命质量和健康水平。

6.中华人民共和国人口与计划生育法

2001年第九届全国人民代表大会常务委员会第二十五次会议通过了《中华人民共和国人口与计划生育法》,该法律的颁布旨在实现我国人口与经济、社会、资源、环境的协调发展,加强母婴保健,提高人口素质。该法律指出应当积极开展以人为本的计划生育优质服务,保障妇女享有计划生育权利,坚持实行计划生育基本国策,提倡晚婚晚育,依法保障女婴和女孩的生存发展权利。《人口与计划生育法》的颁布标志着国家以法律的形式确立了计划生育基本国策的法律地位。

7.孕前保健服务工作规范

2007年卫健委发布了《孕前保健服务工作规范(试行)》,该工作规范发布的背景是2003年颁布的新的《婚姻登记条例》中,将婚前医学检查由强制性改为自愿性。该工作规范强调以提高出生人口素质,减少出生缺陷和先天残疾发生为宗旨,为准备怀孕的夫妇提供健康教育与咨询、健康状况评估、健康指导为主要内容的保健服务。孕前保健不但是婚前保健的延续,更是孕产期保健的前移。

(四)社区妇女儿童保健的现状及展望

我国政府一向致力于将保障妇女儿童健康作为经济和社会发展的重要组成部分,通过颁布一系列与妇幼保健相关的法律法规,极大地促进了我国妇幼保健事业的发展。根据1980年和1986年卫健委颁布的《妇幼卫生工作条例》,由妇幼(婴)保健院、所(站),妇女保健所(院),儿童保健所,计划生育技术指导所及妇产(婴)医院组成的妇幼卫生专业机构为妇女及儿童提供保健服务,大大改善了妇女儿童的健康状况。到1991年,我国婴儿死亡率下降至50.2‰,孕产妇死亡率下降至80.0/10万。

从20世纪90年代开始,我国政府通过签署国际公约、颁布两纲及《母婴保健法》促进了我国妇幼保健工作的法制化发展。1997年国务院在《关于卫生改革与发展的决定》中,提出大力发展社区卫生服务,完善县、乡、村三级卫生服务网,将妇幼保健作为社区"六位一体"功能的重要组成部分。在政策的引导下,全国建立健全了妇幼保健服务网络,改善了妇幼卫生管理与服务,制订了妇幼保健工作方针,强调以保健为中心,以保障生殖健康为目的,实行保健和临床相结合,面向群体,面向基层和预防为主,实施了"降消"项目、中国妇女健康行动、开展出生缺陷防治和爱婴行动、加强儿童疾病防治,加强基层妇幼卫生工作、实施母子系统保健项目及综合性妇幼卫生保健项目等一系列行动和措施,切实改善了妇女儿童健康水平。从妇幼卫生监测数据看,2007 年与2000 年比较,全国婴儿死亡率由 32.2‰降到 15.3‰,5 岁以下儿童死亡率由 39.7‰降到 18.1‰,孕产妇死亡率由53.0/10 万降到 36.6/10 万,均已实现新两纲的目标要求。大大促进我国妇女儿童健康状况不断改善,妇幼卫生主要指标的不断改善,得到了国际社会的充分肯定和尊重。

　　尽管我国在妇女保健方面做了大量的工作,婴儿死亡率和孕产妇死亡率有明显降低,但与政府承诺的目标相比,还有一定的差距。未来"儿童优先、母亲安全"仍是我国妇女儿童保健工作的首要任务,除降低孕产妇死亡率、婴儿死亡率外,更重要的是尊重妇女儿童的权利,转变服务理念,为妇女儿童生命的各个阶段提供优质服务。继续完善和提高以生殖健康为核心的围生期保健、青春期保健和围绝经期保健,加强妇女精神卫生保健、劳动环境保护及传染性疾病的防治仍然是未来社区妇女保健的重要内容。继续加强出生缺陷和先天性畸形的防治、加强传染性疾病和非传染性疾病的防治,重视儿童精神卫生和心理发育、预防环境对儿童的不良影响,促进儿童的全面发展是未来社区儿童保健的重要内容。

二、社区妇女儿童保健的相关理论与应用

(一)弗洛伊德的性心理发展理论

1.理论产生背景

　　弗洛伊德(Freud S)是奥地利精神病学家,被誉为"现代心理学之父"。1905 年,他通过精神分析法观察人的行为,创建了性心理发展理论。弗洛伊德认为性本能是个性发展过程中具有重要意义的因素,他的理论注重儿童性心理发展、儿童对自己身体的关注是建立于他人关系基础之上。

2.理论的主要观点

　　弗洛伊德认为儿童从出生到成年要经历五个发展阶段,儿童在这些阶段中获得的经验决定了他们成年的人格特征。

　　(1)口唇期:口唇期指从出生到 1 岁,婴儿期所有的愉悦之源来自口唇的活动,婴儿通过吸吮、咬、咀嚼、吞咽等活动来获得快乐与安全感。这种口唇的满足有助于婴儿情绪及人格的正常发展。

　　(2)肛门期:肛门期指 1~3 岁,随着肛门括约肌的发育和排便控制能力的形成,1~3 岁的儿童愉悦的中心转移到排泄所带来的快乐及自己对排泄的控制,这段时期排便环境和氛围对儿童的个性产生深远的影响。

　　(3)性蕾期:性蕾期指 3~6 岁,该期儿童对性器官开始发生兴趣,他们察知两性的区别并感到好奇。这段时期女孩容易产生"恋父情结",男孩则容易产生"恋母情结",健康的发展在于与同性别的父亲或母亲建立起性别认同感。

　　(4)潜伏期:潜伏期指 6~12 岁,该期儿童早期的性欲冲动被压抑到潜意识领域,精力和能量都放在知识的获取和玩耍上,儿童的兴趣不再限于自己的身体,转而注意周围环境的事物,因此,该期儿童的愉悦感主要来自对外界环境的体验,这对以后的人际交流产生重要影响。

(5)生殖期:生殖期指12岁以上,随着青春期的来临,儿童生殖系统开始成熟,性激素开始分泌,潜意识中的性欲冲动开始涌现。生殖器官成为主要关注的中心和愉悦的源泉,注意力转移到性伴侣上,但他们同样会将能量放在寻求友谊、自我发展上。

3.理论的应用

性心理发展理论的主要贡献在于发现了潜意识及其在人类的个性发展及行为中所起的作用。性心理发展理论有助于社区护士正确理解和评估不同年龄阶段儿童外在的焦虑、紧张、恐惧等不良情绪和反常行为所折射出的内心需求,以采取针对性措施。例如:在口唇期,应促进母乳喂养,当婴儿患病禁食时,如果没有医学禁忌证,应指导给予安慰奶嘴;在肛门期,护士应指导家长培养儿童良好的排便习惯;在性蕾期,鼓励家长参与照护过程,鼓励儿童对性别的认同;在潜伏期,注意保护儿童的隐私,同时引导儿童将精力投入到学习和运动中去;在生殖期,提供必要的性知识教育,女孩来月经要进行经期卫生指导等。根据不同年龄阶段的心理发展特点提供有效地护理措施,促进儿童的健康发展。

(二)埃瑞克森的心理社会发展理论

1.理论产生背景

埃瑞克森(Erikson E)是美籍丹麦裔心理学家,该理论建立在弗洛伊德的精神心理理论基础上,强调文化及社会环境对人发展的影响,他认为生命的历程就是不断达到心理社会平衡的过程。埃瑞克森用生物学中的"关键时期"和"后生性"这两个概念来描述儿童个性发展关键时期中的核心冲突。每一阶段核心冲突的顺利解决都是建立在前一阶段核心冲突解决基础上。

2.理论的主要观点

埃瑞克森将人的一生分为八个心理社会发展阶段,每个阶段都有一些特定的发展问题,这些问题的解决影响着儿童健康人格的形成和发展。他将儿童时期心理社会发育分为五个阶段。

(1)婴儿期(0~1岁):"信任与不信任"是该期心理社会发展的关键问题。健康人格首要的特征是建立一种基础信任感,信任感的形成标志儿童完成了婴儿期最重要的任务,也是儿童在此期最满意的体验。与弗洛伊德的"口唇期"相对应,这段时期是婴儿对各种感观刺激的感受期,婴儿不仅用口,还用视觉、抓取等方式接触外界事物。信任感的建立必须与具体的人和事物相联系,因此该期照护者持续地关爱至关重要,这有助于儿童信任感的发展。反之,当婴儿缺乏信任体验或基本需求没有满足时,就会产生不信任感,婴儿会把对外界的恐惧和怀疑情绪带入以后的发展阶段。因此,这一阶段,使婴儿对环境和未来产生乐观和信心是最理想的发展结果。

(2)幼儿期(1~3岁):"自主与羞怯或怀疑"是该期心理社会发展的关键问题。随着小儿对自己的身体、行为、环境的控制能力加强,他们希望实践新获得的动作技能,例如走、爬、跳,并用自己的脑力进行选择、做出决定,逐渐建立了自主感。此期与弗洛伊德的"肛门期"相对应,自主感的建立以肛门括约肌自主控制能力的形成为标志。此期儿童开始独立的探索,通过模仿他人的动作和行为进行学习。当这种自主行为受到他人嘲笑或羞辱或当他们在本来有能力自理的领域被强迫依赖他人时,消极的怀疑和羞怯感就会形成。此期因尚未形成社会规范的概念,儿童的任性行为达到高峰,喜欢说"不"来满足独立自主的需要。因此,该阶段理想的发展结果是自我控制。

(3)学龄前期(3~6岁):"主动与罪恶感"是该期心理社会发展的关键问题。随着身体活动能力和语言的发展,此期儿童有强烈的想象力和好奇心,开始主动探索周围的世界,因而产生一种自我意识。该阶段与弗洛伊德的"性蕾期"相对应,主要特征是活跃的、入侵性行为。该期儿童不再只听从他人的指示,他们乐于自己创造游戏活动,有时会违背父母和他人的意愿行事,同时又因其行为或想象被指责而容易产生罪恶感。此期给予儿童积极鼓励和正确引导有助于自主性的发展。因此,该期积极的结果是建立儿童的方向感和目标感。

(4)学龄期(6~12岁):"勤奋与自卑"是该期心理社会发展的关键问题。此期是儿童成长过程中的决定性阶段,此期儿童学习大量的文化知识和技能,并在完成任务中获得乐趣,该相当于弗洛伊德的潜伏期。该期是儿童社会关系形成的决定性阶段,儿童在该期学会和他人竞争、合作,在实践中出色完成任务并受到鼓励时,可获得自我价值感和勤奋感。但如果对他们的期望过高,或当他们认为自己不能达到他人为自己设立的标准时,就会产生一种自卑感。此期顺利发展的结果是学会与他人竞争,求得创造与自我发展。

(5)青春期(12~18岁):"自我认同与角色混淆"是该期心理社会发展的关键问题。此期青少年关注自我,开始建立自我认同。该期与弗洛伊德的生殖期相对应。此期由于体格生长发育迅速,青少年开始关注自己在他人眼中的形象,他们将其自我观念和价值标准与社会观念整合,并开始做职业规划。随着自我认同的建立,他们不再依赖父母和同伴的看法,真正开始独立。如果不能很好解决核心冲突,则会产生角色混淆。该期的理想的结果是奉献和忠诚他人,并实现自身价值和理想。

3.理论的应用

心理发展理论有助于护理人员认识儿童发展过程中所面临的问题或矛盾,并认识到疾病常常引起这些矛盾的激化并影响儿童心理的正常发展,借助此理论,护理人员可以准确认识到影响儿童健康的问题,采取有效的护理措施。在婴儿期,鼓励父母多陪伴婴儿,对住院的婴儿,护理人员应经常抱抱婴儿;在幼儿期,指导父母鼓励幼儿自己动手吃饭、穿衣、刷牙等活动,促进其自主感的发展;在学龄前期,鼓励儿童表达自己的感受,尊重儿童做出的决定;在学龄期和青春期,指导其积极应对学习的压力,树立正确的价值观和人生观。

(三)皮亚杰的认知发展理论

1.理论产生背景

皮亚杰(Piaget J)是瑞士心理学家,皮亚杰通过对儿童行为的长期观察,提出了儿童认知发展理论。该理论认为儿童的智力起源于他们的动作和行为,儿童对经常变化的外部环境不断做出新反应,促进了智力的发展。

2.理论的主要观点

皮亚杰认为逻辑思维能力的发展有四个主要阶段,每个阶段的出现都有一定的顺序性和连续性,必须建立在前一阶段认知发育基础上。智力的发展过程是逐渐成熟的、程序化的,分为以下四个阶段。

(1)感觉运动阶段:感觉运动阶段指0~2岁,该阶段受感官活动指导,形成简单的学习过程,期间经历六个亚阶段,儿童从反射性活动逐渐形成简单的、重复的行为。本阶段的主要特征是形成自主协调运动,能够将自己同环境区分开时,形成自我观念的雏形。在感觉运动的后阶段,儿童开始运用语言和象征性思维。

(2)前运算阶段:前运算阶段指2~7岁,该阶段儿童能用语言、符号、象征性游戏等来表达外部事物,主要的认知发育特征是以自我为中心,此期的儿童只能够站在自身的角度看待事物,其行为往往没有明确的理由。该阶段儿童的思维是具体的,有形的,儿童会根据事物与自己的联系或其用途来解释事物。

(3)具体运算阶段:具体运算阶段指 7～11 岁,在该年龄阶段,儿童的思维逐步变得有逻辑性,能够对事物进行分类、整理、排序和组织,但尚不能进行抽象思维。此期儿童不再以自我为中心,而是能够考虑他人的利益,即开始有了社会化的概念。

(4)形式运算阶段:形式运算阶段指 11～15 岁,该阶段以适应性和灵活性为特征,青少年可进行抽象思维,运用抽象符号,并能通过系列观察得出逻辑性的结论。尽管他们有时会将理想和现实相混淆,但仍然能够处理和解决一些现实的矛盾。

3.理论的应用

皮亚杰理论过于强调人类发展的生物学因素,忽视了导致个体差异和认知发育差异的因素,但该理论为了解儿童的思维提供了框架。认知发展理论可帮助护理人员了解不同发展阶段儿童的思维和行为方式,采取合适的语言和方式与其沟通,设计合适的活动及有激发性的健康教育方案,例如根据儿童的认知发展特点,提供相应的玩具、故事书、绘画,并提供适合的读物解释治疗和健康照护过程等。

(四)库伯格的道德发育理论

1.理论产生背景

库伯格(Kohlberg L)是美国儿童发展心理学家,他继承了皮亚杰的理论,提出了道德发展阶段理论。库伯格借助道德两难的问题情景,来探讨儿童对道德判断的内在认知心理历程。

2.理论的主要观点

库伯格认为,儿童的道德判断随其认知发展的程度而改变,根据儿童至青少年的道德发展,按其道德推理思维的不同,分为三个时期六个阶段。

(1)前习俗阶段(1～6 岁):该阶段儿童已具备关于是非善恶的社会准则和道德要求,但他们是从行动的结果及与自身的利害关系来判断是非的。该阶段又分为两个时期。①惩罚与服从导向期:儿童认为凡是权威就是好的,遭到权威的批评就是坏的。他们道德判断的理由是根据是否受到惩罚或服从权力,而不考虑惩罚或权威背后的道德准则。②工具性的相对主义导向期:儿童首先考虑的是准则是否符合自己的需要,有时也包括别人的需要。人际关系常被看成是交易的关系,对自己有利的就好,不利的就不好。好坏以自己的利益为准。

(2)习俗阶段(6～12 岁):在习俗阶段儿童有了满足社会的愿望,比较关心别人的需要。该阶段包括两个时期。①好孩子导向期:儿童认为一个人的行为正确与否,主要看他是否为别人所喜爱,是否对别人有帮助或受别人称赞。②法律和规则导向期:遵守规则,完成任务,尊重权威,维持社会规则才是正确的行为。

(3)后习俗阶段(12～19 岁):在后习俗阶段,儿童开始对道德价值和道德原则做出自己的解释,而不受权威和规则制定者的控制。该阶段的两个时期。①社会契约导向期:在该阶段,个人看待法律较为灵活,认识到法律、社会习俗仅是一种社会契约,是可以改变的,而不是固定不变的。②普遍的道德原则导向期:该阶段个人在判断道德行为时,不仅考虑到适合法律的道德准则,同时也考虑到未成文的有普遍意义的道德准则。道德判断已超越了某些规章制度,更多地考虑道德的本质,而非具体的准则。

3.理论的应用

库伯格从发展心理学的角度来论述道德发展,强调道德发展是认知发展的一部分,道德判断同逻辑思维能力有关,并且,社会环境对道德发展有着巨大的刺激作用。因此,在对儿童进行道德教育时,应根据儿童的认知和道德发展阶段,循循善诱地促进其发展;其次,学校、家庭和社会要创造良好的条件,通过开展各种道德教育活动,促进儿童道德判断能力的发展。

三、社区妇女儿童的健康管理

根据卫健委颁布的《国家基本公共卫生服务规范(2011年版)》,妇女和儿童保健是公共卫生服务的重要内容之一,对孕产期妇女和儿童提供系统的保健管理,有利于降低孕产妇死亡率和婴儿死亡率,改善妇女和儿童的健康状况。

(一)新生儿健康管理

1.新生儿家庭访视

社区护士在新生儿出院后,根据"出生报告制"合理安排时间,及时进行家庭访视,并建立新生儿健康管理卡和预防接种卡。社区护士对新生儿进行3次家庭访视,在新生儿出院后3天内进行初次访视;第2次访视在新生儿出生后2周,第三次访视在出生后第4周。每次访视要详细填写访视记录,评估新生儿的健康状况,并对家长进行健康指导。

(1)新生儿健康状况评估:了解围生期情况、新生儿出生情况、预防接种情况,在开展新生儿疾病筛查的地区了解新生儿疾病筛查情况等。观察家居环境,重点询问喂养、睡眠、大小便情况。观察精神、面色、呼吸、皮肤、五官、黄疸、脐部情况、外生殖器、臀部等。进行体格检查,为新生儿测量体温、身长、体重等。

(2)建立《0~6岁儿童保健手册》。

(3)新生儿保健指导:根据新生儿的具体情况,有针对性地对家长进行母乳喂养、沐浴、脐部护理、预防接种和常见疾病预防的指导。如新生儿未接种卡介苗和第1剂乙肝疫苗,应提醒家长尽快补种。如未接受新生儿疾病筛查,告知家长到具备筛查条件的医疗保健机构补筛。

(4)异常新生儿的管理:对于低出生体重、早产、双多胎或有出生缺陷的新生儿根据实际情况增加访视次数。对体温超过38.5 ℃或物理降温4小时无效,或者体温低于35 ℃或不吃奶、呼吸频率过快(超过60次或出现呼吸暂停)、瞳孔发白、怀疑先天性白内障、眼睛分泌物过多、婴儿对声音无反应等要给予转诊。

2.新生儿满月健康管理

新生儿满28天后,指导家长利用接种第二针乙肝疫苗的时机,带新生儿在乡镇卫生院、社区卫生服务中心进行随访。重点询问和观察新生儿的喂养、睡眠、大小便、黄疸等情况,对其进行体重、身长测量、体格检查和发育评估。

(二)婴幼儿健康管理

婴幼儿的健康管理均应在乡镇卫生院、社区卫生服务中心进行,偏远地区可在村卫生室、社区卫生服务站进行,时间分别在3个月、6个月、8个月、1岁、1岁半、2岁、2岁半、3岁时,共8次。有条件的地区,建议结合儿童预防接种时间增加随访次数。

1.婴幼儿健康状况评估

询问上次随访到本次随访之间的婴幼儿喂养、患病等情况,定期进行体格检查,测量身高、体重、胸围、头围等,以评估婴幼儿生长发育和心理行为发育状况。

2.婴幼儿生长发育监测

(1)生长发育评价指标:有以下几项。

体重:体重是衡量儿童营养状况和生长发育的重要指标。儿童的体重可根据以下公式粗略计算:1~6个月婴儿的体重(kg)=出生体重+月龄×0.7;7~12个月婴儿的体重(kg)=6+月龄×0.25;2~12 岁儿童的体重(kg)=年龄×2+8。

身高(身长):儿童出生时身长平均为 50 cm,出生后前半年平均每月增长 2.5 cm,后半年平均每月增长 1.25 cm,至 6 个月时身长平均 65 cm,1 岁时身高平均 75 cm。2 岁以后每年增长 5~7 cm。婴儿期身长的增长以躯干为主,幼儿期开始以下肢为主。至青春期,进入生长发育的第二个高峰,体格迅速增长。2~12 岁儿童的身高可根据以下公式粗略计算:身高(cm)=年龄×7+70。

头围:头围的大小反映了大脑和颅骨的发育。出生时头围为 33~34 cm,前半年每月大约增加1.5 cm,后半年每月增加 0.5 cm。6 个月时平均头围 43 cm,1 岁时 46 cm,2 岁时达 48 cm。

胸围:胸围反映了肺与胸廓的发育。出生时儿童的胸围为 32 cm,比头围小 1~2 cm,1 岁时胸围约等于头围,以后胸围超过头围。

头颅:头颅由 6 块扁骨组成,骨与骨之间形成囟门。前囟是一菱形间隙,出生时大小 1.5~2 cm(对边中点的连线长度),1 岁半前闭合。后囟呈三角形间隙,在出生后 6~8 个月闭合。

牙齿:儿童在 4~10 个月开始出牙,1 岁尚未出牙视为异常,2~2.5 岁出齐,乳牙共 20 颗。6 岁左右开始出第一恒牙,7~8 岁乳牙按萌出顺序开始脱落代以恒牙。

(2)生长发育的评价。①标准差法:又称均值离差法,是我国评价儿童体格生长状况最常用的方法。标准差法是用体格生长指标(按年龄)的均值为基准值,以标准差为离散度,划分评价等级,一般认为均值±2 个标准差(包含 95%的总体)范围内的被检儿童为正常儿。②百分位法:是世界各国常用的评估儿童体格生长的方法。百分位数法是以体格生长指标(按年龄)的中位数(即第 50 百分位 P50)为基准值,一般认为第 3~97 百分位(包含 95%的总体)范围内的被检儿童为正常儿。③曲线图法:即生长发育图法。根据儿童体格生长指标(按年龄)参考值得均值±2 个标准差(或第3 及第 97 百分位的数值),绘制两条标准生长曲线。将被检儿童的体格测量数值按年龄标识,并连成一条曲线,与标准生长曲线进行比较,以评价个体儿童的生长发育状况及群体儿童的生长趋势。④指数法:是对两项指标的相互比较,综合评价儿童的体格生长、营养状况和体型。儿童常用的指数是 Kaup 指数。Kaup 指数表示单位面积的体重数,<12 为营养不良,12~13.4 为偏瘦,13.5~18 为正常,19~20 为营养优良,>20 为肥胖。计算公式如下:

$$\text{Kaup 指数} = \frac{\text{体重(kg)}}{[\text{身长(cm)}]^2} \times 10^4$$

3.婴幼儿保健指导

对家长进行母乳喂养、辅食添加、心理行为发育、意外伤害预防、口腔保健、常见疾病防治等健康指导。

4.进行贫血及听力筛查

在婴幼儿 6~8 个月、18 个月、30 个月时分别进行血常规检测。在 6 个月、1 岁、2 岁、3 岁时使用听性行为观察法进行听力筛查。

5.定期预防接种

在每次进行预防接种前均要检查有无禁忌证,若无,体检结束后接受疫苗接种。我国免疫规划疫苗包括乙肝疫苗、卡介苗、脊髓灰质炎疫苗、百白破疫苗、麻疹疫苗和白破疫苗等 6 种,2008 年卫健委发布了扩大免疫规划,在以上 6 中规划疫苗的基础上,将甲肝疫苗、流脑疫苗、乙脑疫苗及麻腮风疫苗也纳入国家免疫规划,要求对适龄儿童进行常规接种。儿童免疫规划程序见表 15-1。

表 15-1　儿童免疫规划程序

疫苗	接种月/年龄	接种剂次	接种部位	接种途径	接种剂量	注意事项
乙肝疫苗	0、1、6 月龄	3	上壁三角肌	肌内注射	5 μg/0.5 mL	出生 24 小时内接种第一剂,第 1、2 剂之间间隔≥28 天,第 3 剂在第 1 剂接种后 6 个月(5～8 月龄)接种,与第 2 剂间隔≥60 天
卡介苗(减毒活结核菌混悬液)	生后 24 小时至 2 个月内	1	左上臂三角肌上端	皮内注射	0.1 mL	2 个月以上小儿接种前做硬结核菌试验(1∶2 000),阴性方能接种
脊髓灰质炎减毒活疫苗糖丸	2、3、4 月龄,4 周岁	4	—	口服	每次 1 丸三型混合糖丸疫苗	第 1、2 剂次,第 2、3 剂次间隔均≥28 天。冷开水送服或含服,服后 1 小时内禁用热开水
百日咳菌液、白喉类毒素、破伤风类毒素	3、4、5 月龄,18～24 月龄	4	上臂外侧三角肌	肌内注射	0.5 mL	第 1、2 剂次,第 2、3 剂次间隔均≥28 天
白破疫苗	6 周岁	1	上臂三角肌	肌内注射	0.5 mL	—
麻风疫苗(麻疹疫苗)	8 月龄	1	上臂外侧三角肌下缘	皮下注射	0.5 mL	儿童 8 个月接种 1 剂次麻风疫苗,麻风疫苗不足部分继续使用麻疹疫苗
麻腮风疫苗(麻腮疫苗、麻疹疫苗)	18～24 月龄	1	上臂外侧三角肌下缘	皮下注射	0.5 mL	儿童 18～24 月龄接种 1 剂次麻腮风疫苗,麻腮风疫苗不足部分使用麻腮疫苗替代,麻腮疫苗不足部分继续使用麻疹疫苗
乙脑减毒活疫苗	8 月龄,2 周岁	2	上臂外侧三角肌下缘	皮下注射	0.5 mL	—
乙脑灭活疫苗	8 月龄(2 剂次),2 周岁,6 周岁	4	上臂外侧三角肌下缘	皮下注射	0.5 mL	第 1、2 剂次间隔 7～10 天
A 群流脑疫苗	6～18 月龄	2	上臂外侧三角肌附着处	皮下注射	30 μg/0.5 mL	第 1、2 剂次间隔≥3 个月
A+C 流脑疫苗	3 周岁,6 周岁	2	上臂外侧三角肌附着处	皮下注射	100 μg/0.5 mL	2 剂次间隔≥3 年;第 1 剂次与 A 群流脑疫苗第 2 剂次间隔≥12 个月
甲肝减毒活疫苗	18 月龄	1	上臂外侧三角肌附着处	皮下注射	1 mL	—
甲肝灭活疫苗	18 月龄,24～30 月龄	2	上臂外侧三角肌附着处	肌内注射	0.5 mL	2 剂次间隔≥6 个月

(三)学龄前儿童健康管理

社区卫生机构为 4～6 岁儿童每年提供一次健康管理服务。散居儿童的健康管理服务应在乡镇卫生院、社区卫生服务中心进行,集体儿童可在托幼机构进行。

1.学龄前儿童健康状况评估

询问上次随访到本次随访之间的膳食、患病等情况,进行体格检查,测量身高体重等,进行血常规检测和视力筛查,评估儿童生长发育和心理行为发育状况。

2.学龄前儿童保健指导

对家长进行合理膳食、心理行为发育、意外伤害预防、口腔保健、常见疾病防治等健康指导。

3.健康问题处理

对健康管理中发现的有营养不良、贫血、单纯性肥胖等情况的儿童应当分析其原因,给出指导或转诊的建议。对口腔发育异常(唇腭裂、高腭弓、诞生牙)、龋齿、视力异常或听力异常儿童应及时转诊。

(四)学龄期儿童及青少年健康管理

社区卫生机构为学龄期儿童及青少年每年提供一次健康管理服务,包括健康状况的评估、保健指导及健康问题处理。

1.儿童及青少年健康状况评估

询问上次随访到本次随访之间的营养、患病等情况,进行体格检查,测量身高体重等,进行血常规检测、口腔检查及视力筛查,评估儿童及青少年生长发育和心理行为发育状况。

2.儿童及青少年保健指导

对儿童及青少年进行合理膳食、心理行为发育、口腔保健、常见疾病防治、性知识教育等健康指导。

3.健康问题处理

对健康管理中发现的有骨骼畸形、贫血、单纯性肥胖、性发育异常、学习困难等情况的儿童及青少年应当分析其原因,给出指导或转诊的建议。

(五)孕前健康管理

社区卫生服务机构或医疗保健机构应为准备怀孕的夫妇提供健康教育与咨询、健康状况评估及健康指导等主要保健服务。

1.健康教育与咨询

通过询问、讲座及健康资料的发放等,向计划怀孕的夫妇讲解孕前保健的重要性,介绍孕前保健服务内容及流程,提供健康教育服务。

2.健康状况检查

通过询问既往疾病史、孕育史、家族史、营养、职业、生活方式、运动情况及社会心理等了解准备怀孕夫妇的一般情况;在知情选择的基础上进行孕前医学检查,主要包括体格检查,实验室检查如血尿常规、肝功能、阴道分泌物检查,以及辅助检查如心电图、B超等,必要时进行激素和精液检查。与此同时,对可能影响生育的疾病进行专项检查,包括严重的遗传性疾病如地中海贫血;可能引起胎儿感染的传染病及性传播疾病,如乙型肝炎、结核病、弓形体、风疹病毒、巨细胞病毒、单纯疱疹病毒、梅毒螺旋体及艾滋病病毒等;精神疾病;其他影响妊娠的疾病,如高血压病和心脏病、糖尿病及甲状腺疾病等。

3.健康指导

遵循普遍性指导和个性化指导相结合的原则,对计划怀孕的夫妇进行怀孕前、孕早期及预防出生缺陷的指导。

（六）孕期健康管理

目前我国已建立了对孕产妇进行系统保健管理的三级网络,实行孕产期系统保健的三级管理。在城市,开展医院三级分工和妇幼保健机构三级分工,实行孕产妇划片分级分工,并健全转诊制度。在农村开展了由县医院和县妇幼保健站、乡卫生院、村妇幼保健人员组成的三级分工。通过三级分工,一级机构为孕产妇提供定期检查,一旦发现异常,及早将高危孕妇转诊至上级医院进行监护处理。

1.孕早期健康管理

在孕 12 周前,到孕妇居住地的乡镇卫生院、社区卫生服务中心为孕妇建立《孕产妇保健手册》,并进行第 1 次产前检查。

（1）孕妇健康状况评估:询问既往史、家族史和个人史等,观察体态、精神状况和面色等,并进行一般体检、妇科检查和血常规、尿常规、血型、肝功能、肾功能和乙型肝炎等检查,有条件的地区建议进行血糖、阴道分泌物、梅毒血清学试验、HIV 抗体检测等实验室检查。

（2）开展孕早期保健指导:孕早期在对个人卫生、心理和营养保健指导时,要特别强调避免致畸因素和疾病对胚胎的不良影响,同时进行产前筛查和产前诊断的宣传告知。

（3）高危孕妇筛查:对孕妇进行高危因素筛查,对具有妊娠危险因素和可能有妊娠禁忌证或严重并发症的孕妇,及时转诊到上级医疗卫生机构,并在 2 周内随访转诊结果。

2.孕中期健康管理

在孕 16～20 周、21～24 周各进行 1 次产前检查,对孕妇的健康状况和胎儿的生长发育情况进行评估和指导。

（1）孕妇健康状况评估:通过询问、观察、一般体格检查、产科检查、实验室检查等,对孕妇健康和胎儿的生长发育状况进行评估,识别需要做产前诊断和需要转诊的高危孕妇。

（2）开展孕中期保健:进行孕期心理、运动及营养指导外,还应进行预防出生缺陷的产前筛查和产前诊断的宣传告知。

（3）高危孕妇筛查:对孕妇进行高危因素筛查,发现有异常的孕妇,要及时转至上级医疗卫生机构。出现危急征象的孕妇,要立即转上级医疗卫生机构。

3.孕晚期健康管理

在孕 28～36 周、37～40 周各进行 1 次随访,指导孕妇去有助产资质的医疗卫生机构各进行 1 次产前检查。

（1）孕妇健康状况评估:通过询问、观察、一般体格检查、产科检查、实验室检查等,对孕妇健康和胎儿的生长发育状况进行评估。

（2）开展孕晚期保健指导:对孕产妇进行自我监护、促进自然分娩、母乳喂养等方法以及孕期并发症和合并症防治等指导。

（3）高危孕妇筛查:对随访中发现的高危孕妇应根据就诊医疗卫生机构的建议督促其酌情增加随访次数。随访中若发现有意外情况,建议其及时转诊。

（七）产后健康管理

1.产后家庭访视

乡镇卫生院、村卫生室和社区卫生服务中心（站）在收到分娩医院转来的产妇分娩信息后,应合理安排时间,分别在出院后3～7 天、产后 14 天和 28 天进行三次家庭访视,有异常情况适当增加访视次数。通过家庭访视,进行产褥期健康管理,加强母乳喂养和新生儿护理指导。

（1）产妇健康状况评估：通过观察、询问和检查，了解产妇一般情况，测量体温和血压，检查乳房、子宫、恶露、会阴及腹部伤口恢复等情况。

（2）进行产褥期保健指导：对产妇进行个人卫生、心理、营养、运动、康复及新生儿照护等指导。

（3）异常情况的处理：对母乳喂养困难、产后便秘、痔疮、会阴或腹部伤口等问题进行处理。发现有产褥感染、产后出血、子宫复旧不佳、妊娠合并症未恢复者以及产后抑郁等问题的产妇，应及时转至上级医疗卫生机构进一步检查、诊断和治疗。

2.产后42天健康检查

在产后42～56天，乡镇卫生院、社区卫生服务中心为正常产妇做产后健康检查，异常产妇到原分娩医疗卫生机构检查。

（1）产妇健康状况评估：通过询问、一般体检和妇科检查，必要时进行辅助检查对产妇恢复情况进行评估。

（2）进行产后保健指导：对产妇应进行性保健、避孕、预防生殖道感染、纯母乳喂养6个月、婴幼儿营养等方面的指导。

（八）围绝经期健康管理

社区卫生服务机构应为本社区的围绝经期妇女建立健康档案，定期进行妇科疾病的普查，并针对围绝经期的生理和心理改变提供保健指导。

1.完善健康档案

建立围绝经期妇女健康档案，根据围绝经期妇女健康危险因素，设计定期体检表，为妇女提供定期体检，以及早发现妇女的健康问题，提出针对性的防治措施。

2.加强妇科疾病的普查

定期为围绝经期妇女提供妇科疾病的普查，每年一次宫颈细胞学检查、B超检查、血、尿常规检查等。

3.围绝经期保健指导

通过开展专题讲座、宣传海报、发放宣传手册等，为围绝经期妇女提供关于日常保健、运动、自我监测、心理调适等方面的保健指导。

（九）社区妇幼保健的评价指标

近年来，随着医学与科学技术的发展，社区妇幼保健在理论、技术和方法上取得了很大的进步，妇幼保健工作也取得了巨大成绩。但我国母婴安全工作发展不平衡，全国各地之间孕产妇死亡率、婴儿死亡率等有很大差异，社区妇幼保健工作在城乡、地区间差距悬殊。因此，需要定期对社区妇幼保健工作进行质量和效果评价，明确存在的问题，确定工作重点和采取适宜的应对策略，不断提高妇幼保健质量。

1.社区妇幼保健工作统计指标

该指标用于衡量保健工作数量和质量，包括孕产期保健指标、儿童保健指标和妇科疾病普查普治指标等。

（1）孕产期保健指标。

$$早孕建册率=\frac{辖区内孕12周之前建册的人数}{该地段时间段内活产数}\times100\%$$

$$孕妇健康管理率=\frac{辖区内孕期接受5次及以上产前随访服务的人数}{该地改时间内活产数}\times100\%$$

$$孕产妇产前检查覆盖率 = \frac{期内接受一次及以上产前检查的产妇数}{期内孕妇总数} \times 100\%$$

$$产后访视率 = \frac{辖区内产后 28 天内接受产后访视的产妇数}{该地改时间内活产数} \times 100\%$$

（2）儿童保健指标。

$$新生儿访视率 = \frac{年度辖区内接受 1 次及以上访视的新生儿人数}{年度辖区内活产数} \times 100\%$$

$$儿童健康管理率 = \frac{年度辖区内接受 1 次及以上随访的 06 岁儿童数}{年度辖区内应管理的 0\sim 6 岁儿童数} \times 100\%$$

$$儿童健康体检率 = \frac{年度辖区内接受健康体检的儿童数}{年度辖区内应该接受体检的儿童数} \times 100\%$$

（3）妇科疾病普查普治指标。

$$普查率 = \frac{期内实查人数}{期内应查人数} \times 100\%$$

$$患病率 = \frac{期内患妇科疾患者数}{期内受检查妇女人数} \times 10 万 / 10 万$$

2.社区妇幼保健质量指标

产后出血、产后感染及重度妊娠期高血压疾病是威胁产妇生命的三大主要并发症，儿童营养不良是影响儿童正常生长发育的重要并发症，加强这些并发症的防治，是社区妇幼保健的主要任务之一，也是衡量保健质量的重要指标。

女性围绝经期的早期表现比较明显，可通过以下指标判断是否进入围绝经期。

（1）高危孕妇发生率。

$$高危孕妇发生率 = \frac{期内高危孕妇数}{期内孕（产）妇总人数} \times 100\%$$

（2）妊娠高血压疾病发生率。

$$妊娠高血压疾病发生率 = \frac{期内患患者数}{同期产妇总人数} \times 100\%$$

（3）产后出血率。

$$产后出血率 = \frac{期内产后出血人数}{同期产妇总人数} \times 100\%$$

（4）产褥感染率。

$$产褥感染率 = \frac{期内产褥感染人数}{期内产妇总人数} \times 100\%$$

（5）死产率。

$$死产率 = \frac{某地某时期孕 28 周以上死产数}{该地同期孕 28 周以上死产数 + 活产数} \times 100\%$$

（6）5 岁以下儿童中、重度营养不良患病率。

$$5 岁以下儿童中、重度营养不良患病率 = \frac{某时期中、重度低体重儿童数}{同期 5 岁以下儿童数} \times 100\%$$

3.社区妇幼保健效果指标

孕产妇死亡率和围生儿死亡率是衡量妇幼保健工作的两个主要的效果指标，为了促进母婴安全,降低这两个率不仅是妇幼工作的主要指标,也是衡量各国卫生系统绩效的主要指标之一。

(1)围生儿死亡率:围生儿死亡是指妊娠满 28 周至出生后 7 天内死亡的胎儿及新生儿。因此,围生儿死亡率计算公式如下:

$$围生儿死亡率 = \frac{孕28足周以上死胎、死产数+生后7天内新生儿死亡数}{孕28足周以上死胎、死产数+生后7天内新生儿死亡数+活产数} \times 1\,000‰$$

(2)孕产妇死亡率:根据世界卫生组织的定义,孕产妇死亡是指妊娠开始至产后 42 天内,因各种原因引起的死亡,但意外死亡如车祸、自杀除外。计算公式如下:

$$孕产妇死亡率 = \frac{年内孕产妇死亡数}{年内孕产妇总数} \times 10\,万/10\,万$$

(3)新生儿死亡率。

$$新生儿死亡率 = \frac{期内生后28天内新生儿死亡数}{同期活产数} \times 1\,000‰$$

(4)婴儿死亡率。

$$婴儿死亡率 = \frac{某时期内婴儿死亡人数}{同期活产婴儿数} \times 1\,000‰$$

(5)5 岁以下儿童死亡率。

$$5\,岁以下儿童死亡率 = \frac{某时期5岁以下儿童死亡数}{同期活产数} \times 1\,000‰$$

(6)妇女某病死亡率。

$$妇女某病死亡率 = \frac{期内某病死亡人数}{同期平均妇女人数} \times 10\,万/10\,万$$

(张　蕾)

参 考 文 献

[1] 王艳秋,玄春艳,孙健,等.现代临床护理实践与管理[M].重庆:重庆大学出版社,2021.

[2] 赵衍玲,梁敏,刘艳娜,等.临床护理常规与护理管理[M].哈尔滨:黑龙江科学技术出版社,2022.

[3] 张俊英,王建华,宫素红,等.精编临床常见疾病护理[M].青岛:中国海洋大学出版社,2021.

[4] 洪梅.临床护理操作与护理管理[M].哈尔滨:黑龙江科学技术出版社,2021.

[5] 王玉春,王焕云,吴江,等.临床专科护理与护理管理[M].哈尔滨:黑龙江科学技术出版社,2022.

[6] 高淑平.专科护理技术操作规范[M].北京:中国纺织出版社,2021.

[7] 周晓丹.现代临床护理与护理管理[M].北京:科学技术文献出版社,2021.

[8] 杨金玲.手术室护理与管理实践[M].天津:天津科学技术出版社,2021.

[9] 马英莲,荆云霞,郭蕾,等.临床基础护理与护理管理[M].哈尔滨:黑龙江科学技术出版社,2022.

[10] 杨丽,杨锟.实用老年疾病诊治护理及对策[M].北京:中国纺织出版社,2021.

[11] 李淑杏.基础护理技术与各科护理实践[M].郑州:河南大学出版社有限责任公司,2021.

[12] 杨春,李侠,吕小花,等.临床常见护理技术与护理管理[M].哈尔滨:黑龙江科学技术出版社,2022.

[13] 黄浩,朱红.临床常见病种护理标准化手册[M].成都:四川科学技术出版社,2021.

[14] 张雪,刘婷,任丽苹,等.临床护理研究与护理管理[M].青岛:中国海洋大学出版社,2021.

[15] 张晓艳.临床护理技术与实践[M].成都:四川科学技术出版社,2022.

[16] 于桂霞,陈明霞,张淑.现代临床护理与管理[M].沈阳:辽宁科学技术出版社,2022.

[17] 王司菊.现代护理学与护理管理[M].哈尔滨:黑龙江科学技术出版社,2021.

[18] 任丽,孙守艳,薛丽.常见疾病护理技术与实践研究[M].西安:陕西科学技术出版社,2022.

[19] 董海静,朱婷婷,纪莉莎.新编实用护理与管理[M].沈阳:辽宁科学技术出版社,2022.

[20] 李雪梅.实用护理学与护理管理[M].哈尔滨:黑龙江科学技术出版社,2021.

[21] 李艳.临床常见病护理精要[M].西安:陕西科学技术出版社,2022.

[22] 肖芳,程汝梅,黄海霞,等.护理学理论与护理技能[M].哈尔滨:黑龙江科学技术出版社,2022.

[23] 于翠翠.实用护理学基础与各科护理实践[M].北京:中国纺织出版社,2022.

[24] 张红芹,石礼梅,解辉,等.临床护理技能与护理研究[M].哈尔滨:黑龙江科学技术出版社,2022.

[25] 任秀英.临床疾病护理技术与护理精要[M].北京:中国纺织出版社,2022.

[26] 潘红丽,胡培磊,巩选芹,等.临床常见病护理评估与实践[M].哈尔滨:黑龙江科学技术出版社,2022.

[27] 苏文婷,赵衍玲,马爱萍,等.临床护理常规与常见病护理[M].哈尔滨:黑龙江科学技术出版社,2022.

[28] 张文娇,宗娜,梁文静,等.临床护理规范与护理管理[M].哈尔滨:黑龙江科学技术出版社,2021.

[29] 宋时花.基础护理技能与护理管理[M].哈尔滨:黑龙江科学技术出版社,2021.

[30] 吴雯婷.实用临床护理技术与护理管理[M].北京:中国纺织出版社,2021.

[31] 徐明明.现代护理管理与临床护理实践[M].北京:科学技术文献出版社,2021.

[32] 杜爱奎.实用基础护理学与护理管理[M].哈尔滨:黑龙江科学技术出版社,2021.

[33] 刘国莲.社区护理质量管理[M].广州:中山大学出版社,2021.

[34] 张军.现代护理教育[M].武汉:武汉大学出版社,2022.

[35] 王爱红,程玉霞.糖尿病护理与教育管理[M].北京:科学技术文献出版社,2021.

[36] 唐瑛.健康教育在高血压护理中的应用及满意度分析[J].中文科技期刊数据库(全文版)医药卫生,2022(11):104-107.

[37] 张萍.标准化糖尿病护理路径在妊娠合并糖尿病孕妇围产期中的应用效果分析[J].中文科技期刊数据库(全文版)医药卫生,2022(2):98-101.

[38] 常鸣.颈椎保健操在颈椎病康复护理中的应用效果[J].中国实用医药,2021,16(1):199-201.

[39] 朱玉艳,张永萍,廖礼梅.慢性疾病个性化延伸护理对乙肝肝硬化失代偿期患者心理及生活质量的影响[J].新疆医科大学学报,2022,45(5):575-580.

[40] 谭凤仙,曹培培.优质护理在老年性白内障护理中的应用效果观察[J].中文科技期刊数据库(全文版)医药卫生,2021(2):113.